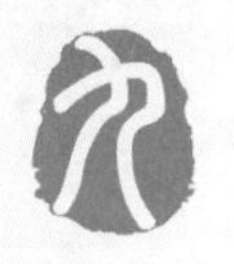

国家卫生健康委员会“十三五”规划教材
全 国 高 等 学 校 教 材
供基础、临床、预防、口腔医学类专业用

医学免疫学

Medical Immunology

第7版

主　编　曹雪涛

副主编　姚　智　熊思东　司传平　于益芝

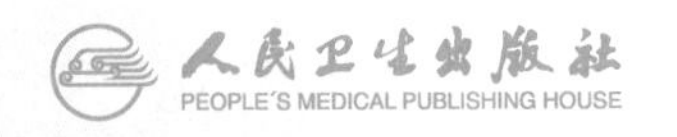

图书在版编目（CIP）数据

医学免疫学/曹雪涛主编. —7 版. —北京：人民卫生出版社，2018

全国高等学校五年制本科临床医学专业第九轮规划教材

ISBN 978-7-117-26319-1

Ⅰ.①医… Ⅱ.①曹… Ⅲ.①医学-免疫学-医学院校-教材 Ⅳ.①R392

中国版本图书馆 CIP 数据核字（2018）第 065249 号

医学免疫学

第 7 版

主　　编：曹雪涛

出版发行：人民卫生出版社（中继线 010-59780011）

地　　址：北京市朝阳区潘家园南里 19 号

邮　　编：100021

E - mail：pmph @ pmph. com

购书热线：010-59787592　010-59787584　010-65264830

印　　刷：人卫印务（北京）有限公司

经　　销：新华书店

开　　本：850×1168　1/16　　印张：16

字　　数：473 千字

版　　次：1989 年 5 月第 1 版　　2018 年 7 月第 7 版
2022 年 4 月第 7 版第 7 次印刷（总第 72 次印刷）

标准书号：ISBN 978-7-117-26319-1

定　　价：66.00 元

打击盗版举报电话：010-59787491　E-mail：WQ @ pmph. com

（凡属印装质量问题请与本社市场营销中心联系退换）

编　委

以姓氏笔画为序

于益芝　海军军医大学
王建莉　浙江大学
田志刚　中国科学技术大学
司传平　济宁医学院
吕昌龙　中国医科大学
安云庆　首都医科大学
李　一　吉林大学
李殿俊　哈尔滨医科大学
吴　励　清华大学
吴玉章　陆军军医大学
何　维　北京协和医学院
余　平　中南大学
沈倍奋　军事医学科学院
张　毓　北京大学
张利宁　山东大学
张学光　苏州大学
张雁云　上海交通大学
陈丽华　空军军医大学
郑利民　中山大学
姚　智　天津医科大学
曹雪涛　南开大学
龚非力　华中科技大学
储以微　复旦大学
熊思东　苏州大学

制　图

司传平（济宁医学院）

融合教材阅读使用说明

融合教材介绍：本套教材以融合教材形式出版，即融合纸书内容与数字服务的教材，每本教材均配有特色的数字内容，读者阅读纸书的同时可以通过扫描书中二维码阅读线上数字内容。

《医学免疫学》（第 7 版）融合教材配有以下数字资源：

教学课件　机制动画　知识链接　病例分析　英文小结　自测试卷　英文名词读音

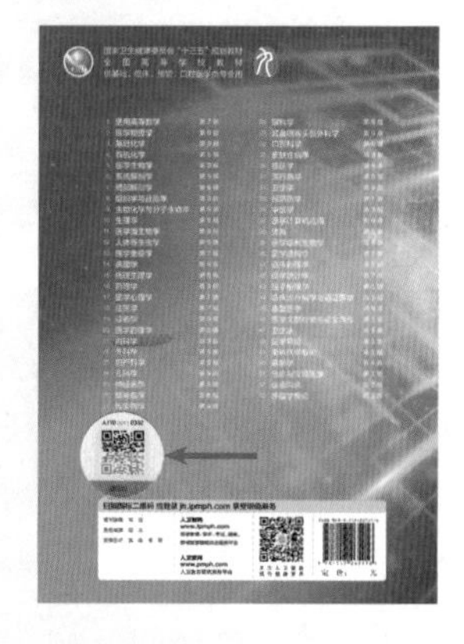

❶ 扫描教材封底圆形图标中的二维码，打开激活平台。

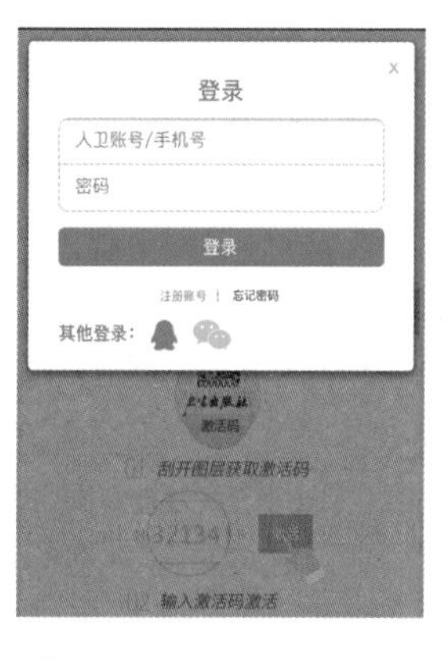

❷ 注册或使用已有人卫账号登录，输入刮开的激活码。

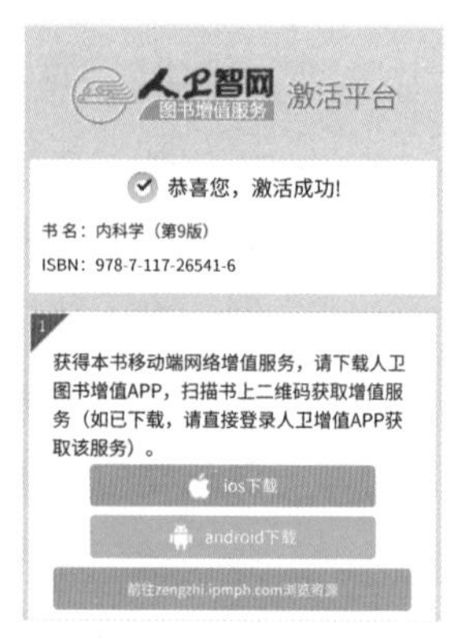

❸ 下载"人卫图书增值"APP，也可登录 zengzhi.ipmph.com 浏览。

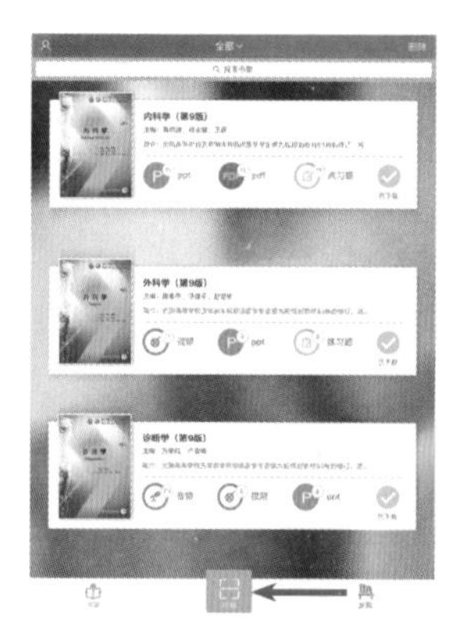

❹ 使用 APP"扫码"功能，扫描教材中二维码可快速查看数字内容。

配套教材（共计 56 种）

全套教材书目

《医学免疫学》（第 7 版）配套教材

《医学免疫学学习指导与习题集》（第 3 版）　主编：余平

读者信息反馈方式

欢迎登录"人卫 e 教"平台官网"medu.pmph.com"，在首页注册登录后，即可通过输入书名、书号或主编姓名等关键字，查询我社已出版教材，并可对该教材进行读者反馈、图书纠错、撰写书评以及分享资源等。

序　言

党的十九大报告明确提出,实施健康中国战略。没有合格医疗人才，就没有全民健康。推进健康中国建设要把培养好医药卫生人才作为重要基础工程。我们必须以习近平新时代中国特色社会主义思想为指引，按照十九大报告要求，把教育事业放在优先发展的位置，加快实现教育现代化，办好人民满意的医学教育，培养大批优秀的医药卫生人才。

着眼于面向2030年医学教育改革与健康中国建设，2017年7月，教育部、国家卫生和计划生育委员会、国家中医药管理局联合召开了全国医学教育改革发展工作会议。之后，国务院办公厅颁布了《国务院办公厅关于深化医教协同进一步推进医学教育改革与发展的意见》(国办发〔2017〕63号)。这次改革聚焦健康中国战略，突出问题导向，系统谋划发展，医教协同推进，以“服务需求、提高质量”为核心，确定了“两更加、一基本”的改革目标，即:到2030年，具有中国特色的标准化、规范化医学人才培养体系更加健全，医学教育改革与发展的政策环境更加完善，医学人才队伍基本满足健康中国建设需要，绘就了今后一个时期医学教育改革发展的宏伟蓝图，作出了具有全局性、战略性、引领性的重大改革部署。

教材是学校教育教学的基本依据，是解决培养什么样的人、如何培养人以及为谁培养人这一根本问题的重要载体，直接关系到党的教育方针的有效落实和教育目标的全面实现。要培养高素质的优秀医药卫生人才，必须出版高质量、高水平的优秀精品教材。一直以来，教育部高度重视医学教材编制工作，要求以教材建设为抓手，大力推动医学课程和教学方法改革。

改革开放四十年来，具有中国特色的全国高等学校五年制本科临床医学专业规划教材经历了九轮传承、创新和发展。在教育部、国家卫生和计划生育委员会的共同推动下，以裘法祖、吴阶平、吴孟超、陈灏珠等院士为代表的我国几代著名院士、专家、医学家、教育家，以高度的责任感和敬业精神参与了本套教材的创建和每一轮教材的修订工作。教材从无到有、从少到多、从多到精，不断丰富、完善与创新，逐步形成了课程门类齐全、学科系统优化、内容衔接合理、结构体系科学的立体化优秀精品教材格局，创建了中国特色医学教育教材建设模式，推动了我国高等医学本科教育的改革和发展，走出了一条适合中国医学教育和卫生健康事业发展实际的中国特色医药学教材建设发展道路。

在深化医教协同、进一步推进医学教育改革与发展的时代要求与背景下，我们启动了第九轮全国高等学校五年制本科临床医学专业规划教材的修订工作。教材修订过程中，坚持以习近平新时代中国特色社会主义思想为指引，贯彻党的十九大精神，落实“优先发展教育事业”“实施健康中国战略”及“落实立德树人根本任务，发展素质教育”的战略部署要求，更加突出医德教育与人文素质教育，将医德教育贯穿于医学教育全过程，同时强调“多临床、早临床、反复临床”的理念，强化临床实践教学，着力培养医德高尚、医术精湛的临床医生。

我们高兴地看到，这套教材在编写宗旨上，不忘医学教育人才培养的初心，坚持质量第一、立德树人;在编写内容上，牢牢把握医学教育改革发展新形势和新要求，坚持与时俱进、力求创新;在编写形式上，聚力“互联网+”医学教育的数字化创新发展，充分运用AR、VR、人工智能等新技术，在传统纸质教材的基础上融合实操性更强的数字内容，推动传统课堂教学迈向数字教学与移动学习的新时代。为进一步加强医学生临床实践能力培养，整套教材还配有相应的实践指导教材，内容丰富，图文并茂，具有较强的科学性和实践指导价值。

我们希望，这套教材的修订出版，能够进一步启发和指导高校不断深化医学教育改革，推进医教协同，为培养高质量医学人才、服务人民群众健康乃至推动健康中国建设作出积极贡献。

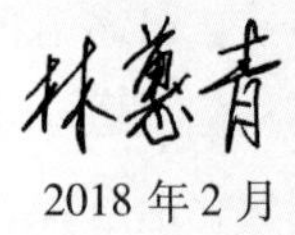

2018年2月

全国高等学校五年制本科临床医学专业 第九轮　规划教材修订说明

全国高等学校五年制本科临床医学专业国家卫生健康委员会规划教材自 1978 年第一轮出版至今已有 40 年的历史。 几十年来，在教育部、国家卫生健康委员会的领导和支持下，以裘法祖、吴阶平、吴孟超、陈灏珠等院士为代表的我国几代德高望重、有丰富的临床和教学经验、有高度责任感和敬业精神的国内外著名院士、专家、医学家、教育家参与了本套教材的创建和每一轮教材的修订工作，使我国的五年制本科临床医学教材从无到有，从少到多，从多到精，不断丰富、完善与创新，形成了课程门类齐全、学科系统优化、内容衔接合理、结构体系科学的由规划教材、配套教材、网络增值服务、数字出版等组成的立体化教材格局。 这套教材为我国千百万医学生的培养和成才提供了根本保障，为我国培养了一代又一代高水平、高素质的合格医学人才，为推动我国医疗卫生事业的改革和发展做出了历史性巨大贡献，并通过教材的创新建设和高质量发展，推动了我国高等医学本科教育的改革和发展，促进了我国医药学相关学科或领域的教材建设和教育发展，走出了一条适合中国医药学教育和卫生事业发展实际的具有中国特色医药学教材建设和发展的道路，创建了中国特色医药学教育教材建设模式。 老一辈医学教育家和科学家们亲切地称这套教材是中国医学教育的“干细胞”教材。

本套第九轮教材修订启动之时，正是我国进一步深化医教协同之际，更是我国医疗卫生体制改革和医学教育改革全方位深入推进之时。 在全国医学教育改革发展工作会议上，李克强总理亲自批示“人才是卫生与健康事业的第一资源，医教协同推进医学教育改革发展，对于加强医学人才队伍建设、更好保障人民群众健康具有重要意义”，并着重强调，要办好人民满意的医学教育，加大改革创新力度，奋力推动建设健康中国。

教材建设是事关未来的战略工程、基础工程，教材体现国家意志。 人民卫生出版社紧紧抓住医学教育综合改革的历史发展机遇期，以全国高等学校五年制本科临床医学专业第九轮规划教材全面启动为契机，以规划教材创新建设，全面推进国家级规划教材建设工作，服务于医改和教改。第九轮教材的修订原则，是积极贯彻落实国务院办公厅关于深化医教协同、进一步推进医学教育改革与发展的意见，努力优化人才培养结构，坚持以需求为导向，构建发展以“5+3”模式为主体的临床医学人才培养体系；强化临床实践教学，切实落实好“早临床、多临床、反复临床”的要求，提高医学生的临床实践能力。

在全国医学教育综合改革精神鼓舞下和老一辈医学家奉献精神的感召下，全国一大批临床教学、科研、医疗第一线的中青年专家、学者、教授继承和发扬了老一辈的优秀传统，以严谨治学的科学态度和无私奉献的敬业精神，积极参与第九轮教材的修订和建设工作，紧密结合五年制临床医学专业培养目标、高等医学教育教学改革的需要和医药卫生行业人才的需求，借鉴国内外医学教育教学的经验和成果，不断创新编写思路和编写模式，不断完善表达形式和内容，不断提升编写水平和质量，已逐渐将每一部教材打造成了学科精品教材，使第九轮全套教材更加成熟、完善和科学，从而构建了适合以“5+3”为主体的医学教育综合改革需要、满足卓越临床医师培养需求的教材体系和优化、系统、科学、经典的五年制本科临床医学专业课程体系。

其修订和编写特点如下:

1．教材编写修订工作是在国家卫生健康委员会、教育部的领导和支持下，由全国高等医药教材建设研究学组规划，临床医学专业教材评审委员会审定，院士专家把关，全国各医学院校知名专家教授编写，人民卫生出版社高质量出版。

2．教材编写修订工作是根据教育部培养目标、国家卫生健康委员会行业要求、社会用人需求，在全国进行科学调研的基础上，借鉴国内外医学人才培养模式和教材建设经验，充分研究论证本专业人才素质要求、学科体系构成、课程体系设计和教材体系规划后，科学进行的。

3．在教材修订工作中，进一步贯彻党的十九大精神，将“落实立德树人根本任务，发展素质教育”的战略部署要求，贯穿教材编写全过程。全套教材在专业内容中渗透医学人文的温度与情怀，通过案例与病例融合基础与临床相关知识，通过总结和汲取前八轮教材的编写经验与成果，充分体现教材的科学性、权威性、代表性和适用性。

4．教材编写修订工作着力进行课程体系的优化改革和教材体系的建设创新——科学整合课程、淡化学科意识、实现整体优化、注重系统科学、保证点面结合。继续坚持“三基、五性、三特定”的教材编写原则，以确保教材质量。

5．为配合教学改革的需要，减轻学生负担，精炼文字压缩字数，注重提高内容质量。根据学科需要，继续沿用大16开国际开本、双色或彩色印刷，充分拓展侧边留白的笔记和展示功能，提升学生阅读的体验性与学习的便利性。

6．为满足教学资源的多样化，实现教材系列化、立体化建设，进一步丰富了理论教材中的数字资源内容与类型，创新在教材移动端融入AR、VR、人工智能等新技术，为课堂学习带来身临其境的感受；每种教材均配有2套模拟试卷，线上实时答题与判卷，帮助学生复习和巩固重点知识。同时，根据实际需求进一步优化了实验指导与习题集类配套教材的品种，方便老师教学和学生自主学习。

第九轮教材共有53种，均为**国家卫生健康委员会“十三五”规划教材**。全套教材将于2018年6月出版发行，数字内容也将同步上线。教育部副部长林蕙青同志亲自为本套教材撰写序言，并对通过修订教材启发和指导高校不断深化医学教育改革、进一步推进医教协同，为培养高质量医学人才、服务人民群众健康乃至推动健康中国建设寄予厚望。希望全国广大院校在使用过程中能够多提供宝贵意见，反馈使用信息，以逐步修改和完善教材内容，提高教材质量，为第十轮教材的修订工作建言献策。

全国高等学校五年制本科临床医学专业第九轮规划教材
教材目录

序号	书名	版次	主编	副主编
1.	医用高等数学	第7版	秦 侠 吕 丹	李 林 王桂杰 刘春扬
2.	医学物理学	第9版	王 磊 冀 敏	李晓春 吴 杰
3.	基础化学	第9版	李雪华 陈朝军	尚京川 刘 君 籍雪平
4.	有机化学	第9版	陆 阳	罗美明 李柱来 李发胜
5.	医学生物学	第9版	傅松滨	杨保胜 邱广蓉
6.	系统解剖学	第9版	丁文龙 刘学政	孙晋浩 李洪鹏 欧阳宏伟 阿地力江·伊明
7.	局部解剖学	第9版	崔慧先 李瑞锡	张绍祥 钱亦华 张雅芳 张卫光
8.	组织学与胚胎学	第9版	李继承 曾园山	周 莉 周国民 邵淑娟
9.	生物化学与分子生物学	第9版	周春燕 药立波	方定志 汤其群 高国全 吕社民
10.	生理学	第9版	王庭槐	罗自强 沈霖霖 管又飞 武宇明
11.	医学微生物学	第9版	李 凡 徐志凯	黄 敏 郭晓奎 彭宜红
12.	人体寄生虫学	第9版	诸欣平 苏 川	吴忠道 李朝品 刘文琪 程彦斌
13.	医学免疫学	第7版	曹雪涛	姚 智 熊思东 司传平 于益芝
14.	病理学	第9版	步 宏 李一雷	来茂德 王娅兰 王国平 陶仪声
15.	病理生理学	第9版	王建枝 钱睿哲	吴立玲 孙连坤 李文斌 姜志胜
16.	药理学	第9版	杨宝峰 陈建国	臧伟进 魏敏杰
17.	医学心理学	第7版	姚树桥 杨艳杰	潘 芳 汤艳清 张 宁
18.	法医学	第7版	王保捷 侯一平	丛 斌 沈忆文 陈 腾
19.	诊断学	第9版	万学红 卢雪峰	刘成玉 胡申江 杨 炯 周汉建
20.	医学影像学	第8版	徐 克 龚启勇 韩 萍	于春水 王 滨 文 戈 高剑波 王绍武
21.	内科学	第9版	葛均波 徐永健 王 辰	唐承薇 周 晋 肖海鹏 王建安 曾小峰
22.	外科学	第9版	陈孝平 汪建平 赵继宗	秦新裕 刘玉村 张英泽 李宗芳
23.	妇产科学	第9版	谢 幸 孔北华 段 涛	林仲秋 狄 文 马 丁 曹云霞 漆洪波
24.	儿科学	第9版	王卫平 孙 锟 常立文	申昆玲 李 秋 杜立中 母得志
25.	神经病学	第8版	贾建平 陈生弟	崔丽英 王 伟 谢 鹏 罗本燕 楚 兰
26.	精神病学	第8版	郝 伟 陆 林	李 涛 刘金同 赵旭东 王高华
27.	传染病学	第9版	李兰娟 任 红	高志良 宁 琴 李用国

序号	书名	版次	主编	副主编
28.	眼科学	第 9 版	杨培增　范先群	孙兴怀　刘奕志　赵桂秋　原慧萍
29.	耳鼻咽喉头颈外科学	第 9 版	孙　虹　张　罗	迟放鲁　刘　争　刘世喜　文卫平
30.	口腔科学	第 9 版	张志愿	周学东　郭传瑸　程　斌
31.	皮肤性病学	第 9 版	张学军　郑　捷	陆洪光　高兴华　何　黎　崔　勇
32.	核医学	第 9 版	王荣福　安　锐	李亚明　李　林　田　梅　石洪成
33.	流行病学	第 9 版	沈洪兵　齐秀英	叶冬青　许能锋　赵亚双
34.	卫生学	第 9 版	朱启星	牛　侨　吴小南　张正东　姚应水
35.	预防医学	第 7 版	傅　华	段广才　黄国伟　王培玉　洪　峰
36.	中医学	第 9 版	陈金水	范　恒　徐　巍　金　红　李　锋
37.	医学计算机应用	第 6 版	袁同山　阳小华	卜宪庚　张筠莉　时松和　娄　岩
38.	体育	第 6 版	裴海泓	程　鹏　孙　晓
39.	医学细胞生物学	第 6 版	陈誉华　陈志南	刘　佳　范礼斌　朱海英
40.	医学遗传学	第 7 版	左　伋	顾鸣敏　张咸宁　韩　骅
41.	临床药理学	第 6 版	李　俊	刘克辛　袁　洪　杜智敏　闫素英
42.	医学统计学	第 7 版	李　康　贺　佳	杨土保　马　骏　王　彤
43.	医学伦理学	第 5 版	王明旭　赵明杰	边　林　曹永福
44.	临床流行病学与循证医学	第 5 版	刘续宝　孙业桓	时景璞　王小钦　徐佩茹
45.	康复医学	第 6 版	黄晓琳　燕铁斌	王宁华　岳寿伟　吴　毅　敖丽娟
46.	医学文献检索与论文写作	第 5 版	郭继军	马　路　张　帆　胡德华　韩玲革
47.	卫生法	第 5 版	汪建荣	田　侃　王安富
48.	医学导论	第 5 版	马建辉　闻德亮	曹德品　董　健　郭永松
49.	全科医学概论	第 5 版	于晓松　路孝琴	胡传来　江孙芳　王永晨　王　敏
50.	麻醉学	第 4 版	李文志　姚尚龙	郭曲练　邓小明　喻　田
51.	急诊与灾难医学	第 3 版	沈　洪　刘中民	周荣斌　于凯江　何　庆
52.	医患沟通	第 2 版	王锦帆　尹　梅	唐宏宇　陈卫昌　康德智　张瑞宏
53.	肿瘤学概论	第 2 版	赫　捷	张清媛　李　薇　周云峰　王伟林　刘云鹏　赵新汉

第七届全国高等学校五年制本科临床医学专业教材评审委员会名单

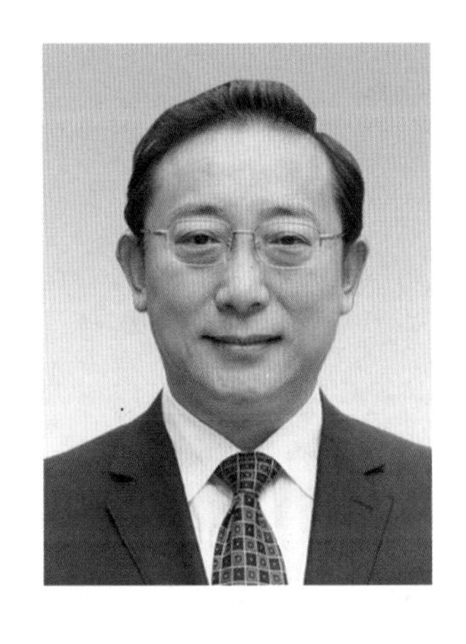

曹雪涛

男，1964 年 7 月生于山东省济南市，教授，中国工程院院士，美国国家医学科学院院士,德国科学院院士。现任南开大学校长、海军军医大学免疫学研究所所长、医学免疫学国家重点实验室主任、国务院学位评议委员会学科评议组基础医学组召集人。曾任中国医学科学院院长、北京协和医学院校长、中国免疫学会理事长、亚太地区免疫学联盟主席、国际免疫学联盟（IUIS）委员会委员、国家“863”计划生物和医药技术领域专家、“973”免疫学项目首席科学家。兼任《中国肿瘤生物治疗杂志》主编、*Cell Mol Immunol* 共同主编，*Annu Rev Immunol*、*Cell* 等杂志编委。

从事天然免疫与炎症调控的基础研究、肿瘤免疫治疗的应用研究。以通讯作者在 *Cell*、*Science*、*Nature*、*Nat Immunol*、*Immunity*、*Cancer Cell* 等 SCI 收录杂志发表论文 250 余篇。与国内外学者合作在 *Nat Med*、*Nat Immunol*、*PNAS* 等发表 SCI 论文 30 余篇。论文被 SCI 他引 10 000 余次。主编和共同主编专著 5 部，获得国家发明专利 16 项，培养的 12 名博士生撰写的论文入选“全国优秀博士学位论文”，还荣获 2014 年首届中国研究生教育特等奖和 2015 年《自然》导师成就奖。

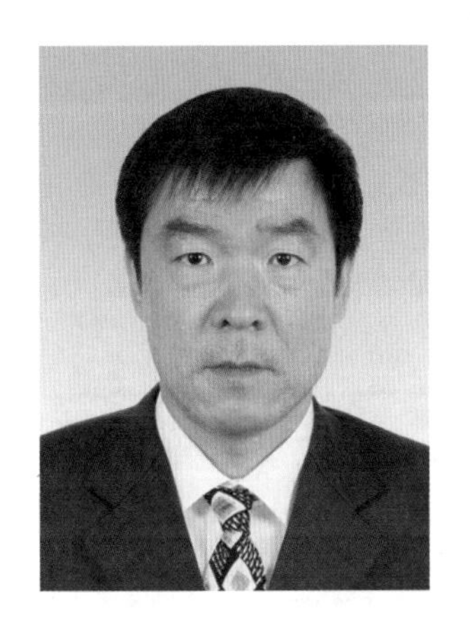

姚　智

男，1962 年 1 月生于天津市，教授。 现任天津医科大学党委书记，免疫微环境与疾病教育部重点实验室主任。 国务院学科评议组成员，中国免疫学会常务理事，中华医学会微生物学与免疫学学会名誉主任委员，*Cell Mol Immunol* 编委、《中华微生物学和免疫学杂志》副总编及《中国免疫学杂志》编委等。

从事教学工作至今 34 年。 主要研究方向为免疫微环境与疾病，先后承担国家“973”、“863”、重大创新药物专项及国家自然科学基金项目，研究成果发表在 *J Clin Invest*, *Cancer Res*, *Oncogene*, *J Pathol*, *J Bio l Chem* 等学术期刊上，共发表 SCI 学术论文 152 篇。 指导博士研究生56 名。

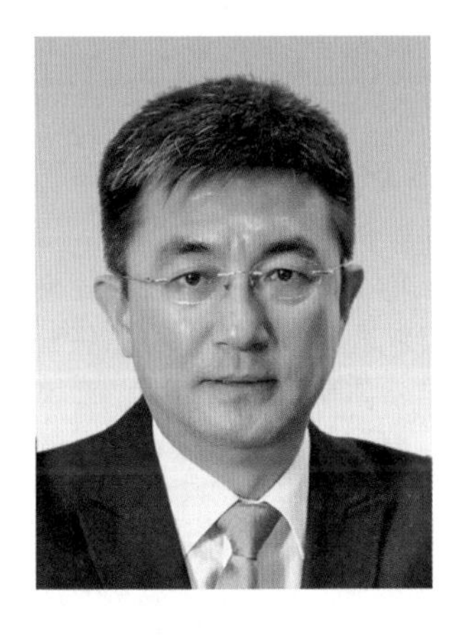

熊思东

男，1962 年 10 月生于江西省，教授。 现任苏州大学校长、苏州大学生物医学研究院院长、江苏省感染与免疫重点实验室主任，国务院学位评议委员会学科评议组成员。

从事免疫学及微生物学教学与研究 30 余年。 曾获上海市科技进步一等奖、国家科技进步三等奖、国家自然科学三等奖、上海市银蛇奖一等奖、中国青年科技奖、香港求是杰出青年学者奖、全国中青年医学科技之星，是国家杰出青年科学基金获得者，享受国务院政府特殊津贴。

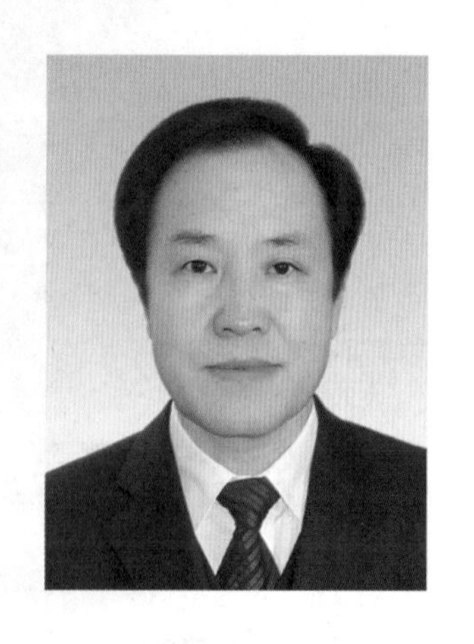

司传平

男，1960 年 1 月生于山东省淄博市，二级教授。 现任济宁医学院副院长、济宁医学院附属医院党委书记、院长，济宁医学院免疫学与分子医学研究所所长。 兼任中国免疫学会理事，中华医学会教育技术分会常务理事，山东省医学会教育技术分会主任委员，山东省免疫学重点学科负责人。

从事免疫学教学和科研工作 37 年，主持的《医学免疫学》课程被评为国家级精品课程（2010 年）和国家级精品资源共享课（2016 年）。 主持和承担国家自然科学基金项目和省、厅级等科研课题 14 项，主编教材和数字教材 17 部，参编国家级规划教材《医学免疫学》（第 3~6 版）等。 被评为国家级教学名师、全国优秀教师，享受国务院政府特殊津贴专家。

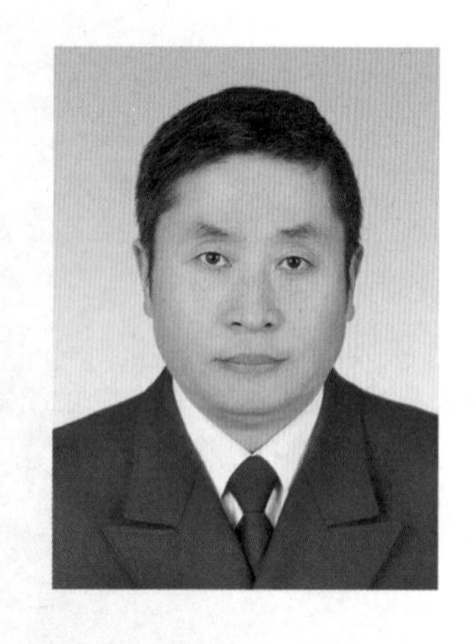

于益芝

男，1966 年 2 月生于江苏省南通市，教授，博士生导师，现任海军军医大学免疫学教研室主任，医学免疫学国家重点实验室副主任。

主要从事免疫调节以及肿瘤免疫和免疫治疗研究。 现任中国免疫学会科普专业委员会主任委员，兼任《中国肿瘤生物治疗杂志》常务副主编。 获国家自然科学二等奖 1 项（第三完成人）、上海市自然科学一等奖 3 项，军队科技进步一等奖 1 项、军队科技进步三等奖 1 项。

前　言

医学免疫学是生命科学和医学领域中一门重要的基础性、前沿性和支柱性学科，具有比较完整的理论体系和极具应用价值的技术体系。医学免疫学与临床医学、预防医学、口腔医学以及生命科学等多学科广泛交叉、渗透，并形成了多个分支学科。从历史的角度看，医学免疫学的理论与实践为人类疾病诊断与防治做出了巨大贡献，例如，疫苗的广泛应用，使得人类有力地控制和抵御了传染性疾病的危害；抗体，特别是单克隆抗体的问世与应用，极大地推动了人类疑难疾病的诊断与重大疾病（包括癌症、自身免疫病）的治疗。从当代的角度看，众多医学难题的破解与免疫学发展密切相关，随着人类对于免疫系统本身以及免疫应答、免疫耐受物质基础与理论规律认识的不断深化，越来越发现机体免疫功能在人类健康的维护、重大疾病发生、发展中发挥着重要作用。从未来的角度看，医学免疫学重大挑战性科学问题的不断突破与新型实用免疫学技术的不断涌现，除了带动免疫学学科本身迅猛发展之外，必将为后基因组时代、个体化医疗时代的人类健康服务与疾病救治提供更大的理论指导与技术支撑。简而言之，基于医学免疫学在生物医学领域中的重要性及其学科本身迅猛发展的现状，同时考虑到近年来我国高等院校医学教育的全面发展与进步，为基础医学、临床医学、预防医学、口腔医学类等专业五年制本科生在原第 6 版教材的基础上、针对性地根据本科生特点编写一本简明扼要、内容更新，且更加全面的医学免疫学教材是很有必要的。

《医学免疫学》第 6 版教材自 2013 年出版以来，至今已经使用 5 年。由于第 6 版教材针对本科生教学的特点在内容方面作了比较大幅度的精简，写作时力求言简意赅，其在使用时取得了比较好的效果。为了保持基本内容上的延续性，同时考虑到人民卫生出版社已经出版《医学免疫学》研究生教材，为了强化本科生教学的特点，并做好与《医学免疫学》研究生教材的衔接，《医学免疫学》第 7 版教材力求突出以下特点：①继续坚持“三基”（基本理论、基本知识、基本技能）、“五性”（思想性、科学性、先进性、启发性、适用性）以及“三特定”（特定的对象、特定的要求、特定的限制）的原则，根据教材的使用对象——本科生，编写过程中特别强调对于初学者的因材施教，对于医学免疫学基本原理和基本理论，特别是结论性基本知识的描述尽量做到深入浅出，让初学者能够循序渐进地系统接受医学免疫学知识；②免疫学理论有很强的系统性和实用性，某些概念对于初学者而言比较抽象，尽管免疫学进展很快且近年来涌现出了很多新的理论和技术，考虑到本科生学时数量的限制，本书主要介绍经典的免疫学基本理论和原理，使得教材文字更为精炼流畅，内容更加精简也更易理解，有关免疫学新进展的内容以及免疫学前沿热点与未来发展趋势，将在研究生教材中得以体现；③为了使教材内容更具可读性并利于教学，本版教材力求图文并茂，在每章内容后面列出思考题以明确每章内容的重点，辅助教材的出版也为“教与学”提供了系统性支撑；④为了突出体现免疫学理论的系统性，本版教材增加了“感染免疫”以及“黏膜免疫”两章，特别邀请了国内在这两个方面具有学术造诣并具有丰富教学经验的专家撰写；⑤根据章节的特点，对本版教材编委作了调整，使本版教材的编写具有更广泛的权威性、代表性。

第 7 版《医学免疫学》教材的出版，是全体编委通力合作的结果，在此向所有的编委以及编委会秘书表示衷心感谢。医学免疫学进展迅速，编写内容必然存在疏漏之处，恳请读者批评指正。衷心希望广大师生在教学实践中对于本版教材提出宝贵意见，以利于今后不断完善与提高。

曹雪涛

2018年5月

目　　录

试卷

第一章　免疫学概论

第一节　医学免疫学简介

医学免疫学(medical immunology)是研究人体免疫系统的结构和功能的科学，该学科重点阐明免疫系统识别抗原和危险信号后发生免疫应答及其清除抗原的规律，探讨免疫功能异常所致疾病及其发生机制，为这些疾病的诊断、预防和治疗提供理论基础和技术方法。

医学免疫学是免疫学的重要分支学科。免疫学在生命科学和医学中具有重要的作用和地位。由于免疫学的快速发展以及与细胞生物学、分子生物学和遗传学等学科的交叉和渗透，免疫学已成为当今生命科学的前沿学科和现代医学的支撑学科之一。

一、免疫系统的组成和基本功能

2000多年前，人类就发现曾在瘟疫流行中患过某种传染病而康复的人，对这种疾病的再次感染具有抵抗力，称为免疫(immunity)。immunity这个词来自罗马时代的拉丁文"immunitas"，原意为豁免徭役或兵役，后引申为对疾病尤其是传染性疾病的免疫力。

免疫力(即免疫功能)是由机体的免疫系统来执行的，免疫系统包括免疫器官、免疫细胞和免疫分子(表1-1)。本书的第二章至第十一章(除第三章抗原外)以及第十四章分别介绍了免疫组织和器官、重要的免疫分子和免疫细胞。

表1-1　免疫系统的组成

免疫器官		免疫细胞	免疫分子	
中枢	外周		膜型分子	分泌型分子
胸腺	脾脏	T淋巴细胞	TCR	免疫球蛋白
骨髓	淋巴结	B淋巴细胞	BCR	补体
	黏膜相关淋巴组织	吞噬细胞(单核细胞、巨噬细胞、中性粒细胞)	CD分子	细胞因子
	皮肤相关淋巴组织	树突状细胞	黏附分子	
		NK细胞	MHC分子	
		NKT细胞	细胞因子受体	
		其他(嗜酸性粒细胞和嗜碱性粒细胞等)		

免疫功能是机体识别和清除外来入侵抗原及体内突变或衰老细胞并维持机体内环境稳定的功能的总称。可以概括为：①免疫防御(immune defense)：防止外界病原体的入侵及清除已入侵病原体(如细菌、病毒、真菌、支原体、衣原体、寄生虫等)及其他有害物质。免疫防御功能过低或缺如，可发生免疫缺陷病；但若应答过强或持续时间过长，则在清除病原体的同时，也可导致机体的组织损伤或功能异常，如发生超敏反应等。②免疫监视(immune surveillance)：随时发现和清除体内出现的"非己"成分，如由基因突变而产生的肿瘤细胞以及衰老、死亡细胞等。免疫监视功能低下，可能导致肿瘤的发生。③免疫自稳(immune homeostasis)：通过自身免疫耐受和免疫调节两种主要的机制来达到机体内环境的稳定。一般情况下，免疫系统对自身组织细胞不产生免疫应答，称为免疫耐受，赋予了免疫系统有区别"自己"和"非己"的能力。一旦免疫耐受被打破，免疫调节功能紊乱，会导致自身免疫病和过敏性疾病的发生。此外，免疫系统与神经系统和内分泌系统一起组成了神经-内分泌-免疫网络，在

调节整个机体内环境的稳定中发挥重要作用。

二、免疫应答的种类及其特点

免疫系统将入侵的病原微生物以及机体内突变的细胞和衰老、死亡细胞认为是“非己”的物质。免疫应答(immune response)是指免疫系统识别和清除“非己”物质的整个过程,可分为固有免疫(innate immunity)和适应性免疫(adaptive immunity)两大类(表1-2)。固有免疫又称先天性免疫(natural immunity or native immunity)或非特异性免疫(non-specific immunity),适应性免疫又称获得性免疫(acquired immunity)或特异性免疫(specific immunity)。

表1-2　固有免疫和适应性免疫比较

	固有免疫	适应性免疫
获得形式	固有性(或先天性)	后天获得
抗原参与	无需抗原激发	需抗原激发
发挥作用时相	早期,快速(数分钟至4天)	4~5天后发挥效应
免疫原识别受体	模式识别受体	T细胞受体、B细胞受体
免疫记忆	无	有,产生记忆细胞
参与成分	抑菌、杀菌物质,补体,炎症因子 吞噬细胞,NK细胞,NKT细胞	T细胞(细胞免疫——效应T细胞等) B细胞(体液免疫——抗体)

固有免疫是生物在长期进化中逐渐形成的,是机体抵御病原体入侵的第一道防线。参与固有免疫的细胞如单核/巨噬细胞、树突状细胞(dendritic cell,DC)、粒细胞、NK细胞(natural killer cell)和NKT细胞等,其识别抗原虽然不像T细胞和B细胞那样具有高度的特异性,但可通过一类模式识别受体(pattern recognition receptor,PRR)去识别病原生物表达的称为病原体相关模式分子(pathogen associated molecular pattern,PAMP)的结构。例如,许多革兰氏阴性菌细胞壁成分脂多糖(LPS)可被单核/巨噬细胞和树突状细胞等细胞表面的Toll样受体4(TLR-4)识别,从而产生固有免疫应答。

适应性免疫应答是指体内T、B淋巴细胞接受“非己”的物质(主要指抗原,见第三章)刺激后,自身活化、增殖、分化为效应细胞,产生一系列生物学效应(包括清除抗原等)的全过程。与固有免疫相比,适应性免疫有三个主要特点,即特异性、耐受性、记忆性。适应性免疫包括体液免疫(humoral immunity)和细胞介导的免疫(cell-mediated immunity)两类。体液免疫由B细胞产生的抗体介导,主要针对胞外病原体和毒素;细胞介导的免疫又称为细胞免疫(cellular immunity),由T细胞介导,主要针对胞内病原体(如胞内寄生菌和病毒等)。

固有免疫和适应性免疫关系密切。固有免疫是适应性免疫的先决条件和启动因素,比如,固有免疫能够提供适应性免疫应答所需的活化信号;适应性免疫的效应分子也可大幅度促进固有免疫应答。固有免疫和适应性免疫是有序发生的。外源病原体入侵时,先是非特异性的固有免疫发挥作用,当固有免疫无法清除时,随后更具有针对性的、功能更加强大的适应性免疫发挥作用,以彻底清除入侵的病原体,并产生免疫记忆。

免疫应答是医学免疫学的核心内容,本书的第十二章至第十四章将对固有免疫和适应性免疫进行重点介绍。第十六章和第十七章分别对免疫应答中的免疫耐受和免疫调节的机制和应用做了进一步的阐述。

三、免疫性疾病

免疫系统的组成和功能发生异常导致的疾病称为免疫性疾病。如免疫系统分化发育异常导致的免疫缺陷病;免疫应答及免疫调节异常导致的肿瘤、感染性疾病、超敏反应、自身免疫病等。

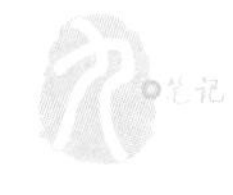

本书的第十八章至第二十三章介绍的是免疫性疾病或者免疫相关疾病的内容。第十八章“超敏

反应”阐述疾病发生的免疫机制和分型，并列举各型超敏反应在临床上常见的疾病及其防治原则。第十九章“自身免疫病”阐述临床上较为常见的自身免疫病的发病机制。第二十章“免疫缺陷病”阐述临床上常见的各种免疫缺陷病及其免疫学机制，包括严重威胁人类健康的获得性免疫缺陷综合征，即艾滋病。第二十一章至第二十三章阐述感染免疫、肿瘤免疫和移植免疫的内容，分别介绍感染与免疫的相互作用关系、肿瘤发生发展过程中的免疫学机制及其免疫治疗的方法与原理、器官移植排斥的免疫学机制及其免疫防治措施。

四、免疫学的应用

医学免疫学的显著特征是理论探索性强、实际应用价值大。免疫学理论和技术与医学实践相结合，为疾病的诊断与防治提供理论指导和技术方法。本书的最后两章专门阐述了免疫学诊断、预防和治疗。

免疫诊断(immunodiagnosis)是应用免疫学的理论、技术和方法诊断各种疾病和测定机体的免疫状态。它是确定疾病的病因和病变部位，或是确定机体免疫状态是否正常的重要方法。免疫诊断已成为临床各学科中诊断疾病的最重要手段之一。免疫学诊断的方法向着微量、自动、快速方向发展，新的诊断方法也层出不穷。

通过疫苗接种预防乃至消灭传染病是免疫学的一项重要任务。通过接种牛痘疫苗，最终消灭了天花这一烈性传染病，这是免疫学对人类具有里程碑意义的贡献。通过接种减毒活疫苗，全球消灭脊髓灰质炎已指日可待。重组疫苗的应用使乙型肝炎的发病得到有效控制。通过计划免疫，我国在控制多种传染病尤其是儿童多发传染病方面已取得显著的成绩。

免疫治疗已成为临床治疗疾病的重要手段之一。单克隆抗体在治疗肿瘤、移植排斥反应以及某些自身免疫病方面已取得突破性进展。多种细胞因子对治疗贫血、白细胞和血小板减少症、病毒性肝炎等取得了良好的疗效。造血干细胞移植已成为治疗白血病等造血系统疾病不可替代的治疗手段。免疫抑制剂的成功应用极大地提高了器官移植的临床成功率。肿瘤免疫治疗已成为肿瘤最有前景的治疗方法，已取得许多重要的成果。

免疫学技术除了广泛应用于生命科学基础研究和临床应用外，还应用于法医学的痕迹鉴定、食品科学研究和食品安全质量管理、生物化学的血清成分鉴定、物种进化关系的研究、重金属污染检测等。

第二节　免疫学发展简史

免疫学的发展经历了长期的过程，从早期对免疫学的蒙眬认识到目前对免疫学比较系统的认识，该发展过程是连续和渐进的。我们人为地将此过程划分为三个时期，即经验免疫学时期、实验免疫学时期和科学免疫学时期。

一、经验免疫学时期

人类对免疫的认识首先是从与传染病作斗争中开始的。人类观察到传染病患者在痊愈之后可以抵抗该种传染病再次侵袭，我国古代医学家将此现象称为“以毒攻毒”，由此开始尝试通过人工轻度感染某种传染病以获得对该种传染病的抵抗力。例如，葛洪所著的《肘后备急方》(约公元303年)和孙思邈所著的《备急千金要方》(约公元648年)对于防治狂犬病就有“取狂犬脑敷之，后不复发”的文字记载，可以说，是我国古代医学家在国际上第一次进行了“预防接种”的实践。天花曾是一种烈性传染病，因其通过呼吸道传播，人是唯一的易感宿主，死亡率极高，严重威胁人类的生存。例如，18世纪发生在欧洲的天花大流行，就造成6000万人死亡。据考证，公元16世纪我国明朝隆庆年间已有关于种痘的医书记载，将天花患者康复后的皮肤痂皮磨碎成粉，吹入未患病的儿童的鼻腔可预防天花。这种种痘的方法不仅在当时国内广泛应用，还传到俄国、朝鲜、日本、土耳其和英国等国家。早在1772

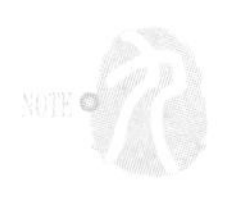

年英国王室就开始允许在英国小孩中采用此法。据记载，天花流行时，种过痘的人群死亡率只有不接种人群的1/10到1/5。种人痘预防天花具有一定的危险性，但为日后牛痘苗的发现提供了宝贵的经验（图1-1）。

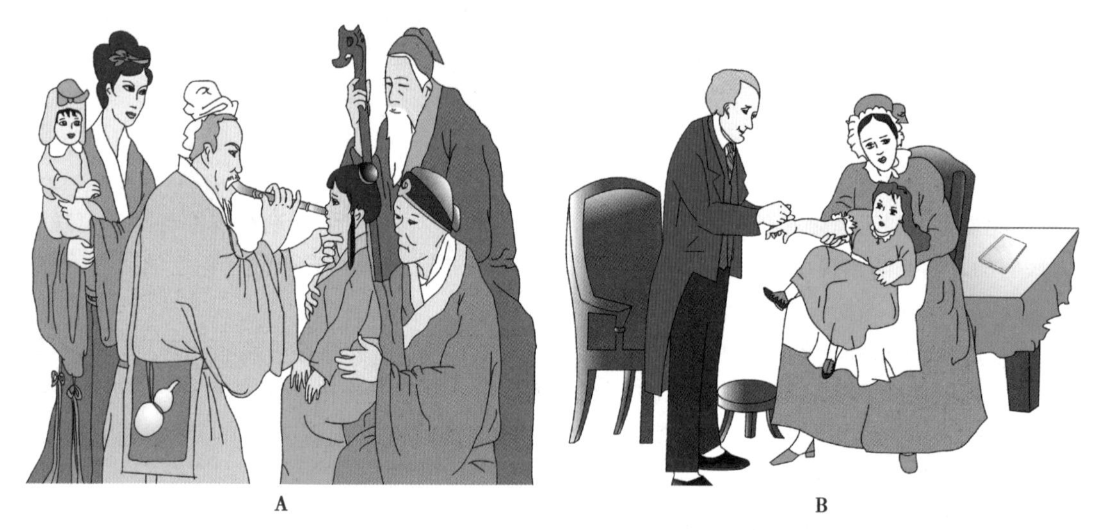

图1-1　种痘
A. 中国古代种人痘苗；B. Edward Jenner种牛痘苗

公元18世纪后叶，英国医生Edward Jenner观察到挤牛奶女工接触患有牛痘的牛后，可被传染却不会再得天花。他意识到人工接种“牛痘”可能会预防天花，于是，用两年时间在24名志愿者身上进行了接种“牛痘”预防天花的试验，取得了成功。1798年Jenner出版了相关专著，提出了“vaccination”的概念（vacca在拉丁语中是牛的意思，意为接种牛痘），开创了人工主动免疫的先河。人类经过将近180年的努力，于1980年世界卫生组织（WHO）庄严宣布，全球已经消灭了天花，这是一个具有划时代意义的人类医学历史的伟大事件，彰显了免疫学对于人类健康的巨大贡献。

二、实验免疫学时期

（一）实验免疫学的兴起

免疫学发展的初期主要是抗感染免疫。病原菌的发现和疫苗的研制推动了免疫学的发展。19世纪70年代许多致病菌陆续被分离成功，德国细菌学家Robert Koch提出了病原菌致病的概念，颠覆了先前人类对“瘟疫”的认识。在此基础上，进一步认识到将减毒的病原体给动物接种，可预防有毒的病原体感染所引起的疾病。法国微生物学家和化学家Louis Pasteur发现炭疽杆菌经40～43℃较高温度下培养后，可明显降低毒力，将其制成人工减毒的活菌苗接种牲畜可预防炭疽病的发生，其后Pasteur又将狂犬病病原体经过兔脑连续传代获得减毒株，制备成减毒狂犬疫苗。在随后的20多年时间里，随着越来越多的致病菌被确定，多种多样的疫苗（vaccine）也相继问世。

（二）细胞免疫和体液免疫学派的形成

19世纪后叶，俄国学者Elie Metchnikoff发现吞噬细胞可吞噬异物，于1883年提出了细胞免疫的假说，即吞噬细胞理论。他高瞻远瞩地推测，吞噬细胞是天然免疫中的重要部分，其对获得性免疫也至关重要，并提出，炎症并不是单纯的一种损伤作用，也是机体的一种保护机制。这一理论对生物学和医学的发展产生了深远而广泛的影响。Metchnikoff的伟大发现开创了固有免疫，并为细胞免疫奠定了基础。经过近百年的努力，人们对参与固有免疫的细胞和分子，固有免疫细胞识别外来病原生物的机制，固有免疫应答的特点，以及固有免疫与适应性免疫的关系都有了深入的了解。

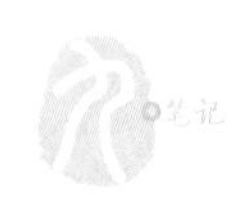

1890年，Emil von Behring和他的同事Kitasato Shibasaburo将白喉外毒素给动物免疫，发现在免疫动物血清中产生了一种能中和外毒素的物质，称为抗毒素。次年，他们用白喉抗毒素血清成功地救治

了一名患白喉的儿童。白喉抗毒素的问世,挽救了成千上万患儿,开创免疫血清疗法即人工被动免疫的先河,也兴起了体液免疫的研究。1901 年 von Behring 成为第一届诺贝尔生理学或医学奖得主。抗毒素发现后不久,又相继在动物免疫血清中发现有溶菌素、凝集素、沉淀素等特异性组分,并能与相应的细胞、微生物及其产物发生特异性结合。其后将血清中多种不同的特异性反应物质称为抗体(antibody),而将能诱导抗体产生的物质统称为抗原(antigen),建立了抗原抗体的概念,并陆续建立了体外检测抗原或抗体的多种血清学技术。1899 年比利时医生 Jules Bordet 发现在可以溶解细菌的新鲜免疫血清中,还存在一种热不稳定的物质,在抗体存在的条件下,具有溶菌或溶细胞的作用,这种非特异性的物质称为补体(complement)。

免疫化学的研究使人们在分子水平上对抗原决定簇和抗原抗体结合的特异性开始有了认识。20 世纪初,Karl Landsteiner 把称为半抗原的芳香族有机分子偶联到蛋白质分子(载体)上,以此为抗原免疫动物,发现抗原特异性是由抗原分子表面特定的化学基团所决定,开启了抗体与半抗原关系的研究领域。此后,Landsteiner 进一步发现人红细胞表面糖蛋白所连接糖链末端寡糖结构的差异决定了 ABO 血型,并将此成果应用于临床,避免了不同血型输血引起的输血反应,极大地推动了临床医学的发展。Landsteiner 是血型血清学的奠基者,先后发现了 ABO、MNP 和 Rh 等血型系统。

1937 年 Arne Tiselius 和 Elvin Kabat 利用蛋白电泳的方法,发现免疫血清中 γ 球蛋白水平显著升高,并具有明显的抗体活性。据此,他们认为抗体就是 γ 球蛋白。事实上,γ 球蛋白组分中富含抗体,但 α 和 β 球蛋白中也有部分抗体。

1959 年,英国生物化学家 Rodney Porter 和美国生物化学家 Gerald Edelman 各自对免疫球蛋白化学结构进行了研究,阐明了免疫球蛋白的单体是由一对轻链和一对重链借二硫键连接在一起,免疫球蛋白分子的氨基端组成了能与抗原特异性结合的 Fab 片段,不能结合抗原但易发生结晶的羧基端称为 Fc 段。通过对免疫球蛋白分子重链和轻链氨基酸组成特点的研究,发现了可变区和恒定区,为以后抗体多样性形成机制的研究奠定了理论基础。

(三) 免疫学重大学说和理论

鉴于抗体的广泛作用,科学家们对于抗体产生的机制进行了深入研究,提出了不同学说,如 1897 年 Paul Erhlich 提出的抗体产生的侧链学说(side chain theory),Linus Pauling 等提出的模板学说等,这些学说从不同的侧面解读了抗体产生的机制,为后续研究提供了借鉴。

1957 年澳大利亚免疫学家 MacFarlane Burnet 提出的克隆选择学说(clonal selection theory)是免疫学发展史中最为重要的理论。该理论的提出,主要源于对天然免疫耐受和人工免疫耐受实验结果的分析和思考。1945 年 Ray Owen 发现因为牛胎盘独特的组织结构,异卵双生、胎盘融合的小牛个体内,两种血型的红细胞共存而不引起免疫反应,在体内形成了血型嵌合体。英国免疫学家 Peter Medawar 等人在 1953 年应用小鼠皮片移植的实验模型,成功地进行了人工免疫耐受的实验,即新生鼠或胚胎期如接受了另一品系的组织抗原刺激(注射脾细胞),成年后该品系小鼠移植的皮片能长期存活,而对其他无关品系移植的皮肤仍然发生强烈的排斥反应。Medawar 认为,动物胚胎期或新生期接触抗原,可使其发生免疫耐受,使动物到成年期对该抗原发生特异性的不应答。Burnet 的克隆选择学说认为,全身的免疫细胞是由众多识别不同抗原的细胞克隆所组成,同一种克隆细胞表达相同的特异性受体,淋巴细胞识别抗原的多样性是机体接触抗原以前就预先形成的,是生物在长期进化中获得的。抗原侵入后,机体只是从免疫细胞库中选择出能识别这种抗原的相应的淋巴细胞克隆,并使其活化、增殖,扩增出许多具有相同特异性的子代细胞,产生大量特异性抗体,清除入侵的抗原。机体自身的组织抗原成分在胚胎期就被相应的细胞克隆所识别,这些细胞克隆产生特异性免疫耐受,赋予机体免疫系统区分"自己"和"非己"的能力。实际上,在胚胎期任何进入机体的抗原都将被视为自身成分而产生免疫耐受(图 1-2)。

Burnet 克隆选择学说中,提出的一个细胞克隆产生一种特异性抗体的预见,在 1975 年被 Georges Köhler 和 Cesar Milstein 所创立的 B 淋巴细胞杂交瘤技术和产生的单克隆抗体所证实。他们设计了一

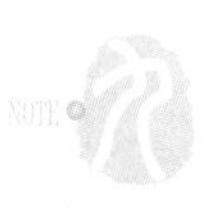

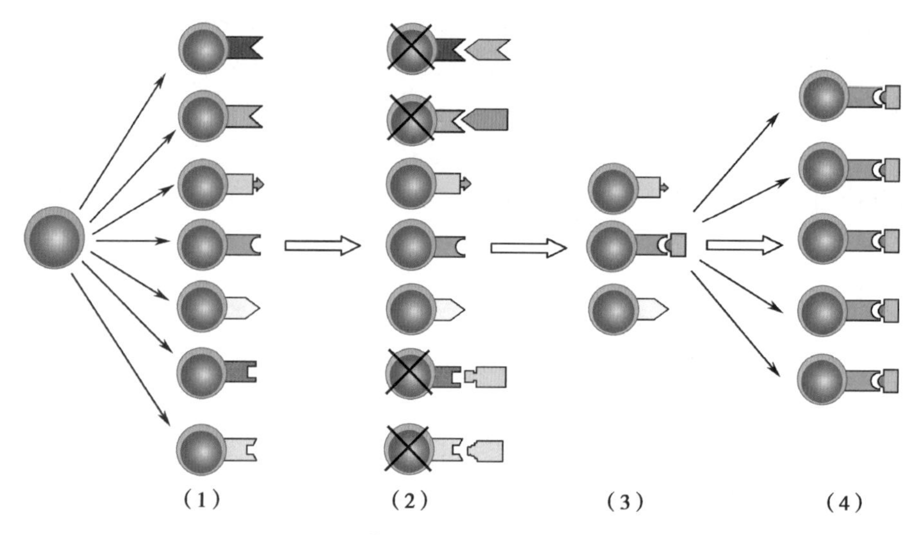

图 1-2 淋巴细胞的克隆选择示意图

淋巴细胞的克隆选择过程大致包括四个阶段:(1)淋巴干细胞分化为多种多样的淋巴细胞克隆;(2)未成熟淋巴细胞结合自身抗原后被克隆清除,诱导自身免疫耐受;(3)成熟淋巴细胞识别外来抗原发生活化和增殖;(4)受抗原刺激的淋巴细胞分化为效应细胞并清除抗原

种选择性培养基,只能使一种酶缺陷的骨髓瘤细胞与抗原活化 B 淋巴细胞融合后形成的杂交瘤细胞得以生长,通过克隆化方法,使一个杂交瘤细胞扩增成一个克隆(一个无性繁殖的细胞群)。正如预期的那样,同一个克隆的杂交瘤细胞产生抗体的特异性都是相同的。由于单克隆抗体高度的均一性,并能获得针对人们所需要的一种分子甚至一个抗原决定簇的抗体,加之杂交瘤具有在体内、体外无限生长的能力,使单克隆抗体技术在生命科学和医学领域中引发了一场革命。

Niels Jerne 在 1974 年提出了抗体分子上的独特型和抗独特型相互识别而形成免疫网络。免疫网络学说认为,抗原刺激机体产生抗体,抗体分子上的独特型决定簇在体内又能引起抗独特型抗体的产生,抗独特型抗体又可引起针对此抗独特型抗体的抗体,如此下去,在抗体和淋巴细胞中产生一个复杂的级联网络,在免疫应答调节中起着重要作用。免疫网络学说丰富了免疫学理论体系。

(四) 免疫学的细胞学基础的奠定

20 世纪下半叶开始,细胞免疫学开始兴起,从而对免疫系统有了全面的认识。1957 年,Bruce Glick 发现切除鸡的富含淋巴细胞的腔上囊,导致抗体产生缺陷,遂将此类淋巴细胞称为腔上囊依赖的淋巴细胞,简称为 B 淋巴细胞或 B 细胞(B 为腔上囊 Bursa 的首字母)。1961 年,Jacques Miller 采用新生期小鼠切除胸腺的模型,Robert Good 在临床上观察一新生儿先天性胸腺缺陷,都发现了外周血和淋巴器官中淋巴细胞数量减少,免疫功能明显缺陷,并将依赖于胸腺发育的淋巴细胞称为 T 淋巴细胞或 T 细胞(T 为胸腺 thymus 的首字母)。其后不久,其他的科学家进一步证实:T 细胞负责细胞免疫(如移植排斥),B 细胞负责体液免疫;T 细胞和 B 细胞之间有协同作用,T 细胞可辅助 B 细胞针对某些抗原产生 IgG,胸腺依赖抗原(即 T 细胞依赖抗原)的概念也随之产生;T 细胞是一个不均一的细胞群,有辅助 T 细胞(Th)和细胞毒 T 淋巴细胞(CTL),并发现具有抑制作用 T 细胞亚群(如调节性 T 细胞)的存在。

20 世纪 70 年代,在肿瘤免疫研究中发现了一群预先不需抗原刺激、在无抗体存在条件下即可杀伤肿瘤细胞的淋巴细胞,称为自然杀伤细胞(NK 细胞)。1973 年美国学者 Ralph Steinman 发现了树突状细胞,随后的研究证实树突状细胞是功能最强的抗原提呈细胞,能够有效刺激初始 T 细胞。单核细胞穿过内皮细胞进入组织脏器成为巨噬细胞,是同一个细胞谱系发育的不同阶段,提出了单核吞噬细胞系统(mono-phagocytic system,MPS),改变了以往的网状内皮细胞系统的概念。进一步研究发现,T 细胞中的 γδT 细胞和 NKT 细胞以及 B 细胞中的 B-1 亚群主要参与固有免疫应答。

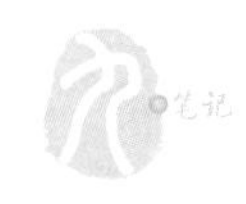

三、科学免疫学时期

1953 年 James Dewey Watson 和 Francis Grick 揭示了遗传信息携带者 DNA 的双螺旋结构，开创了生命科学的新纪元。分子生物学的迅速兴起，极大地推动了免疫学的发展，不仅大量的免疫分子的基因被克隆，新的免疫分子被表达，而且使得人们对免疫应答的研究深入到基因水平和分子水平，分子免疫学也应运而生，而且成为免疫学诸多分支中的核心。

（一）抗体多样性和特异性的遗传学基础

1978 年日本分子生物学家 Susumu Tonegawa 应用基因重排技术，揭示出免疫球蛋白 C 区和 V 区基因在胚系的 DNA 中是分隔的，而 V 区包括了被分隔的数目众多的 V 基因、D 基因和 J 基因片段。V、D、J 基因片段的重排是产生抗体多样性的最重要的机制。而 C 基因片段则决定了免疫球蛋白的类、亚类和型，相同的 VDJ 按一定顺序分别与不同的 C 基因片段的重组是免疫球蛋白类别转换的遗传学基础。膜型免疫球蛋白分子是 B 细胞抗原识别受体。Tonegawa 对有关免疫球蛋白基因结构和重排的理论，对日后 T 细胞受体基因结构和重排的发现产生了重要影响。

（二）T 细胞抗原受体的基因克隆

在 Ig 基因结构和重排发现后不久，1984 年 Mark Davis 和 Chien Saito 等成功克隆了 T 细胞受体（TCR）的基因。TCR β 链基因与免疫球蛋白重链基因，TCR α 链基因与免疫球蛋白轻链基因的结构和重排有着惊人的相似，而且 TCR 的多样性数目可能比 BCR 还要多。TCR 的发现为后续 T 细胞杂交瘤和 T 细胞克隆技术的产生奠定了基础。

（三）MHC 限制性的发现

George Snell 在 20 世纪 30 年代起建立了一套同类系小鼠品系，以此为模型，发现了在同种移植排斥反应中起重要作用的基因区域，称为 H-2，继而证实了 H-2 是由许多密切连锁基因组成的复合体，每个基因座上有多个等位基因存在，这些基因称为主要组织相容性复合体（MHC）。MHC 是哺乳动物基因中基因组数量最多、结构最复杂的基因群。MHC 的基因型和表型在群体中具有高度的多态性，正是这种多态性造成了不同个体之间识别抗原肽能力的差别，由此也决定了在群体中不同个体对同一种抗原（如病原微生物）免疫应答能力的差别。

到了 50 年代法国科学家 Jean Dausset 在人体上发现了与 H-2 复合体相似的人类白细胞抗原（HLA）系统。以后陆续鉴定出多种人类 HLA 抗原。Baruj Benacerraf 应用不同品系的动物研究发现，对某一特定抗原的免疫应答能力受到免疫应答基因（Ir 基因）所控制，并证明了 Ir 基因位于小鼠 H-2 中 Ⅰ 区。1974 年，Peter Doherty 和 Rolf Zinkernagel 揭示了细胞毒性 T 细胞在识别病毒感染细胞的病毒抗原时存在 MHC 限制性。这些工作为临床肾脏移植和骨髓移植的成功奠定了重要的理论基础。

MHC 从发现到其基因结构、编码蛋白分子的结构和功能的阐明经历了半个多世纪，分子生物学技术的应用，尤其是人类基因组计划的完成，使 MHC 的遗传密码得以全面被破译。

（四）细胞因子及其受体

20 世纪 80 年代先后克隆出许多有重要生物学功能的细胞因子，它们在造血、细胞活化、生长和分化、免疫调节、炎症等许多重要生理和病理过程中发挥重要作用。到了 90 年代，由于人类基因组计划的突飞猛进以及生物信息学的应用，人们对新的细胞因子及其受体结构和功能的研究，达到了前所未有的高度，而且迅速被应用到临床医学中，成为免疫生物治疗的一项重要内容。

（五）固有免疫识别理论

1989 年 Charles Janeway 提出了固有免疫的模式识别理论，1994 年 Polly Matzinger 以模式识别理论为基础进一步提出了“危险模式”理论。认为固有免疫细胞通过其表达的模式识别受体（pattern-recognition receptor，PRR），选择性地识别病原体及其产物所共有的高度保守的分子结构（非己成分），即病原体相关模式分子（pathogen associated molecular pattern，PAMP）后，吞噬病原体、加工与提呈抗原，并在危险信号的参与下，启动适应性免疫应答。该理论从新的角度解释了免疫系统为什么针对病

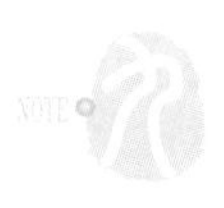

原体入侵和组织损伤产生应答，而不对正常自身组织产生应答（即保持免疫耐受）。

（六）免疫细胞受体信号转导的研究

免疫细胞通过其膜表面的免疫受体（如TCR、BCR、NK受体、固有免疫模式识别受体、细胞因子受体、黏附分子以及死亡受体等），感应来自细胞外或细胞内的各种刺激。这些刺激参与或调节免疫应答必须与上述相应受体结合后，通过受体介导的信号途径，调节特定基因的表达。免疫细胞的信号转导途径十分复杂，不同免疫膜分子介导的信号途径各不相同，反映免疫应答和免疫调节的复杂性。而且不同信号途径之间存在着交互作用（cross-talking），在信号转导水平上形成了网络。免疫细胞信号转导途径的下游是通过活化特定的转录因子，使其进入胞核，调控基因的表达。值得注意的是，不同的信号途径可以激活相同的转录因子，可谓是“殊途同归”。进入21世纪之后，固有免疫受体介导的免疫细胞活化及其信号转导机制的研究是生物医学领域的一个前沿热点，2011年度诺贝尔生理学或医学奖颁发给了这个领域的免疫学家。

第三节　免疫学发展的趋势

目前，免疫学正以前所未有的蓬勃态势向前发展，体现在：①基础免疫学研究更加深入和广泛，免疫学理论体系更加完善，诞生了很多新的研究方向和热点；②临床免疫学在临床的价值更为明显，免疫学几乎已经渗透到临床的每一个角落，其技术和方法已广泛应用于疾病的预防、诊断和治疗；③基础免疫学与临床免疫学结合更加紧密，基础研究与应用研究并重且紧密结合，相辅相成；④免疫学与其他很多生命学科和医学交叉融合，极大地促进了免疫学和其他学科的共同发展。免疫学在推动生物高科技产业化中的技术支撑作用以及效益日益突出。

（一）基础免疫学

免疫应答的机制将得到更深刻的阐明。对免疫系统认识的深入必将推动对免疫应答本质的了解，并将理论研究的成果应用于医学实践。随着分子生物学和生物信息学在免疫学研究中的应用，越来越多的免疫新分子被克隆和发现，例如新的CD分子、黏附分子、细胞因子及其受体、模式识别受体及其胞内信号分子的结构和功能得到阐明。小鼠转基因和基因敲除技术的应用，促进了人们对免疫分子功能的认识。应用计算机技术模拟分子、X晶体衍射技术等结构生物学技术，使得人们在分子水平上认识免疫分子的相互作用。造血/胚胎干细胞的培养和定向分化技术揭示了免疫细胞群和亚群谱系发育过程中转录因子、生长因子对其的调控。细胞分析和分选技术的发展使精确认识免疫细胞亚群的表面标志和功能成为可能。实时动态成像技术在免疫学研究中应用越来越广泛，为深入认识免疫系统和免疫应答过程中参与的细胞与分子提供了新的手段。系统生物学的研究理念和方法纳入免疫学研究中，加速和拓展了免疫学的深入研究。

（二）临床免疫学

免疫学与临床医学学科相互交叉和渗透已形成诸多的分支学科，例如免疫病理学、免疫药理学、感染免疫学、肿瘤免疫学、移植免疫学、血液免疫学、神经免疫学、生殖免疫学等。应用免疫学理论和方法诊断、预防和治疗免疫相关疾病，成为现代医学的重要手段。

1. 免疫诊断　免疫学诊断方法是临床疾病诊断的重要辅助手段。免疫学诊断技术向着微量、快速、自动化方向发展，新的免疫学诊断方法不断涌现。

2. 免疫预防　疫苗仍是预防和控制传染病的最重要手段并取得了重大进展，但是还面临着诸多挑战，许多危害人类健康和生存的传染病如艾滋病、丙型肝炎等仍无有效的疫苗来进行预防。随着新发传染病的出现，有必要研制有效的相关疫苗。人们正在通过现代技术，研制新型的疫苗如DNA疫苗、重组疫苗、亚单位疫苗等，并不断研制新型高效疫苗佐剂。近年来，非传染性疫苗的研究得到重视和发展，尤其是防治肿瘤的疫苗，如2006年预防宫颈癌的人乳头瘤病毒疫苗在美国获批临床应用，2016年我国也批准了此疫苗的临床应用。

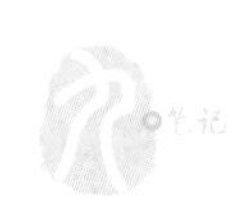

3. 免疫治疗　免疫治疗的发展十分迅速，主要包括：①单克隆抗体制剂治疗肿瘤、移植排斥反应和自身免疫病等已取得突破性进展；②基因工程细胞因子在临床某些疾病治疗中显示出独特的疗效，已广泛应用于感染性疾病、肿瘤和血液系统疾病的治疗；③造血干细胞移植有效地挽救白血病等血液系统疾病患者的生命；④肿瘤免疫治疗发展迅速，如阻断肿瘤负向免疫调控机制的抗 CTLA-4 抗体和抗 PD-1 或 PD-L1 抗体、嵌合抗原受体 T 细胞（CAR-T 细胞）、肿瘤树突状细胞治疗疫苗等为肿瘤的治疗带来了新的希望。

本章小结

免疫学是当今生命科学的前沿学科和现代医学的支撑学科之一。人体有一个完善的免疫系统来执行免疫功能。免疫系统包括免疫器官、免疫细胞和免疫分子。机体的免疫功能主要有免疫防御、免疫监视和免疫自稳。免疫应答可分为固有免疫和适应性免疫。适应性免疫应答具有特异性、耐受性和记忆性三个特点，可进一步分为细胞介导的免疫和体液免疫。免疫应答是把双刃剑，异常免疫应答可导致多种免疫相关疾病。免疫诊断已成为临床各学科中诊断疾病的最重要手段之一；通过接种疫苗，预防乃至消灭传染病是免疫学一项重要任务；免疫治疗已成为临床治疗多种疾病的希望所在。免疫学的发展经历了经验免疫学时期、实验免疫学时期以及科学免疫学时期三个阶段。免疫学在医学领域具有独特的地位，免疫学研究出现了很多具有重大学术影响的科研成果，多次获得诺贝尔生理学或医学奖。免疫学在 21 世纪的生命科学和医学发展中，必将扮演更加重要的角色，也将为人类疾病的诊断、预防和治疗做出更大的贡献。

思考题

1. 简述免疫应答的种类及其特点。
2. 试述 Jenner 发明牛痘苗预防天花的重大意义。
3. 试述实验免疫学时期免疫学所取得的主要成就。
4. 展望免疫学在 21 世纪生命科学和医学中的作用和地位。

（曹雪涛）

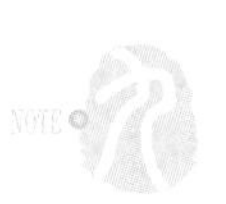

第二章 免疫器官和组织

免疫系统（immune system）是由免疫器官和组织、免疫细胞（如淋巴细胞、树突状细胞、NK细胞、单核-巨噬细胞、粒细胞、肥大细胞等）及免疫分子（如免疫球蛋白、补体、各种膜分子及细胞因子等）组成，其主要作用是执行免疫功能。本章重点介绍免疫器官和组织的结构与功能，免疫细胞和免疫分子将在后续相关章节分别介绍。

免疫组织（immune tissue）又称为淋巴组织（lymphoid tissue），在人体广泛分布，其中胃肠道、呼吸道、泌尿生殖道等黏膜下含有大量弥散淋巴组织和淋巴小结（lymphoid nodule），在黏膜抗感染免疫中发挥主要作用。骨髓、胸腺、脾脏、淋巴结等属于免疫器官（immune organ），又称为淋巴器官（lymphoid organ）。

免疫器官按其功能不同，可分为中枢免疫器官和外周免疫器官（图2-1），二者通过血液循环及淋巴循环互相联系并构成免疫系统的完整网络。（动画2-1“人体的免疫器官和组织”）

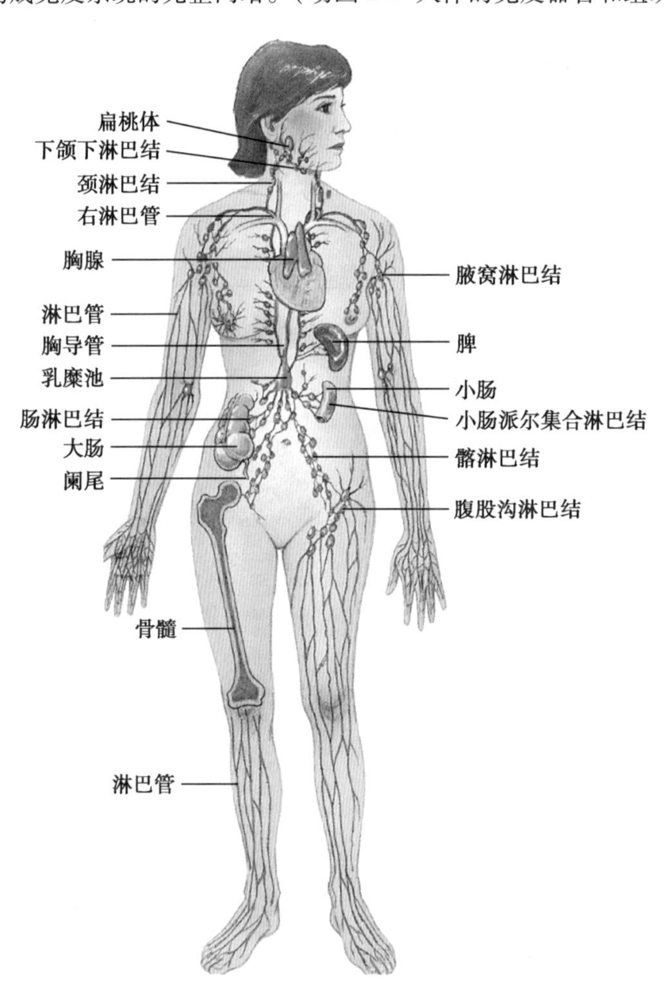

图2-1 人体的免疫器官和组织

骨髓和胸腺为人体中枢免疫器官，是免疫细胞发生、分化、发育和成熟的场所。淋巴结、脾及消化道、呼吸道、泌尿生殖道黏膜相关淋巴组织等组成外周免疫器官，是成熟T细胞和B细胞定居的场所及产生免疫应答的部位

第一节　中枢免疫器官

中枢免疫器官(central immune organ)或称初级淋巴器官(primary lymphoid organ),是免疫细胞发生、分化、发育和成熟的场所。人和其他哺乳类动物的中枢免疫器官包括骨髓和胸腺。

一、骨髓

骨髓(bone marrow)是各类血细胞(包括免疫细胞)的发源地,也是人类和其他哺乳动物B细胞发育成熟的场所。

(一)骨髓的结构和细胞组成

骨髓位于骨髓腔内,分为红骨髓和黄骨髓。红骨髓具有活跃的造血功能,由造血组织和血窦构成。造血组织主要由造血细胞和基质细胞组成。基质细胞包括网状细胞、成纤维细胞、血窦内皮细胞、巨噬细胞等。由基质细胞及其所分泌的多种造血生长因子(如IL-3、IL-4、IL-6、IL-7、SCF、GM-CSF等)与细胞外基质共同构成了造血细胞赖以生存、生长发育和成熟的环境,称为造血诱导微环境(hematopoietic inductive microenvironment,HIM)。

骨髓中的造血干细胞(hematopoietic stem cell,HSC)是具有高度自我更新能力和多能分化潜能的造血前体细胞,体内血细胞均由其分化而来。血细胞在骨髓中生长、分裂及分化的过程称为造血(hematopoiesis)。人体内的造血功能首现于2~3周胚龄的卵黄囊,在胚胎早期(第2~3个月)HSC从卵黄囊迁移至胎肝,继而入脾,肝和脾成为胚胎第3~7个月的主要造血器官。随后,HSC又迁至骨髓,使骨髓成为胚胎末期直到出生后的造血器官。HSC在造血组织中所占比例极低,形态学上难以与其他单个核细胞相区别,人HSC的主要表面标志为CD34和CD117,不表达各种成熟血细胞谱系相关的表面标志。

(二)骨髓的功能

1. 各类血细胞和免疫细胞发生的场所　在骨髓造血诱导微环境中,HSC最初分化为定向干细胞,包括髓样干细胞(myeloid stem cell)和淋巴样干细胞(lymphoid stem cell)。髓样干细胞最终分化为粒细胞、单核细胞、红细胞和血小板等。淋巴样干细胞分化为祖B细胞(pro-B cell)和祖T细胞(pro-T cell)。祖B细胞在骨髓中继续分化为成熟B细胞;祖T细胞则经血液循环迁移至胸腺,在胸腺微环境诱导下进一步分化为成熟T细胞。成熟的B细胞、T细胞离开骨髓或胸腺,经血循环迁移并定居于外周免疫器官。尚未接触过抗原的成熟T、B细胞被称为初始淋巴细胞(naïve lymphocyte)。树突状细胞来自髓样干细胞和淋巴样干细胞(图2-2)。

2. B细胞和NK细胞分化成熟的场所　在骨髓造血微环境中,祖B细胞(pro-B)经历前B细胞(pre-B cell)、未成熟B细胞,最终发育为成熟B细胞。NK细胞也在骨髓中发育成熟。有关T、B细胞分化与发育详见第九章和第十章。

3. 体液免疫应答发生的场所　骨髓是发生再次体液免疫应答后产生抗体的主要部位。记忆B细胞在外周免疫器官受抗原再次刺激而被活化,随后经淋巴液和血液迁移至骨髓,在此分化为成熟浆细胞,持久地产生大量抗体(主要是IgG,其次为IgA等)并释放至血液循环,成为血清抗体的主要来源。而在外周免疫器官发生的再次免疫应答,其抗体产生速度快,但持续时间相对较短。

骨髓功能缺陷时,不仅会严重损害机体的造血功能,而且导致严重的细胞免疫和体液免疫功能缺陷。如大剂量放射线照射可使机体的造血功能和免疫功能同时受到抑制或丧失,这时只有植入正常骨髓才能重建造血和免疫功能。将免疫功能正常个体的造血干细胞或淋巴干细胞移植给免疫缺陷个体,使后者的造血功能和免疫功能全部或部分得到恢复,可治疗免疫缺陷病和白血病等。

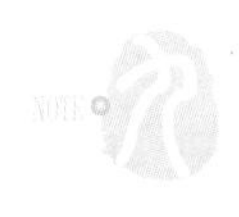

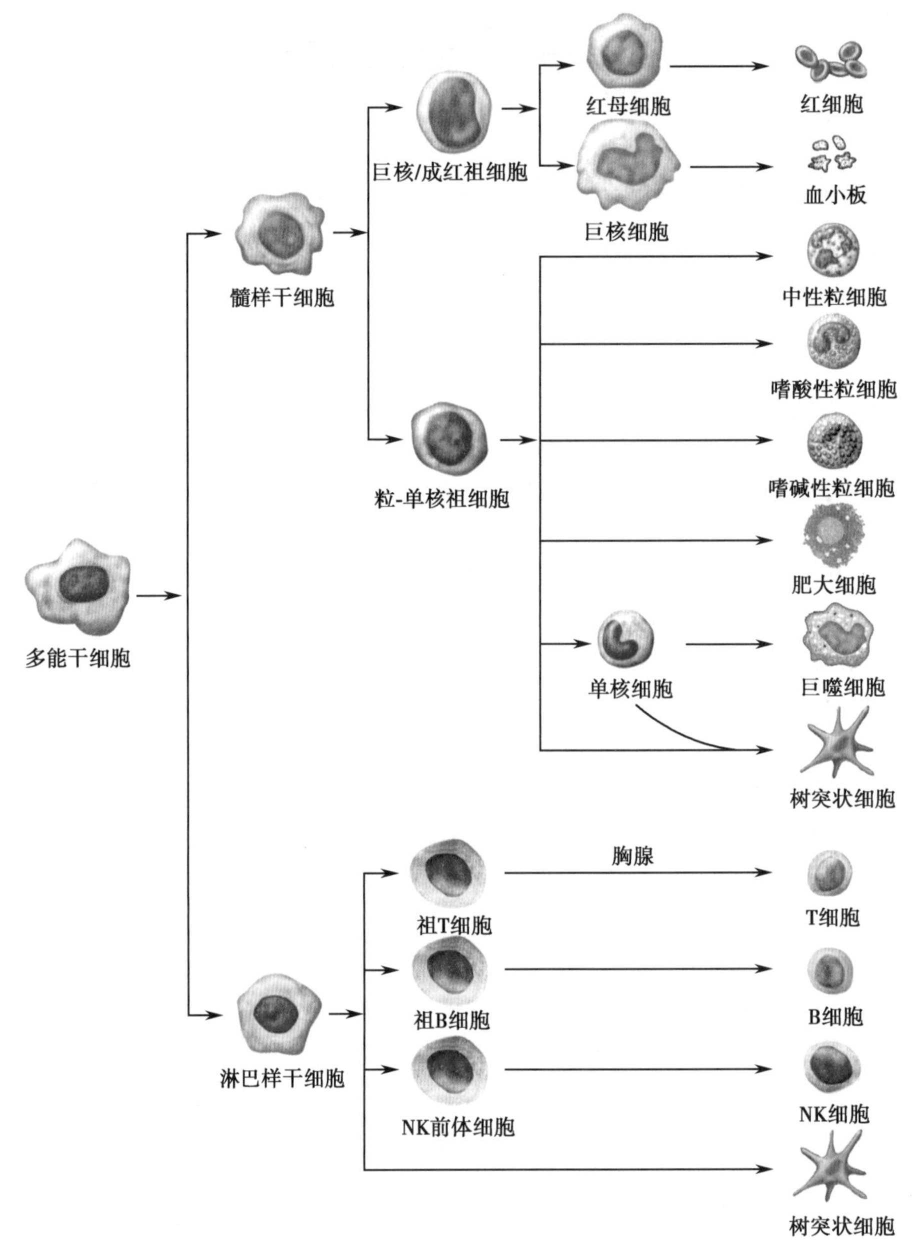

图 2-2　造血干细胞的分化

骨髓多能造血干细胞具有自我更新和分化的能力，在骨髓造血微环境影响下，经过定向祖细胞、前体细胞等分化阶段，最终分化、成熟为各种血细胞

二、胸腺

胸腺（thymus）是T细胞分化、发育、成熟的场所。老年期胸腺明显缩小，皮质和髓质被脂肪组织取代，胸腺微环境改变，T细胞发育成熟减少，导致老年人的免疫功能减退。

（一）胸腺的结构和细胞组成

胸腺由胸腺细胞和胸腺基质细胞（thymus stromal cell，TSC）组成。胸腺细胞是处于不同分化阶段的T细胞。TSC包括胸腺上皮细胞（thymus epithelial cell，TEC）、巨噬细胞（macrophage，Mϕ）、树突状细胞（dendritic cell，DC）和成纤维细胞等。胸腺上皮细胞呈星形，其突起相互连接成网状，间隙中充满胸腺细胞和少量Mϕ等（图2-3）。

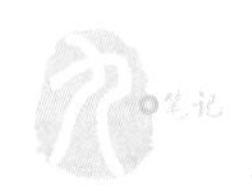

1. 皮质　胸腺皮质分为浅皮质区（outer cortex）和深皮质区（inter cortex）。皮质内85%～90%的

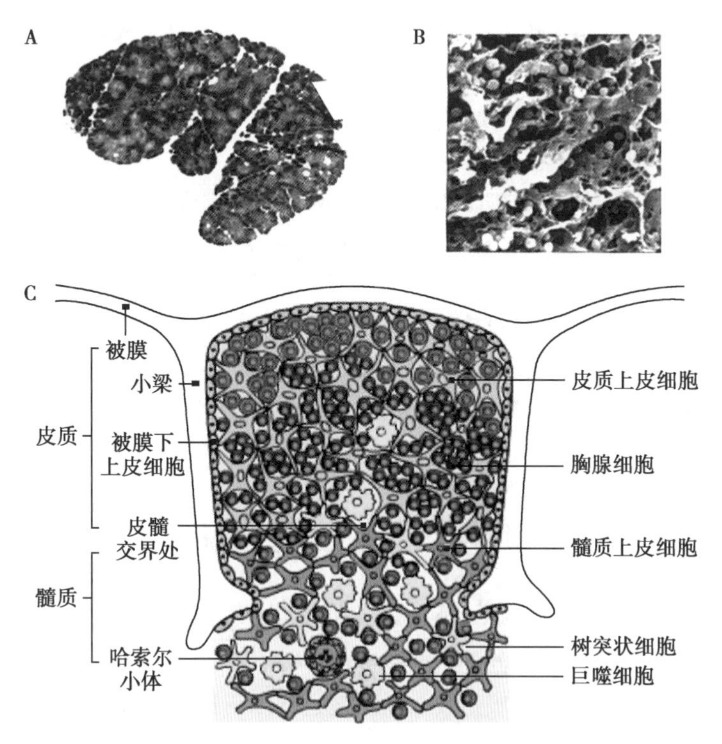

图 2-3 胸腺的结构

A. 胸腺切面示小叶结构：结缔组织构成小梁，包绕胸腺细胞，形成小叶；B. 胸腺扫描电镜图：上皮细胞构成网络，包绕胸腺细胞；C. 胸腺的组织结构示意图：胸腺皮质内含有大量未成熟胸腺细胞，少量胸腺上皮细胞、Mϕ 和 DC；髓质内含有大量胸腺上皮细胞和一些疏散分布的较成熟的胸腺细胞、Mϕ；髓质内可见哈索尔小体

细胞为胸腺细胞（主要是未成熟 T 细胞），并含有 TEC、Mϕ 和 DC 等。胸腺浅皮质区内的胸腺上皮细胞可包绕胸腺细胞，称为胸腺抚育细胞（thymic nursing cell），可产生某些促进胸腺细胞分化发育的激素和细胞因子。深皮质区内主要为体积较小的皮质胸腺细胞。

2. 髓质 髓质内含有大量胸腺髓质上皮细胞和疏散分布的较成熟的胸腺细胞、Mϕ 和 DC。髓质内常见胸腺小体（thymic corpuscle），又称哈索尔小体（Hassall corpuscle），由聚集的上皮细胞呈同心圆状包绕排列而成，是胸腺结构的重要特征。胸腺小体在胸腺发生炎症或肿瘤时消失。

（二）胸腺微环境

胸腺微环境（thymic microenvironment）主要由胸腺基质细胞、细胞外基质及局部活性因子组成，是决定 T 细胞分化、增殖和选择性发育的重要条件。胸腺上皮细胞是胸腺微环境最重要的组分，其以两种方式影响胸腺细胞的分化、发育。

1. 分泌细胞因子和胸腺肽类分子 胸腺上皮细胞可产生 SCF、IL-1、IL-2、IL-6、IL-7、TNF-α、GM-CSF 和趋化因子等多种细胞因子，这些细胞因子通过与胸腺细胞表面相应的一些因子受体结合，调节胸腺细胞的发育和细胞间相互作用。胸腺上皮细胞分泌的胸腺肽类分子包括胸腺素（thymosin）、胸腺肽（thymulin）、胸腺生成素（thymopoietin）等，具有促进胸腺细胞增殖、分化和发育等功能。

2. 细胞-细胞间相互接触 胸腺上皮细胞与胸腺细胞间可通过细胞表面分子的相互作用，诱导和促进胸腺细胞的分化、发育和成熟。

细胞外基质（extracellular matrix）也是胸腺微环境的重要组成部分，包括多种胶原、网状纤维蛋白、葡萄糖胺聚糖等。它们可促进上皮细胞与胸腺细胞接触，并帮助胸腺细胞由皮质向髓质移行及成熟。

（三）胸腺的功能

1. T 细胞分化、成熟的场所 胸腺是 T 细胞发育的主要场所。从骨髓迁入到胸腺的 T 细胞前体（胸腺细胞）循被膜下→皮质→髓质移行，在胸腺微环境中，经过阳性选择和阴性选择过程，约 90%

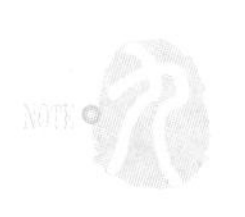

以上的胸腺细胞发生凋亡，少部分胸腺细胞获得 MHC 限制性和自身免疫耐受，发育成熟为初始 T 细胞（naïve T cell），离开胸腺经血循环至外周免疫器官。若胸腺发育不全或缺失，则导致 T 细胞缺乏和细胞免疫功能缺陷。如迪格奥尔格综合征（DiGeorge syndrome）患儿因先天性胸腺发育不全，缺乏 T 细胞，极易反复发生病毒性和真菌性感染，甚至死亡。

2. 免疫调节作用　胸腺基质细胞所产生的多种细胞因子和胸腺肽类分子，不仅能调控胸腺细胞的分化、发育，而且对外周免疫器官和免疫细胞也有调节作用。

3. 自身免疫耐受的建立与维持　T 细胞在胸腺发育过程中，自身反应性 T 细胞通过其抗原受体（TCR）与胸腺基质细胞表面表达的自身抗原肽-MHC 复合物发生高亲和力结合，引发阴性选择，启动细胞程序性死亡，导致自身反应性 T 细胞克隆消除或被抑制，形成对自身抗原的中枢免疫耐受。若胸腺基质细胞缺陷，阴性选择机制发生障碍，不能消除或抑制自身反应性 T 细胞克隆，出生后易患自身免疫病（见第十九章）。

第二节　外周免疫器官和组织

外周免疫器官（peripheral immune organ）或称次级淋巴器官（secondary lymphoid organ），是成熟淋巴细胞（T 细胞、B 细胞）定居的场所，也是淋巴细胞对外来抗原产生免疫应答的主要部位。外周免疫器官包括淋巴结、脾和位于胃肠道、呼吸道及泌尿生殖道的黏膜相关淋巴组织等。

一、淋巴结

淋巴结（lymph node）是结构最完备的外周免疫器官，广泛分布于全身非黏膜部位的淋巴通道汇集处。身体浅表部位的淋巴结常位于凹陷隐蔽处（如颈部、腋窝、腹股沟等）；内脏的淋巴结多成群分布于器官门附近，沿血管干排列，如肺门淋巴结。组织或器官的淋巴液均引流至局部淋巴结，局部淋巴结肿大或疼痛通常提示引流区域内的器官或组织发生炎症或其他病变。

（一）淋巴结的结构

淋巴结（lymph node）实质分为皮质区和髓质区两个部分（图 2-4）。

1. 皮质　皮质分为浅皮质区和深皮质区。靠近被膜下为浅皮质区，是 B 细胞定居的场所，称为非胸腺依赖区（thymus-independent area）。在该区内，大量 B 细胞聚集成初级淋巴滤泡（primary

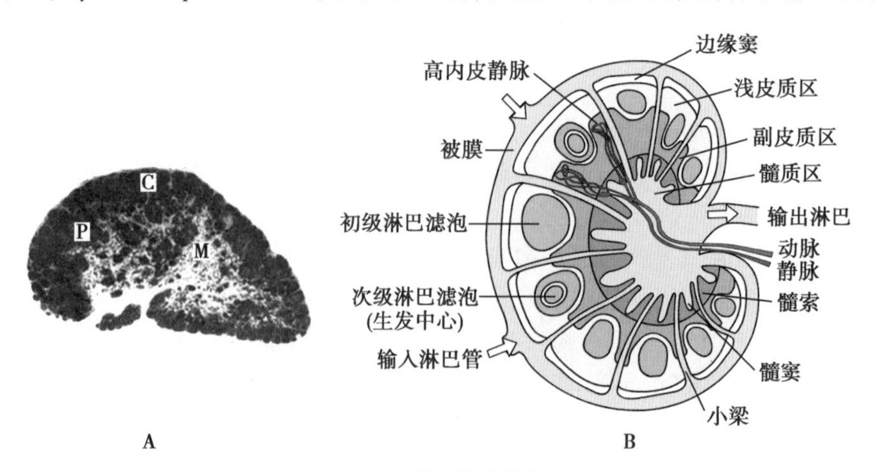

图 2-4　淋巴结的结构

A. 淋巴结切面：淋巴结可分为三个区域，C：浅皮质区（B 细胞区）；P：副皮质区（T 细胞区）；M：髓质区，由髓索和髓窦组成；B. 淋巴结结构模式图：淋巴结表面覆盖有结缔组织被膜，浅皮质区可见主要由 B 细胞组成的初级淋巴滤泡，受抗原刺激后可形成生发中心（次级淋巴滤泡）；副皮质区可见高内皮微静脉，淋巴细胞由此从血循环进入淋巴结，也是 T 细胞主要定居的部位

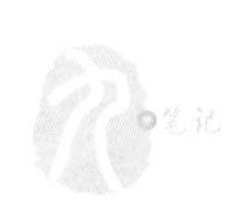

lymphoid follicle），或称淋巴小结（lymphoid nodule）。初级淋巴滤泡主要含未受抗原刺激的初始 B 细胞，无生发中心。受抗原刺激后，淋巴滤泡内出现生发中心（germinal center，GC），称为次级淋巴滤泡（secondary lymphoid follicle），内含大量增殖分化的 B 淋巴母细胞，后者可向内转移至淋巴结中心部髓质的髓索，分化为浆细胞并产生抗体。B 细胞缺陷时，皮质缺乏初级淋巴滤泡和生发中心。

浅皮质区与髓质之间的深皮质区又称副皮质区（paracortex），是 T 细胞定居的场所，称为胸腺依赖区（thymus-dependent area）。副皮质区含有自组织迁移而来的 DC，高表达 MHC Ⅱ类分子，是专职的抗原提呈细胞。副皮质区有由内皮细胞组成的、呈非连续状的毛细血管后微静脉（post-capillary venule，PCV），也称高内皮微静脉（high endothelial venule，HEV），是沟通血液循环和淋巴循环的重要通道，血液中的淋巴细胞由此部位可进入淋巴结实质。

2. 髓质 髓质由髓索和髓窦组成。髓索由致密聚集的淋巴细胞组成，主要为 B 细胞和浆细胞，也含部分 T 细胞及 Mϕ。髓窦内富含 Mϕ，有较强的捕捉、清除病原体的作用。

（二）淋巴结的功能

1. T 细胞和 B 细胞定居的场所 淋巴结是成熟 T 细胞和 B 细胞的主要定居部位。其中，T 细胞约占淋巴结内淋巴细胞总数的 75%，B 细胞约占 25%。

2. 免疫应答场所 淋巴结是淋巴细胞接受抗原刺激、发生适应性免疫应答的主要部位之一。存在于组织中的游离抗原经淋巴液进入局部引流淋巴结，可被副皮质区内 APC 摄取，或抗原在组织中被 APC 摄取，随后 APC 迁移至副皮质区，将加工后的抗原肽提呈给 T 细胞，使其活化、增殖，分化为效应性 Th 细胞；通过 T-B 细胞的相互作用，B 细胞在浅皮质区大量增殖形成生发中心，并分化为浆细胞。浆细胞一部分迁移至髓质区并分泌抗体，其寿命较短，而大部分浆细胞则经输出淋巴管→胸导管→血循环，迁移至骨髓，长期、持续性产生高亲和力抗体，成为抗体的主要来源。效应 T 细胞除在淋巴结内发挥免疫效应外，也是经输出淋巴管→胸导管，进入血循环并分布于全身，发挥免疫效应。

3. 过滤作用 淋巴结是淋巴液的有效过滤器。侵入机体的病原微生物、毒素或其他有害异物，通常随淋巴液进入局部引流淋巴结。淋巴液在淋巴窦中缓慢移动，有利于窦内 Mϕ 吞噬、杀伤病原微生物，清除抗原性异物，从而起到净化淋巴液、防止病原体扩散的作用。

4. 参与淋巴细胞再循环 淋巴结副皮质区的 HEV 在淋巴细胞再循环中起重要作用。随血流而来的 T 细胞和 B 细胞穿过 HEV，分别进入副皮质区和浅皮质区，再迁移至髓窦，经输出淋巴管汇入胸导管，最终经左锁骨下静脉返回血液循环。

二、脾

脾（spleen）是胚胎时期的造血器官，自骨髓开始造血后，脾演变成人体最大的外周免疫器官。脾在结构上不与淋巴管道相连，也无淋巴窦，但含有大量血窦。

（一）脾的结构

脾外层为结缔组织被膜，被膜向脾内伸展形成若干小梁，后者在脾内反复分支，形成纤维网状结构，对脾内的淋巴组织（白髓）和充满血液的红髓起支持作用。脾实质可分为白髓和红髓（图 2-5）。

1. 白髓 白髓（white pulp）为密集的淋巴组织，由围绕中央动脉而分布的动脉周围淋巴鞘（periarteriolar lymphoid sheaths，PALS）、脾小结（splenic nodule）和边缘区（marginal zone）组成，相当于淋巴结的皮质。脾动脉入脾后，分支成为小梁动脉，小梁动脉继续分支进入脾实质，称为中央动脉。包裹中央动脉的 PALS 是厚层弥散淋巴组织，由密集的 T 细胞、少量 DC 及 Mϕ 构成，为 T 细胞区。PALS 的旁侧有脾小结，内含大量 B 细胞及少量 Mϕ 和 FDC，为 B 细胞区。未受抗原刺激时脾小结为初级淋巴滤泡，受抗原刺激后中央部出现生发中心，为次级淋巴滤泡。

白髓与红髓交界的狭窄区域为边缘区，内含 T 细胞、B 细胞和较多 Mϕ。中央动脉的侧支末端在此处膨大形成边缘窦（marginal sinus）。边缘窦内皮细胞之间存在间隙，是淋巴细胞由血液进入淋巴组织的重要通道。T 细胞经边缘窦迁入 PALS，而 B 细胞则迁入脾小结和脾索。白髓内的淋巴细胞也

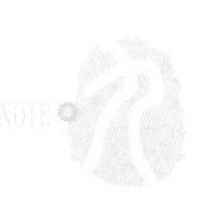

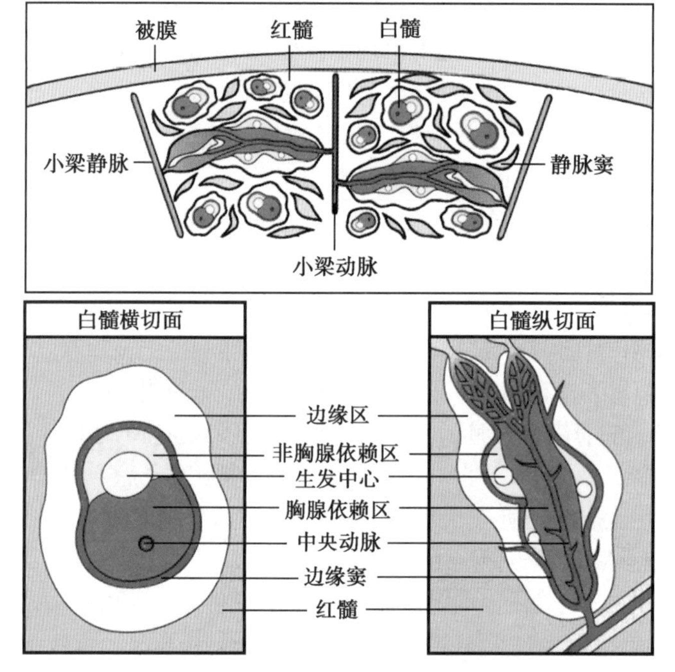

图 2-5　脾内淋巴组织结构示意图

白髓由动脉周围淋巴鞘（PALS）、淋巴小结和边缘区构成。PALS 沿中央动脉排列，由 T 细胞组成；PALS 的一侧有淋巴小结，内含大量 B 细胞、少量 Mϕ 和滤泡树突状细胞（FDC），受抗原刺激后中央部出现生发中心，称为次级淋巴小结。边缘区内含 T 细胞、B 细胞和较多 Mϕ，是血液内淋巴细胞进入白髓的通道

可进入边缘窦，参与淋巴细胞再循环。

2. **红髓**　白髓和边缘区外侧的广大区域为红髓，由脾索和脾血窦（splenic sinus）组成。脾索为索条状组织，主要含 B 细胞、浆细胞、Mϕ 和 DC。脾索之间为脾血窦，其内充满血液。脾血窦汇入小梁静脉，再于脾门汇合为脾静脉出脾。脾索和脾血窦中的 Mϕ 能吞噬和清除衰老的血细胞、抗原抗体复合物或其他异物，并具有抗原提呈作用。

（二）脾的功能

1. **T 细胞和 B 细胞定居的场所**　脾是成熟淋巴细胞定居的场所。其中，B 细胞约占脾淋巴细胞总数的 60%，T 细胞约占 40%。

2. **免疫应答发生的场所**　脾也是淋巴细胞接受抗原刺激并发生免疫应答的重要部位。作为外周免疫器官，脾与淋巴结的主要区别在于：脾是对血源性抗原产生免疫应答的主要场所，而淋巴结主要对由引流淋巴液而来的抗原产生应答。脾是体内产生抗体的主要器官，在机体的防御、免疫应答中具有重要地位。

3. **合成生物活性物质**　脾可合成并分泌某些重要生物活性物质，如补体成分和细胞因子等。

4. **过滤作用**　体内约 90% 的循环血液流经脾，脾内的 Mϕ 和 DC 均有较强的吞噬作用，可清除血液中的病原体、衰老死亡的自身血细胞、免疫复合物以及其他异物，从而发挥过滤作用，使血液得到净化。

三、黏膜相关淋巴组织

黏膜相关淋巴组织（mucosal-associated lymphoid tissue，MALT）亦称黏膜免疫系统（mucosal immune system，MIS），主要指胃肠道、呼吸道及泌尿生殖道黏膜固有层和上皮细胞下散在的淋巴组织，以及带有生发中心的淋巴组织，如扁桃体、小肠派尔集合淋巴结（Peyer patches，PP）及阑尾等，是发生黏膜免疫应答的主要部位。

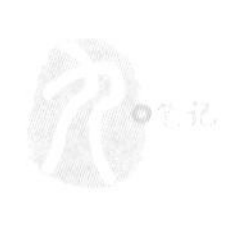

黏膜是病原体等抗原性异物入侵机体的主要部位，人体黏膜表面积约 $400m^2$，机体近 50% 的淋巴

组织分布于黏膜系统，故 MALT 构成了人体重要的防御屏障。

（一）MALT 的组成

MALT 主要包括肠相关淋巴组织、鼻相关淋巴组织和支气管相关淋巴组织等。

1. 肠相关淋巴组织　肠相关淋巴组织（gut-associated lymphoid tissue，GALT）是位于肠黏膜下的淋巴组织，由 PP、阑尾、孤立淋巴滤泡、上皮内淋巴细胞及固有层中弥散分布的淋巴细胞组成，主要作用是抵御肠道病原微生物感染。

GALT 中的 PP 和上皮内淋巴细胞在摄取肠道抗原及黏膜免疫应答中发挥重要作用。

（1）派尔集合淋巴结（PP）：PP 属小肠黏膜淋巴滤泡组织，是发生肠黏膜免疫应答的重要部位。在 PP 处，肠黏膜向肠腔呈圆顶状隆起，由一层滤泡相关上皮（follicle-associated epithelium，FAE）将其与肠腔隔离。FAE 主要由肠上皮细胞构成，其中散在少数微皱褶细胞（microfold cell，M 细胞）（图 2-6）。M 细胞是一种特化的抗原转运细胞，无微绒毛，不能分泌消化酶和黏液。这些结构特点使其很容易与小肠腔内微生物和颗粒接触，便于肠腔中的抗原由此进入派尔集合淋巴结。M 细胞基膜向细胞内凹陷形成口袋，其内有 T 细胞、B 细胞、Mϕ 和 DC。M 细胞可通过吸附、胞饮和内吞等方式摄取肠腔内抗原性异物，并以囊泡形式转运给口袋内的 Mϕ 或 DC。Mϕ 或 DC 识别抗原后进入 PP，激活 T、B 细胞，从而启动肠道黏膜免疫应答。激活的 T、B 细胞也可进入肠系膜淋巴结并最终进入血循环。因此，GALT 不仅参与肠道局部免疫，而且与全身免疫系统密切相关。

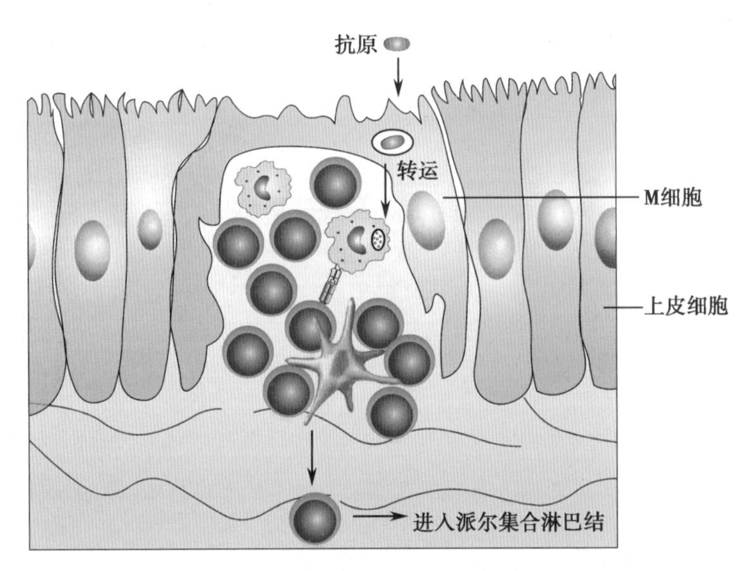

图 2-6　肠黏膜 M 细胞的功能示意图

肠黏膜 M 细胞可通过吸附、胞饮或内吞摄入抗原，以囊泡形式转运并传递给 Mϕ 或 DC，再由这些 APC 将抗原提呈给淋巴细胞

（2）上皮内淋巴细胞（intraepithelial lymphocyte，IEL）：IEL 位于肠黏膜上皮细胞之间，主要为 T 细胞。其中，约 40% 的 IEL 为 αβT 细胞，可能是 PP 中的 T 细胞受抗原刺激后增殖，然后通过淋巴循环和血液循环迁移至肠上皮。因此，其数量多少与抗原的刺激有关。另外，约 60% 的 IEL 为 γδT 细胞，这类 T 细胞为胸腺非依赖性，以造血前体的形式不经胸腺而直接由骨髓迁移至肠上皮，并在肠上皮提供的微环境中分化成熟。γδT 细胞属固有免疫细胞，具有较强的细胞毒作用，并能分泌多种细胞因子。IEL 在免疫监视和细胞介导的黏膜免疫中具有重要作用。

2. 鼻相关淋巴组织　鼻相关淋巴组织（nasal-associated lymphoid tissue，NALT）包括咽扁桃体、腭扁桃体、舌扁桃体及鼻后部淋巴组织，其主要作用是抵御经空气传播的病原微生物的感染。NALT 由淋巴小结及弥散的淋巴组织组成。NALT 表面覆盖有上皮细胞，但无结缔组织被膜，也无输入淋巴管。抗原和异物陷入淋巴上皮隐窝中，然后被送至淋巴小结。淋巴小结主要由 B 细胞组成，受抗原刺激后增殖，形成生发中心。

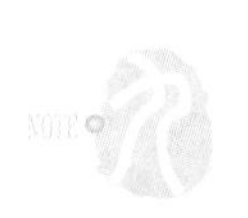

3. **支气管相关淋巴组织**　支气管相关淋巴组织（bronchial-associated lymphoid tissue，BALT）主要分布于各肺叶的支气管上皮下，其结构与派尔集合淋巴结相似，滤泡中的淋巴细胞受抗原刺激后增殖，形成生发中心，其中主要为B细胞。

（二）MALT的功能及其特点

1. **行使黏膜局部免疫应答**　MALT在肠道、呼吸道及泌尿生殖道黏膜构成了一道免疫屏障，是行使局部免疫应答的主要部位，在黏膜局部抗感染免疫防御中发挥关键作用。MALT与肠道正常菌群相互作用，对维持生理状态下的肠道自稳有重要意义。

2. **产生分泌型IgA**　MALT中的B细胞多为产生分泌型IgA（SIgA）的B细胞，这是因为表达IgA的B细胞可趋向定居于派尔集合淋巴结和肠黏膜固有层淋巴组织；另外，与淋巴结和脾相比，派尔集合淋巴结含有更多可产生大量IL-5的Th2细胞，而IL-5可促进B细胞分化并产生IgA。SIgA经黏膜上皮细胞分泌至肠黏膜表面，成为肠道局部黏膜免疫的主要效应分子。在肠黏膜淋巴组织中产生的部分幼浆细胞（proplasmacyte）可经血液循环进入唾液腺、呼吸道黏膜、女性生殖道黏膜和乳腺等部位，产生SIgA，发挥相似的免疫作用，使肠道免疫成为全身免疫的一部分。

第三节　淋巴细胞归巢与再循环

淋巴细胞归巢（lymphocyte homing）指血液中淋巴细胞选择性趋向迁移并定居于外周免疫器官的特定区域或特定组织的过程。淋巴细胞表面不同的黏附分子（又称归巢受体，homing receptor）与特定组织HEV表面的黏附分子（又称地址素，addressin）的相互作用决定该细胞的去向（黏膜、皮肤或炎症部位等）。例如，产生SIgA的B细胞可定向分布于MALT。

淋巴细胞再循环（lymphocyte recirculation）指定居在外周免疫器官的淋巴细胞，由输出淋巴管经淋巴干、胸导管或右淋巴导管进入血液循环，经血液循环到达外周免疫器官后，穿越HEV，重新分布于全身淋巴器官和组织的反复循环过程（图2-7）（动画2-2“淋巴细胞再循环”）。参与再循环的淋巴

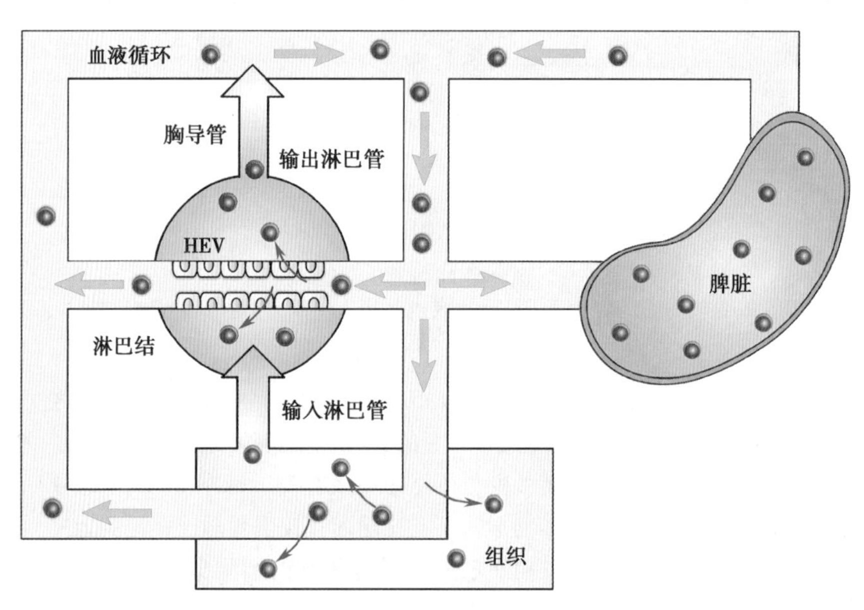

图2-7　**淋巴细胞再循环模式图**

淋巴细胞再循环主要包括以下几条途径：①淋巴细胞经HEV离开血液循环进入淋巴结相应区域内定居，并通过输出淋巴管、胸导管返回血循环；②经脾动脉进入脾脏的淋巴细胞，穿过血管壁进入白髓区，然后移向脾索、脾血窦，最后经脾静脉返回血循环；③组织中的淋巴细胞经引流淋巴管进入相应的淋巴结，然后通过胸导管返回血循环；当通过组织局部的HEV时回到局部组织中

细胞主要是T细胞，约占80%以上，其次为B细胞。

淋巴细胞再循环的生物学意义在于：①使体内淋巴细胞在外周免疫器官和组织的分布更趋合理，有助于增强整个机体的免疫功能；②增加淋巴细胞与抗原及抗原提呈细胞（APC）接触的机会，有利于适应性免疫应答的产生；③使机体所有免疫器官和组织联系成为一个有机的整体，并将免疫信息传递给全身各处的淋巴细胞和其他免疫细胞，有利于动员各种免疫细胞和效应细胞迁移至病原体、肿瘤或其他抗原性异物所在部位，从而发挥免疫效应。因此，淋巴细胞再循环是维持机体正常免疫应答并发挥免疫功能的必要条件。

本章小结

免疫系统是机体执行免疫功能的物质基础，由免疫器官和组织、免疫细胞及免疫分子组成。免疫器官可分为中枢免疫器官和外周免疫器官。中枢免疫器官由骨髓和胸腺组成，是免疫细胞发生、分化、发育和成熟的场所。骨髓既是各种血细胞和免疫细胞的来源，也是B细胞发育、分化、成熟的场所。胸腺是T细胞分化、发育、成熟的场所。胸腺微环境对T细胞的分化、增殖和选择性发育起着决定性作用。外周免疫器官包括淋巴结、脾和黏膜免疫系统等，是成熟T细胞、B细胞等免疫细胞定居的场所，也是发生免疫应答的部位。成熟淋巴细胞可通过淋巴细胞再循环运行于全身，以增强机体的免疫应答和免疫效应。

思考题

1. 简述中枢免疫器官和外周免疫器官的组成及功能。
2. 试述淋巴结、脾和肠黏膜相关淋巴组织的结构特点以及与其功能的关系。
3. 什么是淋巴细胞再循环？有何生物学意义？

（司传平）

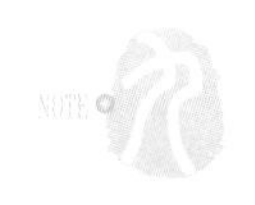

第三章 抗 原

“免疫”是机体通过区别“自己”和“非己”，对非己物质进行识别、应答和予以清除的生物学效应的总和。这些非己物质就是抗原。抗原(antigen，Ag)是指所有能激活和诱导免疫应答的物质，通常指能被T、B淋巴细胞表面特异性抗原受体(TCR或BCR)识别及结合，激活T、B细胞增殖、分化、产生免疫应答效应产物(特异性淋巴细胞或抗体)，并与效应产物结合，进而发挥适应性免疫应答效应的物质。理论上抗原可为自然界所有的外源和自身物质，但机体免疫细胞通常识别的抗原是蛋白质，也包括多糖、脂类和核酸等。

第一节 抗原的性质与分子结构基础

并非所有的外源或自身物质都是抗原，具备免疫原性和免疫反应性两个重要特性的物质才是抗原。抗原诱导机体产生的适应性免疫应答仅对该抗原专一，而与其他抗原无关，这一性质称为免疫应答的抗原特异性。适应性免疫应答之所以具有抗原特异性，是由于免疫应答是由TCR/BCR识别抗原所包含的最小的基本结构单位——抗原表位所诱导的。

一、抗原的基本特性：免疫原性与免疫反应性

抗原具备两个重要特性：免疫原性(immunogenicity)和免疫反应性(immunoreactivity)。免疫原性指抗原被T、B细胞表面特异性抗原受体(TCR或BCR)识别及结合，诱导机体产生适应性免疫应答的能力；免疫反应性是指抗原与其所诱导产生的免疫应答效应物质(活化的T/B细胞或抗体)特异性结合的能力。同时具有免疫原性和免疫反应性的物质称为完全抗原(complete antigen)。然而，某些小分子物质单独不能诱导免疫应答，即不具备免疫原性，但当其与大分子蛋白质或非抗原性的多聚赖氨酸等载体交联或结合后可获得免疫原性，能诱导免疫应答，此类小分子物质称为半抗原(hapten)，又称不完全抗原(incomplete antigen)。半抗原可与免疫应答效应物质结合，具备免疫反应性。

结构复杂的蛋白质大分子通常为完全抗原，许多小分子化合物及药物属半抗原，如青霉素降解产物青霉烯酸，本身并无免疫原性，一旦与血清蛋白结合可成为完全抗原，诱导机体产生IgE抗体并介导Ⅰ型超敏反应(青霉素过敏)。

二、适应性免疫应答的抗原特异性

抗原诱导的免疫应答具有抗原特异性(antigenic specificity)，即抗原刺激机体产生适应性免疫应答及其与应答效应产物发生结合均显示专一性，某一特定抗原只能刺激机体产生针对该抗原的活化T/B细胞或抗体，且仅能与该淋巴细胞或抗体发生特异性结合。特定抗原与特异性T细胞或特异性抗体专一结合的特性，是目前免疫学检测、诊断及治疗技术的分子基础。如乙型肝炎病毒表面抗原(HBsAg)，能诱导机体产生HBsAg特异性抗体，该抗体仅与HBsAg特异性结合，不会与乙型肝炎病毒的其他抗原(如核心抗原)或其他病毒抗原发生结合。利用这一特性研制的人血清HBsAg检测试剂盒，可判断是否感染了乙型肝炎病毒。

三、决定抗原特异性的分子结构基础：抗原表位

1. 抗原表位的概念 T、B细胞通过其表面的特异性抗原受体（TCR/BCR）对抗原的识别呈现高度特异性；被抗原活化的T细胞和活化B细胞效应产物抗体与抗原的结合也呈高度特异性。上述两种特异性的分子基础取决于抗原分子所含的抗原表位（epitope），又称抗原决定基（antigenic determinant）。表位是抗原分子中决定免疫应答特异性的特殊化学基团，是抗原与T/B细胞抗原受体（TCR/BCR）或抗体特异性结合的最小结构与功能单位。表位通常由5～15个氨基酸残基组成，也可由多糖残基或核苷酸组成。1个抗原分子中能与抗体结合的抗原表位总数称为抗原结合价（antigenic valence）。天然蛋白大分子通常为多价抗原，含多种、多个抗原表位，可诱导机体产生含有多种特异性抗体的多克隆抗体。一个半抗原相当于一个抗原表位，仅能与TCR/BCR或抗体分子的一个结合部位结合。

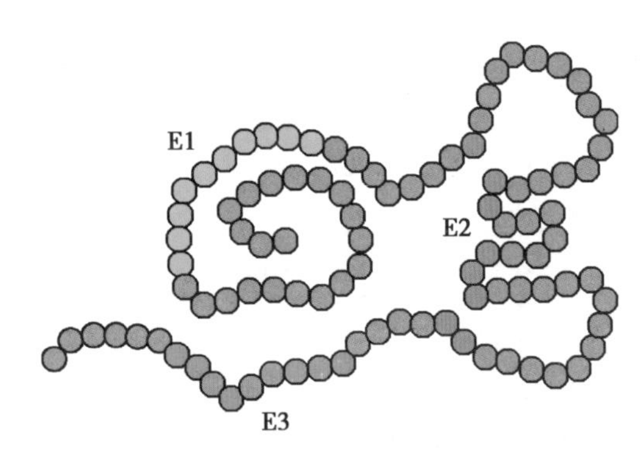

图3-1 抗原分子中的线性表位与构象表位
表位是抗原分子中决定免疫应答特异性的特殊化学基团，是抗原与抗原受体（TCR/BCR）或抗体特异性结合的最小结构与功能单位。蛋白抗原常含有多种不同表位。由连续线性排列的氨基酸残基短肽所构成的表位为顺序（线性）表位（如E1和E3）；有些氨基酸在序列上不连续排列，但在空间上彼此接近形成特定构象，称构象表位（如E2）

2. 抗原表位的类别 根据抗原表位中氨基酸的空间结构特点，可将其分为顺序表位（sequential epitope）和构象表位（conformational epitope）（图3-1）。顺序表位由连续线性排列的氨基酸构成，又称线性表位（linear epitope）；而构象表位由不连续排列、但在空间上彼此接近形成特定构象的若干氨基酸组成。

根据T、B细胞所识别的抗原表位的不同，表位可分为T细胞表位和B细胞表位。T细胞仅识别由APC加工后与MHC分子结合为复合物并提呈于APC表面的线性表位，此类表位称T细胞表位。T细胞表位又可分两种：①$CD8^+$T细胞识别的表位，含8～10个氨基酸，其中第2、9位氨基酸为锚定氨基酸（anchor residue）；②$CD4^+$T细胞识别的表位，较长，含13～17个氨基酸。BCR或抗体识别的B细胞表位，无需APC加工和提呈，含5～15个氨基酸，多为构象表位，少数为线性表位，位于抗原分子表面（动画3-1“天然蛋白分子中的T/B细胞表位”）。表3-1是T细胞表位和B细胞表位特性的比较。

表3-1 T细胞表位与B细胞表位特性的比较

	T细胞表位	B细胞表位
识别表位受体	TCR	BCR
MHC分子参与	必需	无需
表位性质	蛋白多肽	蛋白多肽、多糖、脂多糖、核酸等
表位大小	8～10个氨基酸（$CD8^+$T细胞表位） 13～17个氨基酸（$CD4^+$T细胞表位）	5～15个氨基酸
表位类型	线性表位	构象表位或线性表位
表位位置	抗原分子任意部位	通常位于抗原分子表面

四、半抗原-载体效应

天然蛋白抗原同时存在T和B细胞表位，可分别激活T细胞和B细胞，其中B细胞激活有赖于T

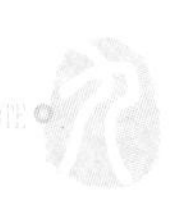

细胞辅助。某些人工合成的简单有机化学分子属半抗原，免疫原性很低，须与蛋白质载体偶联才可诱导抗半抗原的抗体产生。其机制为：B细胞特异性识别半抗原；蛋白载体含$CD4^+$T细胞表位，被B细胞或其他APC提呈并活化$CD4^+$T细胞。由此，T-B细胞通过载体而相联系，Th细胞借此相互作用辅助激活B细胞。（动画3-2“半抗原-载体交联物诱导的抗体应答”）

五、共同抗原表位与交叉反应

某些抗原分子中含多个抗原表位，而不同抗原间可能含相同或相似的抗原表位，称为共同抗原表位（common epitope）。因此，某些抗原诱生的特异性抗体或活化淋巴细胞，不仅可与自身抗原表位特异性结合，还可与其他抗原中相同或相似的表位反应，此为交叉反应（cross-reaction）。含共同抗原表位的不同抗原称为交叉抗原（cross antigen）（动画3-3“共同抗原与交叉反应”）。机体感染链球菌导致风湿性心脏病的主要原因是链球菌中含有与心肌抗原的交叉抗原，其诱导的抗体与T细胞可交叉攻击心肌。

第二节　影响抗原免疫原性的因素

抗原诱导机体产生的特异性免疫应答的类型及强度受多种因素影响，但主要取决于抗原物质本身的异物性、理化特性、结构与构象性质以及进入机体的方式与频率，也受机体遗传因素的影响。

一、抗原分子的理化与结构性质

1. 异物性　除自身抗原外，抗原通常为非己物质。抗原与机体之间的亲缘关系越远，组织结构差异越大，异物性越强，其免疫原性就越强。不同种属之间的异物性很强，如各种病原体、动物蛋白制剂等对人是异物，为强抗原；鸡卵蛋白对鸭是弱抗原，对哺乳动物则是强抗原；灵长类组织成分对人是弱抗原，而对啮齿类动物则为强抗原。即使为同一种属，不同个体之间仍存在异物性，如不同人体之间的器官移植物（同种异体移植物）具有很强的免疫原性（由MHC介导）；自身成分如发生改变，可被机体视为异物成为自身抗原；未发生改变的自身成分，如在胚胎期未与淋巴细胞接触诱导建立特异性免疫耐受，也具有免疫原性，如眼晶状体蛋白等在正常情况下被屏障隔离于免疫系统之外，如因外伤溢出接触淋巴细胞，可诱导强免疫应答导致交叉性眼炎等疾病。

2. 化学属性　抗原本身的化学属性也决定了其免疫原性，天然抗原多为大分子有机物和蛋白质，免疫原性较强。多糖、脂多糖也有免疫原性。脂类和哺乳动物的细胞核成分如DNA、组蛋白等通常无免疫原性，但肿瘤细胞、免疫细胞因过度活化发生凋亡后，其释放的核酸和组蛋白可能发生化学修饰或构象变化从而具备免疫原性，成为自身抗原，可诱导机体产生自身抗体。

3. 分子量　一般而言，抗原的分子量越大，含有抗原表位越多，结构越复杂，则免疫原性越强。分子量大于100kD的抗原为强抗原，小于10kD的抗原通常免疫原性较弱。

4. 分子结构　分子量大小并非决定免疫原性的绝对因素，分子结构的复杂性同样重要。明胶分子量为100kD，但因其由直链氨基酸组成，缺乏含苯环的氨基酸，稳定性差，免疫原性很弱。明胶分子偶联2%的酪氨酸后免疫原性显著增强。胰岛素分子量仅5.7kD，但其结构中含复杂的芳香族氨基酸，则免疫原性仍较强。

5. 分子构象（conformation）　抗原表位的空间构象很大程度上影响了抗原的免疫原性。某些抗原分子在天然状态下可诱生特异性抗体，但一经变性，由于所含构象表位的改变，可失去诱生抗体的能力。抗原大分子中所含抗原表位的性质、数目、位置和空间构象均可影响抗原的免疫原性或免疫反应性。例如，氨苯磺酸、氨苯砷酸和氨苯甲酸在结构上相似，仅一个有机酸基团有差异，均可诱生特异性抗体；但抗氨苯磺酸抗体仅与氨苯磺酸高度结合，对相似的氨苯砷酸和氨苯甲酸只起中等和弱

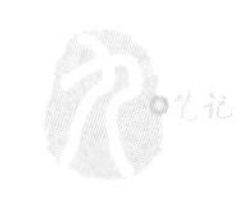

反应(表3-2),表明化学基团性质可影响抗原表位的免疫反应性(动画3-4"化学基团的性质对抗原免疫反应性的影响")。即使均为氨苯磺酸,但抗间位氨苯磺酸抗体只对间位氨苯磺酸产生强反应,对邻位氨苯磺酸和对位氨苯磺酸仅呈弱或无反应,提示化学基团的位置也影响抗原表位的免疫原性与免疫反应性(表3-3)。抗右旋、抗左旋和抗消旋酒石酸的抗体仅对相应旋光性的酒石酸起反应,即空间构象也显著影响抗原表位的免疫原性与免疫反应性。

表3-2 化学基团的性质对抗原表位免疫反应性的影响

半抗原		与针对氨苯磺酸的血清抗体的反应强度
氨苯磺酸	间位 NH_2、SO_3H 取代苯环	+++
氨苯砷酸	间位 NH_2、AsO_3H 取代苯环	+
氨苯甲酸	间位 NH_2、COOH 取代苯环	+/-

表3-3 化学基团的位置对抗原表位免疫反应性的影响

半抗原		与针对间位氨苯磺酸的血清抗体的反应强度
间位氨苯磺酸	间位 NH_2、SO_3H 取代苯环	+++
对位氨苯磺酸	对位 NH_2、SO_3H 取代苯环	+/-
邻位氨苯磺酸	邻位 NH_2、SO_3H 取代苯环	++

6. **易接近性(accessibility)** 指抗原表位在空间上被BCR所接近的程度。抗原分子中表位氨基酸残基所处侧链位置的不同可影响抗原与BCR的空间结合,从而影响抗原的免疫原性与免疫反应性。如图3-2所示,氨基酸残基在侧链的位置不同(A与B相比),其免疫原性也不同;而氨基酸残基因侧链间距不同(B与C相比),使BCR可接近性不同,故免疫原性也不同。

7. **物理性状** 一般聚合状态的蛋白质较单体有更强的免疫原性;颗粒性抗原的免疫原性较强,可溶性抗原免疫原性较弱。将免疫原性弱的物质吸附在颗粒物质表面或组装为颗粒性物质,可显著增强其免疫原性。

二、宿主的特性

1. **遗传因素** 机体对抗原的应答能力受多种遗传基因特别是主要组织相容性复合体(MHC)基

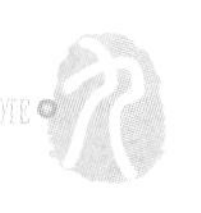

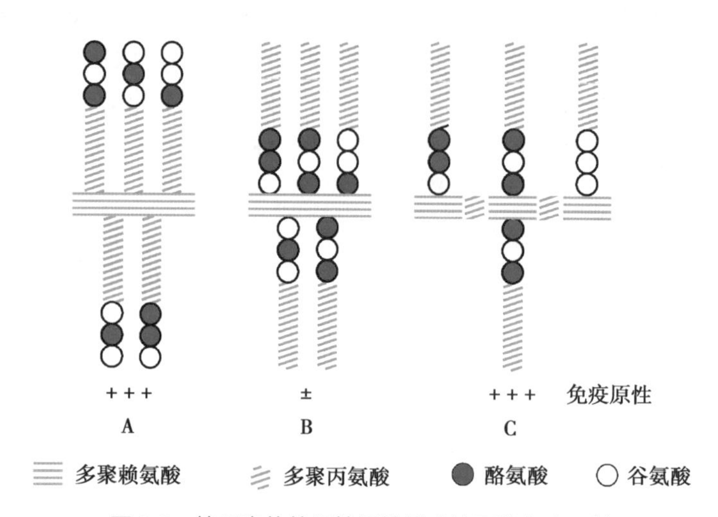

图3-2 抗原表位的易接近性影响抗原的免疫原性

抗原氨基酸残基的位置和间距决定了该抗原的免疫原性。以多聚赖氨酸为骨架、以多聚丙氨酸加酪氨酸和谷氨酸为侧链，组成抗原分子。当酪氨酸和谷氨酸残基位于侧链的最外侧时，最容易被BCR所接近，因此该抗原结构具有很强的免疫原性(A)；而当酪氨酸和谷氨酸位于侧链内侧时，其免疫原性丧失或很弱(B)；而当侧链的间距增大，位于内侧的酪氨酸和谷氨酸残基的可接近性增大，其免疫原性又变强(C)

因的控制。MHC分子通过结合抗原表位提呈给TCR，辅助T细胞对抗原表位的识别而发挥重要免疫调控功能。不同遗传背景的小鼠以及人群中的不同个体，由于MHC基因呈现高度多态性，导致对抗原分子中抗原表位的结合各异，进而导致T/B细胞免疫应答的差异，显示对同一抗原的应答能力不同。对某一抗原呈高反应的小鼠品系或人对其他抗原可能呈低反应性。MHC基因多态性及其他免疫调控基因差异，从遗传上决定个体对同一抗原的免疫应答与否及应答程度不同。

2. 年龄、性别与健康状态 青壮年个体通常比幼年和老年个体对抗原的免疫应答强；新生动物或婴儿对多糖类抗原不应答，故易引起细菌感染。雌性比雄性动物诱导抗体的能力强，但怀孕个体的应答能力受到显著抑制，同时发生由自身抗体介导的自身免疫病的概率也增高。感染或免疫抑制剂都能干扰和抑制机体对抗原的应答。

三、抗原进入机体的方式

抗原进入机体的量、途径、次数、频率及免疫佐剂的应用和佐剂类型等均可显著影响机体对抗原的免疫应答强度和类型。适中的抗原剂量可诱导免疫应答，而过低和过高抗原量可诱导免疫耐受。皮内注射和皮下免疫途径容易诱导免疫应答，肌内注射次之，而静脉注射效果较差，口服免疫则易诱导耐受。适当间隔(如1～2周)免疫可诱导较好免疫应答，频繁注射抗原则可能诱导耐受。不同类型的免疫佐剂可显著改变免疫应答的强度和类型，弗氏佐剂主要诱导IgG类抗体产生，明矾佐剂则易诱导IgE类抗体产生。

第三节 抗原的种类

抗原的种类繁多，根据不同分类原则可将抗原分为不同种类。

一、根据诱生抗体时是否需要Th细胞参与分类

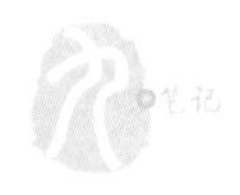

1. 胸腺依赖性抗原（thymus dependent antigen，TD-Ag） 绝大多数蛋白质抗原如病原微

生物、大分子化合物、血清蛋白等刺激 B 细胞产生抗体时，必须依赖 T 细胞的辅助，称 TD-Ag，又称 T 细胞依赖性抗原。先天性胸腺缺陷和后天性 T 细胞功能缺陷的个体，TD-Ag 诱导机体产生抗体的能力明显低下。

2. 非胸腺依赖性抗原（thymus independent antigen，TI-Ag） 某些抗原刺激机体产生抗体时无需 T 细胞的辅助，为 TI-Ag，又称非 T 细胞依赖性抗原。TI-Ag 可分为 TI-1 Ag 和 TI-2 Ag。TI-1 Ag 如细菌脂多糖（LPS）等，既含抗原表位，又具丝裂原性质，可特异性或非特异性激活多克隆 B 细胞；TI-2 Ag 含多个重复 B 细胞表位，如肺炎球菌荚膜多糖、聚合鞭毛素等，通过交联 BCR 刺激成熟 B 细胞应答。婴儿和新生动物 B 细胞发育不成熟，故对 TI-2 Ag 不应答或低应答。

TD-Ag 与 TI-Ag 的区别如表 3-4。

表 3-4 **TD-Ag 与 TI-Ag 的特性比较**

	TD-Ag	TI-Ag
结构特点	复杂，含多种表位	含单一表位
表位组成	B 细胞和 T 细胞表位	重复 B 细胞表位
T 细胞辅助	必需	无需
MHC 限制性	有	无
激活的 B 细胞	B2	B1
免疫应答类型	体液免疫和细胞免疫	体液免疫
抗体类型	IgM、IgG、IgA 等	IgM
免疫记忆	有	无

二、根据抗原与机体的亲缘关系分类

1. 异嗜性抗原（heterophilic antigen） 指存在于人、动物及微生物等不同种属之间的共同抗原。最初由 Forssman 发现，又名 Forssman 抗原。例如，溶血性链球菌的表面成分与人肾小球基底膜及心肌组织存在共同抗原，故链球菌感染机体产生的抗体可与具有共同抗原的心、肾组织发生交叉反应，导致肾小球肾炎或心肌炎；O14 血清型大肠杆菌的某一热稳定抗原与人结肠黏膜有共同抗原，导致异常增高的 IgG 抗体，并参与溃疡性结肠炎的发生。

2. 异种抗原（xenogenic antigen） 指来自于另一物种的抗原，如病原微生物及其产物、植物蛋白、治疗用动物抗血清（抗体）及异种器官移植物等，对人而言均为异种抗原。临床治疗用的马血清抗毒素，既含有特异性抗体可中和毒素，又同时为异种抗原，可刺激人体产生抗马血清抗体，反复使用可导致超敏反应。

3. 同种异型抗原（allogenic antigen） 指同一种属不同个体间所存在的不同抗原，亦称同种抗原或同种异体抗原。常见的人类同种异型抗原有血型抗原和人主要组织相容性抗原即人白细胞抗原（HLA）。已发现有 40 余种血型抗原系统，如 ABO 系统和 Rh 系统。HLA 是人群中多态性最高的同种异型抗原，成为个体区别于他人的独特遗传标志，是介导人体间移植排斥反应的主要移植抗原。

4. 自身抗原（autoantigen） 正常情况下，机体对自身组织细胞成分不会产生免疫应答，即自身耐受。但是在感染、理化因素、某些药物等影响下，自身组织细胞成分发生改变和修饰，或者外伤导致免疫隔离的自身物质释放，均可使自身来源物质成为自身抗原，诱导特异性自身免疫应答。

5. 独特型抗原（idiotypic antigen） 某种抗原刺激机体 B 细胞产生的抗体，也可能刺激机体内其他 B 细胞产生抗体，即具备免疫原性，这是由于抗体（Ig）或 TCR/BCR（mIgM）的可变区内含有具备独特空间构型的氨基酸顺序，称为互补决定区（CDR），每种特异性抗体、TCR、BCR 的 CDR 各不相同，因此也可作为抗原诱生特异性抗体。抗体（Ab1）中此类独特的氨基酸序列所组成的抗原表位称为独特型（idiotype，Id）抗原，Id 抗原所诱生的抗体（即抗抗体，或称 Ab2）称抗独特型抗体（AId）。

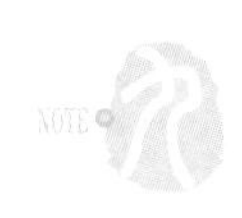

三、根据抗原提呈细胞内抗原的来源分类

1. 内源性抗原（endogenous antigen）　指在抗原提呈细胞（APC）内新合成的抗原（如病毒感染细胞合成的病毒蛋白、肿瘤细胞内合成的肿瘤抗原等）。在胞质内被加工处理为抗原肽，与 MHC Ⅰ类分子结合成复合物，提呈于 APC 表面，被 $CD8^+T$ 细胞的 TCR 所识别。

2. 外源性抗原（exogenous antigen）　指细菌蛋白等外来抗原，其通过胞吞、胞饮和受体介导内吞等作用进入 APC，在内体-溶酶体中被降解为抗原肽并与 MHC Ⅱ类分子结合为复合物，提呈于 APC 表面，被 $CD4^+T$ 细胞的 TCR 所识别。

四、其他分类

此外，根据抗原产生方式的不同，可将抗原分为天然抗原和人工抗原；根据物理性状不同，可分为颗粒性抗原和可溶性抗原；根据抗原化学性质，可分为蛋白质抗原、多糖抗原及核酸抗原等；根据抗原来源及其与疾病的相关性，可分为移植抗原、肿瘤抗原、自身抗原等，能诱导变态反应（过敏反应）的抗原又称为变应原（allergen）或过敏原；可诱导机体产生免疫耐受的抗原又称为耐受原（tolerogen）。

第四节　非特异性免疫刺激剂

除了通过 TCR/BCR 特异性激活 T/B 细胞应答的抗原，某些物质可非特异性激活 T/B 细胞应答，称为免疫刺激剂。免疫刺激剂可分为超抗原、佐剂和丝裂原等。

一、超抗原

普通蛋白质抗原含有若干抗原表位，一般能特异性激活机体总 T 细胞库中百万分之一至万分之一的 T 细胞克隆。然而，某些抗原物质，只需极低浓度（1～10ng/ml）即可非特异性激活人体总 T 细胞库中 2%～20% 的 T 细胞克隆，产生极强的免疫应答，称为超抗原（superantigen，SAg），其实质为多克隆激活剂。其主要特性如表 3-5 所示。

表 3-5　超抗原与普通抗原的比较

	超抗原	普通抗原
化学性质	细菌外毒素、逆转录病毒蛋白等	普通蛋白质、多糖等
MHC 结合部位	抗原结合槽外部	抗原结合槽内部（其氨基酸序列具高度多态性）
TCR 结合部位	Vβ 链 CDR3 外侧区域	Vα、Jα 及 Vβ、Dβ、Jβ
MHC 限制性	无	有
应答特点	直接激活大量 T 细胞	APC 加工后激活特异性 T 细胞
反应细胞	$CD4^+T$ 细胞	T、B 细胞
T 细胞库反应频率	1/50～1/5	$1/10^6$～$1/10^4$

超抗原为什么能够非特异性激活如此多量的 T 细胞克隆？这与其激活 TCR 的独特方式相关。普通蛋白质抗原首先必须被 APC 降解为抗原肽，抗原肽被结合于 APC 的 MHC 分子沟槽内，供 T 细胞的特异性 TCR 识别。而 SAg 则不同，其一端直接与 TCR 的 Vβ 链结合，另一端则与 APC 表面的 MHC Ⅱ类分子 α 螺旋外侧结合，以完整蛋白的形式激活 T 细胞，该激活不涉及抗原表位与 MHC 及 TCR 的识别，无 MHC 限制性（图 3-3）。金黄色葡萄球菌蛋白 A（staphylococcus protein A，SPA）不仅激活 T 细胞，还非特异性激活 B 细胞。外源性 SAg 如金黄色葡萄球菌肠毒素 A～E（staphylococcus enterotoxin A～E，SEA～SEE）；小鼠乳腺肿瘤病毒蛋白为内源性 SAg，可作为次要淋巴细胞刺激抗原（minor lym-

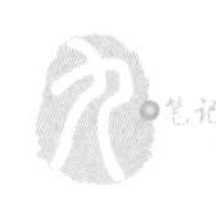

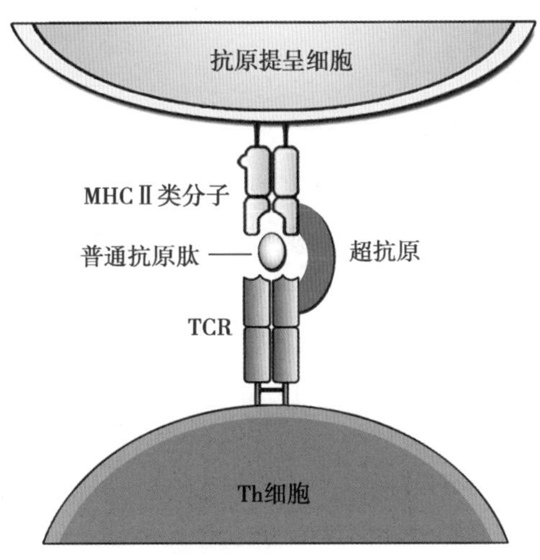

图 3-3 超抗原激活 T 细胞机制示意图
普通抗原多肽被结合于抗原提呈细胞表面 MHC Ⅱ类分子抗原结合槽内，Th 细胞膜表面的 TCR 的抗原结合槽的两端（CDR1 和 CDR2）结合 MHC 分子的多态区域和抗原肽的两端；TCR 的抗原结合槽中心（CDR3）结合抗原肽中的 T 细胞表位，从而激活特异性 T 细胞克隆；TCR 对抗原表位肽的识别具有高度特异性和 MHC 限制性。而超抗原（SAg）与 TCR 和 MHC 的结合与之显著不同：SAg 的一端直接与 TCR 的 V 链 CDR3 外侧区域结合，另一端交联 MHC Ⅱ类分子抗原结合槽外侧，多克隆活化 T 细胞

phocyte stimulating antigen，MLS），刺激 T 细胞增殖。

SAg 诱导的免疫效应并非针对超抗原本身，而是通过非特异性激活免疫细胞，分泌大量炎症性细胞因子，导致中毒性休克、器官衰竭等严重的病理变化。如金黄色葡萄球菌在特应性皮炎、湿疹患者的皮损局部定植显著增加，其分泌的 SPA、SEA、SEB 等通过激活患者 T 细胞和巨噬细胞分泌大量炎症细胞因子显著加剧过敏性炎症。而使用内置卫生棉条的生理期妇女，易发生噬菌体Ⅰ群 29/52 型金葡菌诱导的中毒性休克，患者突发高热、畏寒、肌痛、疲乏、吐泻、出现弥漫性皮疹伴多器官衰竭。其机制为金葡菌产生中毒性休克综合征毒素-1（toxic shock syndrome toxin-1，TSST-1）和 SEA，这两种 SAg 激活大量 T 细胞产生 IL-2、TNF、IFN-γ 等细胞因子，使细菌内毒素的致死效应增强 10^5 倍。

二、佐剂

佐剂（adjuvant）指预先或与抗原同时注入体内，可增强机体对抗原的免疫应答或改变免疫应答类型的非特异性免疫增强性物质。佐剂可分为：①生物性佐剂，如卡介苗（BCG）、短小棒状杆菌（CP）、脂多糖（LPS）和细胞因子（如 GM-CSF）等；②无机化合物，如氢氧化铝［$Al(OH)_3$］；③人工合成物，如模拟双链 RNA 的双链多聚肌苷酸-胞苷酸（poly I：C）和模拟细菌来源的低甲基化 CpG 寡核苷酸等；④有机物，如矿物油等；⑤脂质体，如免疫刺激复合物（ISCOMs）等。不同佐剂的作用效果和机制各异，例如：弗氏完全佐剂（Freund complete adjuvant，FCA）和弗氏不完全佐剂（Freund incomplete adjuvant，FIA）是目前动物试验中最常用的佐剂；FCA 含有灭活结核分枝杆菌和矿物油，可刺激机体产生体液免疫应答和细胞免疫应答；FIA 仅含矿物油，仅可协助抗原刺激机体产生抗体应答。CpG 寡核苷酸模拟细菌来源的低甲基化 CpG，可刺激模式识别受体 TLR9 而增强巨噬细胞等分泌炎症细胞因子，是有效的 Th1 型佐剂；ISCOM 等脂质体可与抗原形成油-水复合物，促使抗原缓释而增强免疫应答。

佐剂的作用机制为：①改变抗原物理性状，延缓抗原降解，延长抗原在体内潴留时间；②刺激抗原提呈细胞，增强其对抗原的加工和提呈；③刺激淋巴细胞的增殖分化，增强和扩大免疫应答。

佐剂作为非特异性免疫增强剂，已被广泛应用于预防接种疫苗的成分配制；还可用于抗肿瘤与抗感染的辅助免疫治疗添加剂。目前已被批准应用于人类疫苗的佐剂包括 6 种：铝盐（Alum）、MF59™（水包油型乳剂）、MPL®（糖脂）、病毒样颗粒（viral like particle，VLP）、免疫增强的再造流感病毒小体（immunopotentiating reconstituted influenza virosome，IRIV）和霍乱肠毒素（cholera toxin，CT）。在研的新型疫苗佐剂包括皂苷及其衍生物 QS-21、固有免疫激动剂（如 TLR 天然及合成配体）和细菌/真菌来源的 β-葡聚糖等、新型细胞因子佐剂、新型 Th1/Th2 佐剂和黏膜佐剂等。

三、丝裂原

丝裂原（mitogen）亦称有丝分裂原，属于非特异性淋巴细胞多克隆激活剂。丝裂原通过与淋巴细胞表面丝裂原受体结合，刺激静止淋巴细胞转化为淋巴母细胞并进行有丝分裂，从而激活某一类淋巴细胞的全部克隆。

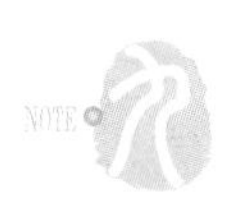

T、B淋巴细胞表面表达多种丝裂原受体（表3-6），可对相应丝裂原刺激产生强烈增殖反应，被广泛应用于体外机体免疫细胞活性的确证。

表3-6　作用于人和小鼠T、B淋巴细胞的丝裂原

	人		小鼠	
	T细胞	B细胞	T细胞	B细胞
ConA（刀豆蛋白A）	+	-	+	-
PHA（植物血凝素）	+	-	+	-
PWM（商陆丝裂原）	+	+	+	-
LPS（脂多糖）	-	-	-	+
SPA（葡萄球菌蛋白A）	-	+	-	-

本章小结

抗原（Ag）是指能与T、B淋巴细胞表面特异性抗原受体（TCR或BCR）结合，激活T/B细胞增殖、分化、产生效应淋巴细胞或抗体，并与之特异性结合，从而发挥免疫效应的物质。抗原的两个基本特性是免疫原性和免疫反应性，抗原因此可分为完全抗原和半抗原，半抗原无免疫原性而只有免疫反应性。抗原的最小结构与功能单位是抗原表位（epitope），有顺序表位和构象表位及T细胞表位和B细胞表位之分。抗原还可分为胸腺依赖性抗原（TD-Ag）和非胸腺依赖性抗原（TI-Ag）。非特异性免疫刺激剂（如超抗原、丝裂原和佐剂）则以非特异性、MHC非限制性的方式激活大量淋巴细胞克隆。

思考题

1. 试述抗原的基本特性。
2. 试述抗原表位的分类与特性。
3. 试比较TD-Ag和TI-Ag的特点。
4. 简述影响抗原免疫原性的主要因素。
5. 简述超抗原与佐剂的作用机制及应用。

（熊思东）

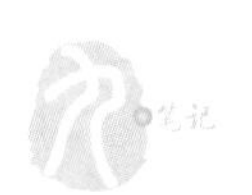

第四章 抗 体

抗体(antibody,Ab)是介导体液免疫的重要效应分子,是免疫系统在抗原刺激下,由B细胞或记忆B细胞增殖分化成的浆细胞所产生的、可与相应抗原发生特异性结合的免疫球蛋白(immunoglobulin,Ig),主要分布在血清中,也分布于组织液、外分泌液及某些细胞膜表面。

免疫球蛋白是血清中一类主要的蛋白,由α1、α2、β和γ球蛋白等组成。1968年和1972年世界卫生组织和国际免疫学会联合会的专业委员会先后决定,将具有抗体活性或化学结构与抗体相似的球蛋白统一命名为免疫球蛋白。

第一节 抗体的结构

一、抗体的基本结构

尽管抗体与抗原的特异性结合导致聚集、沉淀或中和反应等现象为人们熟知,但是直到20世纪50年代末才由Gerald M Edelman与Rodney R Porter共同阐明抗体的结构特征。抗体的基本结构是由两条完全相同的重链和两条完全相同的轻链通过二硫键连接的呈Y形的单体。每条肽链分别由2~5个约含110个氨基酸,序列相似但功能不同的结构域(又称功能区)组成。结构域的二级结构是由几股多肽链折叠形成的两个反向平行的β片层经一个链内二硫键连接稳定的"β桶状"结构(图4-1)。

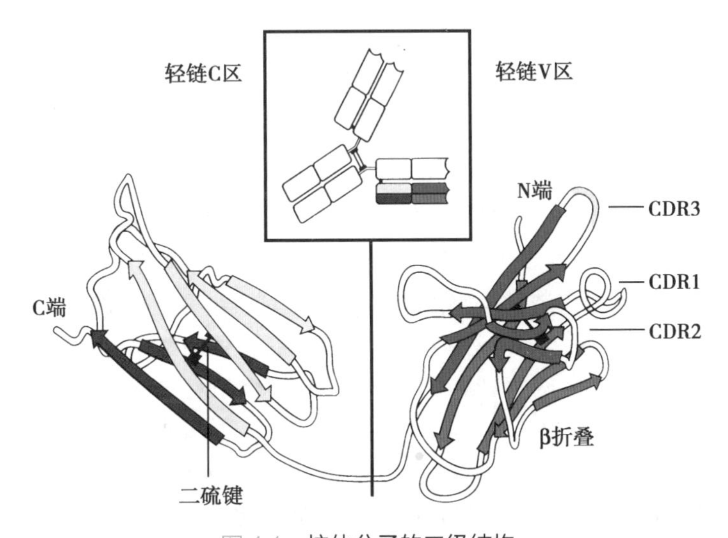

图4-1 抗体分子的二级结构

Ab二级结构是由几股多肽链折叠而成的两个反向平行的β片层,图中轻链的C_L两个β片层分别为4股和3股,V_L为5股和4股。两个β片层通过链内二硫键垂直连接形成"三明治"状的"β桶状"结构

(一)重链和轻链

1. 重链 重链(heavy chain,H)分子量约为50~75kD,由450~550个氨基酸残基组成。根据H链恒定区抗原性的差异可将其分为5类(class):μ链、γ链、α链、δ链和ε链,不同的重链与轻链组成完整的抗体分子,分别被称为IgM、IgG、IgA、IgD和IgE。不同类的抗体分子具有不同的特征,如链内

二硫键的数目和位置、连接寡糖的数量、结构域的数目以及铰链区的长度等均不完全相同。即使是同一类抗体，铰链区氨基酸组成和重链二硫键的数目、位置也不同，据此可将其分为不同的亚类（subclass）。如人 IgG 可分为 IgG1～IgG4；IgA 可分为 IgA1 和 IgA2。IgM、IgD 和 IgE 尚未发现有亚类。

2. 轻链　轻链（light chain，L）分子量约为 25 kD，由约 214 个氨基酸残基构成。轻链分为 κ 链和 λ 链，据此可将 Ab 分为两型（type），即 κ 型和 λ 型。一个天然 Ab 分子上两条轻链的型别总是相同的，但同一个体内可存在分别带有 κ 或 λ 链的抗体分子。五类 Ab 中每类 Ab 的轻链都可以有 κ 链或 λ 链，两型轻链的功能无差异。不同种属生物体内两型轻链的比例不同，正常人血清免疫球蛋白 κ∶λ 约为 2∶1，而在小鼠则为 20∶1。κ∶λ 比例的异常可能反映免疫系统的异常，例如人类免疫球蛋白 λ 链过多，提示可能有产生 λ 链的 B 细胞肿瘤。根据 λ 链恒定区个别氨基酸的差异，又可分为 λ1、λ2、λ3 和 λ4 四个亚型（subtype）。

（二）可变区和恒定区

通过分析不同抗体分子重链和轻链的氨基酸序列，发现重链和轻链靠近 N 端的约 110 个氨基酸的序列变化很大，其他部分氨基酸序列则相对恒定。抗体分子中轻链和重链靠近 N 端的氨基酸序列变化较大，形成的结构域称为可变区（variable region，V 区），分别占重链和轻链的 1/4 和 1/2；靠近 C 端的氨基酸序列相对恒定的区域称为恒定区（constant region，C 区），分别占重链和轻链的 3/4 和 1/2（图 4-2）。

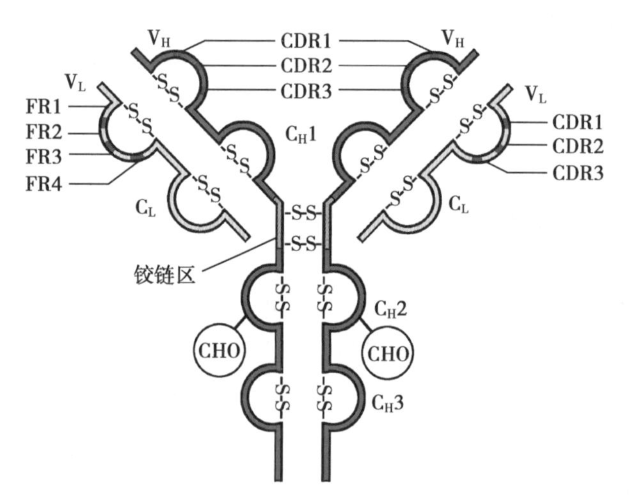

图 4-2　抗体分子 V 区和 C 区结构示意图
抗体分子重链和轻链折叠形成的环形结构域，CDR 为互补决定区，FR 为骨架区

1. 可变区　重链和轻链的 V 区分别称为 V_H 和 V_L。V_H 和 V_L 各有 3 个区域的氨基酸组成和排列顺序高度可变，称为高变区（hypervariable region，HVR）；该区域形成与抗原表位互补的空间构象，又被称为互补决定区（complementarity determining region，CDR），分别用 CDR1（HVR1）、CDR2（HVR2）和 CDR3（HVR3）表示，一般 CDR3 变化程度更高。按照 Kabat 编码模式，V_H 的 3 个高变区分别位于 29～31、49～58 和 95～102 位氨基酸，V_L 的 3 个高变区分别位于 28～35、49～56 和 91～98 位氨基酸。V_H 和 V_L 共 6 个 CDR 共同组成 Ab 的抗原结合部位（antigen-binding site），决定着抗体的特异性，负责识别及结合抗原，从而发挥免疫效应（动画 4-1“抗体 CDR 区识别抗原模式”）。CDR 区氨基酸的多样性是抗体与数量庞大的不同抗原特异性结合的分子基础。V 区中 CDR 之外区域的氨基酸组成和排列顺序相对变化不大，称为骨架区（framework region，FR）。V_H 或 V_L 各有 4 个骨架区，分别用 FR1、FR2、FR3 和 FR4 表示（图 4-2）。FR 区的主要作用是稳定 CDR 区的空间构型，以利于抗体 CDR 与抗原决定簇间的精细、特异性结合。

动画4-1

2. 恒定区　重链和轻链的 C 区分别称为 C_H 和 C_L。不同型（κ 或 λ）Ab 其 C_L 的长度基本一致，但不同类 Ab C_H 的长度不一，IgG、IgA 和 IgD 重链 C 区有 C_H1、C_H2 和 C_H3 三个结构域，IgM 和 IgE 重链 C 区有 C_H1、C_H2、C_H3 和 C_H4 四个结构域。同一种属的个体，所产生针对不同抗原的同一类别 Ab，尽管其 V 区各异，但其 C 区氨基酸组成和排列顺序比较恒定，其免疫原性相同。例如：针对不同抗原的人 IgG 抗体，它们的 V 区不同，所以只能与相应的抗原发生特异性结合，但 C 区是相同的，均含 γ 链，因此抗人 IgG 抗体均能与之结合。

（三）铰链区

铰链区（hinge region）位于 C_H1 与 C_H2 之间，含有丰富的脯氨酸，因此易伸展弯曲，能改变 Y 形两个臂之间的距离，有利于两臂同时结合两个相同的抗原表位。铰链区易被木瓜蛋白酶、胃蛋白酶等水

笔记

解，产生不同的水解片段（见水解片段部分）。不同类或亚类的 Ab 铰链区不尽相同，例如 IgG1、IgG2、IgG4 和 IgA 的铰链区较短，而 IgG3 和 IgD 的铰链区较长。IgM 和 IgE 无铰链区。

二、抗体的辅助成分

除上述基本结构外，某些类别的 Ab 还含有其他辅助成分，如 J 链和分泌片。

（一）J 链

J 链（joining chain）是由 124 个氨基酸组成，富含半胱氨酸的酸性糖蛋白（图 4-3），分子量约 15kD，由浆细胞合成，主要功能是将单体 Ab 分子连接为二聚体或多聚体。2 个 IgA 单体由 J 链连接形成二聚体，5 个 IgM 单体由二硫键相互连接，并通过二硫键与 J 链连接形成五聚体。IgG、IgD 和 IgE 常为单体，无 J 链。

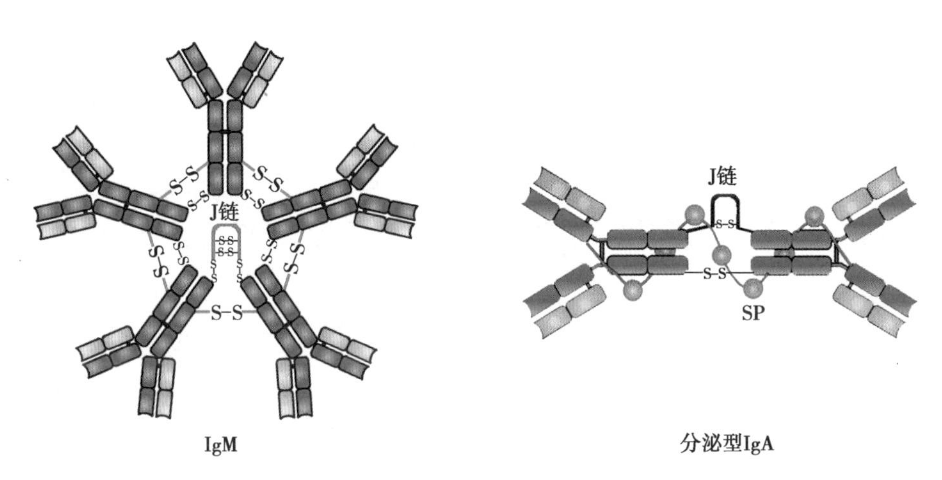

图 4-3 抗体分子的 J 链和分泌片

分泌型 IgA（SIgA）二聚体和 IgM 五聚体均由 J 链将其单体 Ab 分子连接为二聚体或五聚体。分泌片（SP，图中橙色球组成的肽链）为一含糖肽链，是多聚免疫球蛋白受体（pIgR）的胞外段，其作用是辅助 SIgA 由黏膜固有层，经黏膜上皮细胞转运，分泌到黏膜表面，并保护 SIgA 铰链区免遭蛋白水解酶降解

（二）分泌片

分泌片（secretory piece，SP）又称分泌成分（secretory component，SC）（图 4-3），是分泌型 IgA 分子上的辅助成分，分子量约为 75kD，为含糖的肽链，由黏膜上皮细胞合成和分泌，并结合于 IgA 二聚体上，使其成为分泌型 IgA（SIgA）。分泌片具有保护 SIgA 的铰链区免受蛋白水解酶降解的作用，并介导 SIgA 二聚体从黏膜下通过黏膜上皮细胞转运到黏膜表面。

三、抗体分子的水解片段

在一定条件下，抗体分子肽链的某些部分易被蛋白酶水解为各种片段（图 4-4）。木瓜蛋白酶（papain）和胃蛋白酶（pepsin）是最常用的两种蛋白水解酶，借此可研究 Ab 的结构和功能，分离和纯化特定的 Ab 多肽片段。

（一）木瓜蛋白酶水解片段

木瓜蛋白酶从铰链区的近 N 端，将 Ab 水解为 2 个完全相同的抗原结合片段（fragment of antigen binding，Fab）和 1 个可结晶片段（fragment crystallizable，Fc）（图 4-4）。Fab 由 V_L、C_L 和 V_H、C_H1 结构域组成，只与单个抗原表位结合（单价）。Fc 由一对 C_H2 和 C_H3 结构域组成，无抗原结合活性，是 Ab 与效应分子或细胞表面 Fc 受体相互作用的部位。

（二）胃蛋白酶水解片段

胃蛋白酶在铰链区的近 C 端将 Ab 水解为 1 个 $F(ab')_2$ 片段和一些小片段 pFc'（图 4-4）。

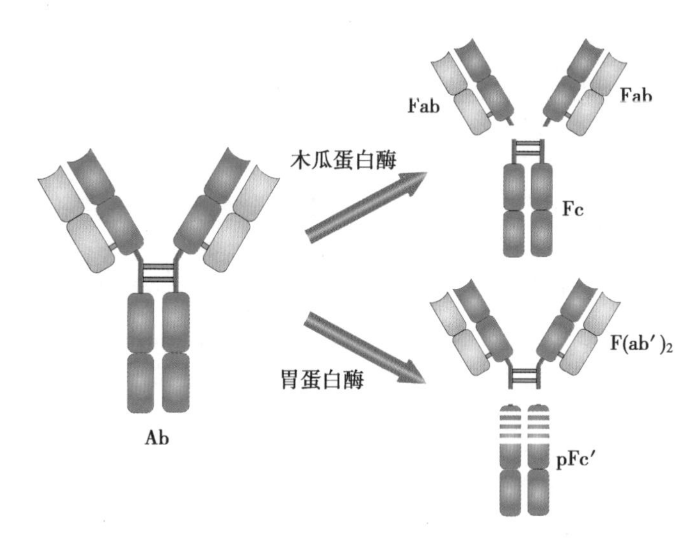

图4-4 抗体分子的水解片段示意图

木瓜蛋白酶作用于铰链区二硫键所连接的两条重链近N端，将Ab裂解为2个完全相同的Fab段和1个Fc段。胃蛋白酶作用于铰链区二硫键所连接的两条重链近C端，将Ab水解为1个大片段$F(ab')_2$和多个小片段pFc′

$F(ab')_2$由2个Fab及铰链区组成，因此为双价，可同时结合两个抗原表位。由于$F(ab')_2$片段保留了结合相应抗原的生物学活性，又避免了Fc段抗原性可能引起的副作用和超敏反应，因而被广泛用作生物制品，如白喉抗毒素、破伤风抗毒素经胃蛋白酶水解后精制提纯的制品。pFc′最终被降解，不发挥生物学作用。

四、免疫球蛋白超家族

在抗体分子中，除了CDR区的氨基酸高度变化外，其余结构域的氨基酸序列相对保守，这些序列折叠成特定的球形结构，被称为免疫球蛋白折叠(immunoglobulin fold)。免疫球蛋白折叠提示具有这种折叠模式的分子可能是由共同的祖先基因进化而来，被称之为免疫球蛋白超家族(immunoglobulin superfamily，IgSF)。

免疫球蛋白超家族分子至少包含一个70~110个氨基酸组成的Ig结构域，折叠成反平行的β片层结构，片层间呈现疏水性，通过二硫键相连，形成免疫球蛋白折叠。IgSF分子分布广泛，大部分与免疫系统相关，如T细胞的抗原受体、T细胞的辅助受体CD4和CD8、B细胞的辅助受体CD19、大部分免疫球蛋白Fc受体、协同刺激分子以及部分细胞因子及其受体等。

第二节 抗体的多样性和免疫原性

尽管所有的抗体均由V区和C区组成，但不同抗原刺激B细胞所产生的抗体在特异性以及类型等方面均不尽相同，呈现出明显的多样性。自然界中抗原种类繁多，每种抗原分子结构复杂，常含有多种不同的抗原表位。这些抗原刺激机体产生的抗体总数是巨大的，包括针对各抗原表位的特异性的抗体，以及针对同一抗原表位的不同类型的抗体。抗体的多样性是由免疫球蛋白基因重排决定并经抗原选择表现出来的，反映了机体对抗原精细结构的识别和应答。

抗体既可与相应的抗原发生特异性结合，其本身又因具有免疫原性可激发机体产生特异性免疫应答。其结构和功能的基础在于抗体分子中包含抗原表位。这些抗原表位呈现三种不同的血清型：同种型、同种异型和独特型(图4-5)。

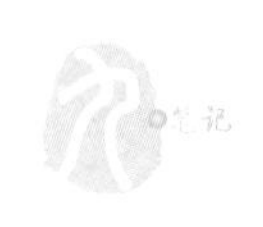

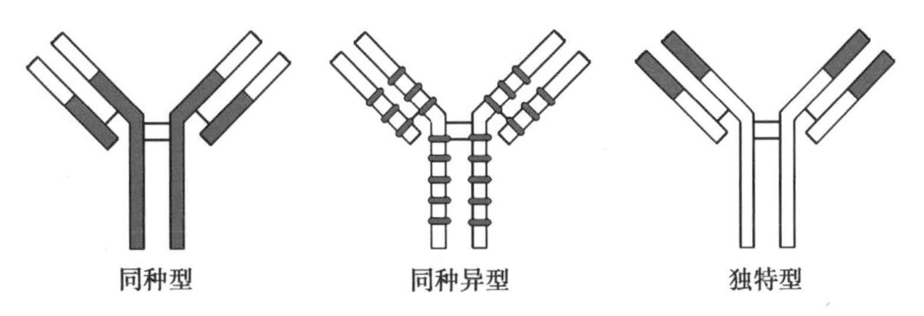

图 4-5 抗体分子的抗原性示意图

抗体分子存在 3 种不同的血清型:同种型,指同一种属所有个体 Ab 分子共有的抗原特异性标志,其表位存在于 Ab 的 C 区;同种异型,指同一种属不同个体间 Ab 分子所具有的不同抗原特异性标志,其表位广泛存在于 Ab 的 C 区;独特型,指每个 Ab 分子所特有的、存在于 V 区的抗原特异性标志。图中红色区域代表抗体分子中三种血清型抗原表位所在部位

(一) 同种型(isotype)

不同种属来源的抗体分子对异种动物来说具有免疫原性,可刺激异种动物(或人)产生针对该抗体的免疫应答。这种存在于同种抗体分子中的抗原表位即为同种型,是同一种属所有个体 Ab 分子共有的抗原特异性标志,为种属型标志,存在于 Ab 的 C 区。

(二) 同种异型(allotype)

同一种属不同个体来源的抗体分子也具有免疫原性,也可刺激不同个体产生特异性免疫应答。这种存在于同种属不同个体 Ab 中的抗原表位,称为同种异型,是同一种属不同个体间 Ab 分子所具有的不同抗原特异性标志,为个体型标志,存在于 Ab 的 C 区。

(三) 独特型(idiotype,Id)

即使是同一种属、同一个体来源的抗体分子,其免疫原性亦不尽相同,称为独特型。独特型是每个抗体分子所特有的抗原特异性标志,其表位被称为独特位(idiotope)。抗体分子每一 Fab 段约有 5~6 个独特位,它们存在于 V 区(图 4-6)。独特型在异种、同种异体甚至同一个体内均可刺激产生相应抗体,即抗独特型抗体(anti-idiotype antibody,AId 或 Ab2)。

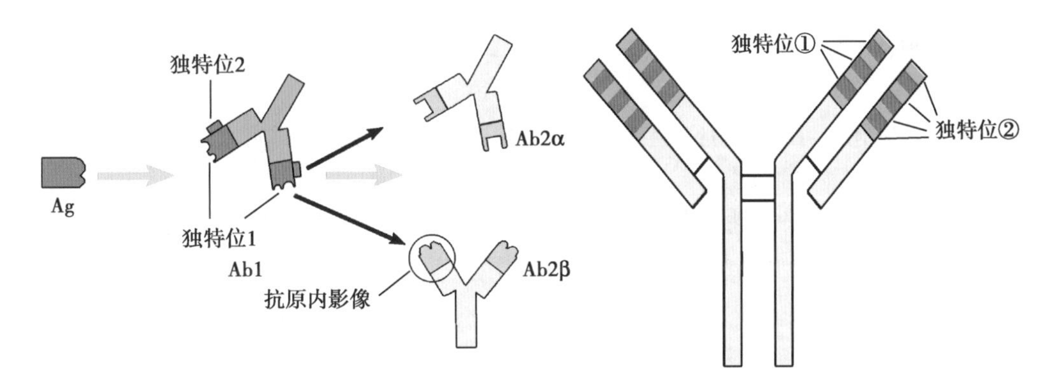

图 4-6 抗体分子的独特型示意图

抗体 1(Ab1)的 V 区存在 5~6 个个体特异性的氨基酸结构,称为独特位(idiotope),它们也可以作为抗原表位诱导抗体 2(Ab2)的产生。如图所示:独特位①是 Ab1 上与抗原表位结合的部位,它诱导产生的 Ab2 又称 Ab2β,为抗原“内影像”,可模拟抗原并竞争性抑制 Ab1 与抗原的结合;独特位②存在于 Ab1 的骨架区,它诱导产生的 Ab2 又称 Ab2α

第三节 抗体的功能

抗体的功能与其结构密切相关。抗体分子的 V 区和 C 区的氨基酸组成及顺序的不同,决定了它

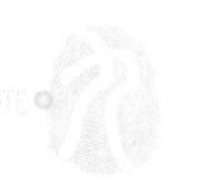

们功能上的差异；许多不同的抗体分子在 V 区和 C 区结构变化的规律性，又使得抗体的 V 区和 C 区在功能上有各自的共性。V 区和 C 区的作用，构成了抗体的生物学功能（图 4-7）。

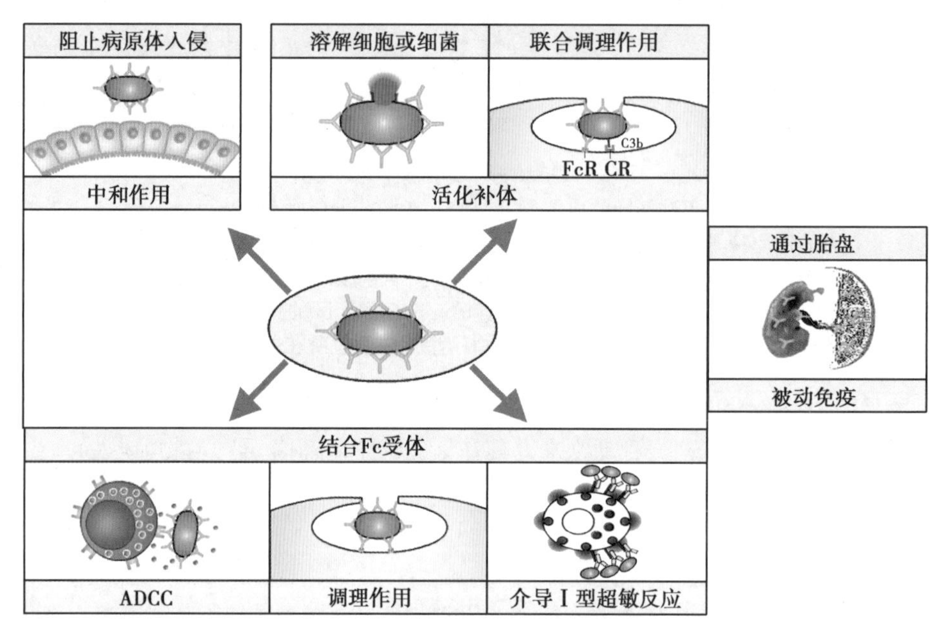

图 4-7　抗体的主要生物学功能

抗体可变区（V 区）和恒定区（C 区）的功能各异：V 区主要功能是特异性结合抗原，从而阻断病原入侵，发挥中和作用；C 区则在 V 区与特异性抗原结合后，通过激活补体及与靶细胞表面 Fc 受体结合后，发挥调理作用、产生 ADCC 效应、介导超敏反应和穿越胎盘等

一、抗体 V 区的功能

识别并特异性结合抗原是抗体分子的主要功能，执行该功能的结构是抗体 V 区，其中 CDR 在识别和结合特异性抗原中起决定性作用。抗体分子有单体、二聚体和五聚体，因此结合抗原表位的数目也不相同。Ab 结合抗原表位的个数称为抗原结合价。单体 Ab 可结合 2 个抗原表位，为双价；分泌型 IgA 为 4 价；五聚体 IgM 理论上为 10 价，但由于立体构型的空间位阻，一般只能结合 5 个抗原表位，故为 5 价。

抗体的 V 区在体内可结合病原微生物及其产物，具有中和毒素、阻断病原入侵等免疫防御功能，但抗体本身并不能清除病原微生物。B 细胞膜表面的 IgM 和 IgD 等 Ig 构成 B 细胞的抗原识别受体（B cell receptor，BCR），能特异性识别抗原分子。在体外可发生各种抗原抗体结合反应，有利于抗原或抗体的检测和功能的判断。（动画 4-2“免疫球蛋白的功能——特异性结合抗原”）

二、抗体 C 区的功能

（一）激活补体

抗体与相应抗原结合后，可因构型改变而使其 C_H2 和 C_H3 结构域内的补体结合位点暴露，从而通过经典途径激活补体系统，产生多种补体的效应功能。其中 IgM、IgG1 和 IgG3 激活补体的能力较强，IgG2 较弱。IgA、IgE 和 IgG4 本身难以激活补体，但形成聚合物后可通过旁路途径激活补体系统。

（二）结合 Fc 受体

IgG、IgA 和 IgE 抗体可通过其 Fc 段与表面具有相应 Fc 受体（FcR）的细胞结合，产生不同的生物学作用。IgG、IgA 和 IgE 的 Fc 受体分别称为 FcγR、FcαR 和 FcεR。

1. 调理作用（opsonization）　细菌特异性的 IgG（特别是 IgG1 和 IgG3）以其 Fab 段与相应细菌的抗原表位结合，以其 Fc 段与巨噬细胞或中性粒细胞表面的 FcγR 结合，通过 IgG 的“桥联”作用，

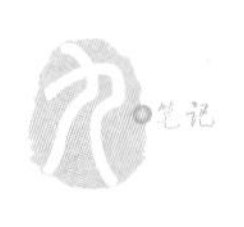

促进吞噬细胞对细菌的吞噬(图4-7)。

2. 抗体依赖的细胞介导的细胞毒作用(antibody-dependent cell-mediated cytotoxicity, ADCC) 抗体的Fab段结合病毒感染的细胞或肿瘤细胞表面的抗原表位,其Fc段与杀伤细胞(NK细胞、巨噬细胞等)表面的FcR结合,介导杀伤细胞直接杀伤靶细胞(图4-7)。NK细胞是介导ADCC的主要细胞(见第十四章)。抗体与靶细胞上的抗原结合是特异性的,而表达FcR细胞的杀伤作用是非特异性的。

3. 介导Ⅰ型超敏反应 IgE为亲细胞抗体,可通过其Fc段与肥大细胞和嗜碱性粒细胞表面的高亲和力IgE Fc受体(FcεRⅠ)结合,并使其致敏。若相同变应原再次进入机体与致敏靶细胞表面特异性IgE结合,即可促使这些细胞合成和释放生物活性物质,引起Ⅰ型超敏反应(见第十八章)。

(三)穿过胎盘和黏膜

在人类,IgG是唯一能通过胎盘的免疫球蛋白。胎盘母体一侧的滋养层细胞表达一种IgG输送蛋白,称为新生Fc段受体(neonatal FcR,FcRn)。IgG可选择性与FcRn结合,从而转移到滋养层细胞内,并主动进入胎儿血液循环中。IgG穿过胎盘的作用是一种重要的自然被动免疫机制,对于新生儿抗感染具有重要意义。另外,分泌型IgA可被转运到呼吸道和消化道黏膜表面(图4-8),在黏膜局部免疫中发挥重要作用。

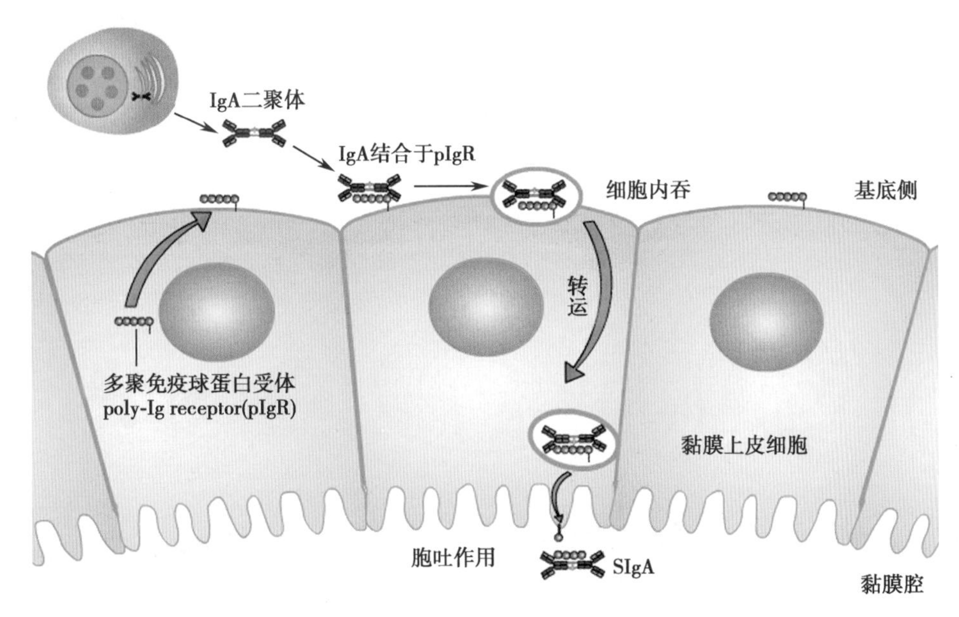

图4-8 分泌型IgA(SIgA)经肠道上皮细胞分泌至黏膜表面

抗原激活黏膜相关淋巴细胞,产生抗原特异性B细胞,分化为产生IgA二聚体的浆细胞。在经由黏膜上皮细胞分泌的过程中,IgA二聚体先结合上皮表达的多聚免疫球蛋白受体(poly-Ig receptor,pIgR),IgA-pIgR复合物被内吞进入肠上皮细胞,再通过酶和胞吐作用将SIgA转运到肠腔。pIgR胞外段的4个结构域即为分泌型IgA中的分泌片(SP)

此外,抗体分子还对免疫应答有调节作用(见第十七章)。

第四节 各类抗体的特性与功能

一、IgG

IgG于出生后3个月开始合成,3~5岁接近成人水平,是血清和胞外液中含量最高的Ig,约占血清总Ig的75%~80%(表4-1)。人IgG有4个亚类,分别为IgG1、IgG2、IgG3、IgG4。IgG半寿期约20~23天,是再次免疫应答产生的主要抗体,其亲和力高,在体内分布广泛,是机体抗感染的“主力

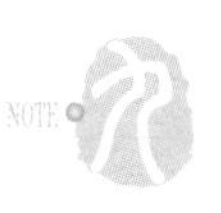

军"。IgG1、IgG3、IgG4 可穿过胎盘屏障，在新生儿抗感染免疫中起重要作用。IgG1、IgG2 和 IgG3 能通过经典途径活化补体，并可与巨噬细胞、NK 细胞表面 Fc 受体结合，发挥调理作用、ADCC 作用等。人 IgG1、IgG2 和 IgG4 可通过其 Fc 段与葡萄球菌蛋白 A(SPA)结合，借此可纯化抗体，并用于免疫诊断。某些自身抗体如抗甲状腺球蛋白抗体、抗核抗体，以及引起Ⅱ、Ⅲ型超敏反应的抗体也属于 IgG。

表 4-1　人免疫球蛋白的主要理化性质和生物学功能

性　质	IgM	IgD	IgG	IgA	IgE
分子量(kD)	950	184	150	160	190
重链	μ	δ	γ	α	ε
亚类数	无	无	4	2	无
C 区结构域数	4	3	3	3	4
辅助成分	J	无	无	J,SP	无
糖基化修饰率	10%	9%	3%	7%	13%
主要存在形式	五聚体	单体	单体	单体/二聚体	单体
开始合成时间	胚胎后期	随时	生后 3 个月	生后 4～6 个月	较晚
合成率[mg/(kg·d)]	7	0.4	33	65	0.016
占总血清 Ig 的比例	5%～10%	0.3%	75%～85%	10%～15%	0.02%
血清含量(mg/ml)	0.7～1.7	0.03	9.5～12.5	1.5～2.6	0.0003
半寿期(天)	10	3	23	6	2.5
抗原结合价	5	2	2	2,4	2
溶细菌作用	+	?	+	+	?
胎盘转运	−	−	+	−	−
结合吞噬细胞	−	−	+	+	−
结合肥大细胞、嗜碱性粒细胞	−	−	−	−	+
结合 SPA	−	−	+	−	−
介导 ADCC	−	−	+	±	−
经典途径补体激活	+	−	+	−	−
旁路途径补体激活	−	?	IgG4+	IgA1+	−
其他作用	初次应答 早期防御	B 细胞标志	再次应答 抗感染	黏膜免疫	Ⅰ型超敏反应 抗寄生虫

二、IgM

IgM 占血清免疫球蛋白总量的 5%～10%，血清浓度约 1mg/ml。单体 IgM 以膜结合型(mIgM)表达于 B 细胞表面，构成 B 细胞抗原受体(BCR)，只表达 mIgM 是未成熟 B 细胞的标志。分泌型 IgM 为五聚体，是分子量最大的 Ig，沉降系数为 19S，称为巨球蛋白(macroglobulin)，一般不能通过血管壁，主要存在于血液中。五聚体 IgM 含 10 个 Fab 段，具有很强的抗原结合能力；含 5 个 Fc 段，比 IgG 更易激活补体。IgM 是个体发育过程中最早合成和分泌的抗体，在胚胎发育晚期的胎儿即能产生 IgM，故脐带血某些病毒特异性 IgM 水平升高提示胎儿有宫内感染(如风疹病毒或巨细胞病毒等感染)。IgM 也是初次体液免疫应答中最早出现的抗体，是机体特异性抗感染的"先头部队"；血清中检出病原体特异性 IgM，提示新近发生感染，可用于感染的早期诊断。

三、IgA

IgA 有血清型和分泌型两型。血清型为单体，主要存在于血清中，占血清免疫球蛋白总量的

10%～15%。分泌型IgA(secretory IgA,SIgA)为二聚体,由J链连接,含SP,经黏膜上皮细胞分泌至外分泌液中。SIgA合成和分泌的部位在肠道、呼吸道、乳腺、唾液腺和泪腺,因此主要存在于胃肠道和支气管分泌液、初乳、唾液和泪液中。SIgA是外分泌液中的主要抗体类别,参与黏膜局部免疫,通过与相应病原微生物(细菌、病毒等)结合,阻止病原体黏附到细胞表面,从而在局部抗感染中发挥重要作用,是机体抗感染的“边防军”。SIgA在黏膜表面也有中和毒素的作用。新生儿易患呼吸道、胃肠道感染可能与IgA合成不足有关。婴儿可从母亲初乳中获得SIgA,是重要的自然被动免疫。

四、IgD

正常人血清IgD浓度很低(约30μg/ml),仅占血清免疫球蛋白总量的0.3%。IgD可在个体发育的任何时间产生。五类Ig中,IgD的铰链区较长,易被蛋白酶水解,故其半寿期很短(仅3天)。IgD分为两型:血清型IgD的生物学功能尚不清楚;膜结合型IgD(mIgD)是B细胞分化发育成熟的标志,未成熟B细胞仅表达mIgM,成熟B细胞可同时表达mIgM和mIgD,称为初始B细胞(naïve B cell);B细胞活化后其表面的mIgD逐渐消失。

五、IgE

IgE分子量为160kD,是正常人血清中含量最少的Ig,血清浓度极低,约为3×10^{-4}mg/ml。主要由黏膜下淋巴组织中的浆细胞分泌。IgE的重要特征在于它是一类亲细胞抗体,其C_H2和C_H3结构域可与肥大细胞、嗜碱性粒细胞上的高亲和力FcεRⅠ结合,当结合再次进入机体的抗原后可引起Ⅰ型超敏反应。此外,IgE可能与机体抗寄生虫免疫有关。

第五节　人工制备抗体

抗体在疾病的诊断、免疫防治及其基础研究中被广泛应用,人们对抗体的需求也随之增大。人工制备抗体是大量获得抗体的有效途径。以特异性抗原免疫动物,制备相应的抗血清,是早年人工制备多克隆抗体的主要方法。1975年,Köhler G和Milstein C建立的单克隆抗体(单抗)技术,使得规模化制备高特异性、均一性抗体成为可能。但鼠源性单抗在人体反复使用后出现的人抗鼠抗体反应,很大程度上限制了单抗的临床应用。随着分子生物学的发展,人们已可通过抗体工程技术制备基因工程抗体,包括人-鼠嵌合抗体、人源化抗体或人抗体等。

一、多克隆抗体

天然抗原分子中常含多种特异性的抗原表位。以该抗原物质刺激机体免疫系统,体内多个B细胞克隆被激活,产生的抗体中实际上是针对多种不同抗原表位的抗体的总和,称为多克隆抗体(polyclonal antibody,pAb)。获得多克隆抗体的途径主要有动物免疫血清、恢复期患者血清或免疫接种人群。多克隆抗体的优点是:作用全面,具有中和抗原、免疫调理、介导补体依赖的细胞毒作用(CDC)、ADCC等重要作用,来源广泛、制备容易;其缺点是:特异性不高、易发生交叉反应,不易大量制备,从而应用受限。

二、单克隆抗体

1975年,Köhler和Milstein将可产生特异性抗体的B细胞与无抗原特异性但永生化的骨髓瘤细胞融合,建立了可产生单克隆抗体的B淋巴细胞杂交瘤细胞和单克隆抗体技术(图4-9)。通过该技术融合形成的杂交细胞系即杂交瘤(hybridoma),既有骨髓瘤细胞大量扩增和永生的特性,又具有免疫B细胞合成和分泌特异性抗体的能力。每个杂交瘤细胞由一个B细胞与一个骨髓瘤细胞融合而

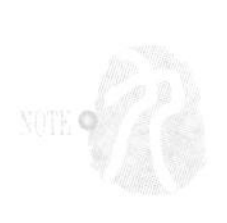

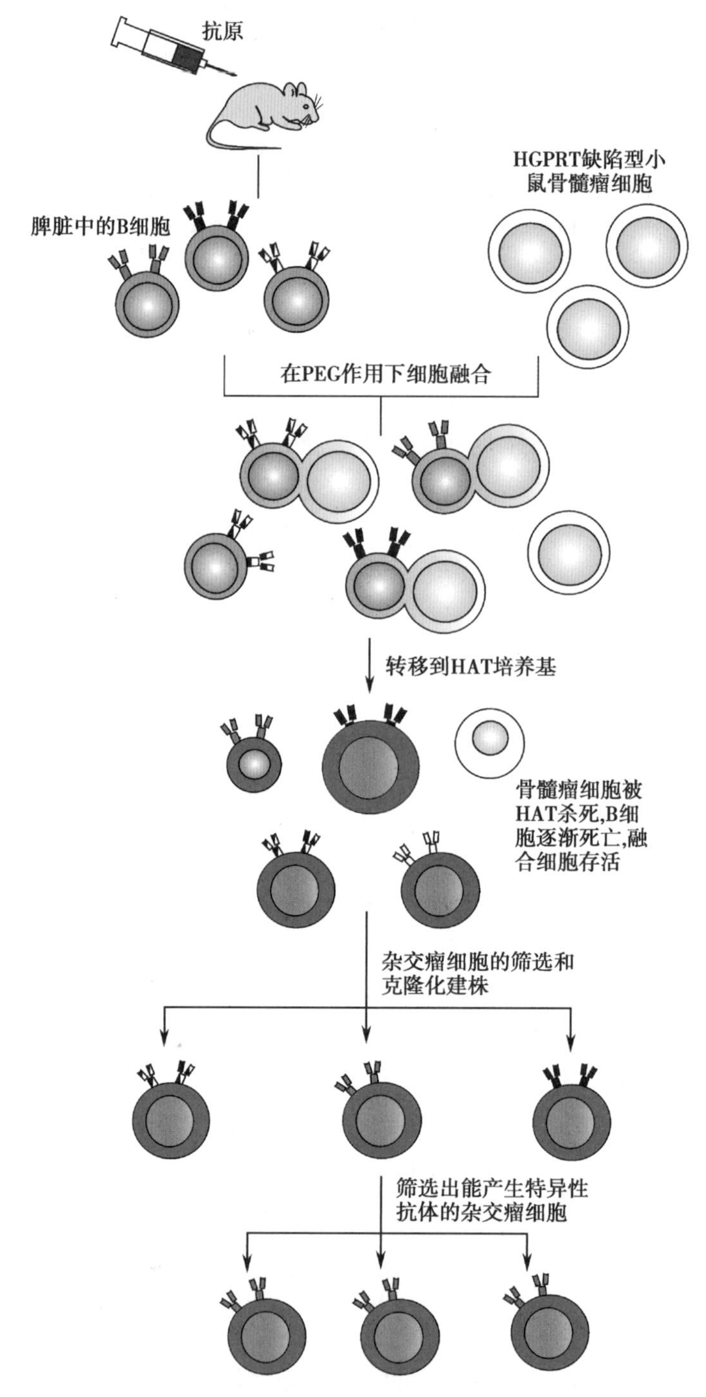

图 4-9　单克隆抗体制备示意图

通过抗原免疫小鼠，刺激机体产生抗原特异性 B 细胞。取该免疫小鼠脾细胞（含有 B 细胞）与 HGPRT（次黄嘌呤-鸟嘌呤磷酸核糖转移酶）缺陷型小鼠骨髓瘤细胞在聚乙二醇（polyethylene glycol，PEG）作用下进行细胞融合。由于哺乳动物细胞的 DNA 合成分为从头（de novo）合成和补救（salvage）合成两条途径，加入 HAT 选择培养基后，未融合的骨髓瘤细胞死亡，未融合的 B 细胞因不能在体外长期培养也发生死亡，只有融合后形成的杂交瘤细胞可在 HAT（次黄嘌呤、氨基蝶呤、胸腺嘧啶脱氧核苷）选择培养基中存活和增殖，其既有骨髓瘤细胞大量扩增和永生的特性，又具有免疫 B 细胞合成和分泌特异性抗体的能力。由于每个杂交瘤细胞由一个 B 细胞与一个骨髓瘤细胞融合而成，而每个 B 细胞克隆仅识别一种抗原表位，故经筛选和克隆后的杂交瘤细胞仅能合成及分泌一种均一的抗体，即单克隆抗体

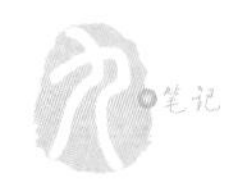

成，而每个B细胞克隆仅识别一种抗原表位，故经筛选和克隆化的杂交瘤细胞仅能合成及分泌抗单一抗原表位的特异性抗体。这种由单一杂交瘤细胞产生，针对单一抗原表位的特异性抗体，称为单克隆抗体（monoclonal antibody，mAb）。其优点是结构均一、纯度高、特异性强、易于制备。（动画4-3“单克隆抗体的制备过程”）

三、基因工程抗体

通过基因工程技术制备的抗体或抗体片段称为基因工程抗体（genetic engineering antibody），既保持mAb均一性、特异性强的优点，又能克服其为鼠源性的弊端，是拓展mAb在人体内使用的重要思路。如人-鼠嵌合抗体（chimeric antibody）、人源化抗体（humanized antibody）、双特异性抗体（bispecific antibody）、小分子抗体及人抗体等。

本章小结

抗体是由B细胞接受抗原刺激后增殖分化为浆细胞所产生的、具有多种生物学功能的、介导体液免疫的重要效应分子。抗体由两条重链和两条轻链经链间二硫键连接而成，分为可变区、恒定区和铰链区。抗体的功能与其结构密切相关。识别并特异性结合抗原是V区的主要功能，而C区则通过激活补体、结合Fc受体（调理作用、ADCC和参与Ⅰ型超敏反应等）和穿过胎盘发挥作用。多克隆抗体、单克隆抗体和基因工程抗体等人工制备的抗体已得到广泛的应用。

思考题

1. 试述抗体的结构及其功能。
2. 试述抗体分子的多样性、免疫原性及其决定因素。
3. 试比较各类抗体分子结构和功能的异同点。
4. 简述人工制备抗体的方法。

（沈倍奋）

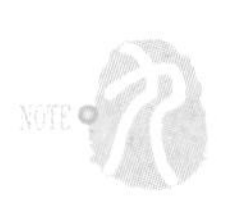

第五章 补体系统

补体(complement,C)系统包括30余种组分,广泛存在于血清、组织液和细胞膜表面,是一个具有精密调控机制的蛋白质反应系统。一般情况下,血浆中多数补体成分仅在被激活后才具有生物学功能。多种微生物成分、抗原-抗体复合物以及其他外源性或内源性物质可循三条既独立又交叉的途径,通过启动一系列丝氨酸蛋白酶的级联酶解反应而激活补体,所形成的活化产物具有调理吞噬、溶解细胞、介导炎症、调节免疫应答和清除免疫复合物等生物学功能。补体不仅是机体固有免疫防御体系的重要组分,也是抗体发挥免疫效应的重要机制之一,并在不同环节参与适应性免疫应答及其调节。补体缺陷、功能障碍或过度活化与多种疾病的发生和发展过程密切相关。(动画5-1“补体系统的发现”)

第一节 补体的组成与生物学特性

(一)补体系统的组成

构成补体系统的30余种组分按其生物学功能可以分为三类。

1. 补体固有成分 是指存在于血浆及体液中、参与补体激活的蛋白质,包括:①经典途径的C1q、C1r、C1s、C2、C4;②旁路途径的B因子、D因子和备解素(properdin,P因子);③凝集素途径(MBL途径)的MBL、MBL相关丝氨酸蛋白酶(MASP);④补体活化的共同组分C3、C5、C6、C7、C8、C9。

2. 补体调节蛋白(complement regulatory protein) 是指存在于血浆中和细胞膜表面、通过调节补体激活途径中关键酶而控制补体活化强度和范围的蛋白分子。

3. 补体受体(complement receptor,CR) 是指存在于不同细胞膜表面、能与补体激活后所形成的活性片段相结合、介导多种生物效应的受体分子。

补体系统的命名原则为:参与补体激活经典途径的固有成分按其被发现的先后分别命名为C1(q、r、s)、C2、……C9;补体系统的其他成分以英文大写字母表示,如B因子、D因子、P因子、H因子;补体调节蛋白多以其功能命名,如C1抑制物、C4结合蛋白、衰变加速因子等;补体活化后的裂解片段以该成分的符号后面附加小写英文字母表示,如C3a、C3b等;灭活的补体片段在其符号前加英文字母i表示,如iC3b。

(二)补体的理化性质

补体系统各成分均为糖蛋白,但有不同的肽链结构。各成分分子量变动范围很大。血清补体蛋白约占血清总蛋白的5%～6%,含量相对稳定,但在某些疾病情况下可有波动。补体固有成分对热不稳定:经56℃温育30分钟即灭活;在室温下很快失活;在0～10℃中活性仅能保持3～4天,故补体应保存在-20℃以下。紫外线照射、机械振荡等可使补体失活。

(三)补体的代谢

1. 补体的来源 体内许多不同组织细胞均能合成补体蛋白,包括肝细胞、单核/巨噬细胞、角质形成细胞、内皮细胞、肠道上皮细胞和肾小球细胞等,其中肝细胞和巨噬细胞是补体的主要产生细胞。血浆中大部分补体组分由肝细胞分泌,但在不同组织中,尤其在炎症灶中,巨噬细胞是补体的主要来源。不同补体成分的主要合成部位各不相同。

2. 补体生物合成的调节 补体的生物合成具有两个特点:①补体的基因表达存在组织特异性,

不同细胞各自调节其补体的生物合成，例如家族性C3缺乏症患者肝细胞产生的C3明显减少，不足正常的1%，但巨噬细胞产生的C3可超过正常水平；②补体生物合成可受多种因素调节，其中既包括局部组织特异的因子，也包括多种全身激素。例如：某些补体组分属于"急性期反应物"(acute phase reactant)，机体应激反应中所产生的细胞因子(如IL-1、IL-6、TNF-α、IFN-γ等)可调节其生物合成。

3. 补体的分解代谢 补体代谢率极快，血浆补体每天约有一半被更新。在疾病状态下，补体代谢会发生更为复杂的变化。

第二节 补体激活途径

补体固有成分以非活化形式存在于体液中，通过级联酶促反应被激活，产生具有生物学活性的产物。已发现三条补体激活途径，它们有共同的终末反应过程(图5-1)。

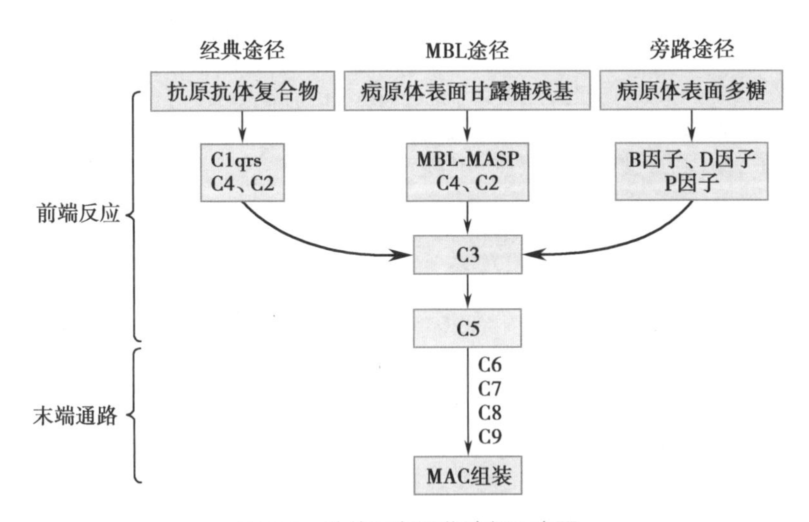

图5-1 补体三条活化途径示意图

前端反应指活化反应开始至生成C5转化酶的过程，三条激活途径各异；末端通路指C5激活至攻膜复合物(MAC)形成的过程，为三条途径所共有

(一) 经典途径

经典途径(classical pathway)指激活物与C1q结合，顺序活化C1r、C1s、C4、C2、C3，形成C3转化酶(C4b2a)与C5转化酶(C4b2a3b)的级联酶促反应过程(图5-2)。C1通常以$C1q(C1r)_2(C1s)_2$复合大分子形式存在于血浆中。C2血浆浓度很低，是补体活化级联酶促反应的限速成分。C3是血浆中浓度最高的补体成分，是三条补体激活途径的共同组分。

1. 激活物 经典途径的激活物主要是与抗原结合的IgG、IgM分子。此外，血清中C反应蛋白(CRP)、淀粉样蛋白p成分(SAP)和五聚素3(PTX3)等蛋白能识别并结合微生物表面成分，如磷脂胆碱、磷脂酰乙醇胺等，进而激活C1q；某些细菌细胞壁上的蛋白成分以及G^+菌的胞壁酸(LTA)还能直接激活C1q。人类不同类型抗体活化C1q的能力各异(IgM>IgG3>IgG1>IgG2)，IgG4无激活经典途径的能力。

2. 活化过程 C1q与2个以上抗体Fc段结合可发生构型改变，使与C1q结合的C1r活化，活化的C1r激活C1s的丝氨酸蛋白酶活性。

活化的C1s的第一个底物是C4。在Mg^{2+}存在下，C1s使C4裂解为C4a和C4b，其中部分C4b结合至紧邻抗原抗体结合处的细胞或颗粒表面。

C1s的第二个底物是C2分子。在Mg^{2+}存在下，C2与C4b形成复合物，被C1s裂解而形成C2a和C2b；C2a可与C4b结合成C4b2a复合物即C3转化酶(C3 convertase)，后者使C3裂解为C3a和C3b，此乃补体活化级联反应中的枢纽性步骤。新生的C3b可与C4b2a中C4b结合，形成C4b2a3b即C5转

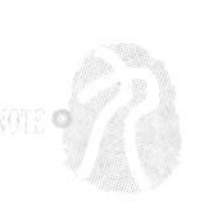

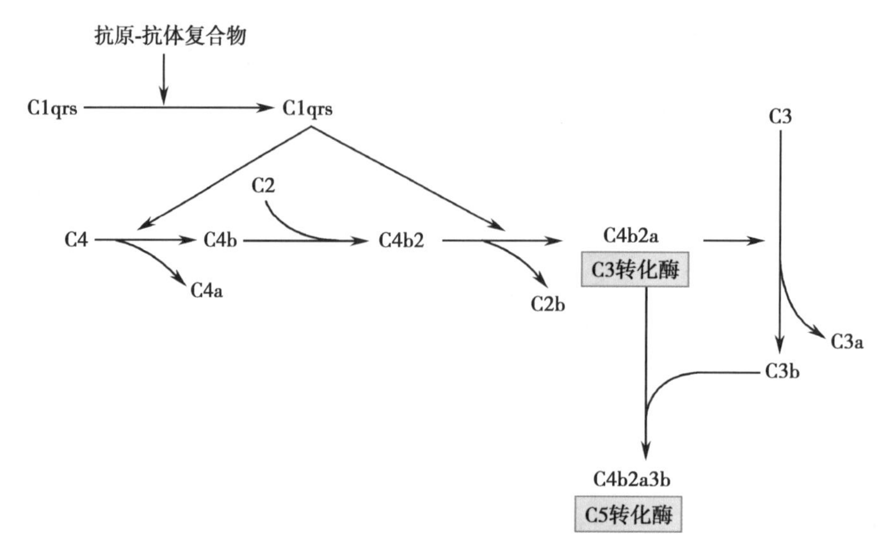

图 5-2 补体激活经典途径的前端反应

C1q 与 IC 结合后被活化，依次激活 C1r 和 C1s；C1s 依次裂解 C4 和 C2，形成 C3 转化酶（C4b2a）；C4b2a 裂解 C3，形成 C5 转化酶（C4b2a3b）

化酶（C5 convertase），进入补体激活的末端通路（图 5-2）。C3a 游离于液相，是重要的炎症介质。另外，C3b 还可进一步被裂解为 C3c、C3dg、C3d 等小片段，其中 C3d 可参与适应性免疫应答（见第十三章）。（动画 5-2“补体激活经典途径的前端效应”）

C5 转化酶（C4b2a3b）将 C5 裂解为 C5a、C5b；C5a 游离于液相，是重要的炎症介质，C5b 可与 C6 稳定结合为 C5b6；C5b6 自发与 C7 结合成 C5b67，暴露膜结合位点，与附近的细胞膜非特异性结合；结合于膜上的 C5b67 可与 C8 结合，所形成的 C5b678 可促进与多个 C9 分子聚合，形成 C5b6789n 复合物，此即攻膜复合物（membrane attack complex，MAC）（图 5-3）。插入细胞膜的 MAC 通过破坏局部磷脂双层而形成“渗漏斑”，或形成穿膜的亲水性孔道，可容许水、离子及可溶性小分子等经此孔道自由流动。由于胞内胶体渗透压较胞外高，故大量水分内流，导致胞内渗透压降低、细胞逐渐肿胀并最终破裂（“溶破”）。（动画 5-3“补体激活的共同末端通路”）

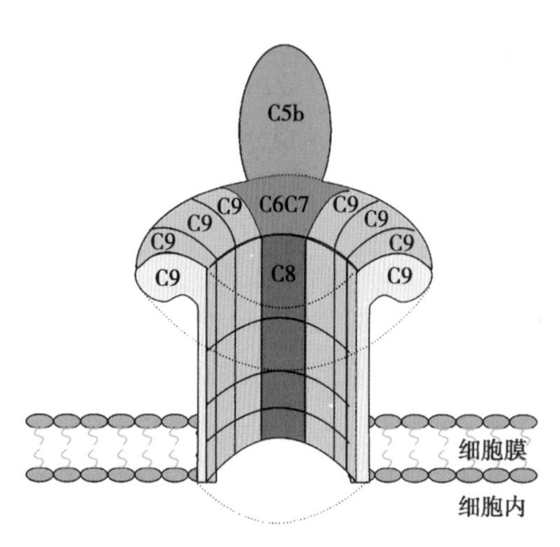

图 5-3 补体激活的共同末端通路及攻膜复合物结构示意图

C5 转化酶裂解 C5，所产生的 C5b 依次与 C6、C7、C8、C9 结合为大分子复合体（即 MAC），形成以 C9 为内壁、直径约 10nm 的穿膜通道

（二）旁路途径

旁路途径（alternative pathway）又称替代激活途径，其不依赖于抗体，而由微生物或外源异物直接激活 C3，在 B 因子、D 因子和备解素 P 因子参与下，形成 C3 转化酶和 C5 转化酶，启动级联酶促反应过程。在生物进化的种系发生上，旁路途径是最早出现的补体活化途径，是抵御微生物感染的非特异性防线。

1. **激活物** 某些细菌、内毒素、酵母多糖、葡聚糖均可成为旁路途径“激活物”，它们实际上是为补体激活提供保护性环境和接触的表面。

2. **活化过程** 此途径从 C3 开始。生理条件下，血清 C3 受蛋白酶等作用可发生缓慢而持久的水解，产生低水平 C3b。自发产生的 C3b 绝大多数在液相中快速失活，少数可与附近的膜表面结构共价结合，膜表面结构不同，产生不同的结果：①结合于自身组织细胞表面的 C3b，可被多种调节蛋白降解、灭活；②结合于“激活物”表面的 C3b，可与 B 因子结合，在 Mg^{2+} 存在下，结合

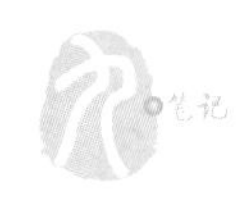

的B因子被D因子裂解为Ba和Bb,Bb仍与C3b结合,形成C3bBb,即旁路途径C3转化酶。

旁路途径中,备解素(P)可结合细菌表面,稳定C3b与Bb结合形成C3转化酶,防止其被降解。结合于激活物表面的C3bBb可裂解更多C3分子,新生的C3b又可与Bb结合为新的C3bBb,形成旁路激活的正反馈放大效应(图5-4)。(动画5-4"补体激活的旁路途径及C3b的放大效应")

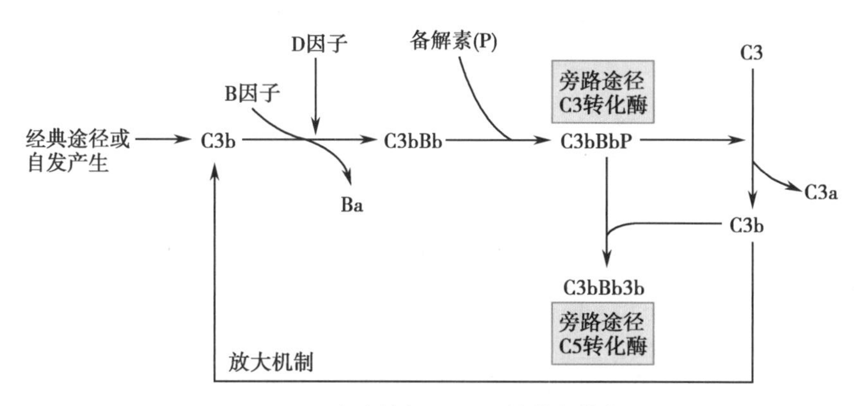

图5-4 旁路途径及C3b的放大效应

颗粒表面的C3b与B因子结合形成C3bB,在D因子作用下生成C3bBb,P因子与之结合成C3bBbP,裂解C3后生成C3bBb3b,然后裂解C5进入末端通路。C3bBb裂解C3,新生的C3b结合至"激活物"表面,B因子与之结合并被D因子裂解,产生新的C3bBb,从而形成正反馈放大环路

C3b可与C3bBb复合物结合为C3bBb3b,此即旁路途径C5转化酶。其后的末端通路与经典途径完全相同。

(三)凝集素途径

凝集素途径(lectin pathway)又称MBL途径(MBL pathway),指血浆中甘露糖结合凝集素(mannose-binding lectin,MBL)、纤维胶原素(ficolin,FCN)等直接识别病原体表面糖结构,依次活化MBL相关丝氨酸蛋白酶(MBL-associated serine protease,MASP)、C4、C2、C3,形成与经典途径中相同的C3转化酶与C5转化酶的级联酶促反应过程。

1. 激活物 凝集素途径的激活物是病原体表面的糖结构。MBL和FCN可选择性识别多种病原体表面以甘露糖、甘露糖胺等为末端糖基的糖结构。含这些末端糖基的糖结构在哺乳动物细胞罕见(因其被唾液酸等所覆盖),但却是细菌、真菌及寄生虫细胞表面的常见成分。

2. 活化过程 MBL-MASP或FCN-MASP复合物与病原体表面糖结构结合后,MBL或FCN发生构象改变,使与之结合的MASP1和MASP2被分别激活。

活化的MASP2发挥其丝氨酸蛋白酶活性,裂解C4,所产生的C4b片段共价结合于病原体表面,随后与C2结合,后者也被MASP2裂解,生成与经典途径相同的C3转化酶C4b2a,继之裂解C3产生C5转化酶C4b2a3b,最后进入补体激活的末端通路(图5-5)。

另外,活化的MASP1可直接裂解C3产生C3b,在D因子和P因子参与下,激活补体旁路途径(图5-5)。因此,凝集素途径对经典途径和旁路途径的活化具有交叉促进作用。(动画5-5"补体激活的凝集素途径")

(四)三条补体激活途径的特点

在生物种系进化中,三条补体激活途径出现的先后顺序是旁路途径→MBL途径→经典途径。三条途径起点各异,但存在相互交叉,并具有共同的末端通路(图5-6)。

1. 经典途径 主要特点为:①激活物主要是由IgG或IgM结合膜型抗原或游离抗原所形成的免疫复合物(IC),C1q识别抗原-抗体复合物是该途径的起始步骤;②C3转化酶和C5转化酶分别是C4b2a和C4b2a3b;③其启动有赖于特异性抗体产生,故在感染后期(或恢复期)才能发挥作用,并参与抵御相同病原体再次感染机体。现在发现有些微生物可直接或通过C反应蛋白等结合后间接激活

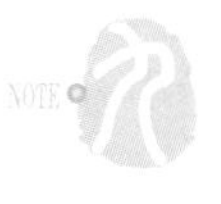

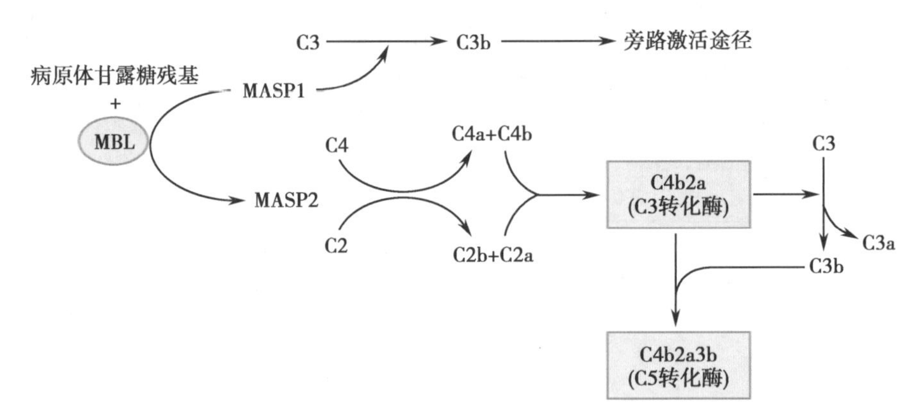

图5-5 补体激活的凝集素途径

MBL-MASP或FCN-MASP结合于病原体表面糖结构，MBL或FCN构象改变，分别激活MASP1和MASP2；活化MASP2依次裂解C4和C2，产生C3转化酶C4b2a，继之裂解C3形成C5转化酶C4b2a3b；活化的MASP1直接裂解C3产生C3b，在D、P因子参与下，产生C3转化酶C3bBb或C3bBbP，继之裂解C3形成C5转化酶C3bBb3b；最后进入末端通路

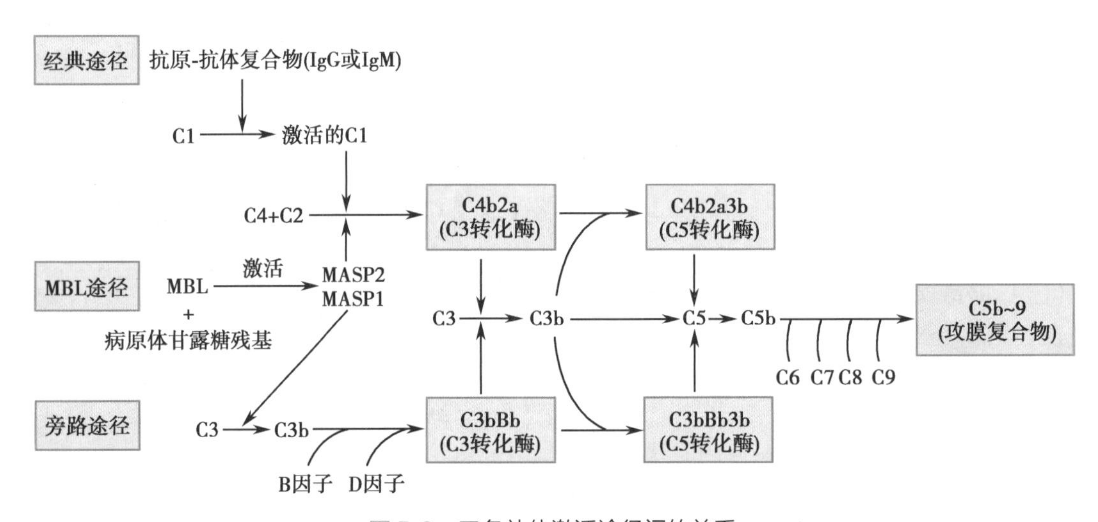

图5-6 三条补体激活途径间的关系

C1q，启动经典激活途径。

2. **旁路途径** 主要特点为：①激活物是细菌、真菌或病毒感染细胞等，为自发产生的C3b提供反应表面；②C3转化酶和C5转化酶分别是C3bBb和C3bBb3b；③存在正反馈放大环路；④无需抗体存在即可激活补体，故在抗体产生之前的感染早期或初次感染即可发挥作用。

3. **凝集素途径** 主要特点为：①激活物质非常广泛，主要是多种病原微生物表面的N氨基半乳糖或甘露糖，由MBL和FCN等识别；②除识别机制有别于经典途径外，后续过程基本相同；③对经典途径和旁路途径具有交叉促进作用；④无需抗体参与即可激活补体，可在感染早期或初次感染中发挥作用。

第三节 补体激活的调节

机体对补体系统活化存在着精细的调控机制，主要包括：①控制补体活化的启动；②补体活性片段发生自发性衰变；③血浆和细胞膜表面存在多种补体调节蛋白，通过控制级联酶促反应过程中酶活性和MAC组装等关键步骤而发挥调节作用（图5-7）。各类补体调节蛋白针对补体激活途径关键环节的调节机制如表5-1。（动画5-6“补体调节蛋白作用的关键环节”）

（一）针对经典途径前端反应的调节机制

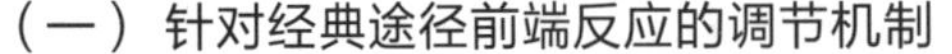

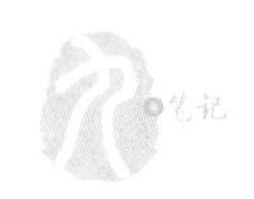

C4b2a是经典途径和凝集素途径的C3转化酶。针对C4b2a的调节因子均发挥负调控作用，主要

是阻断 C4b2a 形成，或分解已形成的 C4b2a，使之灭活。另外，C5 转化酶 C4b2a3b 也受此机制调控。在该环节起作用的补体调节蛋白有 C1 抑制物（C1 inhibitor，C1INH）、CR1、C4 结合蛋白（C4 binding protein，C4bp）、膜辅蛋白（membrane co-factor protein，MCP）、I 因子、衰变加速因子（decay-accelerating factor，DAF）等。

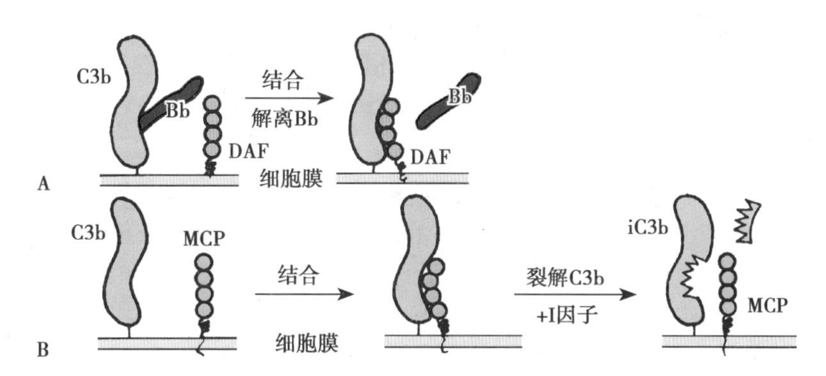

图 5-7 补体调节蛋白作用的关键环节

补体调节蛋白主要通过控制补体激活途径中某些关键环节（C3 转化酶 C4b2a、C3bBb 以及 MAC 形成和活性）而发挥作用

表 5-1 补体调节蛋白及其功能

调节蛋白	功能
可溶性调节蛋白	
C1 抑制物（C1INH）	抑制 C1r、C1s、MASP 活性，阻断 C4b2a 形成
C4 结合蛋白（C4bp）	抑制 C4b2a、C4b2a3b 形成与活性
I 因子（If）	抑制 C4b2a、C4b2a3b、C3bBb、C3bBb3b 形成与活性
H 因子（Hf）	抑制 C3bBb、C3bBb3b 形成与活性
P 因子（Pf）	稳定 C3bBb
S 蛋白（SP）	抑制 MAC 形成
群集素	抑制 MAC 形成
膜型调节蛋白	
补体受体 1（CR1）	抑制 C4b2a、C3bBb、C4b2a3b、C3bBb3b 形成与活性
衰变加速因子（DAF，CD55）	抑制 C4b2a、C3bBb、C4b2a3b、C3bBb3b 形成与活性
膜辅蛋白（MCP，CD46）	抑制 C4b2a、C3bBb、C4b2a3b、C3bBb3b 形成与活性
MIRL/CD59	抑制 MAC 形成

（二）针对旁路途径前端反应的调节机制

多种调节蛋白可调控旁路途径 C3 转化酶（C3bBb）形成，或抑制已形成 C3 转化酶的活性。旁路途径 C5 转化酶 C3bBb3b 也受此机制调控。此外，P 因子起正调节作用。

（三）针对 MAC 的调节机制

补体活化的共同末端通路中，多种补体调节蛋白可抑制 MAC 形成和活性，从而保护自身正常细胞免遭补体攻击。这些因子包括膜反应性溶破抑制物（membrane inhibitor of reactive lysis，MIRL）、同源限制因子（homologous restriction factor，HRF）亦称 C8 结合蛋白（C8 binding protein，C8bp）、S 蛋白（S protein，SP）、群集素（clusterin）等。

此外，病原体能产生一些物质抑制补体活化，逃避补体系统的攻击。如脑膜炎奈瑟菌产生的 H 因子结合蛋白（fHbp）及其外膜蛋白 PorA 可分别将 H 因子和 C4bp 募集到细菌表面，灭活黏附其表面的 C3b；金黄色葡萄球菌分泌的补体抑制因子 SCIN（staphylococcal complement inhibitor）能结合 C4b2a、C3bBb，抑制 C3 转化酶活化等。

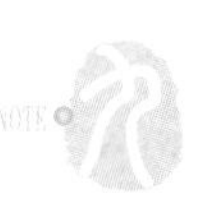

第四节 补体的生物学意义

（一）补体的生物功能

补体活化的共同终末效应是在细胞膜上组装 MAC，介导细胞溶解效应。同时，补体活化过程中生成多种裂解片段，通过与细胞膜相应受体如Ⅰ型补体受体（CR1、C3b/C4b 受体）、Ⅱ型补体受体（CR2、C3b 受体、CD21）、Ⅲ型补体受体（CR3）、Ⅳ型补体受体（CR4）、C5aR、C3aR、C1qR 等结合而介导多种生物学功能。

1. 细胞毒作用 补体系统激活后，最终在靶细胞表面形成 MAC，从而使细胞内外渗透压失衡，导致细胞溶破。该效应的意义为：参与宿主抗细菌（主要是 G^- 细菌）、抗病毒及抗寄生虫等防御机制；参与机体抗肿瘤免疫效应机制；某些病理情况下引起机体自身细胞破坏，导致组织损伤与疾病（如血型不符输血后的溶血反应以及自身免疫病）。

2. 调理作用（opsonization） 补体激活产生的 C3b、C4b、iC3b 等片段直接结合于细菌或其他颗粒物质表面，通过与吞噬细胞表面相应补体受体结合而促进吞噬细胞对其吞噬（图 5-8）。这种调理吞噬的作用是机体抵御全身性细菌感染和真菌感染的重要机制之一。（动画 5-7“C3b-CR1 的调理作用”）

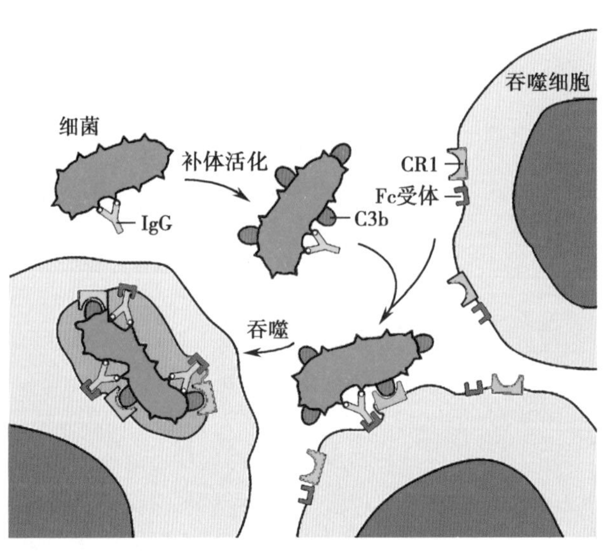

图 5-8 C3b/CR1 的调理作用

病原体被 IgG 或补体 C3b 包被，可分别通过与吞噬细胞表面 FcR 或 CR1 结合而被吞噬

3. 炎症介质作用 补体活化过程中产生多种具有炎症介质作用的片段，如 C5a、C3a 和 C4a 等。三者均可与肥大细胞或嗜碱性粒细胞表面相应受体结合，触发靶细胞脱颗粒，释放组胺和其他生物活性物质，引起血管扩张、毛细血管通透性增高、平滑肌收缩等，从而介导局部炎症反应。C5a 对中性粒细胞有很强的趋化活性，并可刺激中性粒细胞产生氧自由基、前列腺素和花生四烯酸等。

4. 清除免疫复合物 补体成分可参与清除循环免疫复合物（IC），其机制为：C3b 与 IC 结合，同时黏附于 $CR1^+$ 红细胞、血小板，从而将 IC 运送至肝脏和脾脏被巨噬细胞吞噬、清除，此作用被称为免疫黏附（immune adherence）（图 5-9）。

（二）补体的病理生理学意义

1. 机体抗感染防御的主要机制 在抗感染防御机制中，补体是固有免疫和适应性免疫间的桥梁。病原微生物侵入机体后，补体旁路途径或 MBL 途径通过识别微生物表面或其糖链组分而触发级

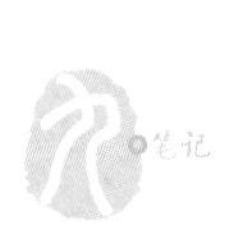

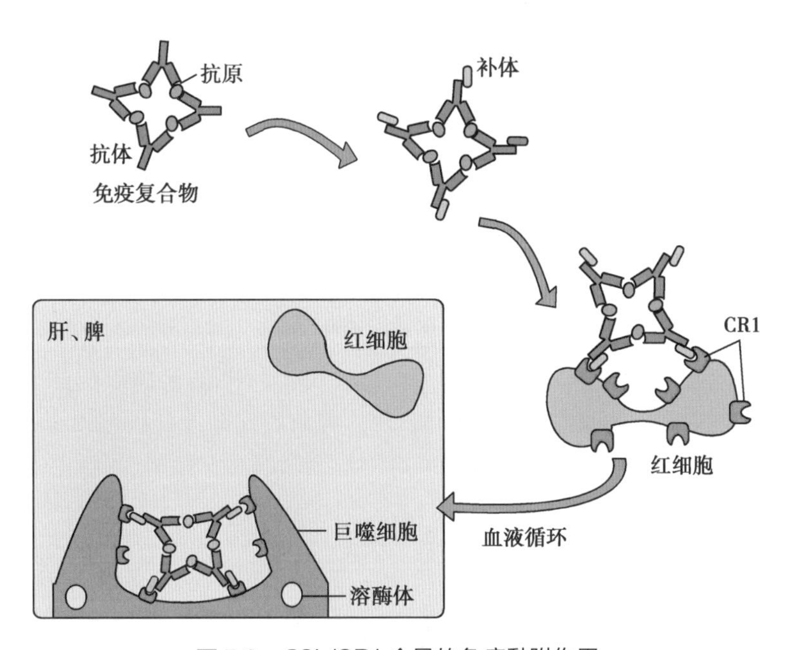

图 5-9　C3b/CR1 介导的免疫黏附作用
可溶性 IC 体积小，难以被吞噬细胞捕获，但其可激活补体经典途径产生 C3b，IC-C3b 黏附于 $CR1^+$红细胞和血小板，形成较大的复合物并随血液流经肝脏和脾脏，可由该处巨噬细胞捕捉、吞噬而被清除

联反应，所产生的裂解片段和复合物通过调理吞噬、炎症反应和溶解细菌而发挥抗感染作用。在特异性抗体产生后，可通过经典途径触发 C3 活化，与旁路途径中 C3 正反馈环路协同作用，形成更为有效的抗感染防御机制。

2. 参与适应性免疫应答　补体活化产物、补体受体及补体调节蛋白可通过不同机制参与适应性免疫应答（见第十二章和第十三章）。例如：补体介导的调理作用可促进抗原提呈细胞摄取和提呈抗原，启动适应性免疫应答；又如感染灶的过敏毒素（C3a、C5a、C4a）可招募炎症细胞，促进抗原的清除。

3. 补体系统与血液中其他级联反应系统的相互作用　补体系统与体内凝血系统、纤溶系统和激肽系统存在密切关系：①四个系统的活化均依赖多种成分级联的蛋白酶裂解作用，且均借助丝氨酸蛋白酶结构域发挥效应；②一个系统的活化成分可对另一系统发挥效应，如 C1INH 不仅负调节活化的 C1r、C1s，也可抑制激肽释放酶、血浆纤溶酶、凝血因子Ⅶ和Ⅵ。某些疾病状态下（如弥散性血管内凝血、急性呼吸窘迫综合征等），四个系统的伴行活化具有重要病理生理意义。

综上所述，补体的生物学意义远超出单纯非特异性防御的范畴，而涉及包括适应性免疫应答在内的广泛生理功能：补体系统既是固有免疫防御的一部分，又是特异性体液免疫应答的重要效应机制；补体可调节适应性免疫应答，并与体内其他蛋白系统相互联系。

第五节　补体与疾病的关系

补体遗传缺陷、功能障碍或过度活化，均可参与某些疾病的病理过程。

（一）遗传性补体缺损相关的疾病

几乎所有补体成分均可能发生遗传性缺损，其多为常染色体隐性遗传。遗传性补体缺陷所致疾病约占原发性免疫缺陷病的 2%，以参与经典途径补体组分的缺陷较常见（见第二十章）。由于补体成分缺损，致使补体系统不能被激活，导致患者对病原体易感，同时由于体内免疫复合物清除障碍而易患相关的自身免疫病。此外，还有些特殊的补体缺陷病，如 C1INH 缺陷可引起遗传性血管神经性水肿（HAE），DAF 缺陷可引起夜间阵发性血红蛋白尿症（PNH）。

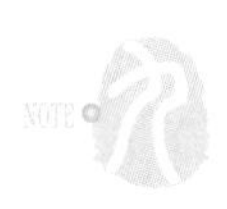

（二）补体与感染性疾病

补体在机体抵御致病微生物感染中起重要作用。某些情况下，病原微生物可借助补体受体入侵细胞，其机制为：①某些微生物与C3b、iC3b、C4b等补体片段结合，通过CR1、CR2而进入细胞，使感染播散。②某些微生物可以补体受体或补体调节蛋白作为其受体而入侵细胞，如EB病毒以CR2为受体；麻疹病毒以MCP为受体；柯萨奇病毒和大肠埃希菌以DAF为受体。③某些微生物感染机体后，能产生一些与补体调节蛋白功能相似的蛋白抑制补体活化，从而逃避机体补体系统的攻击。

（三）补体与炎症性疾病

补体激活是炎症反应中重要的早期事件。创伤、烧伤、感染、缺血-再灌注、体外循环、器官移植等均可激活补体系统，所产生的炎性因子或复合物（如C3a、C5a和非溶破效应的C5b～7、C5b～8、C5b～9等），可激活单核细胞、内皮细胞和血小板，使之释放炎症介质和细胞因子而参与炎症反应。另一方面，补体系统通过与凝血系统、激肽系统和纤溶系统间的相互作用，并与TNF-α、PAF、IL-1、IL-6、IL-8等细胞因子彼此协同或制约，在体内形成极为复杂的炎性介质网络，扩大并加剧炎症反应，从而参与多种感染和非感染性炎症疾病的病理过程。因此，适时恰当地抑制补体功能可能成为治疗某些疾病的有效策略。

本章小结

补体系统包括30余种可溶性蛋白和膜蛋白，是体内重要的免疫效应放大系统，广泛参与固有免疫和适应性免疫的效应机制。在某些激活物作用下，补体固有成分循不同途径被激活。迄今已发现补体激活的经典途径、凝集素途径和旁路途径。三者具有共同的末端通路，最终形成攻膜复合物，通过溶细胞效应而发挥重要生理和病理作用。另外，补体活化过程中还产生多种具有重要生物学效应的活性片段，参与机体免疫调节和炎症反应。针对补体激活，体内存在极为复杂和严密的调节机制，以维持内环境稳定。补体固有成分或其调节蛋白缺陷，可引起补体功能紊乱，从而导致某些免疫病理过程的发生和发展。

思考题

1. 补体激活有哪三条途径？各自的生物学意义如何？
2. 补体激活是如何调节的？
3. 补体有哪些生物学功能？
4. 补体系统相关的疾病有哪些？简述其机制。

（龚非力）

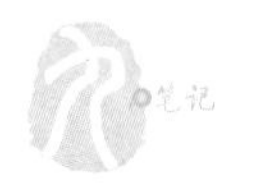

第六章 细胞因子

机体免疫细胞之间存在高度有序的分工合作与协调，这一过程依赖于有效的细胞间信息交换，细胞因子是免疫细胞之间传递信息的重要介质之一。细胞因子（cytokine）是由免疫细胞及组织细胞分泌的在细胞间发挥相互调控作用的一类小分子可溶性蛋白质，通过结合相应受体调节细胞生长分化和效应，调控免疫应答，在一定条件下也参与炎症等多种疾病的发生。淋巴细胞、单核/巨噬细胞、树突状细胞、粒细胞、成纤维细胞、内皮细胞等均可产生细胞因子。自1957年干扰素发现以来，已发现200余种细胞因子。

第一节 细胞因子的共同特点

细胞因子具有以下三方面的共同特点：

（一）细胞因子的基本特征

（1）小分子可溶性蛋白质（8～30kD），多为糖蛋白。

（2）高效性，一般在较低浓度下（pmol/L）即有生物学活性。

（3）通过结合细胞表面相应受体发挥生物学效应。

（4）可诱导产生，且合成具有自限性。

（5）半寿期短。

（6）效应范围小，绝大多数为近距离发挥作用。

（二）细胞因子的作用方式（图6-1）

1. 自分泌（autocrine）方式 作用于分泌细胞自身，例如T细胞产生白细胞介素-2（IL-2）可刺激T细胞自身的生长，表现为自分泌作用。

2. 旁分泌（paracrine）方式 对邻近细胞发挥作用，例如树突状细胞（DC）产生的白细胞介素-12（IL-12）刺激邻近的T细胞分化，表现为旁分泌作用。

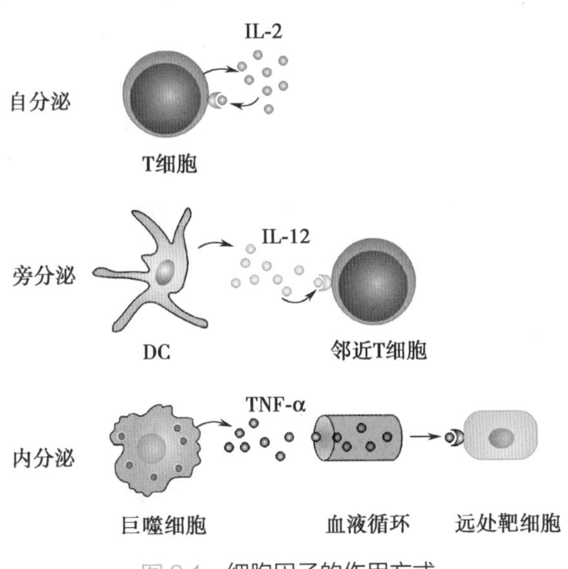

图6-1 细胞因子的作用方式

3. 内分泌（endocrine）方式 少数细胞因子通过循环系统对远距离的靶细胞发挥作用，例如肿瘤坏死因子（TNF）在高浓度时可通过血流作用于远处的靶细胞，表现为内分泌作用。

（三）细胞因子的功能特点（图6-2）

1. 多效性（pleiotropism） 一种细胞因子可以对不同的细胞发挥不同作用，例如IL-4可活化B细胞并促进B细胞的增殖和分化，也可刺激胸腺细胞和肥大细胞的增殖（动画6-1“细胞因子的多效性”）。

2. 重叠性（redundancy） 两种或两种以上的细胞因子具有同样或类似的生物学作用，例如IL-2、IL-7和IL-15均可刺激T细胞增殖。

3. 协同性（synergy） 一种细胞因子可增强另一种细胞因子的功能，例如IL-5可增强IL-4诱导B细胞分泌的抗体类别向IgE转换。

4. 拮抗性（antagonism） 一种细胞因子可抑制另一种细胞因子的功能，例如IFN-γ可阻断IL-4诱导B细胞分泌的抗体类别向IgE转换。

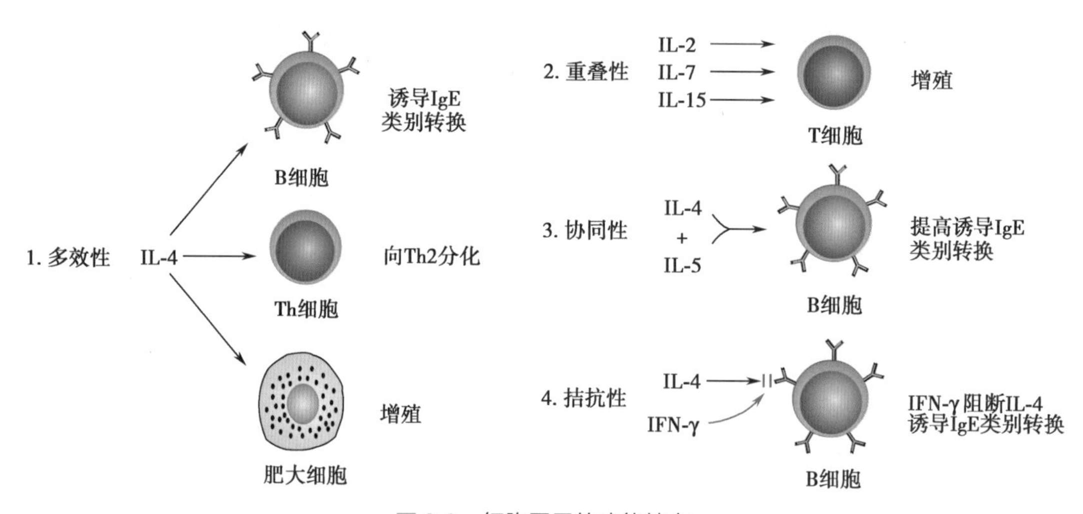

图6-2 细胞因子的功能特点

5. 网络性（network） 在免疫应答过程中，免疫细胞之间通过具有不同生物学效应的细胞因子相互刺激、彼此约束，形成复杂而有序的细胞因子网络，对免疫应答进行调节，维持免疫系统的稳态

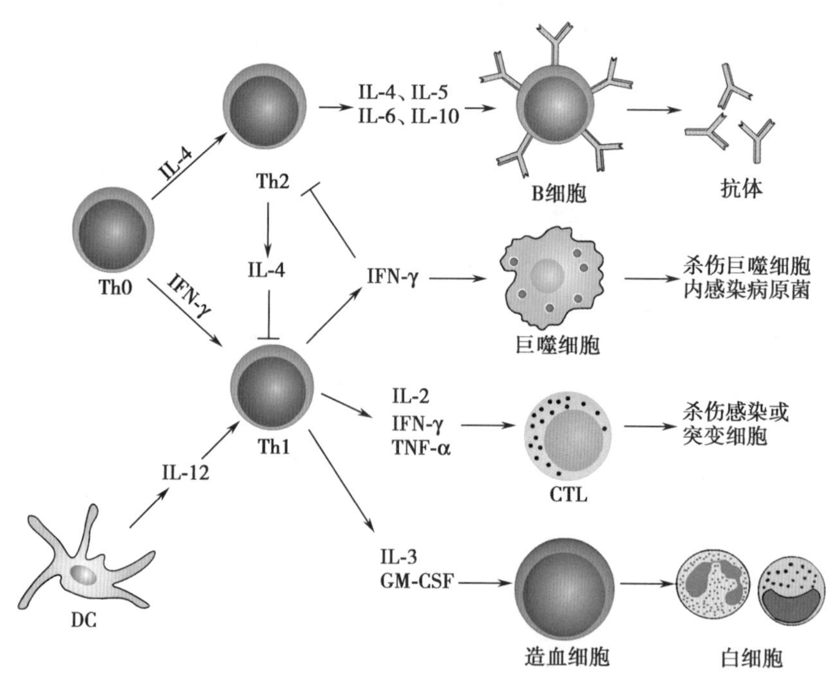

图6-3 细胞因子以网络形式发挥作用

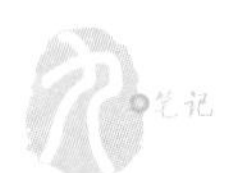

平衡。例如T辅助细胞(Th)是调节免疫应答的主要细胞,其核心作用主要通过复杂的细胞因子调节网络实现(图6-3)。

第二节 细胞因子的分类

细胞因子种类繁多,命名的方法也不尽相同。例如,根据细胞来源,可将细胞因子分为淋巴因子(lymphokine)、单核因子(monokine)、脂肪因子(adipokine)等。根据结构和功能可将其分为六大类。

1. 白细胞介素(interleukin,IL) 早期发现细胞因子是由白细胞产生又在白细胞间发挥调节作用,故命名为白细胞介素(IL)。按照其发现顺序给予IL序号(如IL-1、IL-2等)并命名,目前已经命名38种(IL-1~IL-38)。

2. 集落刺激因子(colony-stimulating factor,CSF) 是指能够刺激多能造血干细胞和不同发育分化阶段的造血祖细胞分化、增殖的细胞因子。主要包括粒细胞-巨噬细胞集落刺激因子(GM-CSF)、巨噬细胞集落刺激因子(M-CSF)、粒细胞集落刺激因子(G-CSF)、红细胞生成素(EPO)、干细胞因子(SCF)和血小板生成素(TPO)等,它们分别诱导造血干细胞或祖细胞分化、增殖成为相应的细胞。IL-3诱导早期造血祖细胞分化、增殖为多种血细胞。

3. 干扰素(interferon,IFN) 因具有干扰病毒复制的功能而得名。IFN根据其结构特征及生物学活性可分为Ⅰ型、Ⅱ型和Ⅲ型。Ⅰ型IFN主要包括IFN-α、IFN-β,主要由病毒感染的细胞、pDC细胞等产生;Ⅱ型IFN即IFN-γ,主要由活化T细胞和NK细胞产生。Ⅲ型IFN包括IFN-λ1(IL-29)、IFN-λ2(IL-28A)和IFN-λ3(IL-28B),主要由DC细胞产生。IFN具有抗病毒、抗细胞增殖、抗肿瘤和免疫调节等作用。目前已发现10余种干扰素家族的细胞因子。

4. 肿瘤坏死因子(tumor necrosis factor,TNF)家族 肿瘤坏死因子因最初被发现其能造成肿瘤组织坏死而得名,包括TNF-α和TNF-β,前者主要由活化的单核/巨噬细胞产生,后者主要由活化的T细胞产生,又称淋巴毒素(lymphotoxin,LT)。TNF家族目前已经发现TRAIL(TNF related apoptosis-inducing ligand)、FasL、CD40L等30余种细胞因子。TNF家族成员在调节免疫应答、杀伤靶细胞和诱导细胞凋亡等过程中发挥重要作用。

5. 生长因子(growth factor,GF) 泛指一类可促进相应细胞生长和分化的细胞因子。其种类较多,包括转化生长因子-β(transforming growth factor-β,TGF-β)、血管内皮细胞生长因子(VEGF)、表皮生长因子(EGF)、成纤维细胞生长因子(FGF)、神经生长因子(NGF)、血小板生长因子(PDGF)等。

6. 趋化因子(chemokine) 是一类结构相似,分子量约8~12kD,具有趋化功能的细胞因子。几乎所有的趋化因子都含有由2对或1对保守的半胱氨酸残基(C)形成的分子内二硫键。根据靠近氨基端的C的个数以及排列顺序将趋化因子分为四个亚家族(图6-4)。

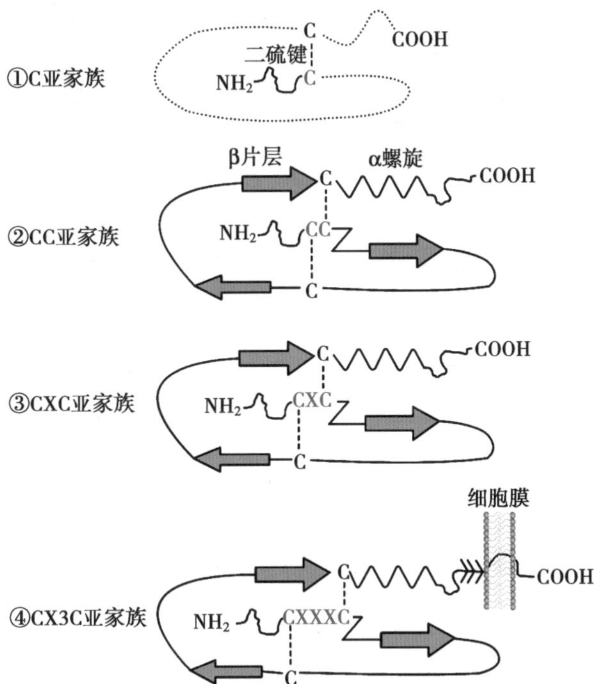

图6-4 趋化因子亚家族分类

①C亚家族:氨基端只有1个C,该分子只有1个分子内二硫键;②CC亚家族:氨基端2个C相邻;③CXC亚家族:氨基端2个C被1个氨基酸残基隔开;④CX3C亚家族:氨基端2个C被3个氨基酸残基隔开,羧基端跨细胞膜

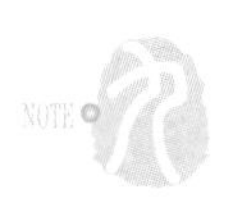

以前趋化因子大多以功能命名，目前统一在趋化因子亚家族名称后缀以 L(ligand) 后面加上数字序号代表各趋化因子。已发现的趋化因子有 CXCL1～16，CCL1～28，XCL1～2 和 CX3CL1。趋化因子除介导免疫细胞定向迁移外，还能活化免疫细胞，参与淋巴器官形成及免疫细胞发育，参与炎症反应，并启动和调控适应性免疫应答，调节血管生成、细胞凋亡等，并在自身免疫病以及移植排斥反应等病理过程中发挥作用。

第三节　细胞因子受体

细胞因子受体的名称通常是在细胞因子名称后面加 R(receptor) 表示，例如 IL-1R(IL-1 受体)、TNFR(TNF 受体)等。细胞因子受体均为跨膜分子，由胞膜外区、跨膜区和胞质区组成，具有一般膜受体的特性。细胞因子与相应受体结合后启动细胞内的信号转导途径从而发挥效应。细胞因子可通过自分泌或旁分泌的方式调节自身受体的表达，亦可诱导或抑制其他细胞因子受体的表达。

(一) 细胞因子受体的分类

细胞因子受体根据其结构特点被分为以下六个家族(图 6-5)。

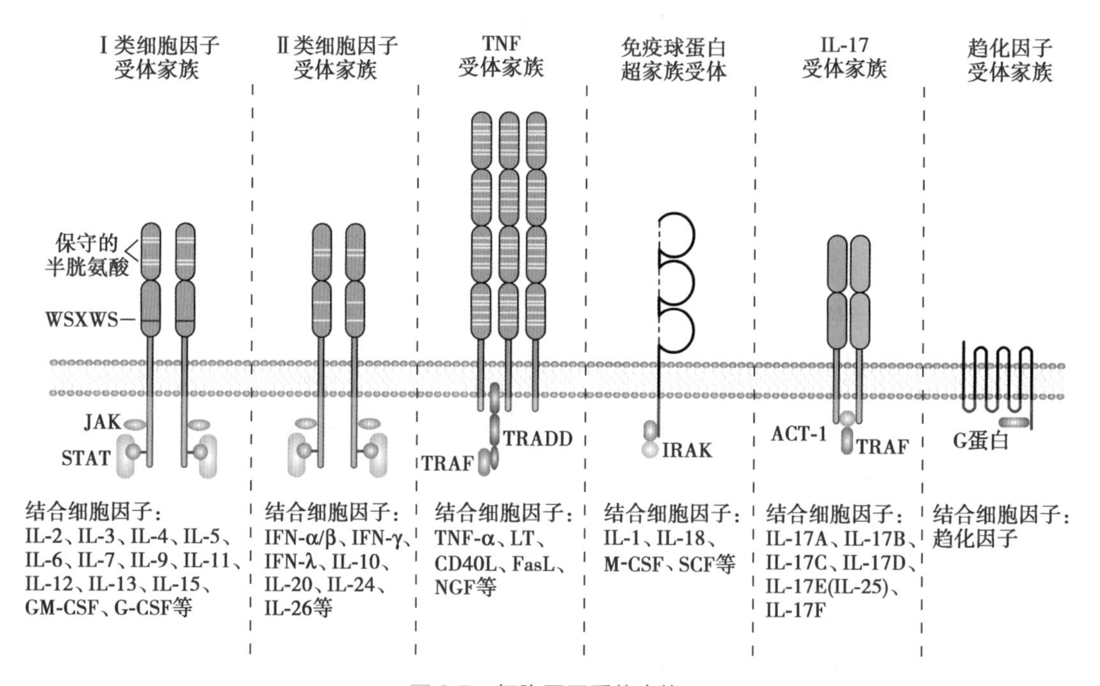

图 6-5　细胞因子受体家族

1. Ⅰ型细胞因子受体家族(type Ⅰ cytokine receptor family)　也称血细胞生成素受体家族(hematopoietin receptor family)，此类受体的胞膜外区有保守的半胱氨酸和 Trp-Ser-X-Trp-Ser(WSXWS)基序，包括 IL-2、IL-3、IL-4、IL-5、IL-6、IL-7、IL-9、IL-11、IL-12、IL-13、IL-15、IL-21、GM-CSF、G-CSF 等细胞因子的受体，通过 JAK-STAT 通路转导信号(动画 6-2"细胞因子受体信号转导 JAK-STAT 通路")。

2. Ⅱ型细胞因子受体家族(type Ⅱ cytokine receptor family)　也称干扰素受体家族(interferon receptor family)，此类受体的胞膜外区有保守的半胱氨酸，但无 WSXWS 基序，胞外区含有 2～4 个 FNⅢ(Ⅲ型纤连蛋白)结构域。包括 IFN-α、IFN-β、IFN-γ 以及 IL-10 家族细胞因子的受体，通过 JAK-STAT 通路转导信号。

3. 肿瘤坏死因子受体家族(tumor necrosis factor receptor family)　此类受体胞膜外区含有数个富含半胱氨酸的结构域，多以同源三聚体发挥作用。包括 TNF-α、LT、FasL、CD40L、神经生长因子(NGF)等细胞因子的受体,主要通过 TRAF-NF-κB、TRAF-AP-1 通路转导信号。

4. 免疫球蛋白超家族受体(Ig superfamily receptor,IgSFR) 也称 IL-1R 家族(IL-1 receptor family),此类受体在结构上与免疫球蛋白的 V 区或 C 区相似,即具有数个 IgSF 结构域。IL-1、IL-18、IL-33、M-CSF、SCF 等细胞因子受体属于此类受体,主要通过 IRAK-NF-κB 通路转导信号,其中 M-CSF、SCF 等集落刺激因子受体胞内区具有酪氨酸激酶(PTK)活性的结构域,可直接激活 Ras、PI3K 等多条信号通路。

5. IL-17 受体家族(IL-17 receptor family) 此类受体以同源或异源二聚体形式存在,由 IL-17RA、B、C、D 和 E 链以不同形式组合而成,受体二聚体中至少包含一条 IL-17RA 链。受体分子均为Ⅰ型整合膜蛋白,胞外区含有两个 FNⅢ结构域,胞质区含有一个 SEFIR 基序。已知 IL-17RA/RC 结合 IL-17A、IL-17F,主要通过 TRAF-NF-κB 通路转导信号。

6. 趋化因子受体家族(chemokine receptor family) 也称 7 次跨膜受体家族,属于 G 蛋白偶联受体超家族(动画 6-3“趋化因子受体信号转导通路”)。趋化因子受体命名的规则是在趋化因子亚家族名称后缀以 R(receptor),再按受体被发现的顺序缀以阿拉伯数字进一步区分。例如与 CXCL 趋化因子结合的受体共有 6 种,分别命名为 CXCR1～CXCR6;CCL 趋化因子受体共有 11 种,分别命名为 CCR1～CCR11。少数趋化因子受体仅与一种配体结合,为特异性趋化因子受体,如 CXCR4 仅能结合 CXCL12。多数情况下,一种趋化因子受体可结合多个配体,一种配体也可与多个受体结合,为共享性趋化因子受体(图 6-6)。

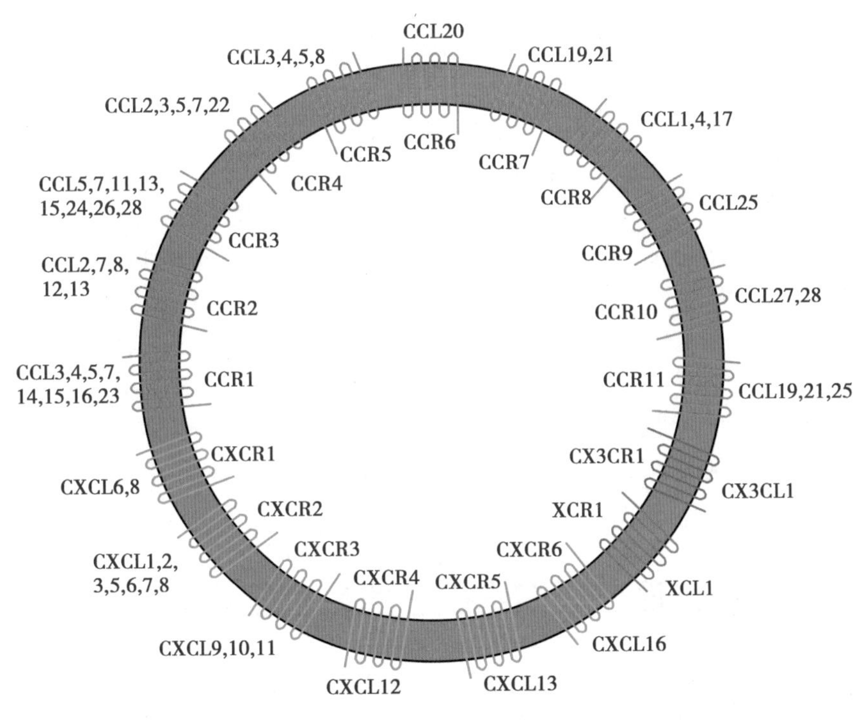

图 6-6　趋化因子及趋化因子受体家族

(二)细胞因子受体共有链

大多数细胞因子受体由 2 条或 3 条多肽链构成,其中 1 条(或 2 条)多肽链特异性结合细胞因子,称为细胞因子结合亚单位;另一条多肽链则转导信号,称为信号转导亚单位。结合亚单位构成低亲和力受体,信号转导亚单位一般不能单独与细胞因子结合,但与结合亚单位共同构成高亲和力受体并转导信号。在细胞因子受体中,信号转导亚单位常可共用,称为细胞因子受体共有链(common chain,c),现已发现共有 γ 链(common γ chain,γc)、共有 β 链(βc)和 gp130(图 6-7)。例如 IL-2、IL-4、IL-7、IL-9、IL-15 和 IL-21 受体中有 γc 链;IL-3、IL-5、GM-CSF 受体中有 βc 链;IL-6、IL-11、IL-27 受体中有相

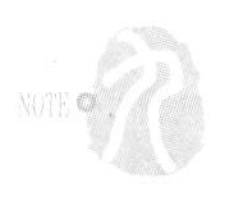

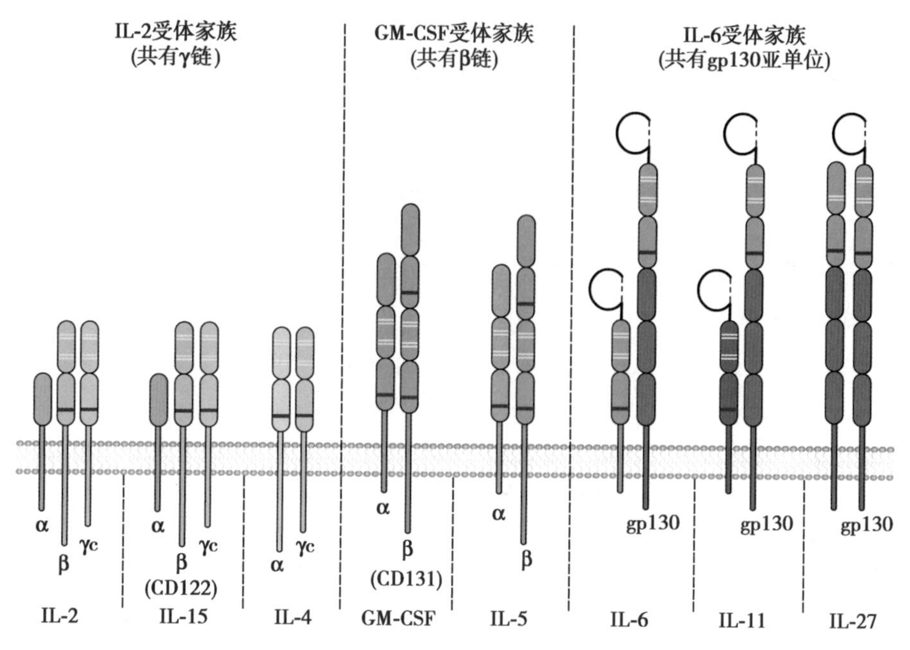

图6-7 细胞因子受体共有信号转导亚单位

同的 gp130 亚单位。

（三）可溶性细胞因子受体、细胞因子诱饵受体和细胞因子受体拮抗剂

1. 可溶性细胞因子受体（soluble cytokine receptor,sCKR） 除了膜型受体外，大多数细胞因子受体还存在着可溶形式。sCKR 仍可结合细胞因子，与相应的膜型受体竞争结合配体从而抑制细胞因子功能。检测某些 sCKR 的水平有助于相关疾病的诊断及病程发展和转归的监测。

2. 细胞因子诱饵受体（decoy receptor） 此类受体胞质段缺乏信号结构域，与相应细胞因子结合后不能启动生物学效应，反而使细胞因子失活，或者介导细胞因子内化后被降解，从而负向调控细胞因子活性。例如 TNF 诱饵受体、IL-1 Ⅱ型受体、IL-13R α2 亚单位等。

3. 细胞因子受体拮抗剂 一些细胞因子的受体存在天然拮抗剂，如 IL-1 受体拮抗剂（IL-1Ra）是一种由单核/巨噬细胞产生的、与 IL-1 有一定同源性的多肽，可以竞争结合 IL-1R，从而抑制 IL-1 的生物学活性。有些病毒可产生细胞因子结合蛋白，抑制细胞因子与相应受体的结合从而干扰机体的免疫功能。人工制备的细胞因子结合物或受体拮抗剂可用于治疗某些因细胞因子过高引起的相关疾病。

第四节 细胞因子的免疫学功能

细胞因子在免疫细胞的发育分化、免疫应答及其免疫调节中扮演重要的角色。

（一）调控免疫细胞的发育、分化和功能

1. 调控免疫细胞在中枢免疫器官的发育、分化 骨髓多能造血干细胞（HSC）发育分化为不同谱系的免疫细胞的过程受到骨髓基质细胞分泌的多种细胞因子调控（IL-7、SCF、CXCL12 等）。胸腺微环境中产生的细胞因子对调控造血细胞和免疫细胞的增殖和分化亦起着关键作用（图 6-8）。

2. 调控免疫细胞在外周免疫器官的发育、分化、活化和功能 IL-4、IL-5、IL-6 和 IL-13 等可促进 B 细胞的活化、增殖和分化为抗体产生细胞。多种细胞因子调控 B 细胞分泌 Ig 的类别转换，如 IL-4 可诱导 IgG1 和 IgE 的产生；TGF-β 和 IL-5 可诱导 IgA 的产生。IL-2、IL-7、IL-18 等活化 T 细胞并促进其增殖，IL-12 和 IFN-γ 诱导 T 细胞向 Th1 亚群分化，而 IL-4 诱导 T 细胞向 Th2 亚群分化。TGF-β 诱导 T 细胞向调节性 T 细胞（Treg）分化，而 TGF-β 与 IL-6 共同诱导 T 细胞向 Th17 亚群分化，IL-23 促进

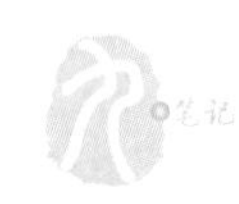

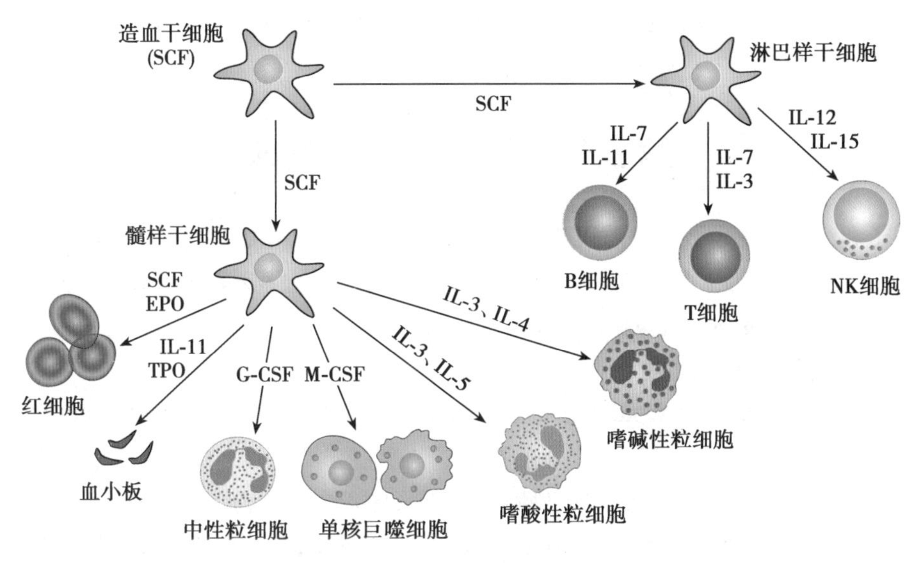

图6-8 细胞因子调控免疫细胞的发育分化

Th17 细胞的增殖和功能的维持。IL-2、IL-6 和 IFN-γ 明显促进 CTL 的分化并增强其杀伤功能。IL-15 刺激 NK 细胞增殖,IL-5 刺激嗜酸性粒细胞分化为杀伤蠕虫的效应细胞等。

(二)调控机体的免疫应答

多种细胞因子通过激活相应的免疫细胞直接或间接调控固有免疫应答和适应性免疫应答,发挥抗感染、抗肿瘤、诱导凋亡等功能。

1. 抗感染作用 细胞因子参与抗感染免疫应答的全过程。当病原体感染时,机体的固有免疫和适应性免疫在细胞因子网络的调控下构成机体重要的抗感染防御体系,从而有效地清除病原体,保持机体的稳态和平衡。

(1)抗菌免疫:细菌感染时可刺激感染部位的巨噬细胞释放 IL-1、TNF-α、IL-6、IL-8 和 IL-12,引起局部和全身炎症反应,促进对病原体的清除。IL-8 趋化中性粒细胞进入感染部位,以清除细菌、真菌感染。细胞因子参与特异性抗菌免疫全过程:DC 摄取抗原后在 IL-1β 和 TNF-α 等作用下逐渐成熟,在趋化因子的作用下到达外周淋巴组织。在抗原提呈过程中,IFN-γ 上调 DC MHC Ⅰ类和Ⅱ类分子表达,促进 DC 将抗原肽提呈给初始 T 细胞,启动适应性免疫应答;IL-1、IL-2、IL-4、IL-5、IL-6 可分别促进 T、B 细胞活化,增殖,分化为效应细胞和抗体产生细胞,进而清除细菌感染。

(2)抗病毒免疫:病毒感染时机体产生 IFN-α 和 IFN-β,IFN-α/β 通过作用于病毒感染细胞和其邻近的未感染细胞,诱导抗病毒蛋白酶的产生而发挥抗病毒作用。IFN-α/β 和 IFN-γ 激活 NK 细胞,促进其杀伤病毒感染细胞,在病毒感染早期发挥重要的抗病毒效应;IL-2、IL-12、IL-15 和 IL-18 亦可明显促进 NK 细胞对病毒感染细胞的杀伤效应。IFN-α/β 和 IFN-γ 还可刺激病毒感染细胞表达 MHC Ⅰ类分子,提高其抗原提呈能力,使其更容易被特异性细胞毒性 T 细胞(CTL)识别与杀伤。IL-1、TNF-α、IFN-γ 等可激活单核/巨噬细胞,增强其吞噬和杀伤功能。

2. 抗肿瘤作用 多种细胞因子可直接或间接抗肿瘤。例如 TNF-α 和 LT 可直接杀伤肿瘤细胞;IFN-γ 可抑制多种肿瘤细胞生长;IL-2、IL-15、IL-1、IFN-γ 等可诱导 CTL 和 NK 细胞杀伤活性;IFN-γ 可诱导肿瘤细胞表达 MHC Ⅰ类分子,增强机体对肿瘤细胞的杀伤。

3. 诱导细胞凋亡 在 TNF 家族中,有几种细胞因子可诱导细胞凋亡,如 TNF-α 可诱导肿瘤细胞或病毒感染细胞发生凋亡;活化 T 细胞表达的 Fas 配体(FasL)可通过膜型或可溶性形式结合靶细胞上的受体 Fas,诱导其凋亡。

细胞因子除了对免疫应答具有正向调节外,亦可发挥重要的负向调节,例如 IL-10、TGF-β 等通过直接抑制免疫细胞的功能或诱导调节性 T 细胞(Treg 细胞)间接发挥免疫抑制作用。此外,细胞因子

还具有刺激造血，促进组织创伤的修复，促进血管的生成，参与中枢神经系统发育和损伤修复，以及调控多种激素分泌等功能。

第五节 细胞因子与临床

细胞因子和其他免疫分子一样，也是“双刃剑”，既可参与免疫应答，发挥抗感染、抗肿瘤、诱导凋亡等功能，又可在一定条件下参与多种疾病的发生。采用现代生物技术研制开发的重组细胞因子、细胞因子抗体和细胞因子受体拮抗蛋白已获得了广泛的临床应用。

（一）细胞因子与疾病的发生

1. 细胞因子风暴（cytokine storm） 也称高细胞因子血症，表现为短期内机体大量分泌多种细胞因子，引发全身炎症反应综合征，严重者可导致多器官功能障碍综合征。在异常情况下，机体促炎细胞因子和抗炎细胞因子之间的平衡失调，体液中迅速、大量产生多种促炎细胞因子，包括TNF-α、IL-1、IL-6、IL-12、IFN-α、IFN-β、IFN-γ、MCP-1、IL-18等，形成细胞因子风暴。细胞因子风暴可发生于多种疾病，如移植物抗宿主病、急性呼吸窘迫综合征（ARDS）、脓毒血症和流感等。IL-4、IL-10、IL-13、TGF-β、sTNFR、sIL-6R、抗IL-6单抗等可拮抗炎性介质，通过控制炎症反应而避免组织过度损伤。

2. 致热与炎症病理损害 IL-1、TNF-α和IL-6均为内源性致热原，可作用于下丘脑体温调节中枢，引起发热；TNF-α、IL-1等可刺激内皮细胞和白细胞释放一系列炎性介质（如一氧化氮、氧自由基等），改变凝血功能，导致组织损伤与弥散性血管内凝血，从而在感染性休克中起重要作用。应用重组IL-1受体拮抗物阻断IL-1与IL-1R结合，可降低人内毒素性休克病死率。

3. 肿瘤的发生及免疫逃逸 细胞因子及其受体表达异常与某些肿瘤发生、发展密切相关。例如骨髓瘤细胞表面高表达IL-6R，高于正常浆细胞10倍以上，并且可分泌大量IL-6，应用抗IL-6抗体可抑制体外培养的骨髓瘤细胞生长。心脏黏液瘤、浆细胞瘤、子宫颈癌及膀胱癌细胞均异常高分泌IL-6。IL-1可刺激急性、慢性髓样白血病细胞、浆细胞和卵巢癌细胞生长。另外，多种肿瘤细胞通过分泌TGF-β、IL-10等抑制机体的免疫功能，从而有助于肿瘤逃逸机体免疫监视。

4. 免疫系统相关疾病

（1）超敏反应：IL-4可促进IgE合成；IL-5和IL-6可协同IL-4促进IgE产生；IFN-γ可抑制IL-4诱生IgE的作用。

（2）自身免疫病：在类风湿关节炎、强直性脊柱炎和银屑病患者体内均可检测到过高水平的TNF-α。银屑病患者皮损组织IL-17、IL-23（与IL-12共用p40亚基）及IL-6水平异常升高。应用抗TNF-α抗体或IL-1受体拮抗剂治疗类风湿关节炎，应用抗IL-12p40抗体治疗银屑病患者均已经取得了较好的疗效。

（3）免疫缺陷病：某些免疫缺陷病发病与细胞因子或细胞因子受体表达异常有关，如性连锁重症联合免疫缺陷病（X-linked severe combined immunodeficiency，X-SCID）是由于个体IL-2Rγ链基因突变，这类患者由于IL-2、IL-4、IL-7、IL-9、IL-15和IL-21等多种受体介导的信号转导通路发生障碍，表现为严重的细胞免疫和体液免疫缺陷。另外，疣、低丙种球蛋白血症、感染及先天性髓系粒细胞缺乏（WHIM）四联症[warts，hypogammaglobulinemia，infection and myelokathexis（WHIM）syndrome]与*CXCR4*基因突变有关，是一种罕见的常染色体显性遗传性疾病。

（4）器官移植排斥反应：急性移植排斥反应时，受者血清及移植物局部IL-1、IL-2、TNF-α、IFN-γ、IL-6等水平升高。检测相关细胞因子或其可溶性受体水平可作为监测排斥反应的指标之一。

5. 代谢性疾病 细胞因子参与糖尿病发病，已知TNF-α可直接杀伤胰岛细胞，干扰胰岛素受体信号转导，降低外周组织对胰岛素的敏感性；IL-1、IL-6、IL-18、TNF等参与胰岛炎症反应。

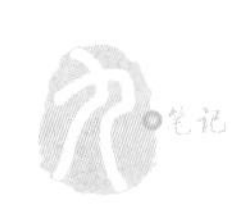

（二）细胞因子与疾病的治疗

已批准上市的多种重组细胞因子药物、细胞因子抗体和细胞因子拮抗剂获得了广泛的临床应用（动画 6-4“细胞因子的临床应用”）。

1. 细胞因子直接治疗 通过给予外源性细胞因子治疗疾病，例如应用 IFN 治疗肿瘤及病毒感染；应用 GM-CSF 刺激造血等（表 6-1）。

表 6-1 已批准上市的重组细胞因子药物

细胞因子	适应证
IL-2	癌症、免疫缺陷、疫苗佐剂
IL-11	放疗、化疗所致血小板减少症
IFN-α	白血病、Kaposi 肉瘤、乙型病毒性肝炎、恶性肿瘤、AIDS
IFN-β	多发性硬化症
IFN-γ	慢性肉芽肿、生殖器疣、过敏性皮炎、类风湿关节炎
G-CSF	自体骨髓移植、化疗导致的粒细胞减少症，再生障碍性贫血
GM-CSF	自体骨髓移植、化疗导致的血细胞减少症，再生障碍性贫血
EPO	慢性肾衰竭导致的贫血、癌症或癌症化疗导致的贫血、失血后贫血
SCF	与 G-CSF 联合应用于外周血干细胞移植
EGF	外用药治疗烧伤、口腔溃疡
bFGF	外用药治疗烧伤、外周神经炎

2. 细胞因子拮抗治疗 用可溶性细胞因子受体、细胞因子受体拮抗剂或抗细胞因子抗体治疗疾病，例如应用抗 TNF 抗体治疗类风湿关节炎；应用抗 IL-2R 抗体防治移植排斥反应等（表 6-2）。

表 6-2 细胞因子 R/R 拮抗剂、单克隆抗体及其应用

名称	适应证
可溶性 IL-1R（干粉吸入剂）	哮喘
可溶性 IL-1R（注射剂）	急性髓样白血病
可溶性 IL-4R	哮喘
IL-1R 拮抗剂	类风湿关节炎
TNFRⅡ-Fc 融合蛋白	类风湿关节炎、慢性心力衰竭
TNFRⅠ-Fc 融合蛋白	休克、类风湿关节炎、多发性硬化症
抗 IL-1β 单抗	Muckle-Wells 综合征
抗 IL-2R 单抗	肾脏移植、移植排斥反应
抗 IL-4 单抗	哮喘
抗 IL-5 单抗	哮喘
抗 IL-6R 单抗	类风湿关节炎
抗 IL-8 单抗（ABX-IL8）	严重银屑病
抗 IL-15 单抗	类风湿关节炎
抗 IL-12/23 单抗	银屑病
抗 TNF-α 单抗	克罗恩病（Crohn's disease）、类风湿关节炎
DAB389-IL-2（IL-2 免疫毒素）	T 细胞淋巴瘤、1 型糖尿病、严重类风湿关节炎、银屑病、HIV 感染
IL13-PE38QQR（IL-13 免疫毒素）	肾癌

本章小结

细胞因子是由免疫细胞及组织细胞分泌的、在细胞间发挥相互调控作用的一类小分子可溶性蛋

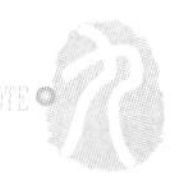

白质，通过旁分泌、自分泌或内分泌等方式结合相应受体影响自身及其他细胞的行为，在免疫细胞的发育分化、免疫应答以及免疫调节中扮演重要的角色。细胞因子根据其结构和功能被分为白细胞介素、集落刺激因子、干扰素、肿瘤坏死因子、生长因子和趋化因子六大类。细胞因子受体根据其结构特点被分为Ⅰ型细胞因子受体家族（血细胞生成素受体家族）、Ⅱ型细胞因子受体家族（干扰素受体家族）、肿瘤坏死因子受体家族、免疫球蛋白受体家族（IL-1R 家族）、IL-17 受体家族及趋化因子受体家族（7 次跨膜受体家族）等。细胞因子可通过影响细胞因子受体表达、可溶性细胞因子受体、细胞因子诱饵受体及细胞因子受体拮抗剂等机制调控其生物学活性。众多细胞因子在机体内相互促进或相互制约，形成十分复杂的细胞因子调节网络，既可调节多种重要生理功能，又可参与许多病理损伤。以细胞因子为靶点的生物制剂在肿瘤、自身免疫病、免疫缺陷、感染等治疗方面获得广泛的临床应用。

思考题

1. 简述细胞因子的共同特点及生物学功能。
2. 试述细胞因子及受体的分类。
3. 细胞因子是怎样调控免疫细胞在中枢和外周免疫器官的发育、分化的？
4. 细胞因子是怎样构成机体的抗菌防卫体系的？
5. 试述细胞因子在疾病发生发展中的作用。

（田志刚）

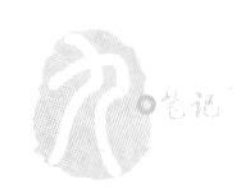

第七章　白细胞分化抗原和黏附分子

免疫应答过程有赖于免疫系统中细胞间的相互作用，包括细胞间直接接触以及间接通过分泌细胞因子或其他生物活性分子介导的作用。表达于细胞表面的功能分子是免疫细胞相互识别和作用的重要分子基础，包括细胞表面的多种抗原、受体和黏附分子等。

第一节　人白细胞分化抗原

一、人白细胞分化抗原的概念

（一）人白细胞分化抗原的概念

人白细胞分化抗原（human leukocyte differentiation antigen，HLDA）主要是指造血干细胞在分化为不同谱系（lineage）、各个细胞谱系分化不同阶段以及成熟细胞活化过程中，细胞表面表达的标记分子。由于20世纪80年代初白细胞分化抗原研究兴起时，主要是研究淋巴细胞和髓样细胞等白细胞的表面分子，“白细胞分化抗原”因此而得名。实际上白细胞分化抗原除表达在白细胞外，还广泛分布于多种细胞如红细胞、血小板、血管内皮细胞、成纤维细胞、上皮细胞、神经内分泌细胞等细胞表面。白细胞分化抗原大都是跨膜的糖蛋白，含胞膜外区、跨膜区和胞质区；有些白细胞分化抗原是以糖基磷脂酰肌醇（glycosyl-phosphatidylinositol，GPI）连接方式，锚定在细胞膜上；少数白细胞分化抗原是碳水化合物。

人白细胞分化抗原根据其胞膜外区结构特点，可分为不同的家族（family）或超家族（superfamily）。常见的有免疫球蛋白超家族、细胞因子受体家族、C型凝集素超家族、整合素家族、选择素家族、肿瘤坏死因子超家族和肿瘤坏死因子受体超家族等。

（二）分化群的概念

1975年创立的B淋巴细胞杂交瘤和单克隆抗体技术，极大地推动了白细胞分化抗原的研究。国际专门命名机构以单克隆抗体鉴定为主要方法，将来自不同实验室的单克隆抗体所识别的同一种分化抗原归为同一个分化群（cluster of differentiation，CD）。在许多情况下，单克隆抗体及其识别的相应抗原都用同一个CD编号。经第九届国际人类白细胞分化抗原专题讨论会命名，目前人CD的编号已命名至CD363，可大致划分为14个组（表7-1）。

表7-1　人CD分组（2010年）

分组	CD分子（举例）
T细胞	CD2、CD3、CD4、CD5、CD8、CD28、CD152（CTLA-4）、CD154（CD40L）、CD278（ICOS）
B细胞	CD19、CD20、CD21、CD40、CD79a（Igα）、CD79b（Igβ）、CD80（B7-1）、CD86（B7-2）
髓样细胞	CD14、CD35（CR1）、CD64（FcγRⅠ）、CD284（TLR4）
血小板	CD36、CD41（整合素αⅡb）、CD51（整合素αv）、CD61（整合素β3）、CD62P（P选择素）
NK细胞	CD16（FcγRⅢ）、CD56（NCAM-1）、CD94、CD158（KIR）、CD161（NKR-P1A）、CD314（NKG2D）、CD335（NKp46）、CD336（NKp44）、CD337（NKp30）
非谱系	CD30、CD32（FcγRⅡ）、CD45RA、CD45RO、CD46（MCP）、CD55（DAF）、CD59、CD279（PD-1）、CD281～CD284（TLR1～TLR4）

续表

分组	CD 分子(举例)
黏附分子	CD11a ~ CD11c、CD15s(sLe^x)、CD18(整合素 β2)、CD29(整合素 β1)、CD49a ~ CD49f、CD54(ICAM-1)、CD62E(E 选择素)、CD62L(L 选择素)
细胞因子/趋化因子受体	CD25(IL-2Rα)、CD95(Fas)、CD178(FasL)、CD183(CXCR3)、CD184(CXCR4)、CD195(CCR5)
内皮细胞	CD106(VCAM-1)、CD140(PDGFR)、CD144(VE 钙黏蛋白)、CD309(VEGFR2)
碳水化合物结构	CD15u、CD60a ~ CD60c、CD75
树突状细胞	CD83、CD85(ILT/LIR)、CD206(甘露糖受体)、CD274 ~ CD276(B7H1 ~ B7H3)
干细胞/祖细胞	CD34、CD117(SCF 受体)、CD133、CD243
基质细胞	CD331 ~ CD334(FGFR1 ~ FGFR4)
红细胞	CD233 ~ CD242(多种血型抗原和血型糖蛋白)

注:(1) CD 分子 14 个组划分的特异性是相对的,实际上,许多 CD 抗原的细胞分布更为广泛。此外,有的 CD 抗原可从不同分类角度归入不同组,如表中某些属于 T 细胞、B 细胞、髓样细胞或 NK 细胞组的 CD 抗原实际上也是黏附分子

(2) 表中某些 CD 分子后加了括号,列出其相应的分子名称,以便联系本书中相应章节的内容

二、人白细胞分化抗原的功能

有关人白细胞分化抗原的主要功能如表 7-2、图 7-1 和图 7-2。人白细胞分化抗原按其执行的功能,主要分为受体和黏附分子,其中受体包括特异性识别抗原的受体及其共受体、模式识别受体、细胞因子受体、补体受体、NK 细胞受体以及 Ig Fc 受体等。黏附分子包括共刺激(或抑制)分子、归巢受体和血管地址素(vascular addressin)等。有关 T 细胞受体(TCR)、B 细胞受体(BCR)、NK 细胞受体、模式识别受体(pattern recognition receptor,PRR)、补体受体和细胞因子受体等内容在本书相关章节中作重点介绍。

表 7-2　与免疫功能相关的 CD 分子(举例)

表面分子的种类	主要分布细胞	CD 分子及其参与的功能
细胞受体		
T 细胞受体(TCR)复合物及其辅助受体	T 细胞	CD3 参与 TCR 识别抗原后的信号转导,CD4 和 CD8 是 TCR 的共受体,并参与 TCR 信号转导
B 细胞受体(BCR)复合物及其辅助受体	B 细胞	CD79a 和 CD79b 参与 BCR 识别抗原后的信号转导,CD19/CD21/CD81 复合物是 BCR 的共受体,参与信号转导
NK 细胞受体	NK 细胞	CD94、CD158 ~ CD161、CD226、CD314(NKG2D)和 CD335 ~ CD337(NCR1 ~ NCR3)等,调节 NK 细胞杀伤活性,参与信号转导
补体受体(CR)	吞噬细胞	CR1 ~ CR4(分别为 CD35、CD21、CD11b/CD18 和 CD11c/CD18),参与调理吞噬、活化免疫细胞
Ig Fc 受体(FcR)	吞噬细胞、DC、NK 细胞、B 细胞、肥大细胞	IgG Fc 受体(CD64、CD32、CD16)、IgA Fc 受体(CD89)、IgE Fc 受体(FcεR Ⅰ、CD23),参与调理吞噬、ADCC 和超敏反应
细胞因子受体	广泛	包括多种白细胞介素受体、集落刺激因子受体、肿瘤坏死因子超家族受体、趋化因子受体等,介导细胞因子刺激后的信号转导,参与造血以及细胞活化、生长、分化和趋化等
模式识别受体(PRR)	吞噬细胞、DC	TLR-1 ~ TLR11(CD281 ~ CD291),参与固有免疫,感应危险信号
死亡受体	广泛	TNFR Ⅰ(CD121a)、Fas(CD95)等,分别结合 TNF 和 FasL,诱导细胞凋亡
黏附分子		
共刺激分子	T 细胞、B 细胞、APC	T 细胞(CD40L)-B 细胞(CD40),T 细胞(CD28,CTLA-4)-APC(CD80,CD86),参与 T 细胞活化和 T-B 细胞间协作

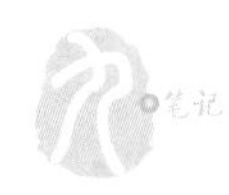
笔记

续表

表面分子的种类	主要分布细胞	CD 分子及其参与的功能
共抑制分子	T 细胞	T 细胞表面表达的 PD-1 与 APC(或靶细胞)表面 PD-L1 结合,启动抑制信号,对 T 细胞活化发挥负调节作用
归巢受体和地址素等	白细胞、内皮细胞	白细胞(LFA-1 即 CD11a/CD18)-内皮细胞(ICAM-1/CD54),初始 T 细胞(L-选择素)-高内皮微静脉(CD34 等),参与淋巴细胞再循环和炎症

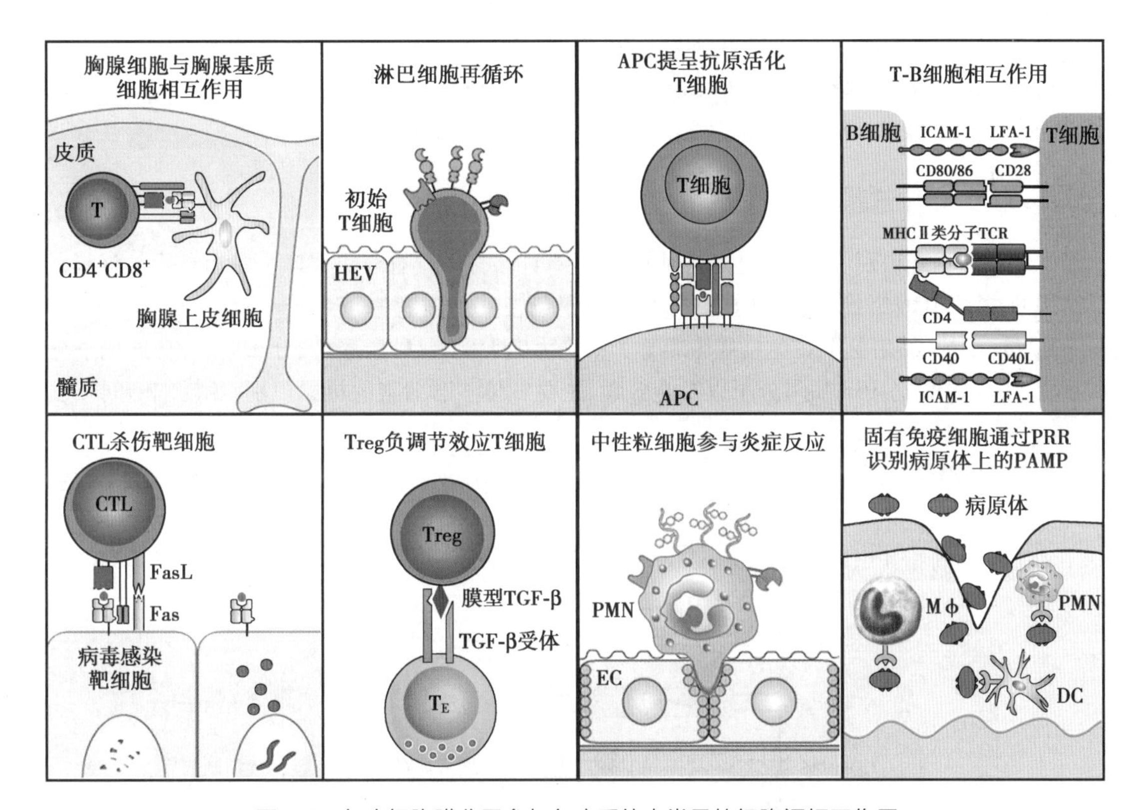

图 7-1 免疫细胞膜分子参与免疫系统中常见的细胞间相互作用

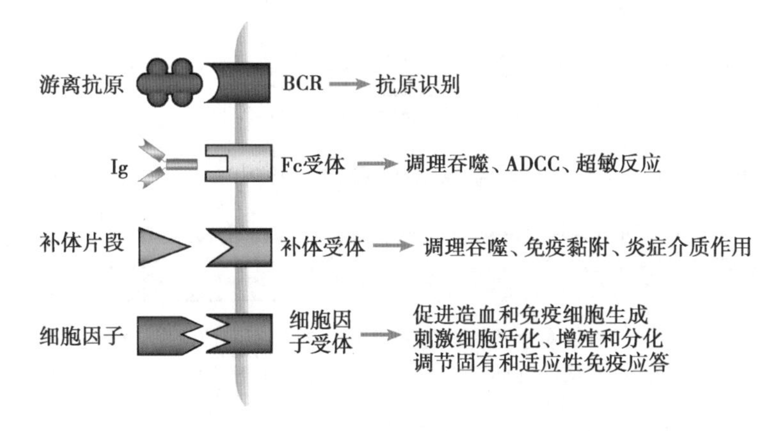

图 7-2 免疫系统中常见可溶性生物活性介质与相应受体的结合

第二节　黏附分子

细胞黏附分子(cell adhesion molecule,CAM)是介导细胞间或细胞与细胞外基质(extracellular matrix,ECM)间相互结合和作用的分子。黏附分子以受体-配体结合的形式发挥作用,使细胞与细胞间或细胞与基质间发生黏附,参与细胞的附着和移动,细胞的发育和分化,细胞的识别、活化和信号转导,是免疫应答、炎症发生、凝血、肿瘤转移以及创伤愈合等一系列重要生理和病理过程的分子基础。

黏附分子属于白细胞分化抗原,大部分黏附分子已有 CD 编号,但也有部分黏附分子尚无 CD 编号。黏附分子根据其结构特点可分为免疫球蛋白超家族、整合素家族、选择素家族、钙黏蛋白家族。此外还有一些尚未归类的黏附分子。

一、免疫球蛋白超家族

参与细胞间相互识别、相互作用的黏附分子中,有许多分子具有与免疫球蛋白相似的 V 区样或 C 区样结构域,其氨基酸组成也有一定的同源性,属于免疫球蛋白超家族(immunoglobulin superfamily,IgSF)的成员。IgSF 黏附分子在免疫细胞膜分子中最为庞大,不仅种类繁多、分布广泛,功能也十分多样和重要,其配体多为 IgSF 黏附分子以及整合素,主要参与淋巴细胞的抗原识别,免疫细胞间相互作用,并参与细胞的信号转导。

此处以 APC 与 T 细胞相互作用为例,对属于 IgSF 的黏附分子 CD4、CD28、CTLA-4(CD152)、CD80(B7-1)、CD86(B7-2)、ICOS(CD278)、ICOSL(CD275)、ICAM-1(CD54)、PD-1(CD279)、PD-L1/PD-L2(CD274/CD273)的相互识别所介导的 APC 对 T 细胞的激活或抑制作用加以简单介绍(图 7-3)。

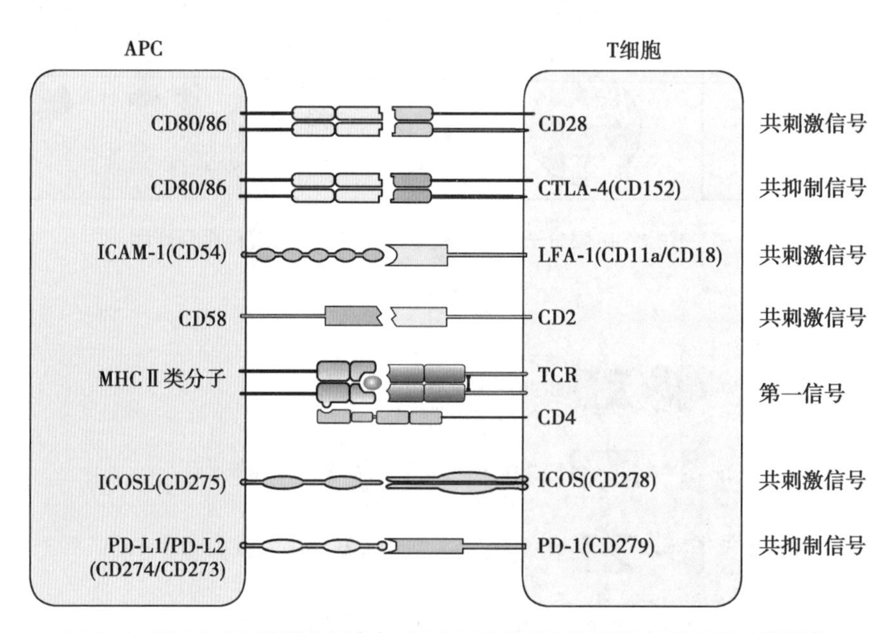

图 7-3　属于 IgSF 黏附分子参与 APC-T 细胞相互识别和信号转导(举例)
图中膜分子除 LFA-1 外均为 IgSF 成员;图右侧是相应膜分子相互作用后所发挥的免疫功能

二、整合素家族

整合素家族(integrin family)是因该类黏附分子主要介导细胞与细胞外基质的黏附,使细胞得以附着形成整体(integration)而得名。

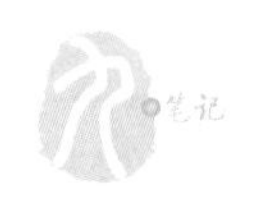

（一）整合素分子的基本结构

整合素家族的成员都是由α、β两条链（或称亚单位）经非共价键连接组成的异源二聚体。α、β链共同组成识别配体的结合点（图7-4）。

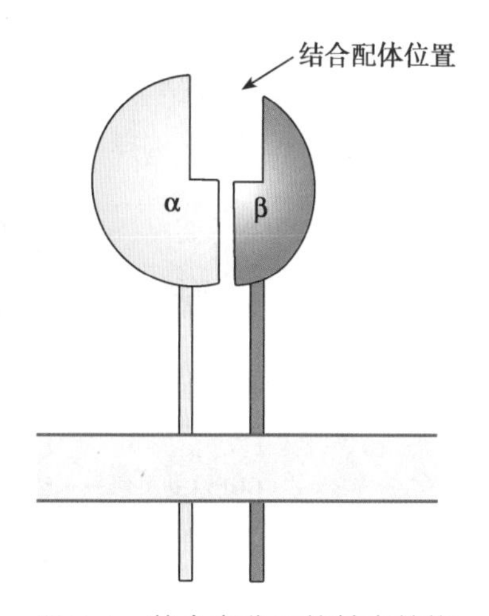

图7-4　整合素分子的基本结构示意图

整合素分子由α亚单位和β亚单位组成，在胞膜外区共同组成识别及结合配体的部位

（二）整合素家族的组成

整合素家族中至少有18种α亚单位和8种β亚单位，以β亚单位的不同将整合素家族分为8个组（β1～β8组）。同一个组中，β链均相同，α链不同。大部分α链结合一种β链，有的α链可分别结合两种或两种以上的β链。已知α链和β链之间有24种组合形式。表7-3列举了整合素家族β1、β2、β3三个组中某些成员的结构、分布、相应配体和主要功能。

（三）整合素分子的分布

整合素分子在体内分布十分广泛，一种整合素可分布于多种细胞，同一种细胞也往往有多种整合素的表达。某些整合素的表达有显著的细胞类型特异性，如白细胞黏附受体组（β2组）主要分布于白细胞，gpⅡbⅢa分布于巨核细胞/血小板和内皮细胞。整合素分子的表达水平可随细胞活化和分化状态不同而发生改变。

表7-3　整合素家族β1、β2、β3组中某些成员的主要特征（举例）

分组	成员举例	α/β亚单位分子量（kDa）（CD编号）	亚单位结构	分布	配体	主要功能
VLA组（β1组）（有12个成员）	VLA-4	150/130（CD49d/CD29）	α4β1	淋巴细胞、胸腺细胞、单核细胞、嗜酸性粒细胞	FN、VCAM-1、MAdCAM-1	参与免疫细胞黏附，为T细胞活化提供共刺激信号
白细胞黏附受体组（β2组）（有4个成员）	LFA-1	180/95（CD11a/CD18）	αLβ2	淋巴细胞、髓样细胞	ICAM-1、2、3	为T细胞活化提供共刺激信号，参与淋巴细胞再循环和炎症
	Mac-1（CR3）	170/95（CD11b/CD18）	αMβ2	髓样细胞、淋巴细胞	iC3b、Fg、ICAM-1	参与免疫细胞黏附、炎症和调理吞噬
血小板糖蛋白组（β3组）（有2个成员）	gpⅡbⅢa	125+22/105（CD41/CD61）	αⅡbβ3	血小板、内皮细胞、巨核细胞	Fg、FN、vWF、TSP	血小板活化和凝集

注：Fg（fibrinogen）：血纤蛋白原；FN（fibronectin）：纤连蛋白；iC3b：灭活C3b片段；ICAM-1（2、3）（intercellular adhesion molecule-1，2，3）：细胞间黏附分子-1（2、3）；LFA-1（lymphocyte function associated antigen-1）：淋巴细胞功能相关抗原1；MAdCAM-1（mucosal addressin cell adhesion molecule 1）：黏膜地址素细胞黏附分子1；TSP（thrombospondin）：血小板反应蛋白；VCAM-1（vascular cell adhesion molecule-1）：血管细胞黏附分子-1；VLA（very late antigen）：迟现抗原；vWF（von Willebrand factor）：冯·维勒布兰德因子

三、选择素家族

选择素家族（selectin family）有L-选择素、P-选择素和E-选择素三个成员，在白细胞与内皮细胞黏附、炎症发生以及淋巴细胞归巢中发挥重要作用。

（一）选择素分子的基本结构

选择素为跨膜分子，选择素家族各成员胞膜外区结构相似，均由C型凝集素样（CL）结构域、表皮

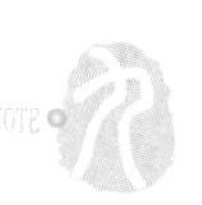

生长因子(EGF)样结构域和补体调节蛋白(CCP)结构域组成。其中 CL 结构域可结合某些碳水化合物,是选择素与配体结合的部位;EGF 样结构域则对于维持选择素分子的构象是必需的,而 CCP 结构域的作用尚不清楚。选择素分子胞质区与细胞骨架相连(图 7-5)。

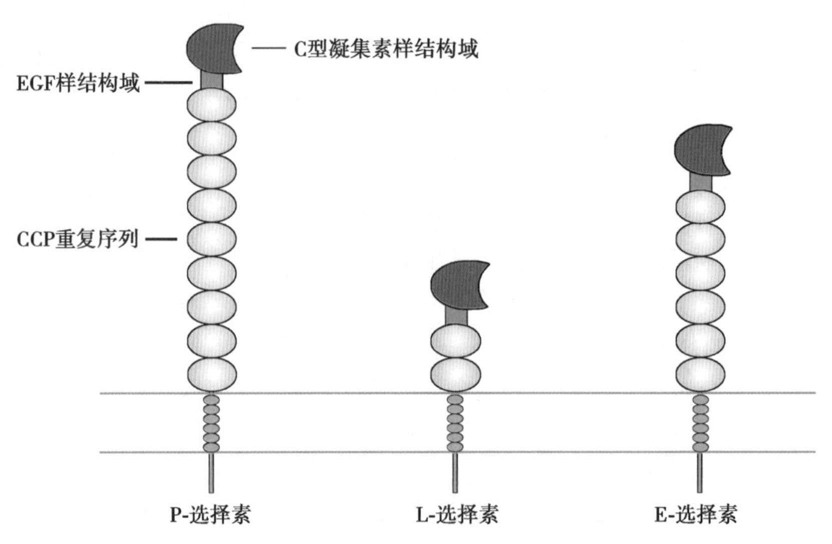

图 7-5 选择素分子的结构

选择素为跨膜分子,胞膜外区由 C 型凝集素样结构域、EGF 样结构域和数目不等的 CCP 重复序列组成

(二)选择素家族的组成

选择素家族有三个成员:L-选择素(CD62L)、P-选择素(CD62P)和 E-选择素(CD62E),L、P 和 E 分别表示这三种选择素最初被发现表达在白细胞(leukocyte)、血小板(platelet)或血管内皮细胞(endothelial cell)。三种选择素的分布、配体和主要功能如表 7-4。

表 7-4 选择素的分布、配体和功能

选择素	分布	配体	功能
L-选择素(CD62L)	白细胞,活化后下调	CD15s(sLe^x),可存在于外周淋巴结 HEV 上 CD34、GlyCAM-1	白细胞与内皮细胞黏附,参与炎症、淋巴细胞归巢到外周淋巴结和派尔集合淋巴小结
P-选择素(CD62P)	血小板、巨核细胞、活化内皮细胞	CD15s(sLe^x)、CD15、PSGL-1	白细胞与内皮细胞黏附,参与炎症
E-选择素(CD62E)	活化内皮细胞	CD15s(sLe^x)、CLA、PSGL-1、ESL-1	白细胞与内皮细胞黏附,参与炎症

注:CLA:皮肤淋巴细胞相关抗原;ESL-1:E-选择素配体-1 蛋白;GlyCAM-1:糖基化依赖的细胞黏附分子 1;HEV:高内皮微静脉;PSGL-1:P-选择素糖蛋白配体-1;sLe^x:唾液酸化的路易斯寡糖^x

(三)选择素分子识别的配体

与大多数黏附分子所结合的配体不同,选择素识别的是一些寡糖基团,主要是唾液酸化的路易斯寡糖(sialyl-Lewis^x,sLe^x 即 CD15s)或类似结构的分子,这些配体主要表达于白细胞和内皮细胞表面。

四、钙黏蛋白家族

钙黏蛋白(cadherin)是同亲型结合(两个相同分子相互结合)、Ca^{2+}依赖的细胞黏附分子,对胚胎发育中的细胞识别、迁移和组织分化以及成体组织器官构成具有重要作用。(表 7-5)

(一)钙黏蛋白的分子结构

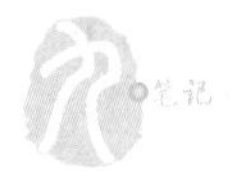

钙黏蛋白分子均为单糖链蛋白,由胞质区、跨膜区和胞膜外区三部分组成。其胞膜外区有数个重

复功能区，分子外侧N端的113个氨基酸残基构成Cadherin分子的配体结合部位。此外胞膜外区具有结合钙离子的作用。Cadherin分子的胞质区高度保守，并与细胞内骨架相连。

表7-5　钙黏蛋白的分布、配体及功能

钙黏蛋白家族成员	分子量(kDa)	主要组织分布	配体	功　能
E-cadherin	124	上皮组织	E-cadherin	参与胚胎发育及正常组织中上皮细胞层的形成和维持
N-cadherin	127	神经组织、横纹肌、心肌	N-cadherin	介导Ca^{2+}依赖的神经细胞黏附
P-cadherin	118	胎盘、间皮组织、上皮细胞	P-cadherin	参与胚胎的植入及其与子宫的结合

（二）钙黏蛋白家族组成

钙黏蛋白家族拥有20多个成员，由经典的钙黏蛋白和原钙黏蛋白（如钙黏蛋白相关神经受体）两个亚家族组成。其中经典的钙黏蛋白亚家族包括E-cadherin、N-cadherin和P-cadherin等，E、N和P分别表示上皮（epithelial）、神经（neural）和胎盘（placental），是三种钙黏蛋白最初被发现的组织。不同的钙黏蛋白分子在体内有其独特的组织分布，它们的表达随细胞生长、发育状态不同而改变。

（三）钙黏蛋白识别的配体

钙黏蛋白分子以其独特的方式相互作用，其配体是与自身相同的钙黏蛋白分子（图7-6）。以这种方式相互作用的还有属于免疫球蛋白超家族的CD31（PECAM）和CD56（NCAM）。

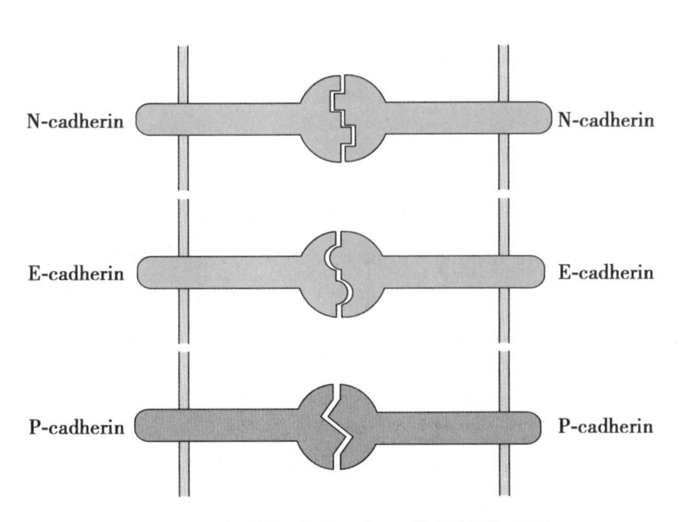

图7-6　钙黏蛋白分子相互作用的模式图

五、黏附分子的功能

黏附分子参与机体多种重要的生理功能和病理过程。

（一）参与免疫细胞之间的相互作用和活化

免疫细胞之间的相互作用均有黏附分子参与。例如，DC与T细胞以及CTL与靶细胞相互作用时，首先是两种细胞通过黏附分子的疏松结合。如果DC与T细胞间或CTL与靶细胞间能发生特异性结合，则细胞间相互作用继续进行；如果无特异性结合，则细胞解离。

T细胞除了通过TCR识别抗原，还需要共受体（co-receptor）CD4/CD8与MHC分子结合，以加固结合和共同提供细胞活化第一信号。

共刺激信号是指免疫细胞在接受抗原刺激提供的第一信号的同时，由共刺激分子提供的辅助活化信号（第二信号）。共刺激分子的种类很多，在不同的环境中发挥的作用也不同。T细胞-APC识别时最为常见的提供共刺激信号的黏附分子有：CD28-CD80或CD86、CD2-CD58、LFA-1-ICAM-1等（图7-3）。如果APC不表达CD80/CD86，则T细胞缺乏CD80/CD86-CD28相互作用提供的共刺激信号，抗原刺激后的T细胞会处于免疫应答失能（anergy）状态。

（二）参与炎症过程中白细胞与血管内皮细胞黏附

细胞表达的不同黏附分子是其介导炎症不同阶段的重要分子基础。以中性粒细胞为例，在炎症发生初期，中性粒细胞表面的唾液酸化的路易斯寡糖（sLe^x）与内皮细胞表面炎症介质所诱导表达的E-选择素的相互作用，介导了中性粒细胞沿血管壁的滚动和最初的结合；随后，中性粒细胞表面的IL-

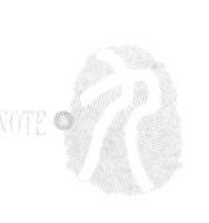

动画7-1

8受体结合内皮细胞表面的膜型IL-8，从而刺激细胞表面LFA-1和Mac-1等整合素分子表达上调和活化，并同内皮细胞表面的ICAM-1结合，介导中性粒细胞与内皮细胞紧密的黏附和穿出血管内皮细胞到炎症部位发挥作用（图7-7）。（动画7-1“中性粒细胞趋化、吞噬、杀伤病原体”）

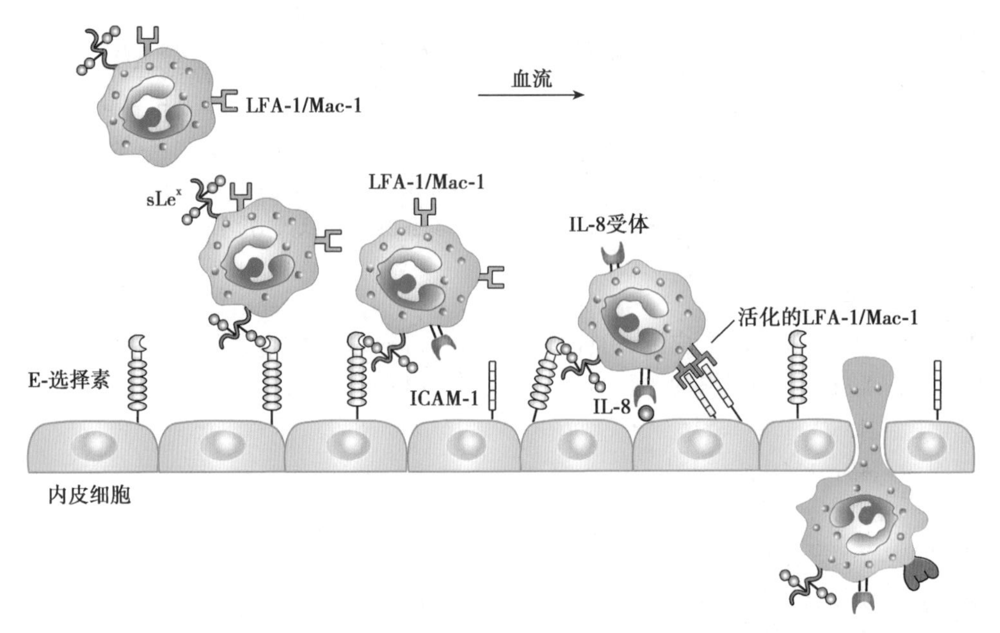

图7-7　中性粒细胞参与炎症与黏附分子相互作用的关系

中性粒细胞表面sLe^{x}和内皮细胞上E-选择素结合介导中性粒细胞沿血管壁的滚动和最初的结合；内皮细胞表面膜型IL-8与中性粒细胞表面IL-8受体结合刺激中性粒细胞使其LFA-1/Mac-1表达上调并发生活化；活化的LFA-1/Mac-1与内皮细胞ICAM-1结合导致中性粒细胞与内皮细胞紧密黏附以及随后穿出血管壁到达炎症部位

（三）参与淋巴细胞归巢

动画7-2

淋巴细胞归巢是淋巴细胞的定向迁移，包括淋巴细胞再循环和淋巴细胞向炎症部位迁移。其分子基础是表达在淋巴细胞上的淋巴细胞归巢受体（lymphocyte homing receptor，LHR），与表达在内皮细胞上的血管地址素的相互作用。图7-8列举了在淋巴细胞再循环中，初始T细胞与淋巴结中的高内皮微静脉（HEV）结合，并穿出血管内皮细胞进入淋巴结过程中所参与的黏附分子。（动画7-2“T淋巴细胞归巢”）

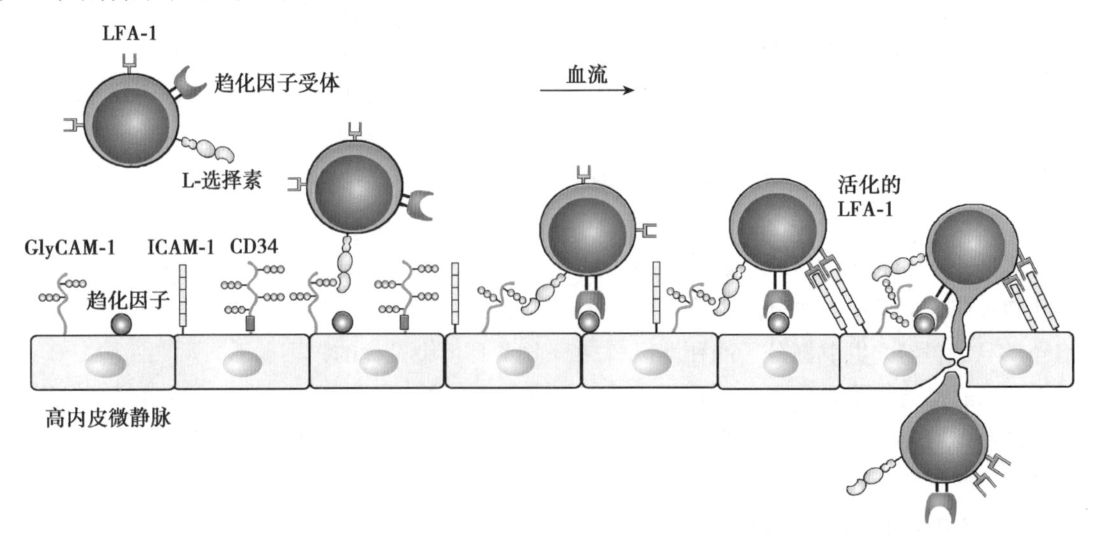

图7-8　初始T细胞进入淋巴结与黏附分子相互作用的关系

初始T细胞表面L-选择素与高内皮微静脉外周淋巴结地址素（Gly-CAM和CD34）结合介导最初的黏附；血管内皮细胞上趋化因子刺激初始T细胞上相应趋化因子受体使LFA-1分子活化；活化的LFA-1与ICAM-1结合导致淋巴细胞穿出血管内皮细胞进入淋巴结中

（四）参与细胞的发育、分化、附着和移动

在胚胎发育过程中，不同类型的细胞按照既定的规律形成细胞与细胞之间及细胞与细胞外基质的附着，有序地发育分化并组合在一起构成不同的组织和器官。在此过程中，黏附分子发挥着重要作用。细胞间的附着及细胞移动是细胞发育、分化的基础，参与其中的主要为钙黏蛋白家族成员以及属于 IgSF 的黏附分子 NCAM（CD56）及 PECAM（CD31）等。而细胞与细胞外基质的附着对于细胞生存和增殖是必需的，主要由表达于各种组织细胞表面的整合素家族黏附分子来介导。

（五）参与多种疾病的发生

黏附分子介导了多种疾病的发生，如 CD18（β2 整合素）基因缺陷导致 LFA-1（CD11a/CD18）、Mac-1（CD11b/CD18）等整合素分子功能不全，白细胞不能黏附和穿过血管内皮细胞，由此引起一种称为白细胞黏附缺陷症（leukocyte adhesion deficiency，LAD）的严重免疫缺陷病。CD4 分子是人类免疫缺陷病毒（human immunodeficiency virus，HIV）糖蛋白 gp120 识别的部位，是 HIV 的主要受体。HIV 能够感染并破坏 $CD4^+T$ 细胞，进而损伤了 $CD4^+T$ 细胞所介导的辅助 T 细胞和 B 细胞应答的功能，因此患者出现获得性免疫缺陷综合征，即艾滋病（acquired immunodeficiency syndrome，AIDS）（见第十九章）。

第三节　白细胞分化抗原及其单克隆抗体的临床应用

白细胞分化抗原可参与介导多种疾病的发生，已成为多种疾病诊断的标记物和治疗靶点。其相应的单克隆抗体也已在临床免疫学中得到十分广泛的应用。

（一）在疾病诊断中的应用

正常人外周血 $CD4^+T$ 细胞绝对数在 500 个/μl 以上，当 HIV 感染患者 $CD4^+T$ 细胞降至 200 个/μl 以下时，则为疾病发病先兆。检测艾滋病患者外周血 $CD4^+T$ 细胞绝对数，对于辅助诊断和判断 HIV 感染、艾滋病病情和药物疗效有重要参考价值。

此外，用 CD 单克隆抗体免疫荧光染色和流式细胞术分析，可对白血病和淋巴瘤患者的类型进行免疫学分型。

（二）在疾病预防和治疗中的应用

抗 CD3、CD25 等单克隆抗体（mAb）作为免疫抑制剂在临床上用于防治移植排斥反应，取得明显疗效。例如，体内注射一定剂量抗 CD3 mAb 后，抗 CD3 mAb 与 T 细胞结合，通过活化补体溶解 T 细胞，抑制机体细胞免疫功能，达到防治移植排斥反应的目的。抗 B 细胞表面标记 CD20 的 mAb 靶向治疗来源于 B 细胞的非霍奇金淋巴瘤（non-Hodgkin lymphoma，NHL）有较好的疗效。

本章小结

白细胞分化抗原和黏附分子是重要的免疫细胞表面功能分子。许多白细胞分化抗原以分化群加以命名。黏附分子根据其结构特征可分为免疫球蛋白超家族、整合素家族、选择素家族、钙黏蛋白家族等，广泛参与免疫应答、炎症发生、淋巴细胞归巢、细胞发育分化等生理和病理过程。白细胞分化抗原及其单克隆抗体在基础医学和临床医学中的应用十分广泛。

思考题

1. 简述白细胞分化抗原、CD 分子和黏附分子的基本概念。
2. 黏附分子可分为哪几类？主要有哪些功能？
3. 简述白细胞分化抗原及其单克隆抗体在临床上的应用。

（张雁云）

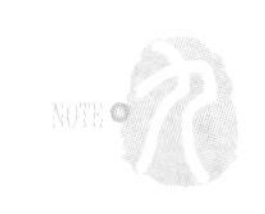

第八章　主要组织相容性复合体

主要组织相容性复合体(major histocompatibility complex,MHC)是一组与免疫应答密切相关、决定移植组织是否相容、紧密连锁的基因群。哺乳动物都有 MHC。小鼠的 MHC 称为 H-2 基因复合体;人的 MHC 称为人类白细胞抗原(human leukocyte antigen,HLA)基因复合体,其编码产物称为 HLA 分子或 HLA 抗原。

第一节　MHC 结构及其遗传特性

1999 年 10 月出版的 *Nature* 杂志刊登了 HLA 基因组全部序列,HLA 基因复合体位于人第 6 号染色体短臂 6p21.31 内,全长 3.6Mb,共有 224 个基因座,其中 128 个为有功能基因座,可表达蛋白分子。HLA 基因复合体包括 HLA Ⅰ类、Ⅱ类和Ⅲ类基因区。HLA Ⅰ类基因区由经典Ⅰ类基因座(HLA Ⅰa)即 A、B、C 和非经典Ⅰ类基因座(HLA Ⅰb)即 E、F、G 等组成。Ⅱ类基因区由经典的 DP、DQ、DR 和参与抗原加工提呈的 DM、TAP、PSMB 等基因座组成。Ⅲ类基因区包括补体基因 C2、B、C4 及参与炎症反应的基因 TNF、LTA、LTB 和 HSP 等基因座位。

MHC 基因分为两种类型:一是经典的Ⅰ类基因和经典的Ⅱ类基因,它们的产物具有抗原提呈功能,显示极为丰富的多态性,直接参与 T 细胞的激活和分化,参与调控适应性免疫应答;二是免疫功能相关基因,包括传统的Ⅲ类基因,以及新近确认的多种基因,它们或参与调控固有免疫应答,或参与抗原加工,不显示或仅显示有限的多态性。

一、经典的 HLA Ⅰ类及Ⅱ类基因

经典的 HLA Ⅰ类基因座集中在远离着丝粒的一端,按序包括 B、C、A 三个座位(图 8-1),产物称为 HLA Ⅰ类分子。Ⅰ类基因仅编码Ⅰ类分子异二聚体中的重链,轻链又名 β_2 微球蛋白(β_2 microglobulin,β_2m),由第 15 号染色体上的基因编码。经典的 HLA Ⅱ类基因座在复合体中靠近着丝粒一侧,依次由 DP、DQ 和 DR 三个亚区组成。每一亚区又包括 A 和 B 两种功能基因座位(图 8-1),分别编码分子量相近的 HLA Ⅱ类分子的 α 链和 β 链,形成 α/β 异二聚体蛋白(DPα/DPβ、DQα/DQβ 和 DRα/DRβ)。

每个 MHC 基因均含有多个外显子,分别编码 MHC 分子的胞外区、跨膜区和胞质区。外显子与 MHC 分子的对应关系如图 8-2。

二、免疫功能相关基因

免疫功能相关基因分布于 HLA 复合体的Ⅰ类和Ⅱ类基因区以及Ⅲ类基因区(图 8-1),通常不显示或仅显示有限的多态性。除了非经典性Ⅰ类分子和 MHC Ⅰ类链相关分子(MHC Ⅰ chain-related,MIC),基因产物一般不能和抗原肽形成复合物,但它们或参与抗原加工,或在固有免疫和免疫调节中发挥作用。

(一) 血清补体成分的编码基因

此类基因属经典 HLA Ⅲ类基因(图 8-1),所表达的产物为 C4、Bf 和 C2 等补体组分。

(二) 抗原加工相关基因

1. 蛋白酶体 β 亚单位(proteasome subunit beta type,PSMB)基因　编码胞质中蛋白酶

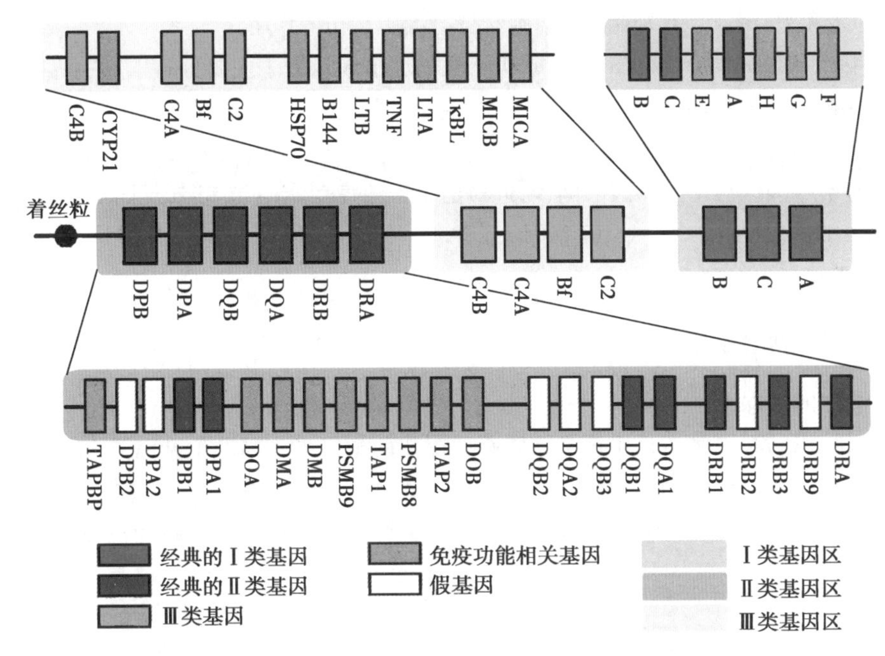

图 8-1　位于人第 6 号染色体短臂的 HLA 基因座分布示意图

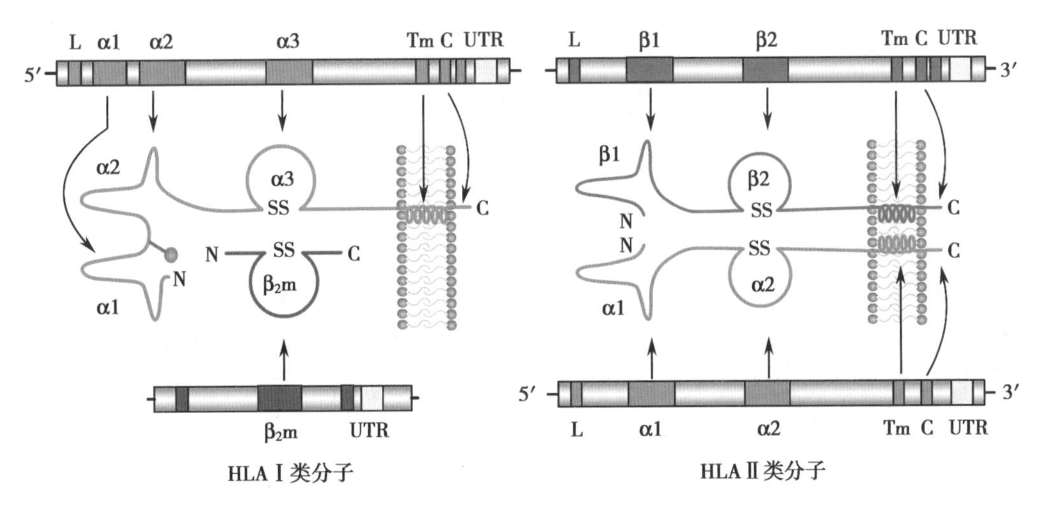

图 8-2　经典 HLA Ⅰ类和Ⅱ类分子及其编码基因的结构

体的 β 亚单位。

2. 抗原加工相关转运物（transporters associated with antigen processing，TAP）基因　TAP 是内质网膜上的异二聚体分子，由 TAP1 和 TAP2 两个基因编码。

3. HLA-DM 基因　包括 DMA 和 DMB，其产物参与 APC 对外源性抗原的加工。

4. HLA-DO 基因　包括 DOA 和 DOB，分别编码 HLA-DO 分子的 α 链和 β 链。HLA-DO 分子是 HLA-DM 行使功能的调节蛋白。

5. TAP 相关蛋白基因　其产物称 tapasin，即 TAP 相关蛋白（TAP-associated protein）。

上述免疫功能相关基因全部位于 HLA 系统的Ⅱ类基因区（见图 8-1）。

（三）非经典Ⅰ类基因

1. HLA-E　产物由重链（α 链）和 β_2m 组成，已检出 26 种等位基因。HLA-E 分子表达于各种组织细胞，在羊膜和滋养层细胞表面高表达。其抗原结合槽具有高度的疏水性，能结合来自 HLA-Ⅰa 和一些 HLA-G 分子信号肽的肽段，形成复合物。HLA-E 分子是 NK 细胞表面 C 型凝集素受体家族（CD94/NKG2）的专一性配体，由于其与杀伤细胞抑制性受体结合的亲和力明显高于与杀伤细胞活化

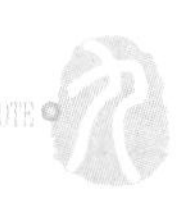

性受体结合的亲和力，因此具有抑制NK细胞对自身细胞杀伤的作用。

2. HLA-G 其编码的重链和β_2m组成功能分子。HLA-G分子主要分布于母胎界面绒毛外滋养层细胞，在母胎耐受中发挥功能。

（四）炎症相关基因

在HLA Ⅲ类基因区靠Ⅰ类基因一侧，新近检出多个免疫功能相关基因（见图8-1），包括肿瘤坏死因子基因家族（TNF、LTA和LTB）、MIC基因家族和热休克蛋白基因家族（HSP70）等。这些基因多数和炎症反应有关。

三、MHC的遗传特点

（一）MHC的多态性

多态性（polymorphism）指群体中单个基因座位存在两个以上不同等位基因的现象。HLA Ⅰ类和Ⅱ类等位基因产物的表达具有共显性特点，即同一个体中，一个基因座位上来自同源染色体的两个等位基因皆能得到表达，因而一个个体通常拥有的经典Ⅰ类和Ⅱ类HLA等位基因产物有12种以上（图8-3）。

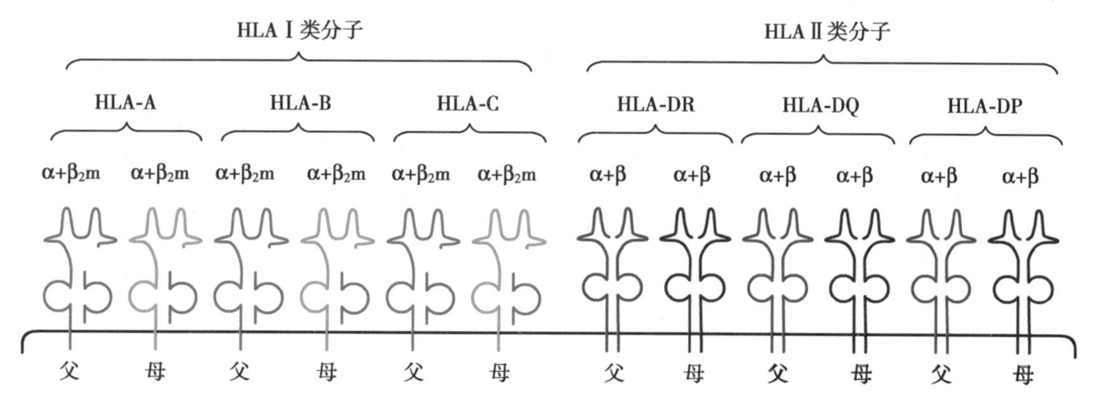

图8-3 细胞表面呈共显性表达的六对共12种经典的HLA Ⅰ类和Ⅱ类分子

每一对分子分别由来自父亲和母亲的等位基因产物组成，用不同颜色表示。与Ⅰ类分子呈共价结合的β_2微球蛋白（灰色）由非HLA基因编码

HLA基因复合体是人体多态性最丰富的基因系统。截至2017年9月，已确定的HLA等位基因总数达到17 331个，其中等位基因数量最多的座位是HLA-B（4859个）。这表明，非亲缘关系个体间存在两个相同等位基因的概率会很低，因而，进行组织和器官移植时移植物会受到免疫排斥。表8-1提供了HLA主要座位的等位基因数。

表8-1 HLA主要基因座位和已获正式命名的等位基因数（2017年9月）

基因种类 基因座位	经典Ⅰ类基因			经典Ⅱ类基因							免疫功能相关基因				其他*	合计
	A	B	C	DRA	DRB1	DRB3	DQA1	DQB1	DPA1	DPB1	E	G	MICA	MICB		
基因数	3997	4859	3605	7	2122	145	92	1152	56	942	26	56	106	42	124	17 331

*包括DRB4～DRB9、DOA/DOB、DMA/DMB、TAP1/TAP2，以及C2/C4A/C4B/Bf等

在蛋白质水平，HLA多态性主要表现在各种等位基因产物在结构上存在差异，即HLA分子抗原结合槽的氨基酸残基组成和序列不同。为此，针对性地扩增相应的基因片段之后，通过测序或采用显示等位基因特异性的探针检测，可确定特定个体的等位基因特异性，即从大量的HLA等位基因中找出属于该个体的12种Ⅰ类和Ⅱ类分子编码基因，称为HLA基因分型（HLA genotyping）。这对于寻找合适的组织器官移植供受体、分析疾病易感基因和在法医学上进行亲子鉴定都十分重要。

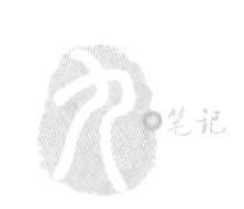

（二）单体型和连锁不平衡

MHC 的单体型(haplotype)指同一染色体上紧密连锁的 MHC 等位基因的组合。MHC 等位基因的构成和分布还有两个特点。

1. 等位基因的非随机性表达 群体中各等位基因其实并不以相同的频率出现。如 HLA-DRB1 和 HLA-DQB1 座位的等位基因数分别是 2122 和 1152(表 8-1),其中两个等位基因 DRB1 * 09:01 和 DQB1 * 07:01 在群体中的频率,按随机分配的原则,应该是 0.047%(1/2122)和 0.087%(1/1152),然而,在我国北方汉族人群中它们的频率分别高达 15.6% 和 21.9%。在斯堪的纳维亚白种人中,DRB1 和 DQB1 基因座位上高频率分布的等位基因是 DRB1 * 05:01 和 DQB1 * 02:01。说明不同人种中优势表达的等位基因及其组成的单体型可以不同。

2. 连锁不平衡 不仅等位基因出现的频率不均一,两个等位基因同时出现在一条染色体上的机会,往往也不是随机的。连锁不平衡(linkage disequilibrium)指分属两个或两个以上基因座位的等位基因同时出现在一条染色体上的概率,高于随机出现的频率。例如上面提到北方汉族人中高频率表达的等位基因 DRB1 * 09:01 和 DQB1 * 07:01 同时出现在一条染色体上的概率,按随机分配规律,应是其频率的乘积为 3.4%(0.156×0.219=0.034),然而实际两者同时出现的频率是 11.3%,为理论值的 3.3 倍。

非随机表达的等位基因和构成连锁不平衡的等位基因组成,因人种和地理族群的不同而出现差异,属长期自然选择的结果。其意义在于,第一,可作为人种种群基因结构的一个特征,追溯和分析人种的迁移和进化规律;第二,高频率表达的等位基因如果与种群抵抗特定疾病相关,可以此开展疾病的诊断和防治;第三,有利于寻找 HLA 相匹配的移植物供者。

第二节 HLA 分子

经典的 HLA Ⅰ类分子和Ⅱ类分子在组织分布、结构和功能上各有特点(表 8-2)。

表 8-2 HLA Ⅰ类和Ⅱ类分子的结构、组织分布和功能特点

HLA 分子类别	分子结构	肽结合结构域	表达特点	组织分布	功能
Ⅰ类(A、B、C)	α 链 45kD (β_2m 12kD)*	α1+α2	共显性	所有有核细胞表面	识别和提呈内源性抗原肽,与共受体 CD8 结合,对 CTL 识别抗原肽起 MHC 限制作用
Ⅱ类(DR、DQ、DP)	α 链 35kD β 链 28kD	α1+β1	共显性	APC、活化的 T 细胞	识别和提呈外源性抗原肽,与共受体 CD4 结合,对 Th 识别抗原肽起 MHC 限制作用

* β_2m 编码基因在 15 号染色体

一、HLA 分子的分布

Ⅰ类分子由重链(α 链)和 β_2m 组成,分布于所有有核细胞表面(表 8-2)。

Ⅱ类分子由 α 链和 β 链组成,仅表达于淋巴组织中一些特定的细胞表面,如专职性抗原提呈细胞(包括 B 细胞、巨噬细胞、树突状细胞)、胸腺上皮细胞和活化的 T 细胞等。

二、HLA 分子的结构及其与抗原肽的相互作用

（一）HLA 分子的结构

Ⅰ类分子重链(α 链)胞外段有 3 个结构域(α1、α2、α3),远膜端的 2 个结构域 α1 和 α2 构成抗原

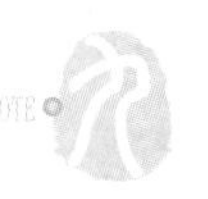

结合槽。Ⅰ类分子的抗原结合槽两端封闭,接纳的抗原肽长度有限,为 8 ~ 10 个氨基酸残基(图 8-2、图 8-4)。

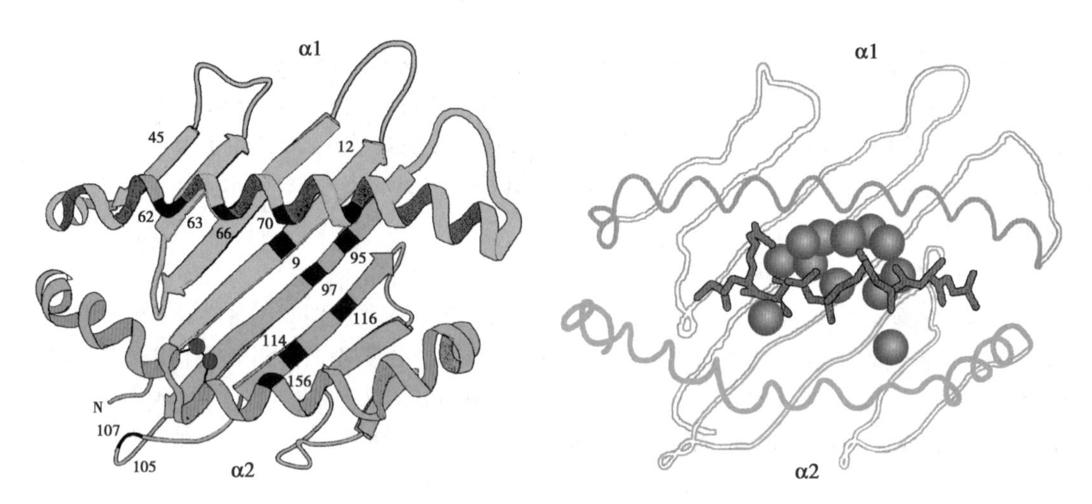

图 8-4　HLA Ⅰ类分子抗原结合槽顶面观

Ⅱ类分子的 α、β 链各有两个胞外结构域(α1、α2;β1、β2),其中 α1 和 β1 共同形成抗原结合槽。Ⅱ类分子的抗原结合槽两端开放,进入槽内的抗原肽长度变化较大,为 13 ~ 17 个氨基酸残基(图 8-2)。

(二) MHC 与抗原肽的相互作用

MHC 分子结合并提呈抗原肽供 TCR 识别。MHC 的抗原结合槽与抗原肽互补结合,其中有两个或两个以上与抗原肽结合的关键部位,称锚定位(anchor position,pocket)(图 8-5)。抗原肽与该位置结合的氨基酸残基称为锚定残基(anchor residue)。锚定位与锚定残基是否吻合决定 MHC 的抗原结合槽与抗原肽结合的牢固程度。以 MHC Ⅰ类分子结合 9 肽抗原为例(图 8-6):9 肽的锚定位在 p2(锚定残基 Y)和 p9(锚定残基 V、I 或 L)。

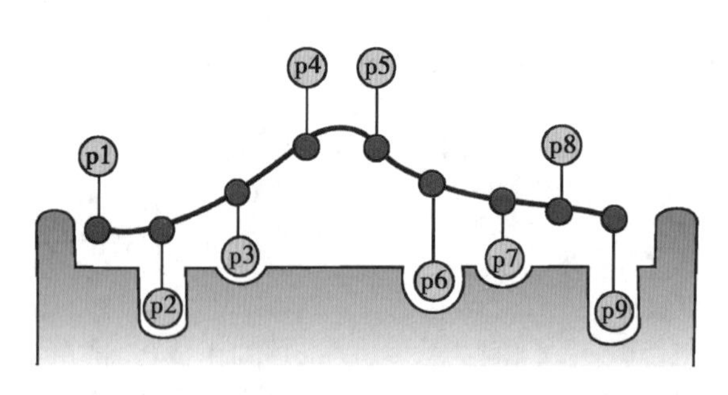

图 8-5　HLA Ⅰ类分子与抗原肽的结合和相应的锚定位

锚定位(P)	1	2	3	4	5	6	7	8	9
	R	G	Y	V	Y	Q	Q	L	
	S	I	I	N	F	E	K	L	
	A	P	G	N	Y	P	A	L	
共用基序	X-X-X-X-Y/F-X-X-L								
	T	Y	Q	R	T	R	A	L	V
	S	Y	F	P	E	I	T	H	I
	K	Y	Q	A	V	T	T	T	L
	S	Y	I	P	S	A	E	K	I
共用基序	X-Y-X-X-X-X-X-X-V/I/L								

图 8-6　两种不同的 MHC Ⅰ类等位基因分子以不同的锚定位与抗原肽的锚定残基结合并显示不同的共用基序

三、HLA 分子的功能

(一) 作为抗原提呈分子参与适应性免疫应答

经典的 MHC Ⅰ类和Ⅱ类分子通过提呈抗原肽而激活 T 淋巴细胞,参与适应性免疫应答。这是 MHC 主要的生物学功能。

1. 决定了 T 细胞识别抗原的 MHC 限制性(MHC restriction)　指 T 细胞以其 TCR 对抗原肽和自身 MHC 分子进行双重识别,即 T 细胞只能识别自身 MHC 分子提呈的抗原肽。$CD4^+$Th 细胞识别Ⅱ类分子提呈的外源性抗原肽,$CD8^+$CTL 识别Ⅰ类分子提呈的内源性抗原肽(见表 8-2)。

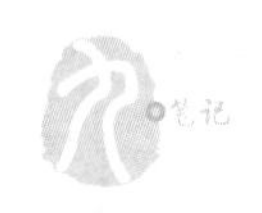

2. 参与T细胞在胸腺中的选择和分化　胸腺发育中，高亲和力结合自身抗原肽-MHC分子复合物的T细胞克隆发生凋亡，从而清除自身反应性T细胞，建立了T细胞的中枢免疫耐受。

3. 决定疾病易感性的个体差异　某些特定的MHC等位基因（或与之紧密链锁的疾病易感基因）的高频出现与某些疾病发病密切相关。

4. 参与构成种群免疫反应的异质性　由于组成不同种群的个体MHC多态性不同，而不同多态性的MHC分子提呈的抗原肽往往不同，这些特点一方面赋予种群不同个体抗病能力出现差异，另一方面，也在群体水平有助于增强物种的适应能力。

5. 参与移植排斥反应　作为主要移植抗原，在同种异体移植中可引起移植排斥反应。

（二）作为调节分子参与固有免疫应答

MHC中的免疫功能相关基因参与对固有免疫应答的调控，主要表现在以下方面：

1. 经典的Ⅲ类基因编码补体成分，参与炎症反应和对病原体的杀伤，与免疫性疾病的发生有关。

2. 非经典Ⅰ类基因和MICA基因产物可作为配体分子，以不同的亲和力结合激活性和抑制性受体，调节NK细胞和部分杀伤细胞的活性。

3. 参与启动和调控炎症反应，炎症相关基因编码的多种分子如TNF-α等参与机体的炎症反应。

第三节　HLA与临床医学

一、HLA与器官移植

长期的临床实践证明，器官移植的成败主要取决于供、受者间的组织相容性，其中HLA等位基因的匹配程度尤为重要。组织相容性程度的确定，涉及对供者和受者分别作HLA分型和进行供受者间交叉配合（cross-matching）试验。PCR基因分型技术的普及、计算机网络的应用、无亲缘关系个体骨髓库和脐血库的建立，皆提高了HLA相匹配供受者选择的准确性和配型效率。另外，测定血清中可溶型HLA分子的含量，有助于监测移植物的排斥危象。

二、HLA分子的异常表达和临床疾病

所有有核细胞表面表达HLAⅠ类分子，但恶变细胞Ⅰ类分子的表达往往减弱甚至缺如，以致不能有效地激活特异性$CD8^+$CTL，造成肿瘤免疫逃逸。在这个意义上，Ⅰ类分子的表达状态可以作为一种警示系统，如表达下降或者缺失则提示细胞可能发生恶变。另一方面，发生某些自身免疫病时，原先不表达HLAⅡ类分子的某些细胞，如胰岛素依赖性糖尿病中的胰岛β细胞、乳糜泻中的肠道细胞、萎缩性胃炎中的胃壁细胞等，可被诱导表达Ⅱ类分子，促进了免疫细胞的过度活化。

三、HLA和疾病关联

HLA等位基因是决定人体对疾病易感程度的重要基因。带有某些特定HLA等位基因或单体型的个体易患某一疾病（称为阳性关联）或对该疾病有较强的抵抗力（称为阴性关联）皆称为HLA和疾病关联。这一关联，可通过对患病人群和健康人群作HLA分型后用统计学方法加以判别。典型例子是强直性脊柱炎（AS），患者人群中HLA-B27抗原阳性率高达58%～97%，而在健康人群中仅为1%～8%，由此认为带有B27等位基因的个体易患AS。又如类风湿关节炎的发病与HLA-DR4多态性密切相关。

与HLA关联的疾病多达500余种，以自身免疫病为主，也包括一些肿瘤和传染性疾病（表8-3）。对HLA关联疾病的认识有助于相关疾病的预测和防治。

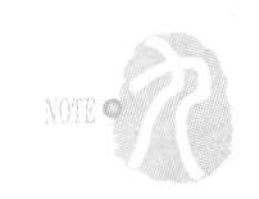

表 8-3 与 HLA 呈现强关联的一些自身免疫病

疾 病	HLA 抗原	相对风险率
强直性脊柱炎	B27	55～376
急性前葡萄膜炎	B27	10.0
肾小球性肾炎咯血综合征	DR2	15.9
多发性硬化症	DR2	4.8
乳糜泻	DR3	10.8
突眼性甲状腺肿	DR3	3.7
系统性红斑狼疮	DR3	5.8
胰岛素依赖性糖尿病	DR3/DR4	25.0
类风湿关节炎	DR4	4.2
寻常天疱疮	DR4	14.4
淋巴瘤性甲状腺肿	DR5	3.2

四、HLA 与亲子鉴定和法医学

HLA 系统所显示的多基因性和多态性，意味着两个无亲缘关系个体之间，在所有 HLA 基因座位上拥有相同等位基因的机会几乎等于零。而且，每个人所拥有的 HLA 等位基因型别一般终身不变。这意味着特定等位基因及其以共显性形式表达的产物，可以成为不同个体显示其个体性(individuality)的遗传标志。据此，HLA 基因分型已在法医学上被用于亲子鉴定和对死亡者"验明正身"。

本章小结

人体 HLA 具有多基因性，同时具有极为丰富的多态性。多态性反映群体中不同个体 HLA 等位基因高度多变，是导致个体间免疫应答能力和对疾病易感性出现差异的主要免疫遗传学因素。经典 MHC 的生物学功能是以其等位基因产物(MHC 分子)结合并提呈抗原肽供 T 细胞识别，启动适应性免疫应答。非经典 MHC 基因产物参与、调节固有与适应性免疫应答。HLA 多态性决定了器官移植的成败，并与某些临床疾病的发生密切相关。

思 考 题

1. 什么是 HLA 基因复合体的多基因性和多态性？
2. 比较 HLA Ⅰ类和Ⅱ类分子在结构、组织分布和与抗原肽相互作用等方面的特点。
3. 为什么 MHC 的主要生物学功能体现在结合与提呈抗原肽？HLA 与临床医学有什么关系？

(陈丽华)

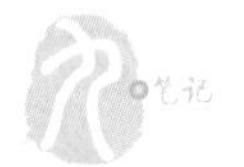
笔记

第九章 B 淋巴细胞

B 淋巴细胞(B lymphocyte)由哺乳动物骨髓(bone marrow)或鸟类法氏囊(bursa of Fabricius)中的淋巴样干细胞分化发育而来,故称 B 细胞。成熟 B 细胞主要定居于外周淋巴器官的淋巴滤泡内,约占外周淋巴细胞总数的 20%。B 细胞不仅能通过产生抗体发挥特异性体液免疫功能,也是一类抗原提呈细胞,并参与免疫调节。

第一节 B 细胞的分化发育

哺乳动物的 B 细胞是在中枢免疫器官——骨髓中发育成熟的。B 细胞在中枢免疫器官中的分化发育过程中发生的主要事件是功能性 B 细胞受体(B cell receptor,BCR)的表达和 B 细胞自身免疫耐受的形成。骨髓微环境特别是基质细胞表达的细胞因子和黏附分子在诱导 B 细胞分化发育过程中发挥了关键作用。

一、BCR 的基因结构及其重排

BCR 是表达于 B 细胞表面的免疫球蛋白,即膜型免疫球蛋白(membrane immunoglobulin,mIg)。B 细胞通过 BCR 识别抗原,接受抗原刺激,启动体液免疫应答。编码 BCR 的基因群在胚系阶段是以分隔的、数量众多的基因片段(gene segment)的形式存在。基因重排(gene rearrangement)是在 B 细胞的分化发育过程中,BCR 基因片段发生重新排列和组合,从而产生数量巨大、能识别特异性抗原的 BCR。TCR 和 BCR 基因结构以及重排的机制十分相似。

1. BCR 的胚系基因结构 人 Ig 重链基因群位于第 14 号染色体长臂,由编码可变区的 V 基因片段(variable gene segment,VH)、D 基因片段(diversity gene segment,DH)和 J 基因片段(joining gene segment,JH)以及编码恒定区的 C 基因片段组成。人 Ig 轻链基因群分为 κ 基因和 λ 基因,分别定位于第 2 号染色体短臂和第 22 号染色体长臂。轻链 V 区基因只有 V、J 基因片段。

轻重链基因分别有多个基因片段组成,其中人的 VH、DH 和 JH 的基因片段数分别为 45、23 和 6 个;Vκ 和 Jκ 基因片段数分别为 40 和 5 个,Vλ 和 Jλ 基因片段数分别为 30 和 4 个;重链 C 基因片段有 9 个,其排列顺序是 5′-Cμ-Cδ-Cγ3-Cγ1-Cα1-Cγ2-Cγ4-Cε-Cα2-3′(图 9-1)。Cκ 基因片段数只有 1 个,Cλ 基因片段数有 4 个(Cλ1、Cλ2、Cλ3 和 Cλ7)。

2. BCR 的基因重排及其机制 Ig 的胚系基因是以被分隔开的基因片段的形式成簇存在的,只有通过基因重排形成 V-D-J(重链)或 V-J(轻链)连接后,再与 C 基因片段连接,才能编码完整的 Ig 多肽链,进一步加工、组装成有功能的 BCR。Ig V 区基因的重排主要是通过重组酶(recombinase)包括重组激活酶基因(recombination activating gene,RAG)和末端脱氧核苷酸转移酶(terminal deoxyribonucleotidyl transferase,TdT)等的作用来实现的,其作用包括识别位于 V(D)J 基因片段两端的保守序列,切断、连接以及修复 DNA 等。

通过重组酶的作用,可以从众多的 V(D)J 基因片段中各选择 1 个 V 片段,1 个 D 片段(轻链无 D 片段)和 1 个 J 片段重排在一起,形成 V(D)J 连接(图 9-2),最终表达为有功能的 BCR。Ig 胚系基因重排的发生具有明显的程序化,首先是重链可变区发生基因重排,随后是轻链重排。经过 Ig 胚系基因的重排,B 细胞的 DNA 序列与其他体细胞有很大不同,这是存在于 B 细胞和 T 细胞中独

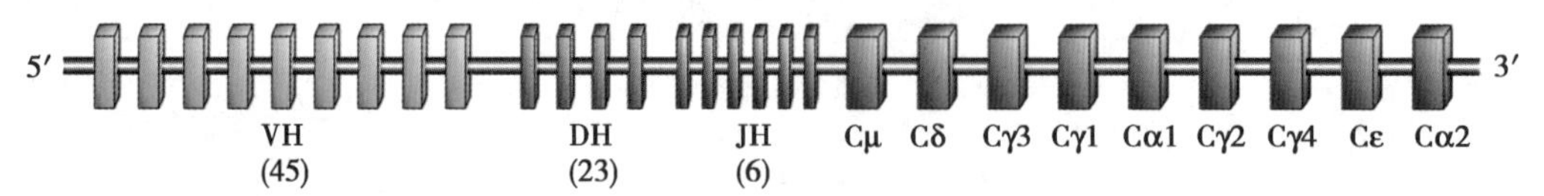

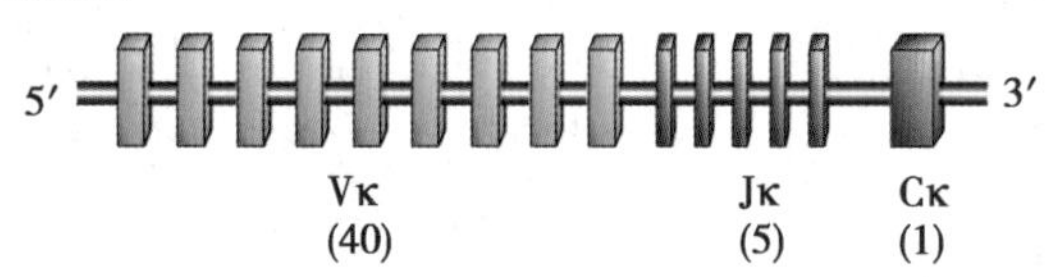

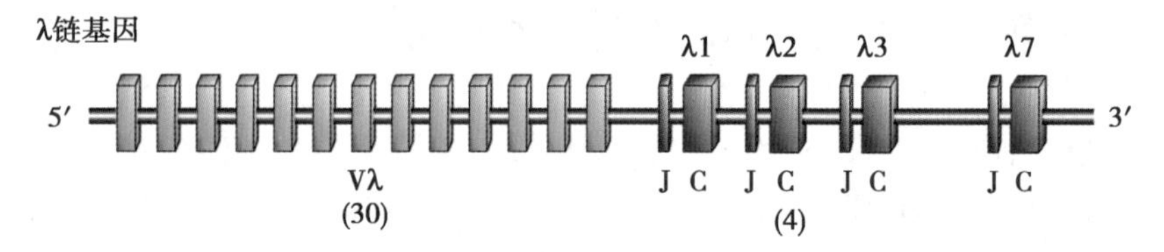

图 9-1　人 BCR 重链和轻链的胚系基因结构示意图

人 BCR 重链（H 链）和轻链（L 链）均由可变区基因和恒定区基因片段组成。其中 H 链可变区基因由 V 基因片段（VH）、D 基因片段（DH）和 J 基因片段（JH）组成；而 L 链可变区基因由 Vκ 和 Jκ 或者 Vλ 和 Jλ 基因片段组成（注：图中括号内为基因片段数）

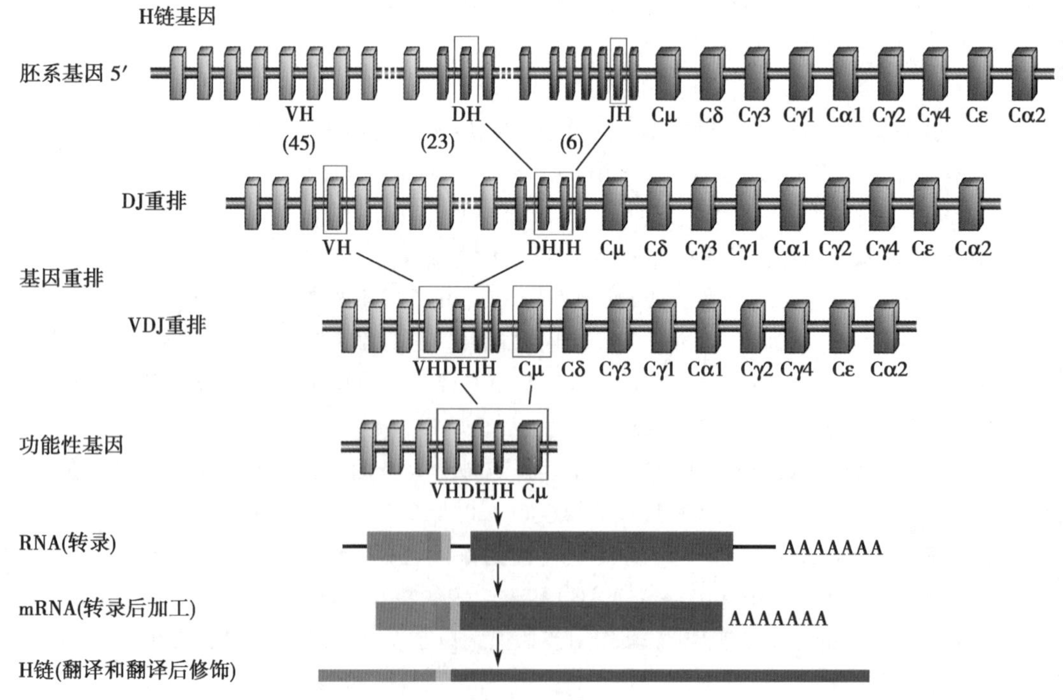

图 9-2　免疫球蛋白重链基因重排和表达示意图

重链胚系基因经过重排先形成 D-J 连接，然后发生 V-DJ 连接，编码功能性 V 区基因

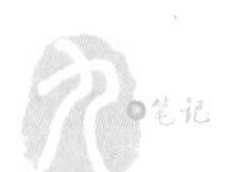

特的生物学现象。(动画 9-1“BCR 基因重排”)

3. 等位排斥(allelic exclusion)和同种型排斥(isotype exclusion)　一个 B 细胞克隆只表达一种 BCR,只分泌一种抗体。对于遗传上是杂合子的个体来说,保证 B 细胞克隆单一的特异性以及只表达一种 Ig 型的轻链,主要是通过等位排斥和同种型排斥的机制来实现的。等位排斥是指 B 细胞中一条染色体上的重链(或轻链)基因重排成功后,抑制另一条同源染色体上重链(或轻链)基因的重排。同种型排斥是指 κ 轻链基因重排成功后抑制 λ 轻链基因的重排。

二、抗原识别受体多样性产生的机制

免疫系统中 T 细胞库和 B 细胞库分别包含了所有特异性不同的 T 细胞克隆和 B 细胞克隆。这种抗原识别受体的多样性在基因重排过程中产生,其机制主要包括组合多样性、连接多样性、受体编辑和体细胞高频突变。

1. 组合多样性(combinational diversity)　指在免疫球蛋白 V、(D)、J 基因片段重排时,只能分别在众多 V、(D)、J 基因片段中各取用 1 个,因而可产生众多 V 区基因片段组合。以人类 Ig 重链 V 区为例,其排列组合的种类可达 40(VH)×25(VD)×6(VJ)= 6000 之多。以此类推,Vκ 和 Vλ 的 V、J 基因片段的组合种类分别达 200 种和 120 种。理论上 IgV 区基因片段的组合加上轻重链组合后的多样性约为 1.9×10^6。

2. 连接多样性(junctional diversity)　Ig 基因片段之间的连接往往有插入、替换或缺失核苷酸的情况发生,从而产生新的序列,称为连接多样性。连接多样性包括:①密码子错位,在待接 DNA 断端替换或缺失 3×n 个核苷酸,使其产物增加或减少 n 个氨基酸,后续序列不变;②框架移位,替换或缺失 1 或 2+3×n 个核苷酸,后续序列完全改变;③N 序列插入,TdT 能将 N 序列插入待接 DNA 的断端,从而显著增加了 BCR 和 Ig 的多样性。

3. 受体编辑(receptor editing)　指一些完成基因重排并成功表达 BCR(mIgM)的 B 细胞识别自身抗原后未被克隆清除,而是发生 RAG 基因重新活化,导致轻链 VJ 再次重排,合成新的轻链,替代自身反应性轻链,从而使 BCR 获得新的特异性。若受体编辑不成功,则该细胞凋亡。受体编辑使 BCR 的多样性进一步增加。

4. 体细胞高频突变(somatic hypermutation)　体细胞高频突变形成的多样性是在已完成 Ig 基因重排的基础上,成熟 B 细胞在外周淋巴器官生发中心接受抗原刺激后发生。体细胞高频突变主要是在编码 V 区 CDR 部位的基因序列发生碱基的点突变。体细胞高频突变不仅能增加抗体的多样性,而且可导致抗体的亲和力成熟(见第十三章)。

三、B 细胞在中枢免疫器官中的分化发育

B 细胞在骨髓中的发育经历了祖 B 细胞(pro-B cell)、前 B 细胞(pre-B cell)、未成熟 B 细胞(immature B cell)和成熟 B 细胞(mature B cell)等几个阶段。

1. 祖 B 细胞　早期 pro-B 开始重排重链可变区基因 D-J,晚期 pro-B 的 V-D-J 基因发生重排,但此时没有 mIgM 的表达。pro-B 开始表达 Igα /Igβ 异源二聚体,是 B 细胞的重要标记。Igα /Igβ 是 BCR 复合物的组成部分,主要介导抗原刺激后的信号传递。

2. 前 B 细胞　前 B 细胞的特征是表达前 B 细胞受体(pre-BCR)(图 9-3),并经历大 pre-B 和小 pre-B 两个阶段。pre-BCR 由 μ 链和替代轻链(surrogate light chain,包括分别与轻链 V 区和 C 区同源的 VpreB 和 λ5 两种蛋白)组成,可抑制另一条重链基因的重排(等位基因排斥),促进 B 细胞的增殖。大 pre-B 细胞进一步发育成为小 pre-B 细胞,小 pre-B 细胞开始发生轻链基因 V-J 重排,但依然不能表达功能性 BCR。

3. 未成熟 B 细胞　未成熟 B 细胞的特征是可以表达完整 BCR(mIgM),此时如受抗原刺激,则引发凋亡而导致克隆清除,形成自身免疫耐受。

4. 成熟 B 细胞　又称初始 B 细胞(naïve B cell)。成熟 B 细胞表面可同时表达 mIgM 和 mIgD,其

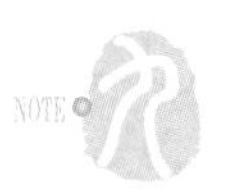

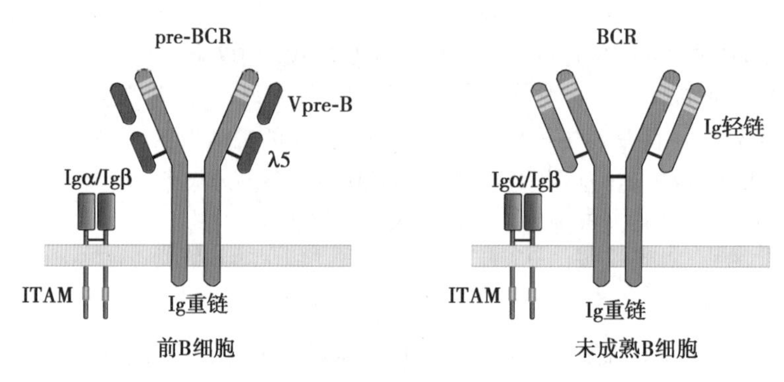

图9-3 pre-BCR与BCR结构示意图

前B细胞表面表达重链和替代轻链(由λ5和Vpre-B组成),未成熟B细胞表达完整的重链和轻链

可变区完全相同。

B细胞在骨髓的分化发育过程不受外来抗原影响,称为B细胞分化的抗原非依赖期。B细胞在骨髓微环境诱导下发育为初始B细胞,离开骨髓,到达外周免疫器官的B细胞区定居,在那里接受外来抗原的刺激而活化、增殖,进一步分化成熟为浆细胞和记忆B细胞(图9-4),此过程称为B细胞分化的抗原依赖期(见第十三章)。(动画9-2"B细胞的分化发育")

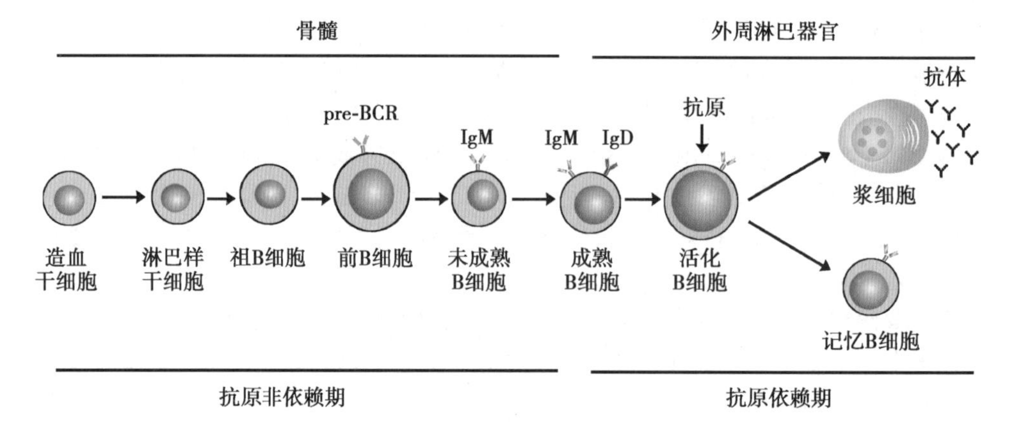

图9-4 B细胞的发育阶段

B细胞在骨髓中的发育不依赖抗原,经历了祖B细胞、前B细胞、未成熟B细胞和成熟B细胞等阶段,成熟B细胞迁移到外周,在抗原的刺激下进一步分化成浆细胞和记忆B细胞

四、B细胞中枢免疫耐受的形成——B细胞发育过程中的阴性选择

前B细胞在骨髓中发育至未成熟B细胞后,其表面仅表达完整的mIgM。此时的mIgM若与骨髓中的自身抗原结合,即导致细胞凋亡,形成克隆清除(clonal deletion)。一些识别自身抗原的未成熟B细胞可以通过受体编辑改变其BCR的特异性。在某些情况下,未成熟B细胞与自身抗原的结合可引起mIgM表达的下调,这类细胞虽然可以进入外周免疫器官,但对抗原刺激不产生应答,称为失能(anergy)。在骨髓中发育的未成熟B细胞通过上述的克隆清除、受体编辑和失能等机制形成了对自身抗原的中枢免疫耐受,成熟的B细胞到达外周淋巴组织后仅被外来抗原激活,产生B细胞适应性免疫应答。(动画9-3"B细胞发育过程中的阴性选择")

第二节 B细胞的表面分子及其作用

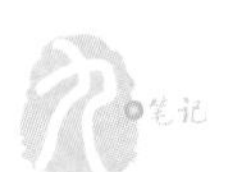

B细胞表面有众多的膜分子,它们在B细胞识别抗原、活化、增殖,以及抗体产生等过程中发挥作用。

一、B细胞抗原受体复合物

B细胞表面最重要的分子是BCR复合物。BCR复合物由识别和结合抗原的mIg和传递抗原刺激信号的Igα/Igβ(CD79a/CD79b)异二聚体组成(图9-5)。

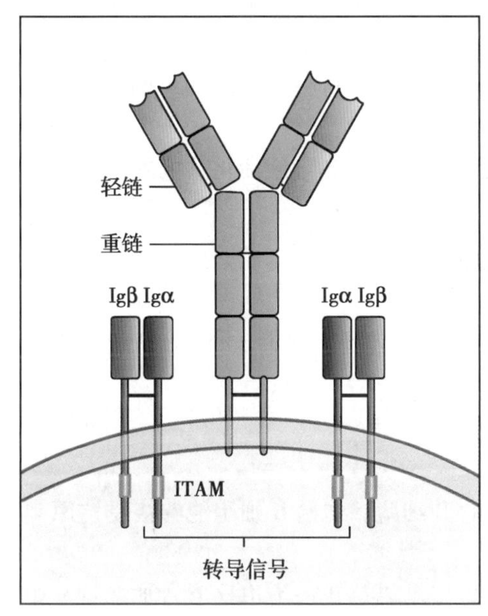

图9-5 BCR复合物结构模式图
mIg与Igα/Igβ二聚体相联,组成BCR复合物。mIg识别抗原后产生的第一信号由Igα/Igβ胞质区的ITAM向细胞内传递

1. 膜表面免疫球蛋白 mIg是B细胞的特征性表面标志。mIg以单体形式存在,能特异性结合抗原,但由于其胞质区很短,不能直接将抗原刺激的信号传递到B细胞内,需要其他分子的辅助来完成BCR结合抗原后信号的传递。在抗原刺激下,B细胞最终分化为浆细胞,浆细胞不表达mIg。

2. Igα/Igβ(CD79a/CD79b) Igα和Igβ均属于免疫球蛋白超家族,有胞外区、跨膜区和相对较长的胞质区。Igα和Igβ在胞外区的近胞膜处借二硫键相连,构成二聚体。Igα/Igβ和mIg的跨膜区均有极性氨基酸,借静电吸引而组成稳定的BCR复合物。Igα/Igβ胞质区含有免疫受体酪氨酸激活基序(immunoreceptor tyrosine-based activation motif,ITAM),通过募集下游信号分子,转导抗原与BCR结合所产生的信号(见第十三章)。

二、B细胞共受体

B细胞(co-receptor)共受体能促进BCR对抗原的识别及B细胞的活化。B细胞表面的CD19与CD21及CD81非共价相联,形成B细胞的多分子共受体,能增强BCR与抗原结合的稳定性并与Igα/Igβ共同传递B细胞活化的第一信号。在复合体中,CD21(即CR2)可结合C3d,形成CD21-C3d-抗原-BCR复合物,发挥B细胞共受体的作用;CD19传递活化信号。此外,CD21也是EB病毒受体,与EB病毒选择性感染B细胞有关。

三、共刺激分子

抗原与B细胞的BCR结合,所产生的信号经由Igα/Igβ和CD19转导至细胞内。此即为B细胞活化的第一信号,但仅有第一信号不足以使B细胞活化,还需要第二信号(共刺激信号)。第二信号主要由Th细胞和B细胞表面的共刺激分子(co-stimulatory molecule)间的相互作用产生。在共刺激信号的作用下,B细胞活化增殖产生适应性体液免疫应答。而作为APC,B细胞可以通过共刺激分子促进T细胞的增殖。

1. CD40 CD40属肿瘤坏死因子受体超家族(TNFRSF),组成性地表达于成熟B细胞。CD40的配体(CD40L即CD154)表达于活化T细胞。CD40与CD40L的结合是B细胞活化的最重要的第二信号,对B细胞分化成熟和抗体产生起重要的作用。

2. CD80和CD86 CD80(B7-1)和CD86(B7-2)在静息B细胞不表达或低表达,在活化B细胞表达增强,它与T细胞表面的CD28和CTLA-4相互作用,CD28提供T细胞活化的最重要的第二信号,CTLA-4抑制T细胞活化信号。

3. 黏附分子 Th细胞对B细胞的辅助以及活化B细胞向T细胞提呈抗原均需要细胞间的接触,黏附分子在此过程中起重要的作用。表达于B细胞的黏附分子有ICAM-1(CD54)、LFA-1(CD11a/CD18)等,这些黏附分子也具有共刺激作用。

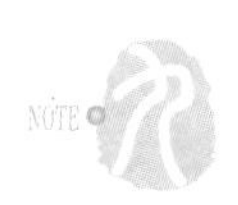

四、其他表面分子

1. CD19 BCR识别抗原中关键的信号传递分子，也是B细胞表面特异性标志，可作为免疫治疗B细胞白血病的靶点。

2. CD20 表达于除浆细胞外的各发育阶段的B细胞，可调节钙离子跨膜流动，从而调控B细胞的增殖和分化，是B细胞淋巴瘤治疗性单抗识别的靶分子。

3. CD22 特异性表达于B细胞，其胞内段含有ITIM，是B细胞的抑制性受体，能负调节CD19/CD21/CD81共受体。

4. CD32 有a、b两个亚型，其中CD32b即FcγRIIB，能负反馈调节B细胞活化及抗体的分泌。

第三节 B细胞的分类

B细胞具有复杂的亚群组成，按照不同的分类方法，B细胞可分为多个亚群，不同亚群具有各自独特的生理功能。

一、根据所处的活化阶段分类

1. 初始B细胞 初始B细胞是指从未接受过抗原刺激的B细胞。初始B细胞能够接受抗原刺激并活化，分化成为记忆B细胞或浆细胞。

2. 记忆B细胞 初始B细胞接受初次抗原刺激以后在生发中心分化成为记忆B细胞。记忆B细胞比初始B细胞具有更长的存活周期。记忆B细胞能响应相同抗原的再次刺激，产生更迅速、更高效、更特异的体液免疫。

3. 效应B细胞 效应B细胞又称浆细胞，由经受抗原激活的初始B细胞或记忆B细胞分化而成。浆细胞是抗体的主要来源，它通过分泌抗体介导体液免疫的发生。

二、根据反应特异性分类

根据是否发挥固有免疫或适应性免疫功能，B细胞分为B1细胞和B2细胞两个亚群。

1. B1细胞 B1细胞约占B细胞总数的5%～10%，主要定居于腹膜腔、胸膜腔和肠道黏膜固有层中。B1细胞在个体发育胚胎期由胎肝发育而来，具有自我更新(self-renewal)能力。小鼠B1细胞表面标志为CD5分子，人B1细胞尚未找到特异性标志。B1细胞属固有免疫细胞，在免疫应答的早期发挥作用，尤其在腹膜腔等部位能对微生物感染迅速产生IgM抗体，构成了机体免疫的第一道防线。

B1细胞表达的免疫球蛋白可变区相对保守，主要针对碳水化合物(如细菌多糖等)产生较强的应答，无需Th细胞的辅助，不发生免疫球蛋白的类别转换。B1细胞所合成的低亲和力IgM能与多种不同的抗原表位结合，表现为多反应性(polyreactivity)。在无明显外源性抗原刺激的情况下，B1细胞能自发分泌针对微生物脂多糖和某些自身抗原的IgM，这些抗体称天然抗体(natural antibody)。B1细胞也能产生多种针对自身抗原的抗体，与自身免疫病的发生有关。慢性淋巴细胞白血病(chronic lymphocytic leukemia)中的B细胞均表达CD5，一般认为其来源于B1细胞。

2. B2细胞 B2细胞是分泌抗体参与体液免疫应答的主要细胞。B2细胞在个体发育中出现相对较晚，定位于外周淋巴器官的滤泡区，也称为滤泡B细胞(follicular B，FO B)。在抗原刺激和Th细胞的辅助下，B2细胞最终分化成抗体形成细胞——浆细胞(plasma cell)，产生抗体，行使体液免疫功能。初次免疫应答后保留下来的部分高亲和力细胞分化成为记忆B细胞(memory B cell)，当再次感染时记忆B细胞可以快速分化为浆细胞，介导迅速的再次免疫应答(见第十三章)。

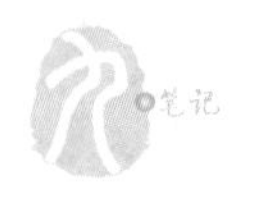

B1细胞和B2细胞在表面特征、免疫应答等多方面存在着明显的不同(表9-1)。

表 9-1　B1 细胞和 B2 细胞亚群的比较

性　质	B1 细胞	B2 细胞
更新的方式	自我更新	由骨髓产生
自发产生 Ig	高	低
针对的抗原	碳水化合物类	蛋白质类
分泌的 Ig 类别	IgM>IgG	IgG>IgM
特异性	多反应性	特异性
体细胞高频突变	低/无	高
免疫记忆	少/无	有

三、根据 BCR 类型分类

根据膜上的 BCR 类型，B 细胞可分为表达 IgM、IgD、IgG、IgA 和 IgE 的 B 细胞亚群。未成熟 B 细胞与初始 B 细胞都是 $mIgM^+$B 细胞，已活化并已分别发生过类别转换的 B 细胞包括 $mIgG^+$B 细胞、$mIgA^+$B 细胞、$mIgE^+$B 细胞。

第四节　B 细胞的功能

B 细胞的主要功能是产生抗体介导体液免疫应答，还可提呈可溶性抗原，产生细胞因子参与免疫调节。

1. 产生抗体介导体液免疫　B 细胞通过产生抗体介导体液免疫应答，抗体具有中和作用、激活补体、调理作用、ADCC、参与Ⅰ型超敏反应等功能。

2. 提呈抗原　B 细胞也可作为抗原提呈细胞摄取、加工并提呈抗原，在再次免疫应答过程中发挥抗原提呈作用，对可溶性抗原的提呈尤为重要。

3. 免疫调节　B 细胞产生的细胞因子（IL-6、IL-10、TNF-α 等）参与调节巨噬细胞、树突状细胞、NK 细胞以及 T 细胞的功能。Breg 是一类主要通过产生和分泌 IL-10、TGF-β、IL-35 等抑制性细胞因子，以及表达 FasL、CD1d 等膜表面调节分子而发挥免疫调节作用的 B 细胞亚群。Breg 细胞可以通过直接或者间接的方式抑制效应性 $CD4^+$T 细胞、杀伤性 CTL、巨噬细胞、树突状细胞等多种免疫细胞的生理功能，并参与自身免疫疾病、器官移植、感染、肿瘤等诸多疾病的发生发展过程。

本章小结

B 细胞主要通过产生抗体介导体液免疫，通过产生的细胞因子发挥免疫调节功能，还具有提呈抗原的功能。BCR 胚系基因需要经过重排才能表达功能性 BCR，重排是 BCR 具有多样性的机制。B 细胞在骨髓中经历祖 B 细胞、前 B 细胞、未成熟 B 细胞和成熟 B 细胞四个发育阶段，期间完成功能性 BCR 的表达并形成中枢免疫耐受。B 细胞膜表面的 BCR 复合物由 mIg 和 CD79 组成，它能够接受抗原刺激从而启动 B 细胞的免疫应答。此外 B 细胞膜上表达共受体和共刺激分子，前者促进 BCR 信号传递，后者为 B 细胞提供第二信号，促进 B 细胞活化增殖和产生适应性体液免疫应答。按照 B 细胞的活化阶段功能差异和 BCR 类型，B 细胞可分为不同亚群，各亚群执行不同功能。

思考题

1. 试述 B 细胞的胚系基因结构及其基因重排机制。
2. 试述 B 细胞的主要表面分子及其与功能的关系。
3. 试述 B 细胞的不同分类标准和该分类下 B 细胞的亚群组成。

（郑利民）

第十章　T淋巴细胞

T淋巴细胞（T lymphocyte）来源于胸腺（Thymus），故称T细胞。成熟T细胞定居于外周免疫器官的胸腺依赖区，它们不但介导适应性细胞免疫应答，在胸腺依赖性抗原诱导的体液免疫应答中亦发挥重要的辅助作用，所以T细胞在适应性免疫应答中占据核心地位。T细胞缺陷既影响机体细胞免疫应答，也影响体液免疫应答，可导致对多种病原微生物甚至条件致病微生物（如白色念珠菌和卡氏肺囊虫）的易感性、抗肿瘤效应减弱等病理现象。

第一节　T细胞的分化发育

骨髓多能造血干细胞（hematopoietic stem cell，HSC）在骨髓中分化成淋巴样祖细胞（lymphoid progenitor cell）。淋巴样祖细胞可经血液循环进入胸腺，在胸腺中完成T细胞的发育，成为成熟T细胞，再随血液循环进入外周淋巴器官，主要定居于外周淋巴器官的胸腺依赖区，接受抗原刺激发生免疫应答。整个过程中T细胞在胸腺中的发育至关重要。

一、T细胞在胸腺中的发育

正常机体的成熟T细胞既要对多样性的非己抗原发生免疫应答，又要对自身抗原发生免疫耐受。为达到此要求，在胸腺T细胞的发育过程中，首先要经历其抗原识别受体（TCR）的基因重排，表达多样性的TCR，然后经历阳性选择和阴性选择。TCR是由α、β肽链或γ、δ肽链构成的异二聚体。T细胞在胸腺中发育的最核心事件是获得多样性TCR的表达、自身MHC限制性（阳性选择）以及自身免疫耐受（阴性选择）的形成（图10-1）。（动画10-1“T细胞的分化发育”）

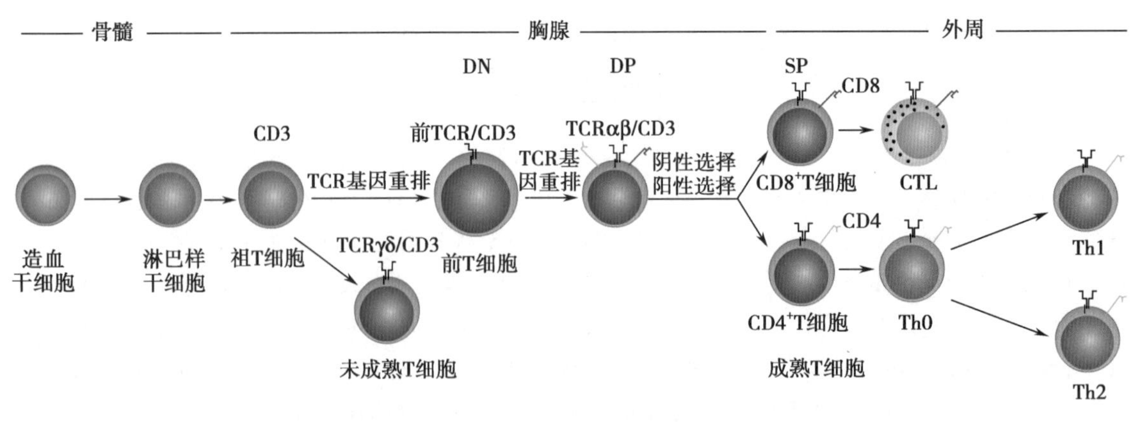

图10-1　T细胞的发育

DN：双阴性（$CD4^-CD8^-$）；DP：双阳性（$CD4^+CD8^+$）；SP：单阳性（$CD4^+CD8^-$或$CD4^-CD8^+$）；CTL：细胞毒性T细胞（cytotoxic T lymphocyte）

（一）T细胞在胸腺中的发育和TCR的重排

在胸腺微环境的影响下，T细胞的发育经历淋巴样祖细胞→祖T细胞（pro-T cell）→前T细胞（pre-T）→未成熟T细胞→成熟T细胞等阶段，不同阶段T细胞表达不同的表型并具有不同的功能。依据CD4和CD8的表达，胸腺中的T细胞又可分为双阴性细胞(double negative cell，DN细胞)、双阳性细胞(double positive cell，DP细胞)和单阳性细胞(single positive cell，SP细胞)三个阶段。

1. $CD4^-CD8^-$双阴性细胞阶段 pre-T以前的T细胞均为DN细胞。其中pro-T开始重排TCR基因。根据TCR的组成，T细胞可分为表达αβTCR的T细胞和表达γδTCR的T细胞，分别简称αβT细胞和γδT细胞。γδT细胞重排γ和δ链基因；而αβT细胞重排α和β链基因，此处是γδT细胞和αβT细胞分化的分支点。在胸腺中，αβT细胞约占T细胞总数的95%～99%，γδT细胞约占1%～5%。αβT细胞表达的β链与前T细胞α链(pre-T cell α，pTα)组装成前TCR(pTα：β)，成功表达前TCR的细胞即是pre-T。在IL-7等细胞因子的诱导下，pre-T增殖活跃，并表达CD4和CD8，细胞进入DP细胞阶段。

2. $CD4^+CD8^+$双阳性细胞阶段 DP的pre-T细胞停止增殖，开始重排α基因，并与β链组装成TCR(α：β TCR)。成功表达TCR的细胞即是未成熟T细胞。未成熟T细胞经历阳性选择并进一步分化为SP细胞。

3. $CD4^+CD8^-$或$CD4^-CD8^+$单阳性细胞阶段 SP细胞经历阴性选择后成为成熟T细胞，通过血液循环进入外周免疫器官。

(二) T细胞发育过程中的αβTCR基因重排

TCR基因群与BCR基因群的结构相似，其重排的过程也相似。TCRβ基因群包括Vβ、Dβ和Jβ三类基因片段。重排时先从Dβ和Jβ中各选1个片段，重排成D-J，然后与Vβ中的1个片段重排成V-D-J，再与Cβ重排成完整的β链，最后与pTα组装成前TCR，表达于pre-T表面。TCRα基因群包括Vα和Jα两类基因片段。重排时从Vα和Jα中各选1个片段，重排成V-J，再与Cα重排成完整的α链，最后与β链组装成完整的TCR，表达于未成熟T细胞表面(图10-2)。TCR的多样性形成机制主要是组合多样性和连接多样性，但其N序列插入的概率远高于BCR和Ig，故TCR的多样性可达10^{16}，而此阶段的BCR多样性只有10^{11}。

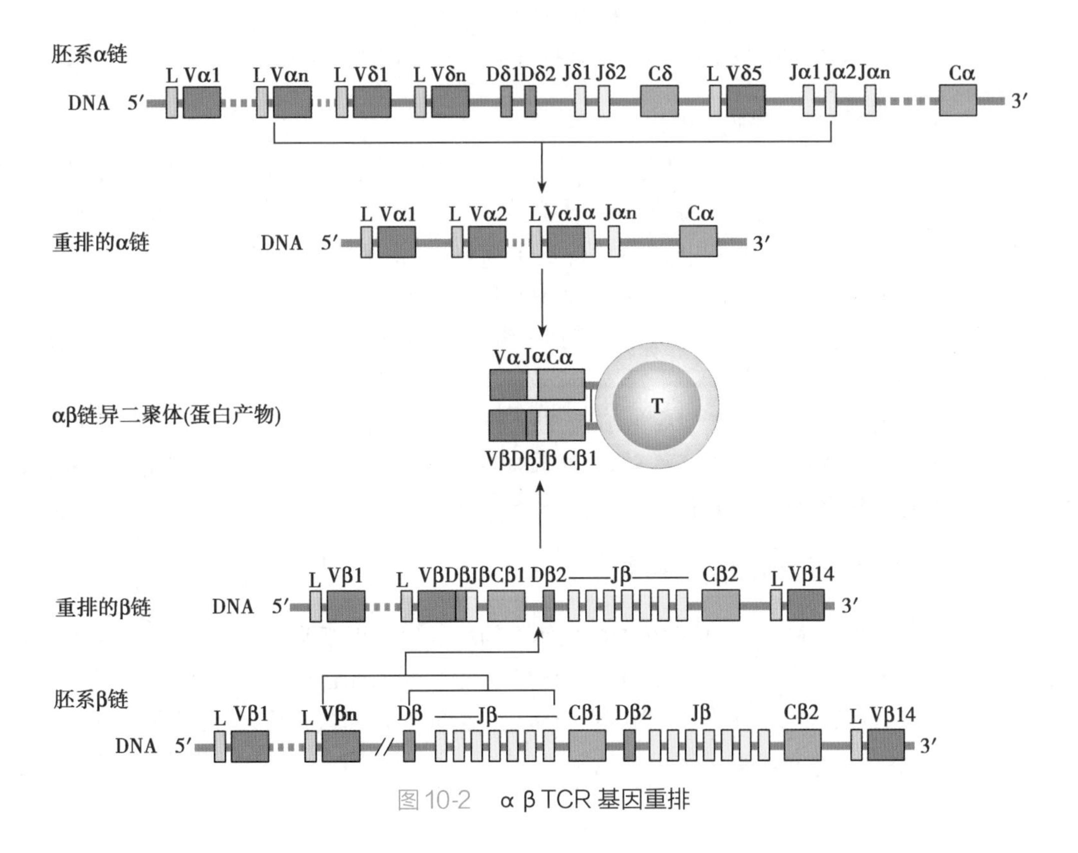

图10-2 αβTCR基因重排

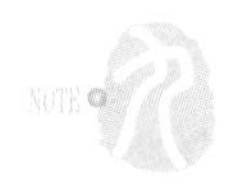

（三）T 细胞发育过程中的阳性选择

阳性选择（positive selection）指在胸腺皮质中，未成熟 DP 细胞表达的随机多样特异性的 TCR 与胸腺上皮细胞表面的自身抗原肽-自身 MHC Ⅰ类分子复合物或自身抗原肽-自身 MHC Ⅱ类分子复合物相互作用，能以适当亲和力结合（阳性）的 DP 细胞成活并获得 MHC 限制性；不能结合或结合亲和力过高的 DP 细胞发生凋亡，凋亡细胞占 DP 细胞的 95% 以上。在此过程中，DP 细胞分化为 SP 细胞：与Ⅰ类分子结合的 DP 细胞 CD8 表达水平升高，CD4 表达水平下降直至丢失；而与Ⅱ类分子结合的 DP 细胞 CD4 表达水平升高，CD8 表达水平下降最后丢失。因此，阳性选择的意义是：①获得 MHC 限制性；②DP 细胞分化为 SP 细胞（图 10-3）。

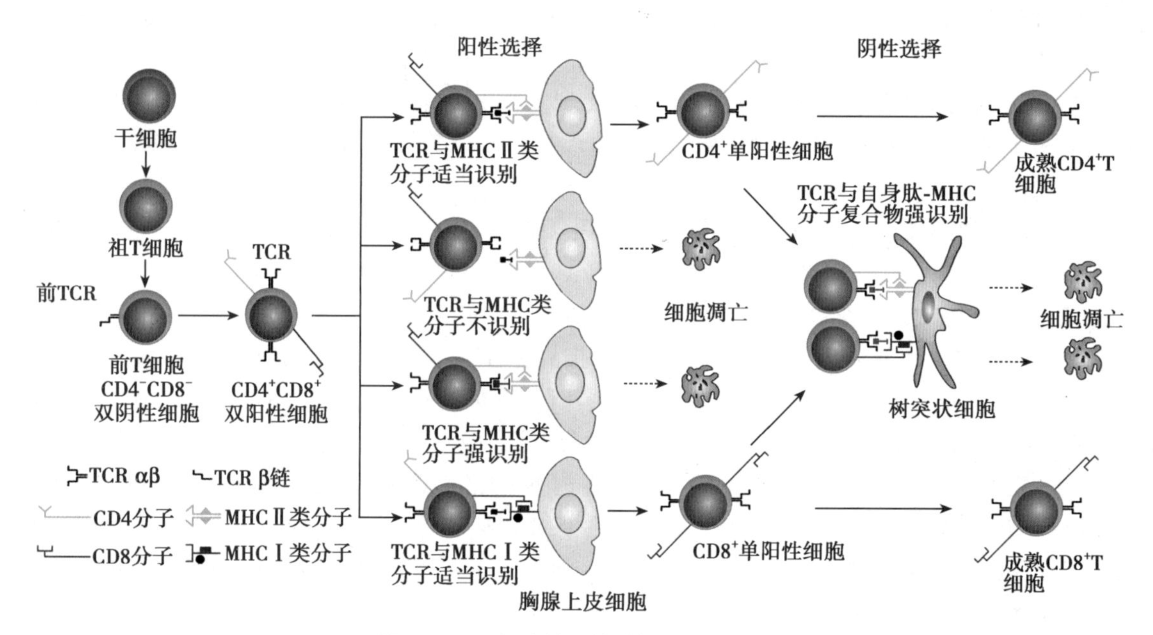

图 10-3　T 细胞的阳性选择和阴性选择

DP：双阳性（$CD4^+CD8^+$）；SP：单阳性（$CD4^+CD8^-$ 或 $CD4^-CD8^+$）

（四）T 细胞发育过程中的阴性选择

阴性选择（negative selection）经过阳性选择的 SP 细胞在皮质髓质交界处及髓质区，与髓质胸腺上皮细胞、树突状细胞等表面的自身抗原肽-MHC Ⅰ类分子复合物或自身抗原肽-MHC Ⅱ类分子复合物相互作用，高亲和力结合的 SP 细胞（即自身反应性 T 细胞）发生凋亡，少部分分化为调节性 T 细胞；而不能结合的 SP 细胞（阴性）存活成为成熟 T 细胞并进入外周免疫器官。因此，阴性选择的意义是清除自身反应性 T 细胞，保留多样性的抗原反应性 T 细胞，以维持 T 细胞的中枢免疫耐受。（动画 10-2“T 细胞的阳性选择和阴性选择”）

经过胸腺发育的 $CD4^+$T 细胞或 $CD8^+$T 细胞，进入胸腺髓质区，成为能特异性识别抗原肽-MHC Ⅱ类分子复合物或抗原肽-MHC Ⅰ类分子复合物、具有自身 MHC 限制性以及自身免疫耐受性的初始 T 细胞，迁出胸腺，进入外周淋巴组织（图 10-3）。

二、T 细胞在外周免疫器官中的增殖分化

从胸腺进入外周免疫器官尚未接触抗原的成熟 T 细胞称初始 T 细胞，主要定居于外周免疫器官的胸腺依赖区。T 细胞的定居与它在胸腺发育中获得相应的淋巴细胞归巢受体（如 L-选择素等黏附分子和 CCR7 等趋化因子受体）有关。T 细胞在外周免疫器官与抗原接触后，最终分化为具有不同功能的效应 T 细胞、调节性 T 细胞或记忆 T 细胞。

第二节　T 细胞的表面分子及其作用

T 细胞表面具有许多重要的膜分子，它们参与 T 细胞识别抗原，活化、增殖、分化，以及效应功能的发挥。其中，一些膜分子还是区分 T 细胞及 T 细胞亚群的重要标志。

一、TCR-CD3 复合物

1. TCR 的结构和功能　T 细胞通过 TCR 识别抗原。与 BCR 不同，TCR 并不能直接识别抗原表面的表位，只能特异性识别 APC 或靶细胞表面提呈的抗原肽-MHC 分子复合物（pMHC）。因此，TCR 识别 pMHC 时具有双重特异性，即既要识别抗原肽，也要识别自身 MHC 分子的多态性部分，称为 MHC 限制性（MHC restriction）。

TCR 的每条肽链的胞膜外区各含 1 个可变（V）区和 1 个恒定（C）区。V 区中含有 3 个互补决定区（CDR1、CDR2 和 CDR3），是 TCR 识别 pMHC 的功能区。两条肽链的跨膜区具有带正电荷的氨基酸残基（赖氨酸或精氨酸），通过盐桥与 CD3 分子的跨膜区连接，形成 TCR-CD3 复合体（图 10-4）。构成 TCR 的两条肽链的胞质区很短，不具备转导活化信号的功能。TCR 识别抗原所产生的活化信号由 CD3 转导至 T 细胞内。

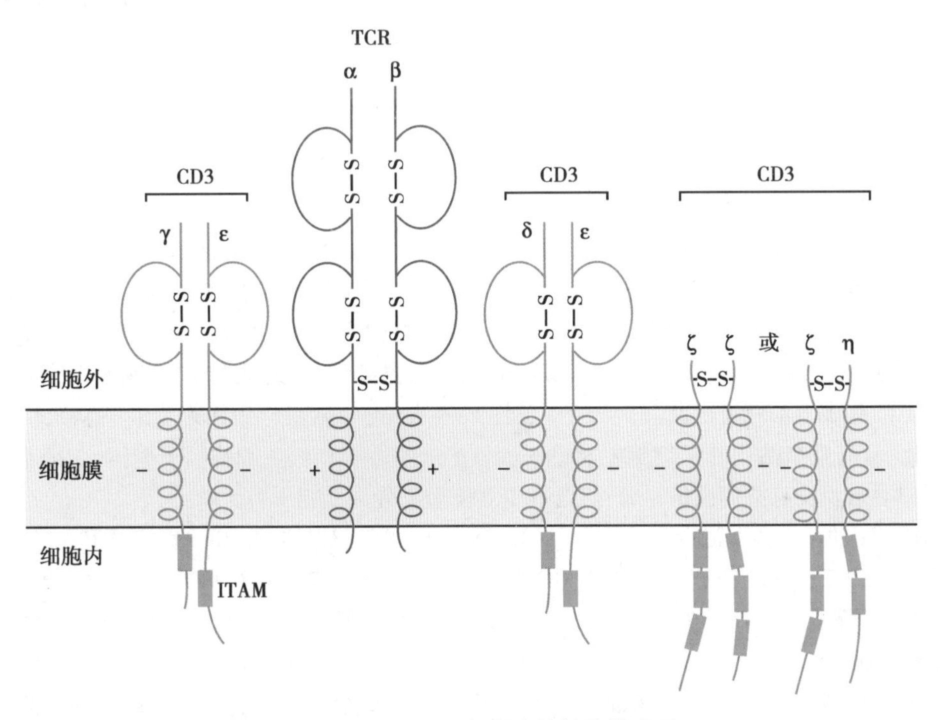

图 10-4　TCR-CD3 复合物结构模式图

TCRα 和 β（γ 和 δ）链分子胞膜外区的结构与免疫球蛋白类似，远膜端为可变区，近膜端为恒定区，两条链在近膜侧以二硫键相连。跨膜区带有正电，可与 CD3 形成盐桥。胞质区较短。CD3 的 γ、δ 和 ε 由含有 Ig 样恒定区的胞膜外区、跨膜区及较长的胞质尾部组成，γε 链 δε 链以非共价键相连分别形成异源二聚体，而 ζζ 链或 ζη 链以二硫键相连。CD3 各链胞质区均含有 ITAM

2. CD3 的结构和功能　CD3 具有五种肽链，即 γ、δ、ε、ζ 和 η 链，均为跨膜蛋白，跨膜区具有带负电荷的氨基酸残基（天冬氨酸），与 TCR 跨膜区带有正电荷的氨基酸残基形成盐桥（图 10-4）。γ、δ 和 ε 链的胞膜外区各有一个 Ig 样结构域。通过这些结构域之间的相互作用，分别形成 γε 和 δε 二聚体。ζ 和 η 链的胞膜外区很短，并以二硫键连接，形成 ζζ 二聚体或 ζη 二聚体。γ、δ、ε、ζ 和 η 肽链的

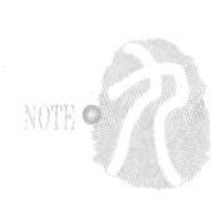

胞质区均含有免疫受体酪氨酸活化基序(immunoreceptor tyrosine-based activation motif,ITAM)。ITAM由18个氨基酸残基组成,其中含有2个YxxL/V(即酪氨酸-2个任意氨基酸-亮氨酸或缬氨酸)保守序列。该保守序列的酪氨酸残基(Y)被细胞内的酪氨酸蛋白激酶磷酸化后,可募集其他含有SH2结构域的酪氨酸蛋白激酶(例如ZAP-70),通过一系列信号转导过程激活T细胞。ITAM的磷酸化和与ZAP-70的结合是T细胞活化信号转导过程早期阶段的重要生化反应之一。因此,CD3分子的功能是转导TCR识别抗原所产生的活化信号。

二、CD4和CD8

成熟T细胞只表达CD4或CD8,即$CD4^+$T细胞或$CD8^+$T细胞。CD4和CD8的主要功能是辅助TCR识别抗原和参与T细胞活化信号的转导,因此又称为TCR的共受体。

CD4是单链跨膜蛋白,胞膜外区具有4个Ig样结构域,其中远膜端的2个结构域能够与MHCⅡ类分子β2结构域结合。CD8是由α和β肽链组成的异二聚体,2条肽链均为跨膜蛋白,由二硫键连接,膜外区各含1个Ig样结构域,能够与MHCⅠ类分子重链的α3结构域结合。

CD4和CD8分别与MHCⅡ类和MHCⅠ类分子的结合,可增强T细胞与APC或靶细胞之间的相互作用并辅助TCR识别抗原。CD4和CD8的胞质区可结合酪氨酸蛋白激酶$p56^{lck}$。$p56^{lck}$激活后,可催化CD3胞质区ITAM中酪氨酸残基的磷酸化,参与TCR识别抗原所产生的活化信号的转导过程。CD4还是人类免疫缺陷病毒(HIV)的受体。HIV的gp120蛋白结合CD4是HIV侵入并感染$CD4^+$T细胞或$CD4^+$巨噬细胞的重要机制。

三、共刺激分子

共刺激分子(co-stimulatory molecule)是为T(或B)细胞完全活化提供共刺激信号的细胞表面分子及其配体。根据功能可将其分为正性共刺激分子和负性共刺激分子(也称共抑制分子);根据分子结构可将其分为免疫球蛋白超家族(IgSF)、肿瘤坏死因子超家族(TNFSF)和整合素家族。

初始T细胞的完全活化需要两种活化信号的协同作用。第一信号(或称抗原刺激信号)由TCR识别APC提呈的pMHC而产生,经CD3转导信号,CD4或CD8起辅助作用,第一信号使T细胞初步活化,代表适应性免疫应答严格的特异性。第二信号(或称共刺激信号)则由APC或靶细胞表面的共刺激分子与T细胞表面的相应的共刺激分子(正性共刺激分子)相互作用而产生。共刺激信号使T细胞完全活化,只有完全活化的T细胞才能进一步分泌细胞因子和表达细胞因子受体,在细胞因子的作用下分化和增殖。没有共刺激信号,T细胞不能活化而克隆失能(图10-5)。

T细胞表面的正性共刺激分子主要包括:CD28家族成员(CD28和ICOS)、CD2和ICAM等,其分子结构均属于IgSF;CD28家族的配体为CD80(B7-1)、CD86(B7-2)、ICOSL、PD-L1和PD-L2等。此外,正性共刺激分子还有CD40L、FasL以及LFA-1等,根据分子结构,前两者属于TNFSF成员,后者属于整合素家族成员。

除了正性共刺激分子外,有些表面分子可以提供免疫抑制信号,称为负性共刺激分子或共抑制分子。T细胞表面的共抑制分子主要有CTLA-4和PD-1等,根据分子结构二者均属于IgSF成员;其配体分别为CD80、CD86和PD-L1、PD-L2。

1. CD28 是由两条相同肽链组成的同源二聚体,表达于90% $CD4^+$T细胞和50% $CD8^+$T细胞。CD28的配体是CD80和CD86,后者主要表达于专职性APC。CD28产生的共刺激信号在T细胞活化中发挥重要作用:诱导T细胞表达抗细胞凋亡蛋白(Bcl-XL等),防止细胞凋亡;刺激T细胞合成IL-2等细胞因子,促进T细胞的增殖和分化。

2. CTLA-4(CD152) CTLA-4是重要的共抑制分子,表达于活化的$CD4^+$和$CD8^+$T细胞,其配体亦是CD80和CD86,但CTLA-4与配体结合的亲和力显著高于CD28。由于CTLA-4的胞质区有免疫受体酪氨酸抑制基序(immunoreceptor tyrosine-based inhibitory motif,ITIM),故传递抑制性信号。通常T细胞活化并发挥效应后才表达CTLA-4,所以其作用是下调或终止T细胞活化。

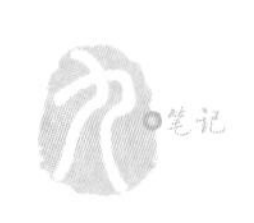

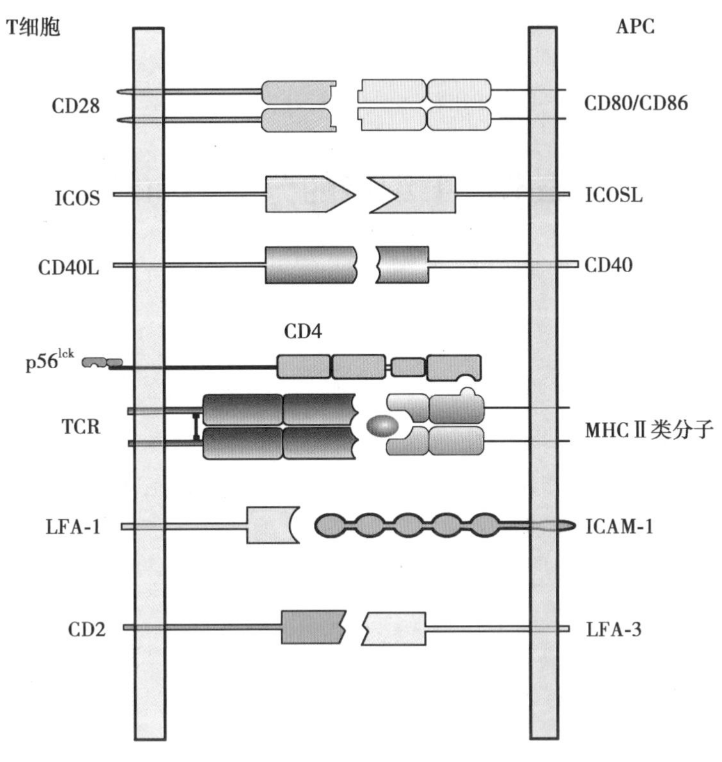

图 10-5　T 细胞与 APC 之间的共刺激分子

T 细胞表面的 TCR 在识别 APC 提呈的 pMHC 时，抗原刺激信号可通过 CD3 传入细胞内，为 T 细胞活化的第一信号；APC 与 T 细胞表面共刺激分子的相互作用为 T 细胞的活化提供第二信号

3. ICOS　ICOS（inducible co-stimulator）表达于活化 T 细胞，配体为 ICOSL。初始 T 细胞的活化主要依赖 CD28 提供共刺激信号，而 ICOS 则在 CD28 之后起作用，调节活化 T 细胞多种细胞因子的产生，并促进 T 细胞增殖。

4. PD-1　PD-1（programmed death 1）是重要的共抑制分子，表达于活化 T 细胞，配体为 PD-L1 和 PD-L2。PD-1 与配体结合后，可抑制 T 细胞的增殖以及 IL-2 和 IFN-γ 等细胞因子的产生，并抑制 B 细胞的增殖、分化和 Ig 的分泌。PD-1 还参与外周免疫耐受的形成。

5. CD2　CD2 又称淋巴细胞功能相关抗原 2（LFA-2），配体为 LFA-3（CD58）或 CD48（小鼠和大鼠）。CD2 表达于 95% 成熟 T 细胞、50% ~70% 胸腺细胞以及部分 NK 细胞，除介导 T 细胞与 APC 或靶细胞之间的黏附外，还为 T 细胞提供活化信号。

6. CD40 配体　CD40 配体（CD40L，CD154）主要表达于活化的 $CD4^+$T 细胞，而 CD40 表达于 APC。CD40L 与 CD40 的结合所产生的效应是双向性的。一方面，促进 APC 活化，促进 CD80/CD86 表达和细胞因子（例如 IL-12）分泌。另一方面，也促进 T 细胞的活化。在 TD-Ag 诱导的免疫应答中，活化 Th 细胞表达的 CD40L 与 B 细胞表面的 CD40 的结合可促进 B 细胞的增殖、分化、抗体生成和抗体类别转换，诱导记忆 B 细胞的产生。

7. LFA-1 和 ICAM-1　T 细胞表面的淋巴细胞功能相关抗原-1（LFA-1）与 APC 表面的细胞间黏附分子-1（ICAM-1）相互结合，介导 T 细胞与 APC 或靶细胞的黏附。T 细胞也可表达 ICAM-1，同 APC、靶细胞或其他 T 细胞表达的 LFA-1 结合。

四、丝裂原受体及其他表面分子

T 细胞还表达多种丝裂原（mitogen）受体，丝裂原可非特异性直接诱导静息 T 细胞活化和增殖（见第三章）。T 细胞活化后还表达多种与效应功能有关的分子，例如，与其活化、增殖和分化密切相关的

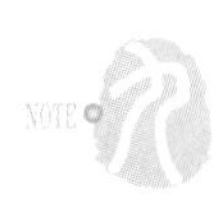

细胞因子受体（IL-1R、IL-2R、IL-4R、IL-6R、IL-7R、IL-12R、IFN-γR 和趋化因子受体等）及可诱导细胞凋亡的 FasL（CD95L）等。

T 细胞也表达 Fc 受体（如 FcγR 等）和补体受体（CR1）等。

第三节　T 细胞的分类和功能

T 细胞具有高度的异质性，按照不同的分类方法，T 细胞可分为若干亚群，各亚群之间相互调节，共同发挥其免疫学功能。

一、根据所处的活化阶段分类

（一）初始 T 细胞

初始 T 细胞（naïve T cell）是指从未接受过抗原刺激的成熟 T 细胞，处于细胞周期的 G_0 期，存活期短，表达 CD45RA 和高水平的 L-选择素（CD62L），参与淋巴细胞再循环，主要功能是识别抗原。初始 T 细胞在外周淋巴器官内接受 DC 提呈的 pMHC 刺激而活化，并最终分化为效应 T 细胞和记忆 T 细胞。

（二）效应 T 细胞

效应 T 细胞（effector T cell，Teff）存活期短，除表达高水平的高亲和力 IL-2 受体外，还表达整合素，是行使免疫效应的主要细胞。效应 T 细胞主要是向外周炎症部位或某些器官组织迁移，并不再循环至淋巴结。

（三）记忆 T 细胞

记忆 T 细胞（memory T cell，Tm）可由效应 T 细胞分化而来，也可由初始 T 细胞接受抗原刺激后直接分化而来。其存活期长，可达数年。再次接受相同抗原刺激后可迅速活化，并分化为效应 T 细胞，介导再次免疫应答。Tm 表达 CD45RO 和黏附分子（如 CD44），参与淋巴细胞再循环。即使没有抗原或 MHC 分子的刺激，Tm 仍可长期存活，通过自发增殖维持一定数量。

二、根据 TCR 类型分类

（一）αβT 细胞

αβT 细胞即通常所称的 T 细胞，占脾脏、淋巴结和循环 T 细胞的 95% 以上。如未特指，本书所述的各类 T 细胞均为 αβT 细胞。

（二）γδT 细胞

γδT 细胞主要分布于皮肤和黏膜组织，其抗原受体缺乏多样性，识别抗原无 MHC 限制性，主要识别 CD1 分子提呈的多种病原体表达的共同抗原成分，包括糖脂、某些病毒的糖蛋白、分枝杆菌的磷酸糖和核苷酸衍生物、热休克蛋白（HSP）等。大多数 γδT 细胞为 $CD4^-CD8^-$，少数可表达 CD8。γδT 细胞具有抗感染和抗肿瘤作用，可杀伤病毒或细胞内细菌感染的靶细胞，表达热休克蛋白和异常表达 CD1 分子的靶细胞，以及杀伤某些肿瘤细胞。活化的 γδT 细胞通过分泌多种细胞因子（包括 IL-2、IL-3、IL-4、IL-5、IL-6、GM-CSF、TNF-α、IFN-γ 等）发挥免疫调节作用和介导炎症反应。

αβT 细胞与 γδT 细胞的特征及功能的比较列于表 10-1。

三、根据 CD 分子分亚群

根据是否表达 CD4 或 CD8，T 细胞分为 $CD4^+$T 细胞和 $CD8^+$T 细胞。

（一）$CD4^+$T 细胞

CD4 表达于 60%～65% T 细胞及部分 NKT 细胞，巨噬细胞和树突状细胞亦可表达 CD4，但表达水平较低。$CD4^+$T 细胞识别由 13～17 个氨基酸残基组成的抗原肽，受自身 MHC Ⅱ 类分子的限制，活化后，分化为 Th 细胞，但也有少数 $CD4^+$效应 T 细胞具有细胞毒作用和免疫抑制作用。

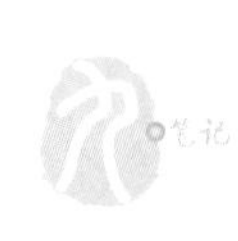

表 10-1 αβT 细胞与 γδT 细胞的比较

特征	αβT 细胞	γδT 细胞
TCR 多样性	多	少
分布 外周血	60% ~70%	5% ~15%
组织	外周淋巴组织	皮肤表皮和黏膜上皮
表型 $CD3^+CD2^+$	100%	100%
$CD4^+CD8^-$	60% ~65%	<1%
$CD4^-CD8^+$	30% ~35%	20% ~50%
$CD4^-CD8^-$	<5%	≥50%
识别抗原	8 ~17 个氨基酸组成的肽	HSP、脂类、多糖
提呈抗原	经典 MHC 分子	MHC Ⅰ类样分子
MHC 限制	有	无
辅助细胞	Th	无
杀伤细胞	CTL	γδT

（二）$CD8^+$T 细胞

CD8 表达于 30% ~35% T 细胞。$CD8^+$T 细胞识别由 8 ~10 个氨基酸残基组成的抗原肽，受自身 MHC Ⅰ类分子的限制，活化后，分化为细胞毒性 T 细胞（CTL），具有细胞毒作用，可特异性杀伤靶细胞。

四、根据功能特征分亚群

根据功能的不同，T 细胞可分为 Th、CTL 和调节性 T 细胞。这些细胞实际上是初始 $CD4^+$T 细胞或初始 $CD8^+$T 细胞活化后分化成的效应细胞。NKT 细胞见第十四章。

（一）辅助 T 细胞（helper T cell，Th）

Th 均表达 CD4，通常所称的 $CD4^+$T 细胞即指 Th。未受抗原刺激的初始 $CD4^+$T 细胞为 Th0。Th0 向不同谱系的分化受抗原的性质和细胞因子等因素的调控，而最重要的影响因素是细胞因子的种类和细胞因子之间的平衡（图 10-6）。例如，胞内病原体和肿瘤抗原以及 IL-12、IFN-γ 诱导 Th0 向 Th1 分化，其中 IL-12 主要由 APC 产生；普通细菌和可溶性抗原以及 IL-4 诱导 Th0 向 Th2 分化，其中 IL-4 主要由局部环境中 NKT 细胞以及嗜酸性粒细胞和嗜碱性粒细胞等所产生；TGF-β 和 IL-4 诱导 Th0 向 Th9 分化；TGF-β 和 IL-6 诱导 Th0 分化为 Th17；IL-6 和 TNF-α 诱导 Th0 分化为 Th22；IL-21 和 IL-6 诱导 Th0 分化为 Tfh（图 10-7）。除细胞因子外，APC 表达的共刺激分子对 Th0 的分化方向亦发挥调节作用。例如，ICOS 可促进 Th2 的分化，而 4-1BB 与 Th1 的分化有关。

1. Th1 主要分泌 Th1 型细胞因子，包括 IFN-γ、TNF-α、IL-2 等。它们能促进 Th1 的进一步增

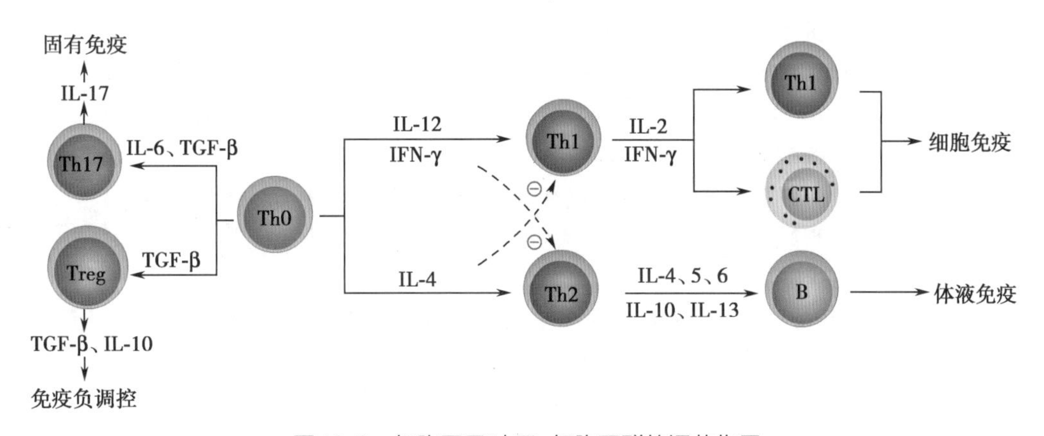

图 10-6 细胞因子对 Th 细胞亚群的调节作用

局部微环境中的细胞因子是调控 Th0、Th1、Th2、Th17 和 Treg 细胞分化的关键因素，它们不仅影响机体的免疫应答类型，同时也影响 Th 细胞亚群之间的平衡

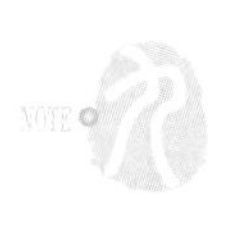

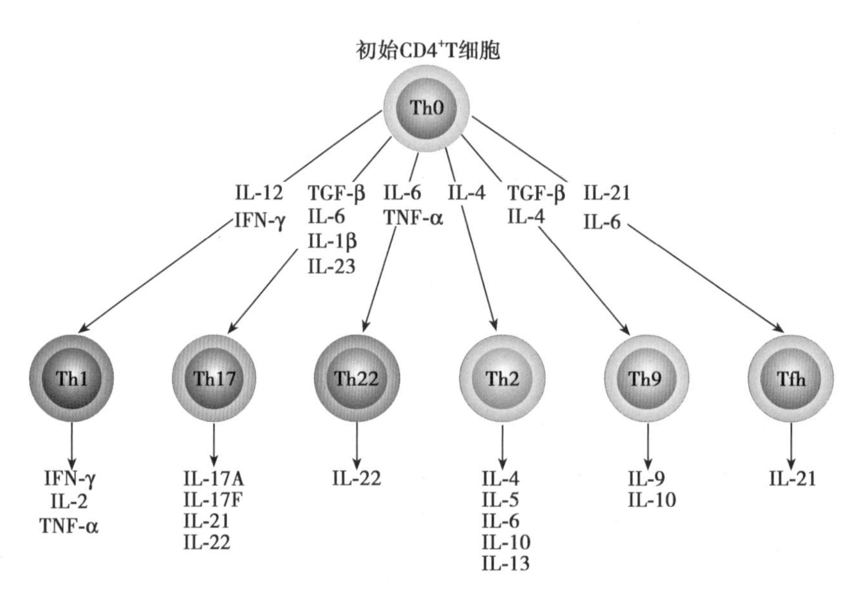

图 10-7 $CD4^+$效应 T 细胞的分化

殖，进而发挥细胞免疫的效应。

Th1 细胞的主要效应是通过分泌的细胞因子增强细胞介导的抗感染免疫，特别是抗胞内病原体的感染。例如，IFN-γ 活化巨噬细胞，增强其杀伤已吞噬的病原体的能力。IFN-γ 还能促进 IgG 的生成。IL-2、IFN-γ 和 IL-12 可增强 NK 细胞的杀伤能力。IL-2 和 IFN-γ 协同刺激 CTL 的增殖和分化。TNF-α 除了直接诱导靶细胞凋亡外，还能促进炎症反应。另外，Th1 也是迟发型超敏反应中的效应 T 细胞，故也称为迟发型超敏反应 T 细胞（T_{DTH}）。在病理情况下，Th1 参与许多自身免疫病的发生和发展，如类风湿关节炎和多发性硬化症等。

2. Th2 主要分泌 Th2 型细胞因子，包括 IL-4、IL-5、IL-6、IL-10 及 IL-13 等。它们能促进 Th2 细胞的增殖，进而辅助 B 细胞活化，发挥体液免疫的作用，同时抑制 Th1 增殖。

Th2 的主要效应是辅助 B 细胞活化，其分泌的细胞因子也可促进 B 细胞的增殖、分化和抗体的生成（见第十三章）。Th2 在超敏反应及抗寄生虫感染中也发挥重要作用：IL-4 和 IL-5 可诱导 IgE 生成和嗜酸性粒细胞活化。特应性皮炎和支气管哮喘的发病与 Th2 型细胞因子分泌过多有关。

3. Th9 通过分泌其特征性细胞因子 IL-9 在过敏性疾病、抗寄生虫感染和自身免疫病中发挥重要作用。Th9 除可在 TGF-β 和 IL-4 共同存在时由 Th0 细胞分化形成，也可由 TGF-β 单独诱导 Th2 细胞分化而成。

4. Th17 通过分泌 IL-17（包括 IL-17A 到 IL-17F）、IL-21、IL-22、IL-26、TNF-α 等多种细胞因子参与固有免疫和某些炎症的发生，在免疫病理损伤，特别是自身免疫病的发生和发展中起重要作用。

5. Th22 是一群 $IL\text{-}17A^-IL\text{-}22^+IFN\text{-}\gamma^-$的 Th，表达趋化因子受体 CCR4、CCR6 和 CCR10，通过分泌 IL-22、IL-13 和 TNF-α 参与上皮细胞的生理功能和炎性病理过程，特别是在炎性皮肤疾病（如牛皮癣和特应性皮炎）的免疫病理中发挥重要作用。

6. Tfh 滤泡辅助 T 细胞（follicular helper T cell，Tfh）是一种存在于外周免疫器官淋巴滤泡的 $CD4^+$T 细胞，其产生的 IL-21 在 B 细胞分化为浆细胞、产生抗体和 Ig 类别转换中发挥重要作用，是辅助 B 细胞应答的关键细胞。

需要指出的是，不同亚群的 Th 分泌不同的细胞因子只是反映了这些细胞处于不同分化状态，这种分化状态并非恒定不变，在一定条件下可以相互转变。

（二）细胞毒性 T 细胞（cytotoxic T lymphocyte，CTL）

CTL 表达 CD8，通常所称的 $CD8^+$T 细胞即指 CTL，而同样有细胞毒作用的 γδT 细胞和 NKT 细胞不属于 CTL。

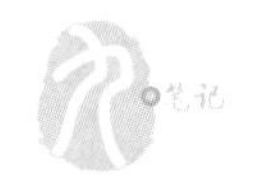

CTL 的主要功能是特异性识别内源性抗原肽-MHC Ⅰ类分子复合物，进而杀伤靶细胞（细胞内寄

生病原体感染的细胞或肿瘤细胞)。杀伤机制主要有两种:一是分泌穿孔素(perforin)、颗粒酶(granzyme)、颗粒溶素(granulysin)等物质直接杀伤靶细胞;二是通过表达FasL或分泌TNF-α,分别与靶细胞表面的Fas或TNF受体(TNFR)结合,通过Fas-FasL途径或TNF-TNFR途径诱导靶细胞凋亡。CTL在杀伤靶细胞的过程中自身不受伤害,可连续杀伤多个靶细胞。

(三)调节性T细胞(regulatory T cell,Treg)

通常所称的Treg是$CD4^+CD25^+Foxp3^+$的T细胞。Foxp3(forkhead box p3)是一种转录因子,不仅是Treg的重要标志,也参与Treg的分化和功能。Foxp3缺陷会使得Treg减少或缺如,从而导致人、小鼠发生严重自身免疫病。Treg主要通过两种方式负调控免疫应答:①直接接触抑制靶细胞活化;②分泌TGF-β、IL-10等细胞因子抑制免疫应答。在免疫耐受、自身免疫病、感染性疾病、器官移植及肿瘤等多种疾病中发挥重要的作用。根据来源可分为两类(表10-2)。

表10-2 两类调节性T细胞的比较

特点	自然调节性T细胞	诱导性调节性T细胞
诱导部位	胸腺	外周
CD25表达	+++	-/+
转录因子Foxp3	+++	+
抗原特异性	自身抗原(胸腺中)	组织特异性抗原和外来抗原
发挥效应作用的机制	细胞接触,分泌细胞因子	分泌细胞因子,细胞接触
功能	抑制自身反应性T细胞介导的病理性应答	抑制自身损伤性炎症反应和移植排斥反应,利于肿瘤生长
举例	$CD4^+CD25^+Foxp3^+$T细胞	$CD4^+$的Tr1

1. **自然调节性T细胞(natural Treg,nTreg)** 直接从胸腺分化而来,约占外周血$CD4^+$T细胞的5%~10%。

2. **诱导性调节性T细胞(inducible Treg,iTreg)** 或称适应性调节性T细胞(adaptive Treg),由初始$CD4^+$T细胞在外周经抗原及其他因素(如TGF-β和IL-2)诱导产生。

Tr1是iTreg的一个主要亚群,主要分泌IL-10及TGF-β,主要抑制炎症性自身免疫反应和由Th1介导的淋巴细胞增殖及移植排斥反应。此外,Tr1可通过分泌IL-10在防治超敏反应性疾病(如哮喘)中起作用。

3. **其他调节性T细胞** 在$CD8^+$T细胞中也存在一群$CD8^+$调节性T细胞($CD8^+$ Treg),对自身反应性$CD4^+$T细胞具有抑制活性,并可抑制移植物排斥反应。此外,Th1、Th2、$IL-17^+$Treg、$ICOS^+$Treg、NK、NKT以及γδT等细胞亚群也具有免疫调节活性。

本章小结

T细胞表面具有多种表面标志,其中TCR-CD3复合物为T细胞的特有标志。按TCR不同,T细胞可分为αβT细胞和γδT细胞;按功能的不同,αβT细胞又分为$CD4^+$辅助T细胞(Th)、$CD8^+$细胞毒性T细胞(CTL)以及调节性T细胞(Treg)。T细胞介导细胞免疫。Th1分泌IL-2、IFN-γ、TNF-α等细胞因子,介导细胞免疫应答;Th2分泌IL-4、IL-5、IL-6、IL-10及IL-13等细胞因子,辅助体液免疫应答;CTL通过特异性识别抗原后分泌穿孔素、颗粒酶及Fas-FasL途径和TNF-TNFR途径引起靶细胞的凋亡;Treg通过抑制$CD4^+$和$CD8^+$T细胞的活化与增殖,发挥免疫的负调节作用。

思考题

1. T细胞表面有哪些重要分子?其功能是什么?
2. T细胞有哪些亚群?各自的功能是什么?
3. T细胞在胸腺进行阳性选择和阴性选择的意义是什么?

(姚 智)

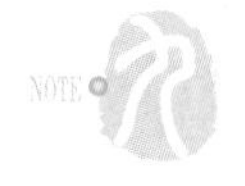

第十一章　抗原提呈细胞与抗原的加工及提呈

抗原提呈细胞(antigen-presenting cell,APC)是能够加工抗原并以抗原肽-MHC分子复合物的形式将抗原肽提呈给T细胞的一类细胞,在机体的免疫识别、免疫应答与免疫调节中起重要作用。通过MHCⅡ类分子途径提呈外源性抗原肽给$CD4^+$T细胞的APC分为专职性APC(professional APC)和非专职性APC(non-professional APC)。专职性APC包括树突状细胞、单核/巨噬细胞和B细胞,它们组成性表达MHCⅡ类分子、共刺激分子和黏附分子,具有直接摄取、加工和提呈抗原的功能;非专职性APC包括内皮细胞、上皮细胞、成纤维细胞等多种细胞,它们通常不或低表达MHCⅡ类分子,但在炎症过程中或某些细胞因子的作用下,可被诱导表达MHCⅡ类分子、共刺激分子和黏附分子,故加工和提呈抗原的能力较弱。另有一类被胞内病原体感染而产生病原体抗原或细胞发生突变产生突变蛋白抗原的细胞(又称靶细胞),可通过MHCⅠ类分子途径提呈这些内源性抗原肽给$CD8^+$T细胞而被识别和杀伤,此类细胞也属抗原提呈细胞。

第一节　专职性抗原提呈细胞的生物学特性

树突状细胞(dendritic cell,DC)是体内功能最强的专职性APC,可激活初始T细胞。单核/巨噬细胞和B细胞仅能刺激已活化的效应T细胞或记忆T细胞,同时本身被T细胞激活,发挥更强的作用。

一、树突状细胞

树突状细胞(dendritic cell,DC)是一类成熟时具有许多树突样突起的、能够识别、摄取和加工外源性抗原并将抗原肽提呈给初始T细胞进而诱导T细胞活化增殖的、功能最强的抗原提呈细胞。DC是机体适应性免疫应答的始动者,也是连接固有免疫应答和适应性免疫应答的“桥梁”。

(一) DC的类型

DC主要分为经典DC(conventional DC,cDC)及浆细胞样DC(plasmacytoid DC,pDC)两大类。cDC根据表型和分化发育途径分为不同亚群,主要参与适应性免疫应答的诱导和启动。根据成熟状态,DC又分为未成熟DC和成熟DC,它们在不同组织中有不同名称。部分DC具有负向调控免疫应答、维持免疫耐受的作用,称为调节性DC(regulatory DC)。pDC也能加工提呈抗原,其主要功能是活化后可快速产生大量Ⅰ型干扰素,参与抗病毒固有免疫应答,在某些情况下也参与自身免疫病的发生发展。滤泡树突状细胞(follicular DC,FDC)虽呈树突状形态,但不具备抗原提呈能力,可通过负载抗原肽刺激生发中心B细胞发生体细胞超突变。

(二) 经典DC的成熟过程

从骨髓造血干细胞分化而来的DC前体细胞表达多种趋化因子受体,经血液进入各种实体器官和上皮组织,成为未成熟DC(immature DC)。未成熟DC摄取抗原后迁移到外周免疫器官成为成熟DC(图11-1,表11-1)。(动画11-1“DC成熟过程和类型”)

1. 未成熟DC　未成熟DC主要存在于各组织器官,包括分布于皮肤和黏膜的朗格汉斯细胞(Langerhans cell,LC)和分布于多种非免疫器官组织间质的间质DC(interstitial DC)等,其特点是:①表

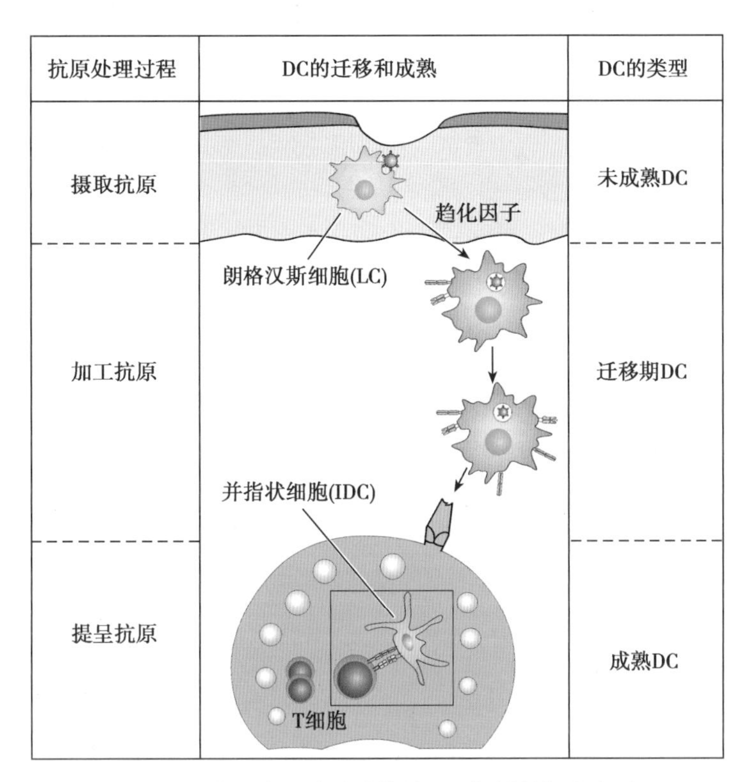

图 11-1　树突状细胞的成熟过程及相关的细胞类型

表 11-1　未成熟 DC 与成熟 DC 特点的比较

	未成熟 DC	成熟 DC
Fc 受体的表达	++	-/+
甘露糖受体的表达	++	-/+
MHC Ⅱ类分子的表达	+	++
半寿期	约 10 小时	大于 100 小时
细胞膜表面的数目	$\sim10^6$	$\sim7\times10^6$
共刺激分子的表达	-/+	++
抗原摄取、加工的能力	++	-/+
抗原提呈的能力	-/+	++
主要功能	摄取、加工抗原	提呈抗原

达模式识别受体，能有效识别和摄取外源性抗原；②具有很强的抗原加工能力；③低水平表达 MHC Ⅱ类分子和共刺激分子、黏附分子，故提呈抗原和激发免疫应答的能力较弱。

2. 迁移期 DC　未成熟 DC 在各组织器官中接触和摄取抗原或受到某些炎性刺激（如 LPS、IL-1β、TNF-α 等）后表达特定趋化因子受体（如 CCR7），在趋化因子的作用下发生迁移（migration），由外周组织器官（获取抗原信号）通过输入淋巴管和（或）血液循环进入外周淋巴器官。未成熟 DC 在迁移的过程中逐渐成熟。

3. 成熟 DC　迁移到外周免疫器官的 DC 已是成熟 DC（mature DC），其特点是：①表面有许多树突样突起；②低表达模式识别受体，识别和摄取外源性抗原的能力弱；③加工抗原的能力弱；④高水平表达 MHC Ⅱ类分子和共刺激分子、黏附分子，故能有效提呈抗原和激活 T 细胞，启动适应性免疫应答。外周免疫器官 T 细胞区的并指状 DC（interdigitating DC，IDC）即属成熟 DC。

不同组织器官中也有不同作用的成熟 DC。例如黏膜中的 DC 在局部摄取抗原并发育成熟和提呈抗原，诱导黏膜局部的免疫应答；胸腺 DC 摄取自身抗原并发育成熟，提呈抗原给未成熟 T 细胞，诱

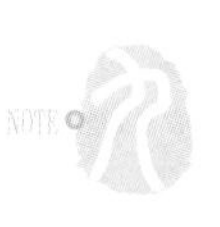

导T细胞的中枢免疫耐受。外周免疫器官中也存在未成熟DC,可识别和摄取进入淋巴结或脾脏的抗原并发育成熟和提呈抗原,启动适应性免疫应答。

（三）DC的功能

DC在机体的多种生理和病理过程中发挥关键作用,通过人为调节DC的功能可增强或者抑制机体的免疫应答,对肿瘤、移植排斥、感染、自身免疫病发生机制的认识及其免疫防治具有重要价值。

1. 识别和摄取抗原，参与固有免疫应答　DC表达多种模式识别受体(如甘露糖受体、Toll样受体)以及Fc受体,可识别多种病原微生物或抗原-抗体复合物,通过胞饮作用、吞噬作用、受体介导的内吞作用等摄取抗原物质并销毁之,从而行使固有免疫应答功能。pDC活化后可快速产生大量Ⅰ型干扰素,参与抗病毒固有免疫应答。

2. 加工和提呈抗原，启动适应性免疫应答　这是DC最重要的功能。摄取和加工抗原后,DC将抗原以抗原肽-MHCⅡ类分子复合物的形式表达在细胞膜上,并提呈给$CD4^+$T细胞,提供初始T细胞活化的启动信号(或抗原刺激信号、第一信号)。成熟DC还高表达CD80、CD86、CD40等共刺激分子,为T细胞充分活化提供了第二信号。DC产生的细胞因子进一步诱导活化T细胞增殖和分化,从而完整启动免疫应答。DC高表达ICAM-1等黏附分子使之与T细胞牢固结合,有利于细胞之间的相互作用。与已活化的或记忆T细胞不同,初始T细胞的活化更依赖于DC刺激信号的存在,因此,DC是唯一能直接激活初始T细胞的专职性APC。DC亦能以抗原肽-MHCⅠ类分子复合物的形式将抗原肽提呈给$CD8^+$T细胞并激活之。

此外,DC还能通过诱导Ig的类别转换和释放某些可溶性因子等促进B细胞的增殖与分化,参与体液免疫应答。

3. 免疫调节作用　DC能够分泌多种细胞因子和趋化因子,通过细胞间直接接触的方式或者可溶性因子间接作用的方式,调节其他免疫细胞的功能,例如DC分泌大量IL-12诱导初始T细胞(Th0)分化为Th1细胞,产生Th1型免疫应答。

4. 诱导与维持免疫耐受　未成熟DC参与外周免疫耐受的诱导。胸腺DC是胸腺内对未成熟T细胞进行阴性选择的重要细胞,通过清除自身反应性T细胞克隆,参与中枢免疫耐受的诱导。

二、单核/巨噬细胞

单核细胞(monocyte)来源于骨髓,从血液移行到全身组织器官,成为巨噬细胞(macrophage,Mϕ)。单核/巨噬细胞表达多种受体(包括补体受体、Fc受体、清道夫受体、模式识别受体等),可通过胞饮作用、吞噬作用、受体介导的内吞作用等摄取抗原物质,其吞噬和清除病原微生物能力很强。

大多数单核/巨噬细胞低水平表达MHCⅠ类分子、Ⅱ类分子和共刺激分子,虽然其摄取和加工抗原的能力很强,但提呈抗原的能力很弱。IFN-γ等可诱导单核/巨噬细胞表达这些分子的水平升高,抗原提呈功能增强,激活T细胞产生细胞因子,后者进一步激活单核/巨噬细胞,使其发挥更强的清除被吞噬病原体的能力。单核/巨噬细胞的其他作用见第十四章。

三、B细胞

作为专职性APC,B细胞主要以BCR识别、浓集和内化抗原,亦可通过胞饮作用摄取抗原。浓集抗原的效应使B细胞在抗原浓度极低时仍能够提呈抗原。B细胞将抗原加工成抗原肽后,以抗原肽-MHCⅡ类分子复合物的形式表达于细胞表面,提呈给Th。在激活Th的同时B细胞本身也受到Th的辅助而活化并对TD抗原应答产生抗体。通常,B细胞不表达CD80、CD86等共刺激分子,但在细菌感染等刺激后或在Th的辅助下可以表达。B细胞接受T细胞提供的第二信号而完全活化,并在T细胞产生的细胞因子作用下增殖、分化、产生抗体和发挥体液免疫效应。

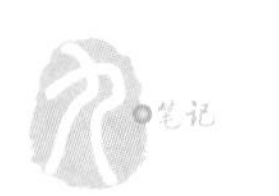

三种专职性APC提呈抗原效应的比较如图11-2。

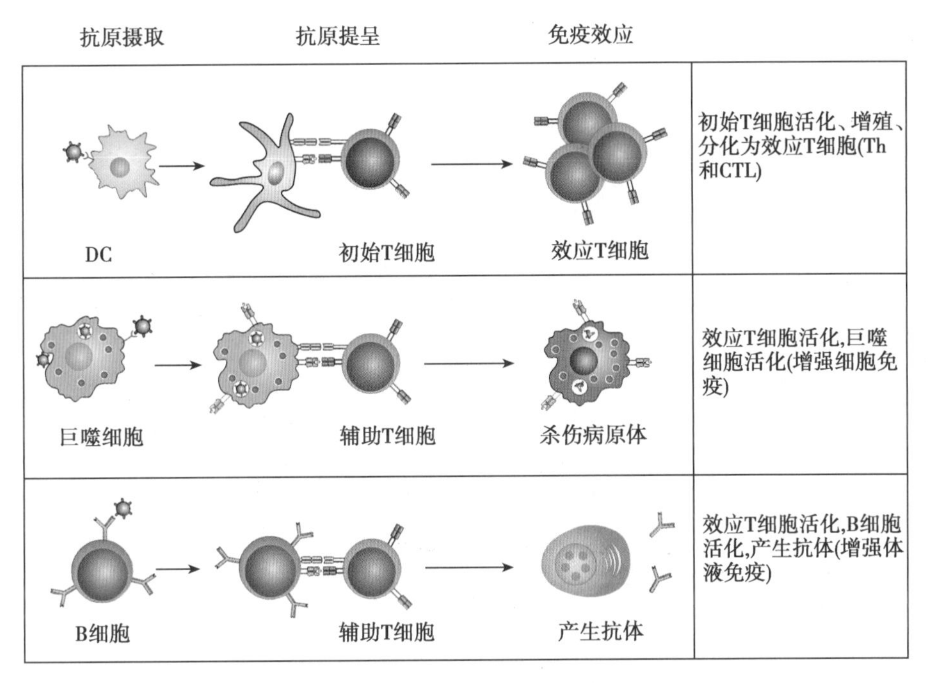

图 11-2　三种专职性 APC 提呈抗原效应的比较

第二节　抗原的加工和提呈

抗原加工(antigen processing)或称抗原处理,是 APC 将摄取入胞内的外源性抗原或者胞质内自身产生的内源性抗原降解并加工成一定大小的多肽片段、使抗原肽适合与 MHC 分子结合、抗原肽-MHC 分子复合物再转运到细胞表面的过程。抗原提呈(antigen presentation)是表达于 APC 表面的抗原肽-MHC 分子复合物被 T 细胞识别、从而将抗原肽提呈给 T 细胞,诱导 T 细胞活化的过程。T 细胞只能识别 APC 提呈的抗原肽:$CD4^+T$ 细胞的 TCR 识别 APC 提呈的抗原肽-MHC Ⅱ类分子复合物,$CD8^+T$ 细胞的 TCR 识别靶细胞提呈的抗原肽-MHC Ⅰ类分子复合物。

一、APC 提呈抗原的分类

根据来源不同可将被提呈的抗原分为两大类(图 11-3):①来自细胞外的抗原称为外源性抗原(exogenous antigen),例如被吞噬的细胞、细菌或蛋白质抗原等;②细胞内合成的抗原称为内源性抗原(endogenous antigen),例如病毒感染细胞内合成的病毒蛋白、肿瘤细胞内合成的肿瘤抗原和某些细胞内的自身抗原等。

二、APC 加工和提呈抗原的途径

根据抗原的性质和来源不同,APC 通过四种途径进行抗原的加工和提呈:MHC Ⅰ类分子途径(内源性抗原提呈途径或胞质溶胶抗原提呈途径)、MHC Ⅱ类分子途径(外源性抗原提呈途径或溶酶体抗原提呈途径)、非经典的抗原提呈途径(MHC 分子对抗原的交叉提呈途径)、脂类抗原的 CD1 分子提呈途径。表 11-2 归纳了 MHC Ⅰ类分子途径和 MHC Ⅱ类分子途径的差别。

(一) MHC Ⅰ类分子抗原提呈途径

内源性抗原主要通过 MHC Ⅰ类分子途径加工与提呈(图 11-4)。由于所有有核细胞(也包括前述的专职性 APC)均表达 MHC Ⅰ类分子,因此,所有有核细胞均具有通过 MHC Ⅰ类分子途径加工和提呈抗原的能力。(动画 11-2“MHC Ⅰ类分子对内源性抗原的提呈”)

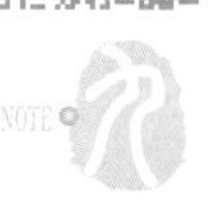

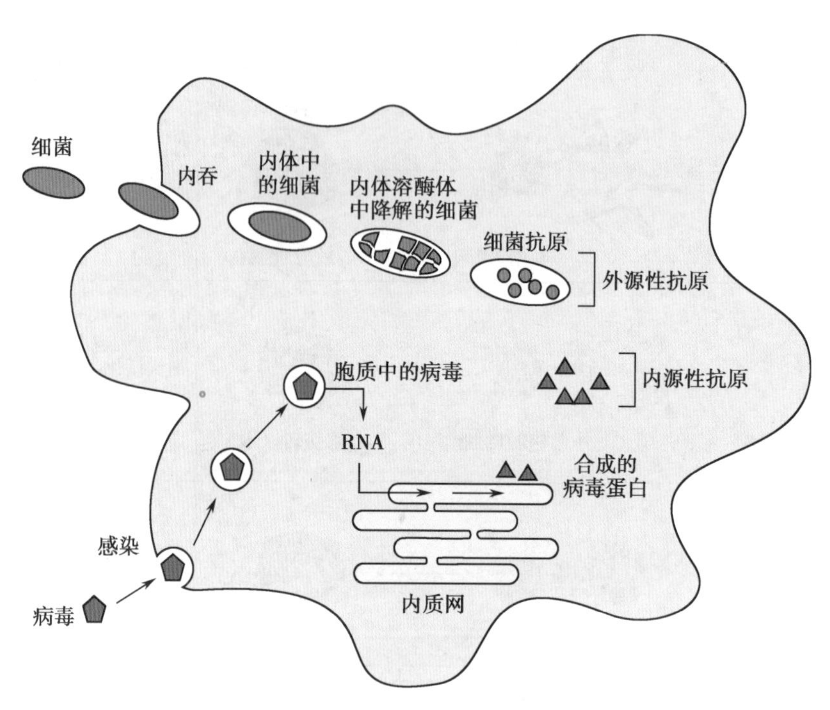

图 11-3　外源性抗原和内源性抗原的产生

表 11-2　MHC Ⅰ类分子抗原提呈途径和 MHC Ⅱ类分子抗原提呈途径的比较

	MHC Ⅰ类分子途径	MHC Ⅱ类分子途径
抗原来源	内源性抗原	外源性抗原
降解抗原的胞内位置	免疫蛋白酶体	MⅡC、溶酶体
抗原与 MHC 结合部位	内质网	MⅡC
提呈抗原肽的 MHC	MHC Ⅰ类分子	MHC Ⅱ类分子
伴侣分子和抗原肽转运分子	钙联蛋白、TAP 等	Ii 链、钙联蛋白等
加工和提呈抗原的细胞	所有有核细胞	专职性抗原提呈细胞
识别和应答细胞	$CD8^+T$ 细胞（CTL）	$CD4^+T$ 细胞（Th）

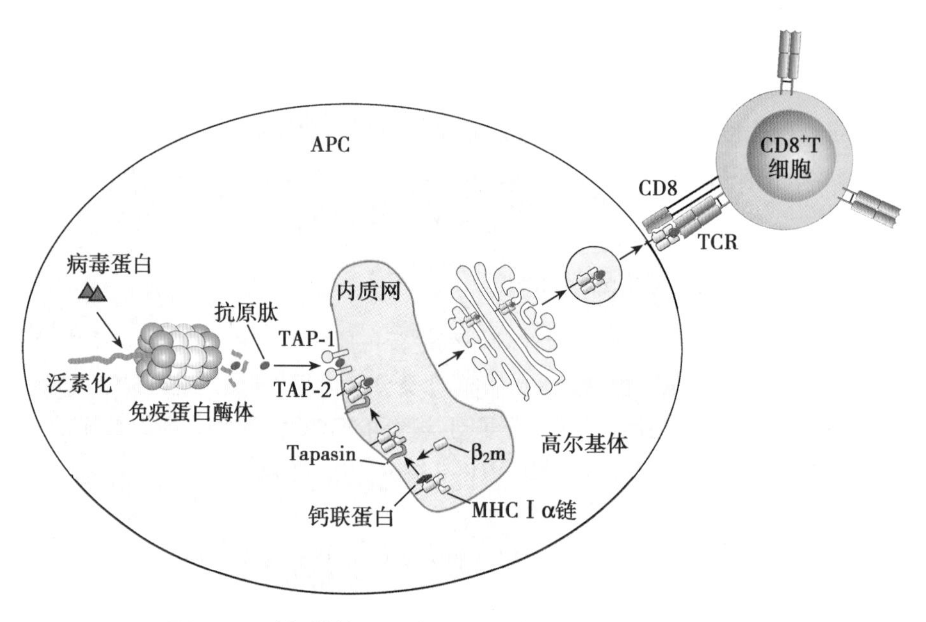

图 11-4　内源性抗原通过 MHC Ⅰ类分子途径加工和提呈

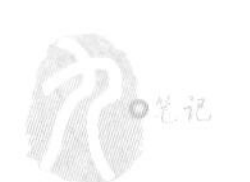

1. 内源性抗原的加工与转运　胞质中的蛋白抗原须首先降解成抗原肽，才能进行转运。细胞内蛋白首先与泛素结合，泛素化蛋白呈线性进入蛋白酶体(proteasome)被降解。蛋白酶体是一种胞内大分子蛋白酶的复合体，为中空的圆柱体结构，主要负责将胞质中多余的错误合成或折叠的蛋白质降解为多肽。干扰素等可诱导细胞产生低分子量多肽(low molecular weight peptide，LMP)，LMP取代蛋白酶体催化亚单位使其酶解蛋白质的模式发生变化而成为免疫蛋白酶体(immunologyproteasome)。免疫蛋白酶体能降解内源性抗原，产生6～30个氨基酸残基大小的、C端多为碱性或疏水氨基酸的抗原肽，有利于其转运和与MHCⅠ类分子的抗原肽槽结合，所以免疫蛋白酶体是细胞加工内源性抗原肽的主要场所。

抗原加工相关转运物(transporter associated with antigen processing，TAP)是由两个6次跨膜蛋白(TAP1和TAP2)组成的异二聚体，在ER膜上形成孔道，其功能是将抗原肽从胞质转运至ER腔内与新组装的MHCⅠ类分子结合。胞质中的抗原肽与TAP结合，TAP以ATP依赖的方式发生构象改变，开放孔道，主动转运抗原肽进入ER腔内。TAP可选择性地转运含8～16个氨基酸且C端为碱性或疏水氨基酸的抗原肽。TAP也能将内质网中多余的抗原肽转运回胞质中。

2. MHCⅠ类分子的合成与组装　MHCⅠ类分子α链和β_2微球蛋白(β_2m)在ER中合成。α链合成后立即与伴侣蛋白(chaperone)结合。伴侣蛋白包括钙联蛋白(calnexin)、钙网蛋白(calreticulin)和TAP相关蛋白(tapasin)，它们参与α链的折叠及α链与β_2m组装成完整的MHCⅠ类分子、保护α链不被降解。其中tapasin介导新合成的MHCⅠ类分子与TAP的结合，有利于转入的抗原肽就近与MHCⅠ类分子结合。

3. 抗原肽-MHCⅠ类分子复合物的形成与抗原提呈　在伴侣蛋白的参与下，MHCⅠ类分子组装为二聚体，其抗原肽结合槽与适合的抗原肽结合，形成复合物。在此过程中，内质网驻留的氨基肽酶(ER resident aminopeptidase，ERAP)进一步修剪转入的抗原肽和内质网中合成的肽段为8～10个氨基酸的肽段，使更适合与抗原肽结合槽结合；羟基氧化还原酶Erp57则可催化MHCⅠα2功能区的二硫键断裂和重建，使抗原肽结合槽更适合结合抗原肽。结合抗原肽的MHCⅠ类分子经高尔基体转运至细胞膜上，提呈给$CD8^+$T细胞。

(二) MHCⅡ类分子抗原提呈途径

外源性抗原主要通过MHCⅡ类分子途径加工与提呈(图11-5)。(动画11-3"MHCⅡ类分子对外源性抗原的提呈")

1. 外源性抗原的摄取与加工　APC主要通过模式识别受体识别外源性抗原，通过胞饮作用、吞噬作用、受体介导的内吞作用和内化等方式摄取抗原。DC通过上述方式摄取外源性抗原；单核/巨噬细胞也能通过上述方式摄取外源性抗原，但吞噬和清除病原微生物能力很强；B细胞主要通过受体介导的内吞作用摄取和浓集外源性抗原，也可经胞饮作用摄取蛋白质抗原。

摄取蛋白质抗原形成的囊泡与内体(endosome)融合；摄取的细菌等颗粒性抗原在胞内形成吞噬体(phagosome)，吞噬体与溶酶体融合为吞噬溶酶体。内体和吞噬溶酶体又与胞质中的MHCⅡ类小室(MHC classⅡcompartment，MⅡC)融合。MⅡC是富含MHCⅡ类分子的溶酶体样细胞器。MⅡC和吞噬溶酶体中的多种酶类在酸性环境下活化，将抗原降解为适合于MHCⅡ类分子结合的、含10～30个氨基酸的短肽。因此，MⅡC和吞噬溶酶体是APC加工外源性抗原的主要场所，而MⅡC是抗原肽与MHCⅡ类分子结合的部位。

2. MHCⅡ类分子的合成与转运　在ER中新合成的MHCⅡ类分子α链与β链折叠成二聚体，并与Ⅰa相关恒定链(Ⅰa-associated invariant chain，Ⅰi)结合形成$(\alpha\beta Ii)_3$九聚体。Ⅰi的主要功能是：①促进MHCⅡ类分子α链与β链组装和折叠及二聚体形成；②阻止MHCⅡ类分子在ER内与其他内源性多肽结合；③促进MHCⅡ类分子转运到MⅡC。MHCⅡ/Ⅰi九聚体由ER经高尔基体形成MⅡC。在MⅡC腔内Ⅰi被特定的酶降解，仅留有称为MHCⅡ类分子相关的恒定链多肽(classⅡ-associated invariant chain peptide，CLIP)的小片段在抗原肽结合槽内防止其他肽段与之结合。

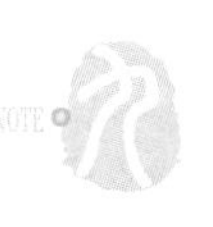

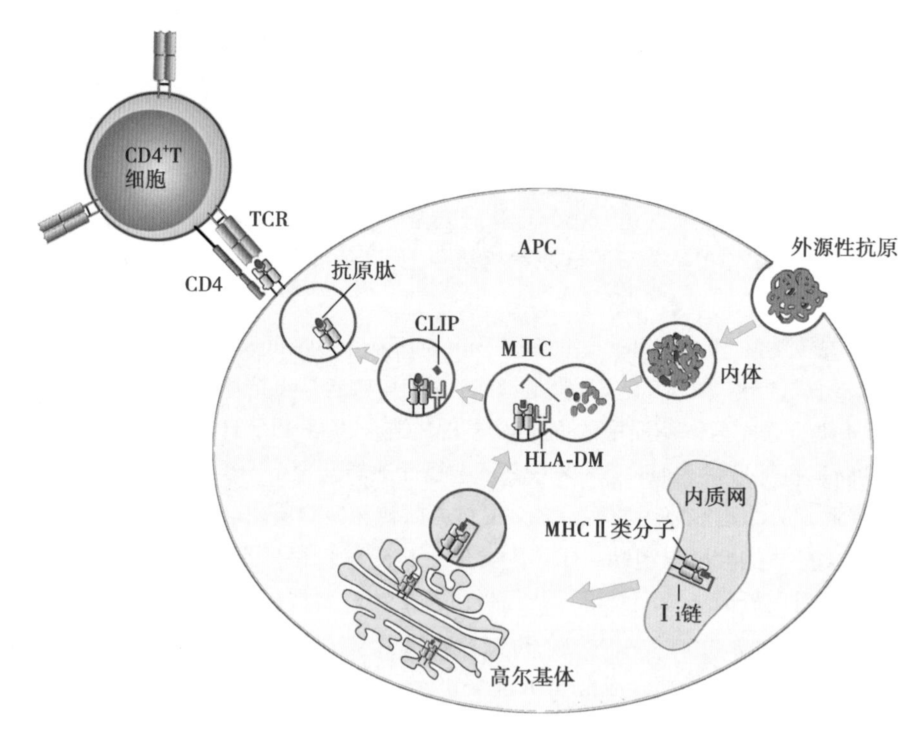

图11-5 外源性抗原通过 MHC Ⅱ类分子途径加工和提呈

3. MHC Ⅱ类分子的组装和抗原肽的提呈 MHC Ⅱ类分子的抗原肽结合槽两端为开放结构，与之结合的最适抗原肽约含13~17个氨基酸。在MⅡC中，HLA-DM分子介导抗原肽结合槽与CLIP解离并结合具有更高亲和力的抗原肽，形成稳定的抗原肽-MHC Ⅱ类分子复合物。然后，复合物被转运至细胞膜表面，供$CD4^+T$细胞识别，从而将外源性抗原肽提呈给$CD4^+T$细胞。

此外，部分外源性抗原也可不通过Ⅰi依赖性途径与MHC Ⅱ类分子结合，部分短肽直接与胞膜表面的空载MHC Ⅱ类分子结合后被提呈。一些抗原被内吞入细胞内，在MⅡC中被降解为多肽，随后与再循环至胞内的空载MHC Ⅱ类分子结合，形成稳定的抗原肽-MHC Ⅱ类分子复合物，再转运到细胞膜被提呈。

（三）非经典的抗原提呈途径（MHC分子对抗原的交叉提呈途径）

抗原的交叉提呈（cross-presentation）也称为交叉致敏（cross-priming），是指APC能将摄取、加工的外源性抗原通过MHC Ⅰ类分子途径提呈给$CD8^+T$细胞；或将内源性抗原通过MHC Ⅱ类分子途径提呈给$CD4^+T$细胞。抗原的交叉提呈参与机体针对病毒（如疱疹病毒）、细菌（如李斯特菌）感染和大多数肿瘤的免疫应答，但并不是抗原提呈的主要方式，也不涉及MHC分子的合成。

1. 外源性抗原交叉提呈的机制 包括：①某些外源性抗原从内体或吞噬溶酶体中溢出进入胞质或者直接穿越细胞膜进入胞质；②溶酶体中形成的抗原肽通过胞吐作用被排出细胞外，然后与细胞膜表面的空载MHC Ⅰ类分子结合而被提呈；③细胞表面MHC Ⅰ类分子被重新内吞进入内体，新合成的MHC Ⅰ类分子也可进入内体，在内体中它们直接与外源性抗原肽结合形成复合物而被提呈。有些DC亚群优势交叉提呈外源性抗原。

2. 内源性抗原交叉提呈的机制 包括：①含有内源性抗原的细胞或凋亡小体被APC摄取，形成内体；②细胞自噬时，自噬体可与MⅡC融合；③内源性抗原肽被释放出细胞外，然后与细胞膜表面的空载MHC Ⅱ类分子结合为复合物。

（四）脂类抗原的CD1分子提呈途径

脂类抗原（例如分枝杆菌胞壁成分）不能被MHC限制性T细胞识别。CD1分子在APC细胞表面-吞噬体或内体-细胞表面的再循环过程中，结合胞外的脂类抗原或结合进入内体的自身脂类抗原，

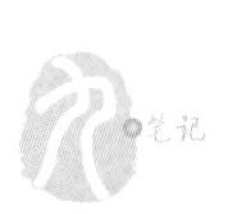
笔记

再运至细胞膜表面进行抗原提呈，其中没有明显的抗原加工过程。CD1 有 a～e 五个成员，均属 MHC Ⅰ类样分子，与 β_2m 结合成复合物。CD1 也有抗原肽结合槽，可与脂类抗原的乙酰基团结合。CD1a～c主要将不同脂类抗原提呈给 T 细胞，介导对病原微生物的适应性免疫应答。CD1d 主要将脂类抗原提呈给 NKT 细胞，参与固有免疫应答。

本章小结

专职性 APC 包括 DC、单核/巨噬细胞和 B 细胞。DC 是机体内功能最强的 APC，能刺激初始 T 细胞活化，启动免疫应答。非成熟 DC 摄取和加工抗原的能力强，而成熟 DC 提呈抗原的功能强；外源性抗原被摄取后主要通过 MHC Ⅱ类分子途径加工和提呈给 $CD4^+$T 细胞，内源性抗原主要通过 MHC Ⅰ类分子途径加工和提呈给 $CD8^+$T 细胞，也存在抗原交叉提呈现象。脂类抗原由 CD1 分子途径提呈。

思考题

1. 专职性 APC 包括哪三类细胞？这三类 APC 摄取、加工和提呈抗原的主要异同点是什么？
2. 根据树突状细胞的成熟过程，阐述 DC 的分类与功能特点。
3. 内源性抗原是如何通过 MHC Ⅰ类分子途径被加工和提呈的？
4. 外源性抗原是如何通过 MHC Ⅱ类分子途径被加工和提呈的？

（曹雪涛）

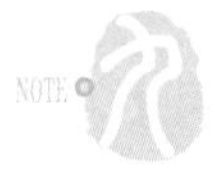

第十二章　T淋巴细胞介导的适应性免疫应答

胸腺中发育成熟的初始T细胞(naïve T cell)迁出胸腺后进入血液循环,归巢定居于外周淋巴器官,并在体内再循环。初始T细胞通过其TCR与APC表面的抗原肽-MHC分子复合物(pMHC)特异性结合,在共刺激信号以及细胞因子共同作用下活化、增殖,进而分化为效应T细胞,完成对抗原的清除和对免疫应答的调节。T细胞介导的免疫应答也称细胞免疫应答,是一个连续的过程,可分为三个阶段:T细胞特异性识别抗原阶段;T细胞活化、增殖和分化阶段;效应性T细胞的产生及效应阶段。

第一节　T细胞对抗原的识别

初始T细胞的TCR与APC提呈的pMHC特异结合的过程称为抗原识别(antigen recognition),这是T细胞特异活化的第一步。这一过程遵循MHC限制性(MHC restriction),即TCR在特异性识别APC所提呈抗原肽的同时,也必须识别pMHC复合物中的自身MHC分子。MHC限制性决定了任何T细胞仅识别由同一个体APC提呈的pMHC。

(一)T细胞与APC的非特异性结合

从各器官组织摄取抗原并加工和表达pMHC的APC进入外周免疫器官,与定居于胸腺依赖区的初始T细胞相遇,两者通过表面的黏附分子对发生短暂的可逆性结合。未能特异性识别相应抗原肽的T细胞与APC分离,仍定居于胸腺依赖区或进入淋巴细胞再循环。能特异性识别pMHC的T细胞则进入特异性结合阶段。

(二)T细胞与APC的特异结合

TCR特异性识别相应的pMHC后,LFA-1构象改变,增强与ICAM-1的亲和力,从而稳定并延长T细胞与APC间结合的时间。此时,T细胞与APC的结合面形成一种称为免疫突触(immunological synapse)的特殊结构(图12-1)。免疫突触形成是一种主动的过程(图12-2):形成初期,TCR-pMHC分散

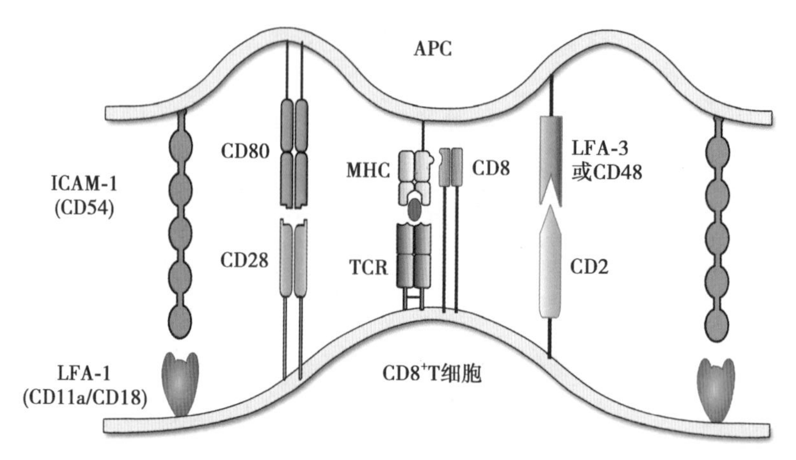

图12-1　APC与T细胞形成免疫突触

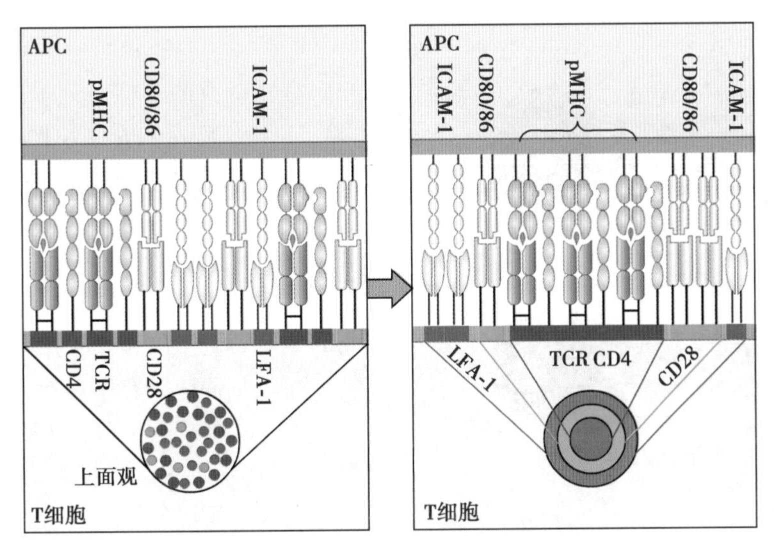

图12-2　免疫突触的形成过程

在周围，然后向中央移动，最终形成以一组中央为TCR-pMHC、外围为CD80/86-CD28等共刺激分子对、最外围为LFA-1-ICAM-1等黏附分子对的免疫突触。（动画12-1“免疫突触的形成过程”）免疫突触不仅进一步增强T细胞与APC的结合，还引发细胞膜相关分子的一系列重要变化，促进T细胞信号转导分子的相互作用、信号通路的激活及细胞骨架系统和细胞器结构和功能的变化，从而参与T细胞的活化和生物学效应。

T细胞表面CD4和CD8是TCR的共受体（co-receptor），在T细胞与APC的特异性结合后，CD4或CD8可分别识别和结合APC（或靶细胞）表面的MHCⅡ类分子或MHCⅠ类分子，增强TCR与pMHC结合的亲和力和TCR信号的转导。

第二节　T细胞的活化、增殖和分化

一、T细胞的活化信号

T细胞的完全活化有赖于抗原信号和共刺激信号的双信号激活以及细胞因子的作用，是T细胞增殖和分化的基础。（动画12-2“T细胞的双信号激活过程”）

（一）T细胞活化的第一信号

APC将pMHC提呈给T细胞，TCR特异性识别结合在MHC分子槽中的抗原肽，导致CD3与共受体（CD4或CD8）的胞浆段相互作用，激活与胞浆段尾部相连的蛋白酪氨酸激酶，使CD3胞浆区ITAM中的酪氨酸磷酸化，启动激酶活化的信号转导分子级联反应，最终通过激活转录因子引起多种膜分子和细胞活化相关分子基因的转录，使得T细胞初步活化。这是T细胞活化的第一信号（抗原刺激信号），同时与T细胞接触的APC也被活化，并上调共刺激分子等活化相关分子的表达。

（二）T细胞活化的第二信号

T细胞与APC细胞表面多对共刺激分子（例如CD28、CTLA-4和CD80、CD86，4-1BB和4-1BBL，ICOS和ICOSL，CD40和CD40L，PD-1和PD-L1等）相互作用产生T细胞活化所需的第二信号（共刺激信号），导致T细胞完全活化。活化T细胞诱导性表达一系列细胞因子和细胞因子受体，而活化的APC也产生多种细胞因子，这些均为T细胞增殖和分化奠定基础。如缺乏共刺激信号，第一信号非但不能有效激活特异性T细胞，反而导致T细胞失能（anergy）（图12-3）。

根据效应不同，可将共刺激分子分为正性共刺激分子和负性共刺激分子（共抑制分子）。CD28是最重要的共刺激分子，其主要作用是促进IL-2基因转录和稳定IL-2 mRNA，从而有效促进IL-2合

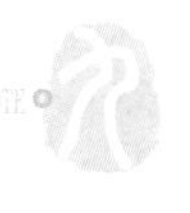

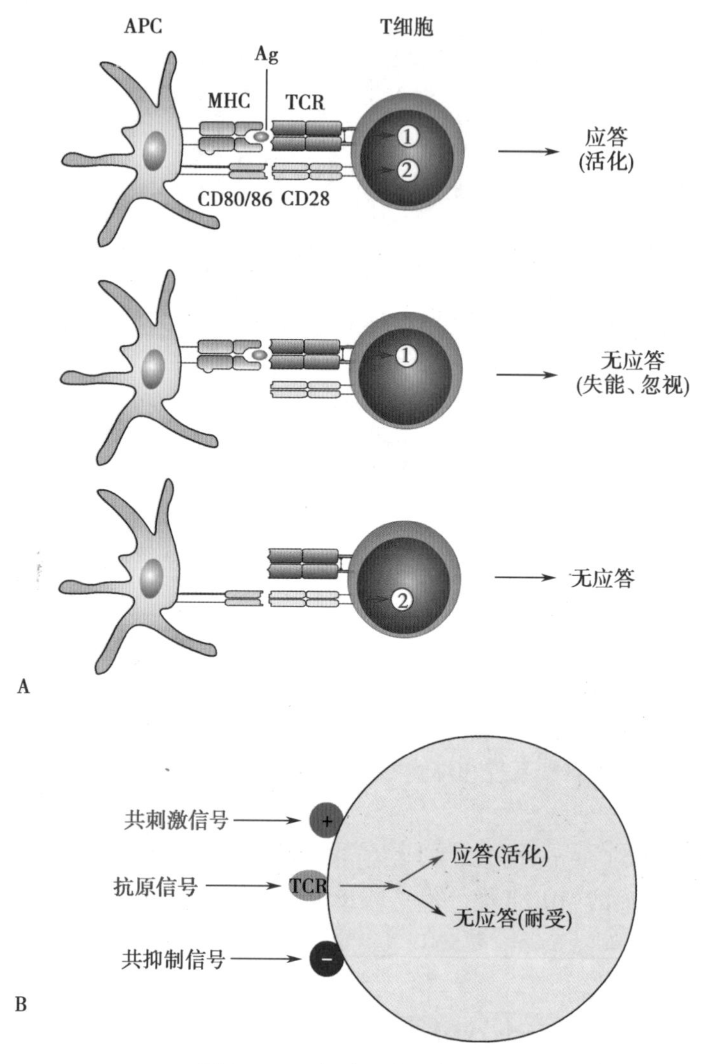

图12-3 T细胞双信号激活过程

成。与CD28高度同源的CTLA-4（其配体也是CD80和CD86）则是重要的共抑制分子。CTLA-4在T细胞活化后诱导性表达，与CD80和CD86的亲和力是CD28的20倍，可竞争抑制CD28的作用并启动抑制性信号，从而有效调节T细胞的适度免疫应答。共刺激分子和共抑制分子的相互作用，使免疫应答的不同阶段有序进行，实现了免疫应答的有效启动、适度效应和适时终止。

（三）细胞因子促进细胞的增殖和分化

T细胞完全活化后，还有赖于多种细胞因子（IL-1、IL-2、IL-4、IL-6、IL-10、IL-12、IL-15和IFN-γ等）的作用才能进一步增殖和分化。其中IL-1和IL-2对T细胞增殖至关重要；其他细胞因子参与T细胞的分化。如果没有细胞因子，活化T细胞不能增殖和分化，导致T细胞活化后凋亡。

二、T细胞活化的信号转导途径

TCR活化信号转导的途径主要有PLC-γ活化途径和Ras-MAP激酶活化途径（图12-4）。经过一系列信号转导分子的级联反应，最终导致转录因子（NFAT、NFκB、AP-1等）的活化并进入核内调节相关靶基因的转录。

在T细胞活化早期（约30分钟），第一信号诱导转录因子和膜相关的共刺激分子和黏附分子基因表达；T细胞活化后4小时，多种细胞因子及其受体基因的转录水平明显升高；12小时左右表达T细

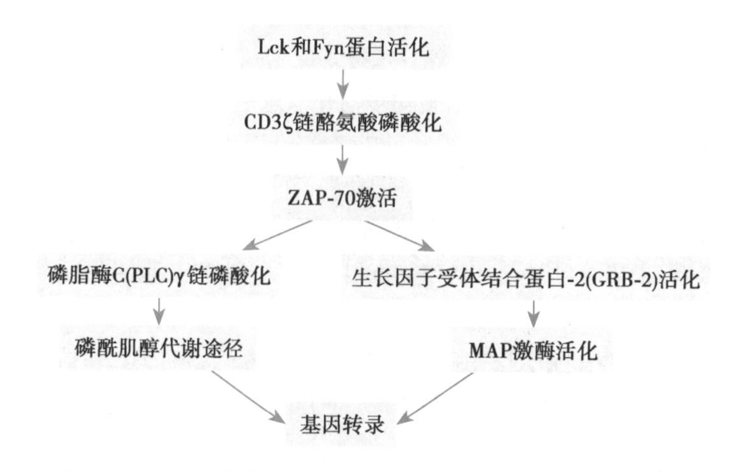

图12-4 TCR复合物及其辅助受体活化信号的胞内转导途径

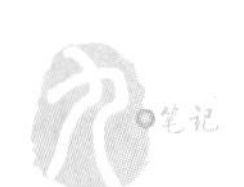

胞自分泌生长因子 IL-2 等。IL-2 对 T 细胞的增殖和分化是必需的。增殖的 T 细胞进一步分化成为具有不同功能的效应细胞，其中的部分细胞则分化成为记忆 T 细胞。

三、抗原特异性 T 细胞增殖和分化

初始 T 细胞经双信号活化后，在局部微环境细胞因子等因素作用下增殖、分化成为效应细胞并形成不同的功能亚群，然后发挥辅助功能（Th）或随血液循环到达特异性抗原部位发挥效应功能（CTL）。

1. $CD4^+T$ 细胞的分化　初始 $CD4^+T$ 细胞（Th0）经活化后发生增殖和分化。Th0 受不同细胞因子的调控向不同方向分化，介导不同的免疫应答类型。IL-12 和 IFN-γ 等可诱导 Th0 向 Th1 分化。Th1 主要介导细胞免疫应答。IL-4 等可诱导 Th0 向 Th2 分化。Th2 主要介导体液免疫应答。TGF-β 和 IL-2 可诱导 Th0 向 Treg 分化。Treg 主要通过分泌细胞因子或者细胞接触等方式发挥负性免疫调节作用，在维持自身免疫耐受中发挥重要作用。TGF-β 和 IL-6 诱导小鼠 Th0 向 Th17 分化，而 IL-1β、IL-23 和 IL-6 则在诱导人 Th0 向 Th17 分化过程中发挥关键作用。经树突状细胞活化的 $CD4^+T$ 细胞表达 ICOS，活化 B 细胞通过表面 ICOSL 与之结合诱导其进一步分化为高表达 CXCR5 的 Tfh，在 CXCL13（CXCR5 的配体）的趋化作用下迁入淋巴滤泡。

2. $CD8^+T$ 细胞的分化　初始 $CD8^+T$ 细胞的激活和分化主要有两种方式。

第一种方式为 Th 细胞依赖性的，当靶细胞低表达或不表达共刺激分子，不能有效激活初始 $CD8^+T$细胞，需要 APC 和 Th 的辅助。胞内产生的病毒抗原和肿瘤抗原，以及脱落的移植供者同种异体 MHC 抗原以可溶性抗原的形式被 APC 摄取，可在细胞内分别与 MHC Ⅰ类分子和 MHC Ⅱ类分子结合形成复合物，表达于 APC 细胞表面。pMHC Ⅱ结合 TCR 后，激活 Th；而 pMHC Ⅰ结合 TCR 后，活化 $CD8^+T$ 细胞。$CD8^+T$ 细胞在 pMHC Ⅰ的特异性活化信号和 Th 细胞释放的细胞因子共同作用下，增殖分化为 CTL。

第二种方式为 Th 细胞非依赖性的，主要是高表达共刺激分子的病毒感染 DC，可不依赖 Th 细胞的辅助而直接刺激 $CD8^+T$ 细胞产生 IL-2，诱导 $CD8^+T$ 细胞增殖并分化为 CTL。

第三节　T 细胞的免疫效应和转归

不同效应 T 细胞亚群具有不同的特点和效应（表 12-1）。发挥免疫效应后，大部分效应 T 细胞发生凋亡被清除，少量效应 T 细胞则成为长寿命的免疫记忆 T 细胞。

表 12-1　不同效应 T 细胞亚群及其效应分子

	$CD4^+Th1$	$CD4^+Th2$	$CD4^+Th17$	$CD4^+Tfh$	$CD4^+Treg$	$CD8^+CTL$
TCR 识别的配体	抗原肽-MHC Ⅱ类分子复合物	抗原肽-MHC Ⅱ类分子复合物	抗原肽-MHC Ⅱ类分子复合物	抗原肽-MHC Ⅱ类分子复合物		抗原肽-MHC Ⅰ类分子复合物
诱导分化的关键细胞因子	IL-12、IFN-γ	IL-4	IL-1 β（人）、TGF-β（小鼠）、IL-6、IL-23	IL-21、IL-6	TGF-β、IL-2	IL-2、IL-6
产生细胞因子和其他效应分子	IFN-γ、LTα、TNF-α、IL-2、IL-3、GM-CSF	IL-4、IL-5、IL-10、IL-13、GM-CSF	IL-17	IL-4、IL-21、IFN-γ	IL-10、IL-35、TGF-β	IFN-γ、TNF-α、LTα、穿孔素、颗粒酶、FasL
介导免疫应答类型	参与和辅助细胞免疫	辅助体液免疫	固有免疫	辅助体液免疫	负性免疫调控	参与细胞免疫

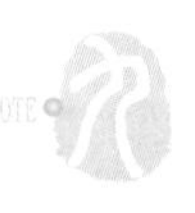

续表

	$CD4^+Th1$	$CD4^+Th2$	$CD4^+Th17$	$CD4^+Tfh$	$CD4^+Treg$	$CD8^+CTL$
免疫保护	清除胞内感染病原微生物（如结核杆菌）	清除蠕虫等	抗细菌、真菌和病毒	自身免疫	维持免疫应答适度性、防止自身免疫病	杀伤病毒感染细胞和肿瘤细胞
参与病理应答	Ⅳ型超敏反应、EAE、类风湿关节炎、炎症性肠炎	哮喘等变态反应性疾病	银屑病、炎症性肠病、多发性硬化症、类风湿性关节炎	自身免疫性损伤和疾病	肿瘤免疫逃逸	Ⅳ型变态反应、移植排斥反应

一、Th 和 Treg 的免疫效应

（一）Th1 的效应

Th1 的效应主要有两种：一是通过直接接触诱导 CTL 分化；二是通过释放的细胞因子募集和活化单核/巨噬细胞和淋巴细胞，诱导细胞免疫反应，又称为单个核细胞浸润为主的炎症反应或迟发型炎症反应。

1. Th1 对巨噬细胞的作用 Th1 在宿主抗胞内病原体感染中发挥重要作用。Th1 可通过活化巨噬细胞及释放各种活性因子增强巨噬细胞清除胞内寄生病原体的能力。

Th1 产生的细胞因子可通过多途径作用于巨噬细胞：

（1）活化巨噬细胞：Th1 通过表达 CD40L 等膜分子和分泌 IFN-γ 等细胞因子，向巨噬细胞提供活化信号；而活化的巨噬细胞也可通过上调 CD80、CD86 和 MHC Ⅱ 等免疫分子和分泌 IL-12 等细胞因子，进一步增强 Th1 的效应。

（2）诱生并募集巨噬细胞：Th1 产生 IL-3 和 GM-CSF，促进骨髓造血干细胞分化为单核细胞；Th1 产生 TNF-α、LTα 和 MCP-1 等，可分别诱导血管内皮细胞高表达黏附分子，促进单核细胞和淋巴细胞黏附于血管内皮细胞，继而穿越血管壁趋化到局部组织。

2. Th1 对淋巴细胞的作用 Th1 产生 IL-2 等细胞因子，可促进 Th1、Th2、CTL 和 NK 等细胞的活化和增殖，从而放大免疫效应；Th1 分泌的 IFN-γ 可促进 B 细胞产生具有调理作用的抗体，从而进一步增强巨噬细胞对病原体的吞噬。

3. Th1 对中性粒细胞的作用 Th1 产生的淋巴毒素和 TNF-α，可活化中性粒细胞，促进其杀伤病原体。

（二）Th2 的效应

1. 辅助体液免疫应答 Th2 通过直接接触辅助 B 细胞活化，还通过产生 IL-4、IL-5、IL-10 和 IL-13 等细胞因子，协助和促进 B 细胞的增殖和分化为浆细胞，产生抗体。

2. 参与超敏反应性炎症 Th2 分泌 IL-5 等细胞因子可激活肥大细胞、嗜碱性粒细胞和嗜酸性粒细胞，参与超敏反应的发生和抗寄生虫感染。

（三）Th17 的效应

Th17 通过分泌 IL-17、IL-21 和 IL-22 等细胞因子发挥效应：①IL-17 刺激局部组织细胞产生趋化因子和 G-CSF 等细胞因子，募集中性粒细胞和单核细胞，刺激中性粒细胞增生和活化；IL-17 也可刺激局部组织细胞产生防御素等抗菌肽。②IL-22 可刺激组织细胞分泌抗菌肽、提高上皮组织的免疫屏障功能和促进免疫屏障修复功能。IL-22 还通过刺激上皮细胞分泌趋化因子和其他细胞因子参与组织损伤和炎症性疾病。③IL-21 可通过自分泌方式刺激和放大 Th17 功能，可刺激 $CD8^+T$ 细胞和 NK 细胞增殖、分化和发挥效应，并参与 B 细胞的免疫应答。

因此，Th17 的主要功能是通过诱导中性粒细胞为主的炎症反应，吞噬和杀伤细菌和真菌等病原，以及维持消化道等上皮免疫屏障的完整性，在固有免疫应答中发挥重要作用。Th17 也是参与炎症和

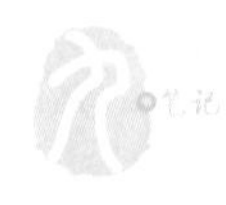

自身免疫病的重要成分。

（四）Tfh的效应

Tfh分泌IL-21和表达CD40L等膜分子作用于B细胞，在生发中心发育和浆细胞形成过程中发挥关键作用。Tfh通过表达CD40L、分泌IL-21、IL-4或IFN-γ，参与抗体的类别转换。CD40L可刺激B细胞，参与高亲和力B细胞的选择过程。Tfh还可调节记忆B细胞的功能，促进其长期生存和保持免疫应答的能力。Tfh功能异常时，可增强Tfh和B细胞之间的相互作用，导致在清除外来抗原的同时诱导自身反应性抗体的产生，从而引发抗体介导的自身免疫病。而Tfh功能异常导致CD40/CD40L信号缺失，可引起生发中心形成缺陷。

（五）Treg的效应

Treg细胞可通过多种机制发挥负性免疫调控作用。①分泌IL-35、IL-10和TGF-β等可溶性负性免疫分子发挥免疫抑制作用；②高表达IL-2的高亲和力受体，竞争性掠夺邻近活化T细胞生存所需的IL-2，导致活化T细胞的增殖抑制和凋亡；③通过颗粒酶A、颗粒酶B以穿孔素依赖方式使CTL和NK等细胞凋亡；④通过表达CTLA-4等膜分子和分泌IL-35等分子抑制DC成熟和削弱其抗原提呈功能，并促进抑制性DC产生。

二、CTL的免疫效应

CTL可高效、特异性地杀伤感染胞内寄生病原体（病毒和某些胞内寄生菌）的细胞、肿瘤细胞等靶细胞，而不损害正常细胞。CTL的效应过程包括识别与结合靶细胞、胞内细胞器重新定向、颗粒胞吐和靶细胞崩解。CTL也能产生细胞因子调节免疫应答。（动画12-3“CTL识别和杀伤过程及机制”）

（一）CTL杀伤靶细胞的过程

1. 效-靶细胞结合 $CD8^+$T细胞在外周免疫器官内活化、增殖、分化为效应性CTL，在趋化因子作用下离开淋巴组织向感染灶或肿瘤部位集聚。CTL高表达黏附分子（如LFA-1、CD2等），可有效结合表达相应配体（如ICAM-1、LFA-3等）的靶细胞。TCR识别靶细胞提呈的pMHC Ⅰ后形成免疫突触，使CTL分泌的效应分子在局部形成很高的浓度，从而选择性杀伤所接触的靶细胞，而不影响邻近的正常细胞。

2. CTL的极化 极化是指细胞膜分子或胞内成分聚集于细胞一端的现象。CTL识别靶细胞表面pMHC Ⅰ后，TCR和共受体向效-靶细胞接触部位聚集，导致CTL内某些细胞器的极化，如细胞骨架系统（肌动蛋白、微管等）、高尔基复合体及胞浆颗粒等向效-靶细胞接触部位重新排列和分布，从而保证CTL胞浆颗粒中的效应分子释放后能有效作用于所接触的靶细胞。

3. 致死性攻击 CTL胞浆颗粒中的效应分子释放到效-靶结合面，效应分子对靶细胞进行致死性攻击。随后，CTL脱离靶细胞，寻找下一个目标；而靶细胞在多种杀伤机制的作用下凋亡。

（二）CTL杀伤靶细胞的机制

CTL主要通过下列两条途径杀伤靶细胞。

1. 穿孔素/颗粒酶途径 穿孔素（perforin）和颗粒酶（granzyme）均贮存于胞浆颗粒中。穿孔素结构类似于补体C9，单体可插入靶细胞膜，在钙离子存在的情况下，多个穿孔素聚合成内径约为16nm的孔道，使颗粒酶等细胞毒蛋白迅速进入细胞。颗粒酶是一类丝氨酸蛋白酶，进入靶细胞后通过激活凋亡相关的酶系统而诱导靶细胞凋亡。

2. 死亡受体途径 效应CTL可表达膜型FasL，产生可溶性FasL（sFasL），或分泌TNF-α等分子。这些效应分子可分别与靶细胞表面的Fas和TNF受体结合，通过激活胞内半胱天冬蛋白酶参与的信号转导途径，诱导靶细胞凋亡。

三、T细胞介导免疫应答的生物学意义

1. 抗感染 Th1和CTL细胞介导的细胞免疫效应主要是针对胞内病原体感染，例如胞内寄生细菌、病毒等；而Th2和Th17介导的体液免疫效应则主要针对胞外菌、真菌及寄生虫感染。

2. 抗肿瘤 特异性细胞免疫是主要的抗肿瘤因素，包括CTL对肿瘤细胞的杀伤、T细胞分泌细胞

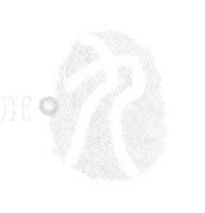

因子的直接抗肿瘤作用、激活巨噬细胞或NK细胞的细胞毒作用以及细胞因子的其他抗肿瘤作用等。

3. 免疫病理作用　T细胞介导的细胞免疫效应在迟发型超敏反应和移植排斥的病理过程中发挥重要作用，还可以直接作用或通过调节B细胞功能等间接效应参与某些自身免疫病的发生和发展。

4. 免疫调节作用　$CD4^+Th$亚群之间的平衡有助于调控机体产生合适类型和强度的免疫应答；Treg则通过多种机制抑制过度免疫应答和及时终止免疫应答，从而在清除抗原的同时保持机体的免疫平衡状态，并预防自身免疫病的发生。

四、活化T细胞的转归

通常，机体对特定抗原的免疫应答和免疫效应不会持久进行。一旦抗原被清除，免疫系统须恢复平衡。因此效应细胞也需要被抑制或清除，仅余少数记忆细胞维持免疫记忆，以便再次接触抗原时能迅速发生应答。

（一）效应T细胞的抑制或清除

1. Treg的免疫抑制作用　Treg通常在免疫应答的晚期被诱导产生，它们通过多种机制负性调控免疫应答。

2. 活化诱导的细胞死亡　活化诱导的细胞死亡（activation-induced cell death，AICD）指免疫细胞活化并发挥免疫效应后诱导的一种自发的细胞凋亡。活化T细胞表达Fas增加，多种细胞表达的FasL与之结合，启动活化T细胞的凋亡信号，诱导细胞凋亡。凋亡的T细胞被巨噬细胞清除。AICD对于机体清除可能由抗原交叉反应而产生的自身反应性T细胞克隆，从而防止自身免疫病和维持自身免疫耐受至关重要。

（二）记忆T细胞的形成和作用

免疫记忆是适应性免疫应答的重要特征之一，表现为免疫系统对曾接触的抗原能启动更为迅速和有效的免疫应答。记忆T细胞（memory T cell，Tm）是对特异性抗原有记忆能力的长寿T细胞。一般认为Tm由初始T细胞或由效应T细胞分化而来，但分化机制未知。

1. Tm的表型　人Tm为$CD45RA^-CD45RO^+$，初始T细胞则是$CD45RA^+CD45RO^-$。

2. Tm的作用特点　与初始T细胞相比，Tm更易被激活，相对较低浓度的抗原即可激活Tm；Tm的活化对共刺激信号（如CD28/B7）依赖性较低；Tm分泌更多细胞因子，且对细胞因子作用的敏感性更高。

本章小结

T细胞和APC首先通过黏附分子的相互作用发生可逆的非特异性结合，能特异性识别pMHC的T细胞与APC接触部位形成免疫突触。TCR识别pMHC之后，经CD3和共受体CD4或CD8传递T细胞活化的第一信号，启动T细胞的激活。共刺激分子提供第二信号诱导T细胞完全活化。多种细胞因子促进T细胞增殖和分化。共抑制分子能下调或中止免疫应答，防止因应答过度造成的组织损伤，维持内环境的稳定性。适应性细胞免疫应答的效应细胞是Th和CTL。Th通过不同亚群及相互作用活化巨噬细胞和其他免疫细胞吞噬和清除抗原；CTL通过分泌穿孔素/颗粒酶及诱导细胞凋亡途径杀伤病原体感染细胞和肿瘤细胞。

思考题

1. 简述免疫突触的形成过程。
2. 试述T细胞活化的双信号及其生物学意义。
3. 试述效应T细胞的亚群及功能。
4. 简述CTL的效应过程和杀伤靶细胞的机制。
5. 简述活化T细胞的转归。

（张学光）

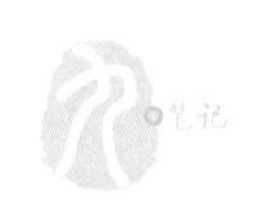

第十三章　B 淋巴细胞介导的特异性免疫应答

细菌、真菌等病原体在机体内的细胞外微环境中完成增殖过程，胞内病原体也通过胞外体液环境进行播散和致病。机体免疫系统对于细胞外体液微环境稳态的保护主要通过体液免疫应答（humoral immune response）来完成。病原体及其抗原成分进入机体后可诱导抗原特异性 B 细胞活化、增殖并最终分化为浆细胞，产生特异性抗体进入体液，通过抗体的中和作用、调理作用以及对补体的活化作用而阻止机体内病原体的吸附、感染。依据抗原种类和成分的不同，B 细胞介导的免疫应答可分为对胸腺依赖抗原（thymus-dependent antigen，TD-Ag）的免疫应答和对胸腺非依赖抗原（thymus-independent antigen，TI-Ag）的免疫应答。在免疫应答过程中，前者需要辅助性 T 细胞的辅助，而后者不需要。

第一节　B 细胞对 TD 抗原的免疫应答

一、B 细胞对 TD 抗原的识别

BCR 是 B 细胞特异性识别抗原的受体。BCR 识别抗原对 B 细胞的激活有两个相互关联的作用：BCR 特异性结合抗原，产生 B 细胞活化的第一信号；B 细胞内化 BCR 所结合的抗原，并对抗原进行加工，形成抗原肽-MHC Ⅱ类分子复合物（peptide-MHC Ⅱ complex，pMHC Ⅱ），提呈给抗原特异性 Th 识别，Th 活化后通过表达的 CD40L 与 B 细胞表面 CD40 结合，又提供 B 细胞活化的第二信号。

BCR 对抗原的识别与 TCR 识别抗原不同：①BCR 不仅能识别蛋白质抗原，还能识别多肽、核酸、多糖类、脂类和小分子化合物类抗原；②BCR 既能特异性识别完整抗原的天然构象，也能识别抗原降解所暴露表位的空间构象；③BCR 对抗原的识别不需 APC 的加工和提呈，亦无 MHC 限制性。

二、B 细胞活化需要的信号

与 T 细胞相似，B 细胞活化也需要双信号：特异性抗原提供第一信号启动 B 细胞活化，而共刺激分子提供的第二信号使 B 细胞完全活化。B 细胞活化后的信号转导途径也与 T 细胞相似。

（一）B 细胞活化的第一信号

B 细胞活化的第一信号又称抗原刺激信号，由 BCR-CD79a/CD79b（BCR-Igα/β）和 CD19/CD21/CD81 共同传递。

1. **BCR-CD79a/CD79b 信号**　BCR 与抗原特异性结合后即启动 B 细胞活化的第一信号。但由于 BCR 重链胞浆区短，自身不能传递信号，故需经 BCR 复合物中的 CD79a/CD79b 将信号转入 B 细胞内。与 CD3 类似，CD79a/CD79b 胞浆区亦存在 ITAM 基序。当 BCR 被多价抗原交联后，Blk 等 Sac 家族酪氨酸激酶被激活并使 CD79a/CD79b 胞浆区的 ITAM 基序磷酸化。随后 Syk 等酪氨酸激酶被募集、活化，启动信号转导的级联反应。活化信号经过 PKC、MAPK 及钙调蛋白等信号转导通路继续转导并最终激活 NF-κB 和 NFAT 等转录因子，启动与 B 细胞活化、增殖、分化相关基因的表达（图 13-1）。（动画 13-1“B 细胞的第一信号”）

2. **BCR 共受体的增强作用**　已知 C_{3b} 可以与抗原结合，发挥调理作用。通过调理作用被补体 C_{3b} 标记过的抗原，可以理解为抗原被天然免疫系统打上“危险”标签，将会被 BCR 更有效识别。成熟

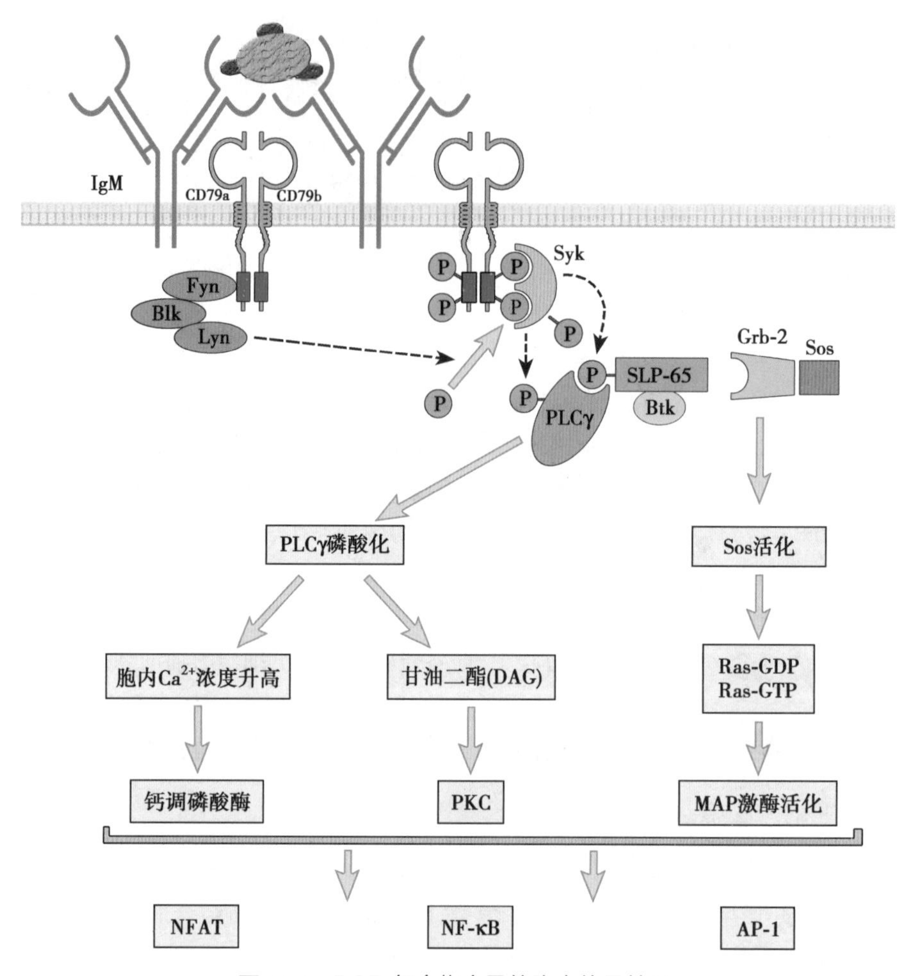

图13-1 BCR复合物介导的胞内信号转导

抗原交联并激活BCR后，与CD79a/CD79b胞内区相联的酪氨酸激酶Blk、Fyn或Lyn等活化，使CD79a/CD79b胞内段的ITAM酪氨酸残基被磷酸化，随即募集并活化Syk，进而启动细胞内信号转导的级联反应

B细胞表面的CD19/CD21/CD81以非共价键组成BCR共受体复合物。CD21自身不传递信号，但能识别与BCR-抗原结合的C3d，并通过交联CD19向胞内传递信号。CD19的胞浆区有多个保守的酪氨酸残基，能募集Lyn、Fyn等多个含有SH2结构域的信号分子。CD81为4次跨膜分子，其主要作用可能是连结CD19和CD21，稳定CD19/CD21/CD81复合物。补体受体作为BCR共受体，其转导的信号加强了由BCR复合物转导的信号，明显降低了抗原激活B细胞的阈值，从而显著提高B细胞对抗原刺激的敏感性（图13-2）。研究表明，共受体可增强B细胞活化信号1000倍以上。

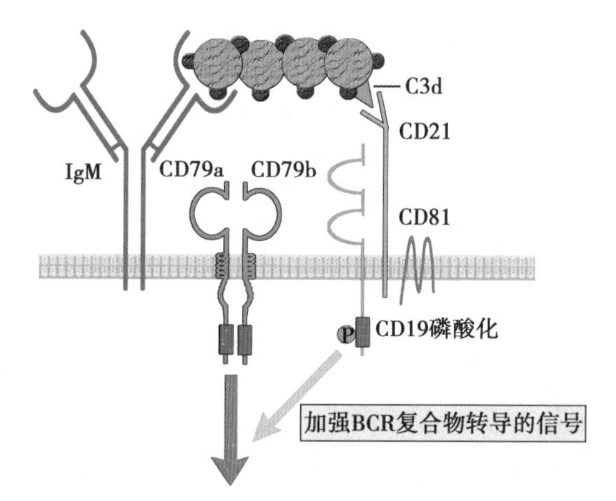

图13-2 B细胞共受体在B细胞活化中的作用

BCR识别抗原后经CD79a/CD79b传导B细胞活化的第一信号。同时，抗原可经补体片段C3d与补体受体CD21连接，进一步促进CD19/CD21/CD81复合物中的CD19磷酸化，从而加强B细胞的活化信号

（二）B细胞活化的第二信号

B细胞活化的第二信号又称共刺激信号，由Th细胞与B细胞表面多对共刺激分子相互作用产生，其中最重要的是CD40/CD40L。CD40组成性表达在B细胞、单核细胞和DC表面；CD40L则表达在活

化的Th细胞表面。CD40L与CD40相互作用,向B细胞传递活化的第二信号。与T细胞类似,如果只有第一信号没有第二信号,B细胞不仅不能活化,反而会进入失能的耐受状态。

(三)细胞因子的作用

活化B细胞表达多种细胞因子受体,在活化T细胞分泌的细胞因子(如IL-4、IL-5、IL-21)作用下大量增殖。细胞因子诱导的B细胞增殖是B细胞形成生发中心和继续分化的基础。

(四)T、B细胞的相互作用

B细胞对TD抗原的应答需要T细胞辅助,这种辅助主要表现在两个方面:①T细胞表面的共刺激分子可提供B细胞活化必需的第二信号;②T细胞分泌的细胞因子促进B细胞的活化、增殖和分化。

T、B细胞间的作用又是双向的:一方面,B细胞可作为APC加工、提呈pMHCⅡ活化T细胞,诱导T细胞表达多种膜分子和细胞因子;另一方面活化的T细胞表达CD40L,为B细胞提供活化的第二信号,CD40/CD40L结合可诱导静止期B细胞进入细胞增殖周期;活化T细胞分泌的细胞因子诱导B细胞进一步增殖和分化。T和B细胞经TCR和pMHCⅡ特异性结合后,多个黏附分子对(如LFA3/CD3、ICAM-1/LFA1、MHCⅡ类分子/CD4等)形成免疫突触(immume synapse)(图13-3)(动画13-2"B细胞免疫突触的形成过程"),促使T、B细胞结合更牢固,并使Th细胞分泌的细胞因子局限在突触部位,高效协助B细胞进一步增殖、类别转换、亲和力成熟、产生抗体和分化为浆细胞或记忆B细胞。

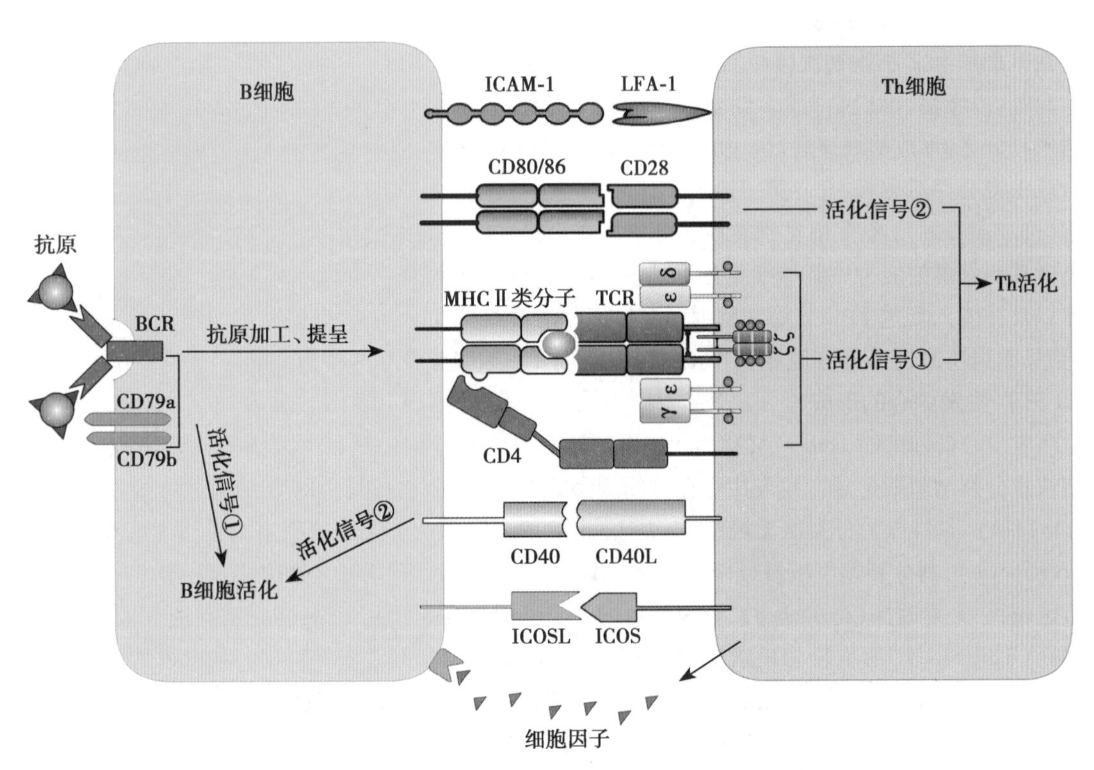

图13-3 B细胞与Th细胞的相互作用

BCR识别并结合抗原,抗原-抗体复合物内化,抗原被加工成抗原肽后与MHCⅡ类分子形成复合物,提呈给T细胞的TCR,产生T细胞活化的第一信号。B细胞识别抗原后表达CD80/86分子,与T细胞表面的CD28结合提供T细胞活化的第二信号。活化的T细胞表达CD40L,与B细胞表面组成性表达的CD40结合,产生B细胞活化的第二信号。活化的Th细胞分泌IL-2、IL-4、IL-21、IL-6等多种细胞因子,诱导活化B细胞的分化和Ig的产生

三、B细胞的增殖和终末分化

经双信号刺激完全活化的B细胞具备增殖和继续分化的能力。活化的B细胞在外周淋巴器官的T、B细胞区交界处形成初级聚合灶(primary focus),B细胞可直接在初级聚合灶中分化为浆母细胞分

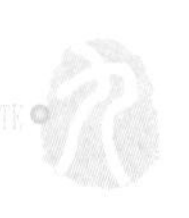

泌抗体，也可迁移至淋巴滤泡形成生发中心，并经历体细胞高频突变、Ig亲和力成熟和类别转换，分化为浆细胞或记忆B细胞，发挥体液免疫功能。

（一）B细胞的滤泡外活化

血液循环中的B细胞穿过高内皮微静脉（HEV）进入外周淋巴器官的滤泡的过程中，滤泡树突状细胞（follicular DC，FDC）或巨噬细胞将抗原提呈给B细胞识别。FDC高表达Fc受体和补体受体，结合抗原-抗体或抗原-抗体-补体复合物后可形成串珠状小体（iccosome）供B细胞识别或内吞。FDC在激发体液免疫应答及产生和维持记忆性B细胞中起到十分关键的作用。另一种与B细胞分化密切相关的细胞是滤泡辅助性T细胞（follicular helper T cell，Tfh），在B细胞分化为浆细胞、产生抗体和Ig类别转换中发挥重要作用。

微生物或病毒抗原通过淋巴液流入淋巴结，或通过血流进入脾脏。其中大部分经过补体的调理作用（opsonized），结合C3b（或C3dg），被FDC或巨噬细胞表面的补体受体CR1和CR2所识别、捕获，滞留在淋巴滤泡内。

识别了FDC或巨噬细胞提呈的抗原的B细胞获得活化所需的第一信号，开始上调CCR7的表达。随后，B细胞依赖CCR7迁移到T细胞区，在T-B细胞区交界处，与活化的Th细胞相遇，接受第二信号进而完全活化。

（二）初级聚合灶的形成

在B细胞和T细胞初次接触活化2～3天后，B细胞下调CCR7的表达，离开T、B细胞交界区，向滤泡间区、边缘窦（淋巴结）或T细胞区与红髓交界处（脾脏）迁移。在这些区域内，B细胞经过进一步增殖和分化，形成初级聚合灶。初级聚合灶一般在感染初次免疫应答5天后形成。B细胞在初级聚合灶中将会存活数天，介导第一阶段的体液免疫应答。部分B细胞在初级聚合灶中分化成为浆母细胞（plasmablasts），经历Ig类别转换并分泌抗体。浆母细胞寿命较短，通常只有数天，并且不具备长距离迁移到骨髓的能力。浆母细胞分泌的抗体可以与FDC固定的抗原形成免疫复合物（包含抗原、抗体以及补体），促进FDC分泌细胞因子募集活化的B细胞向淋巴滤泡迁移，进而形成生发中心。此外，浆母细胞还通过T、B细胞相互作用，促进Th向Tfh细胞分化和向滤泡迁移。

（三）生发中心的形成

生发中心（germinal center）又称为次级淋巴滤泡，是B细胞对TD抗原应答的重要场所，由活化B细胞快速分裂增殖所形成。生发中心在抗原刺激后1周左右形成，其中的B细胞被称为中心母细胞（centroblast），其特点为分裂能力极强，不表达mIg。中心母细胞分裂增殖产生的子代细胞称为中心细胞（centrocyte），其分裂速度减慢或停止且体积较小，表达mIg。随着中心细胞扩增，生发中心可分为两个区域：一个是暗区（dark zone），分裂增殖的中心母细胞在此紧密集聚，在光镜下透光度低；另一个为明区（light zone），细胞较为松散，在光镜下透光度高，为B细胞与FDC、Tfh细胞相互作用的区域（图13-4）。在明区，中心细胞在FDC和Tfh协同作用下继续分化，经过阳性选择完成亲和力成熟过程，只有表达高亲和力mIg的B细胞才能继续分化发育，其余大多数中心细胞则发生凋亡。在这里，B细胞最终分化成浆细胞产生抗体，或分化成记忆性B细胞。（动画13-3“B细胞活化及生发中心的形成”）

（四）体细胞高频突变、Ig亲和力成熟和阳性选择

中心母细胞的轻链和重链V基因可发生体细胞高频突变（somatic hypermutation）。每次细胞分裂，IgV区基因中大约有1/1000碱基对突变，而一般体细胞自发突变的频率是$1/10^{10}$～$1/10^{7}$。体细胞高频突变与Ig基因重排一起导致BCR多样性及体液免疫应答中抗体的多样性。体细胞高频突变需要抗原诱导和Tfh细胞的辅助。

体细胞高频突变后，B细胞进入明区，其命运有两种：大多数突变B细胞克隆中BCR亲和力降低甚至不表达BCR，不能结合FDC表面的抗原进而无法将抗原提呈给Tfh获取第二信号而发生凋亡；少部分突变B细胞克隆的BCR亲和力提高，表达抗凋亡蛋白而继续存活。这就是B细胞成熟过程中的阳性选择，也是抗体亲和力成熟的机制之一。

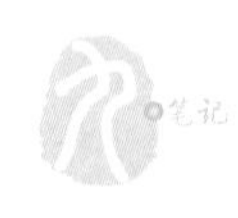

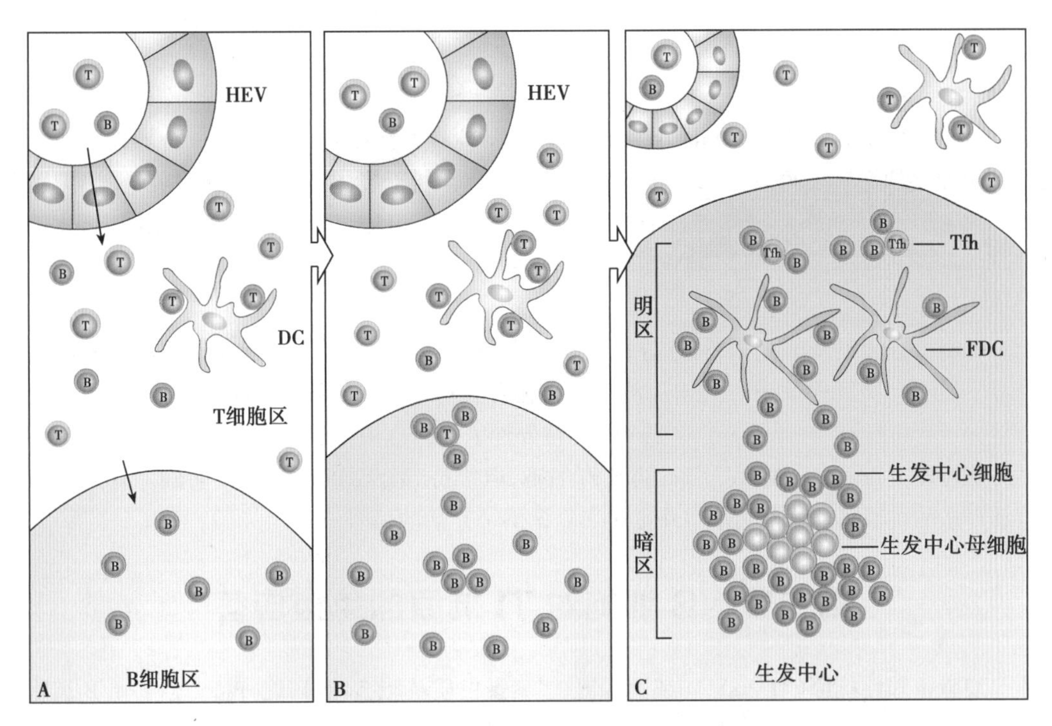

图 13-4 B 细胞的活化及生发中心的形成

T、B 细胞经高内皮微静脉(HEV)进入外周淋巴器官的 T 细胞区和 B 细胞区,在 Th 辅助下活化的部分 B 细胞进入 B 细胞区,分裂增殖形成生发中心。生发中心母细胞紧密聚集形成生发中心暗区,生发中心细胞与众多滤泡树突状细胞(FDC)接触形成生发中心明区

在初次应答时,大量抗原可激活表达不同亲和力 BCR 的 B 细胞克隆,而这些 B 细胞克隆大多产生低亲和力抗体。当大量抗原被清除,或再次免疫应答仅有少量抗原出现时,表达高亲和力 BCR 的 B 细胞克隆会优先结合抗原并得到扩增,最终产生高亲和力抗体,此即为抗体亲和力成熟(affinity maturation)。

(五)Ig 的类别转换

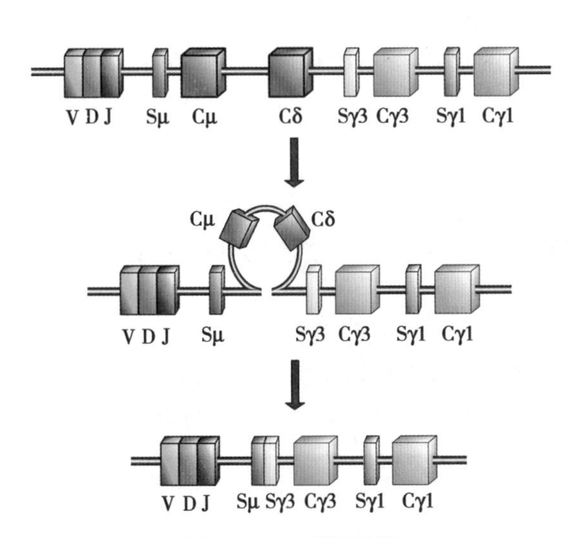

图 13-5 Ig 类别转换

Sμ、Sγ3、Sγ1 分别代表 Cμ、Cγ3、Cγ1 基因上游的转换区,在 Ig 类别转换为 γ3 时,Sμ 和 Sγ3 重组,其间的序列包括 Cμ、Cδ 都被环出,从而使 Ig 类别转换为 γ3(IgG3)

B 细胞在 Ig 重链 V 区基因重排后其子代细胞中的重链 V 区基因保持不变,但 C 区基因则会发生不同的重排。IgM 是免疫应答中首先分泌的抗体,但随着 B 细胞受抗原刺激、T 细胞辅助而活化及增殖,其重链 V 区基因从连接 Cμ 转换为连接 Cγ、Cα 或 Cε,因而分泌的抗体类别转换为 IgG、IgA 或 IgE,抗体重链的 V 区保持不变。这种可变区相同而 Ig 类别发生变化的过程称为 Ig 的类别转换(class switching)或同种型转换(isotype switching)。类别转换的遗传学基础是每个重链 C 区基因的 5′ 端内含子中含有一段称之为转换区(switching region,S 区)的序列,不同的转换区之间可发生重排(图 13-5)。(动画 13-4“Ig 类别转换”)

Ig 的类别转换在抗原诱导下发生,Th 细胞分泌的细胞因子可直接调节 Ig 转换的类别。如在小鼠中,Th2 细胞分泌的 IL-4 诱导 Ig 的类别转换成 IgG1 和 IgE,TGF-β 诱导转换成 IgG2b 和 IgA;Th1

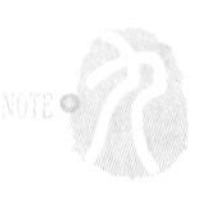

细胞分泌 IFN-γ 诱导转换成 IgG2a 和 IgG3。Ig 的类别转换是机体产生不同类别抗体并发挥不同功能的基础。

（六）浆细胞的形成

浆细胞又称抗体形成细胞（antibody forming cell，AFC），其特点是能分泌大量特异性抗体。浆细胞是 B 细胞分化的终末细胞，其胞质中富含粗面内质网，有利于抗体合成和分泌。此外，浆细胞不再表达 BCR 和 MHCⅡ类分子，故不能识别抗原，也失去了与 Th 相互作用的能力。生发中心产生的浆细胞大部分迁入骨髓，并在较长时间内持续产生抗体。

（七）记忆 B 细胞的产生

生发中心中存活下来的 B 细胞，除分化成浆细胞外还有部分分化为记忆 B 细胞（memory B cell，Bm），而大部分 Bm 离开生发中心进入血液参与再循环。Bm 不产生 Ig，但再次与同一抗原相遇时可迅速活化，产生大量抗原特异性 Ig。有关 Bm 的特异性表面标志尚不清楚，但 Bm 表达 CD27，且 CD44 的水平高于初始 B 细胞。一般认为 Bm 为长寿细胞，但维持其存活的因素尚不明确。有人认为 FDC 表面持续存在的抗原可能为经过生发中心的 Bm 提供了存活的信号。

第二节 B 细胞对 TI 抗原的免疫应答

非 T 细胞依赖性抗原（TI-Ag），如细菌多糖、多聚蛋白质及脂多糖等，能直接激活初始 B 细胞而无需 Th 的辅助。根据激活 B 细胞方式的不同，TI 抗原又可分为 TI-1 抗原和 TI-2 抗原两类（图 13-6）。

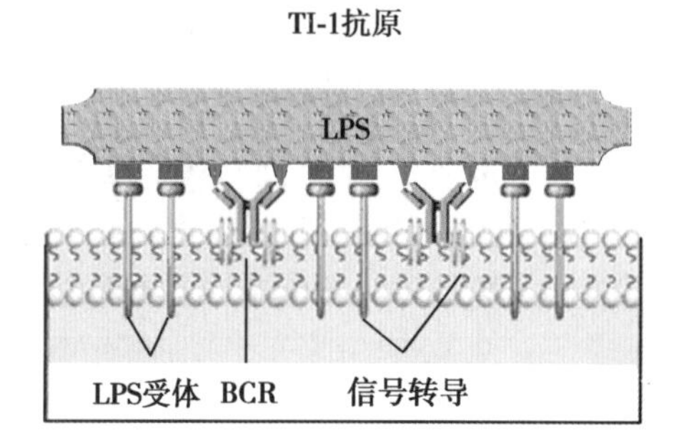

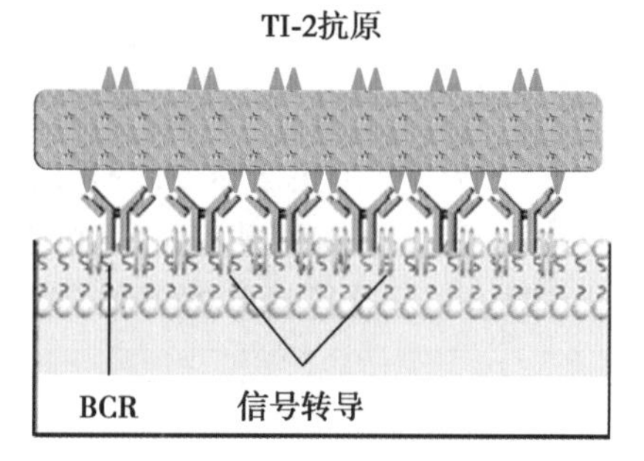

图 13-6 TI-1 和 TI-2 抗原

TI-1 抗原能够与 BCR 及丝裂原受体结合，在没有 T 细胞辅助的情况下激活 B 细胞；TI-2 抗原则通过交联多个 BCR 激活 B 细胞

（一）B 细胞对 TI-1 抗原的应答

TI-1 抗原除能与 BCR 结合，还能通过其丝裂原成分与 B 细胞上的丝裂原受体结合，引起 B 细胞的增殖和分化，因此 TI-1 抗原又常被称为 B 细胞丝裂原，如 LPS。成熟和不成熟的 B 细胞均可被 TI-1 抗原激活，诱导产生低亲和力的 IgM。

高浓度 TI-1 抗原经丝裂原受体与 B 细胞结合能诱导多克隆 B 细胞增殖和分化，低浓度 TI-1 抗原则能激活抗原特异性 B 细胞。由于无需 Th 细胞预先致敏与克隆性扩增，故机体对 TI-1 抗原刺激所产生的应答发生较早，这在抗某些胞外病原体感染中发挥重要作用。但 TI-1 抗原单独作用不足以诱导 Ig 类别转换、抗体亲和力成熟及记忆 B 细胞形成。（动画 13-5“B 细胞对 TI-1 抗原的应答”）

（二）B 细胞对 TI-2 抗原的应答

TI-2 抗原多为细菌胞壁与荚膜多糖，具有多个重复的表位。TI-2 抗原仅能激活成熟的 B 细胞。对 TI-2 抗原发生应答的主要是 B1 细胞。由于人体内 B1 细胞至 5 岁左右才发育成熟，故婴幼儿易感染含 TI-2 抗原的病原体。

TI-2 抗原通过其多个重复的抗原表位引起 B1 细胞的 mIg 广泛交联，进而激活 B1 细胞。但 mIg 过度交联又会使成熟 B1 细胞产生耐受。因此，抗原表位密度在 TI-2 抗原激活 B 细胞中似乎起决定作用:密度太低,mIg 交联的程度不足于激活 B1 细胞;密度太高,则导致 B1 细胞无能。

B 细胞对 TI-2 抗原的应答具有重要的生理意义。大多数胞外菌有胞壁多糖,能抵抗吞噬细胞的吞噬消化。B 细胞针对此类 TI-2 抗原所产生的抗体,可发挥调理作用,促进吞噬细胞对病原体的吞噬,并且有利于巨噬细胞将抗原提呈给 T 细胞。

B 细胞对 TD 抗原和 TI 抗原的应答有着多方面的不同(表 13-1)。

表 13-1　TD 抗原和 TI 抗原的异同

	TD 抗原	TI-1 抗原	TI-2 抗原
诱导婴幼儿抗体应答	+	+	-
刺激无胸腺小鼠产生抗体	-	+	+
无 T 细胞条件下的抗体应答	-	+	-
T 细胞辅助	+	-	+
多克隆 B 细胞激活	-	+	-
对重复序列的需要	-	-	+
举例	白喉毒素、PPD、病毒血凝素	细菌多糖、多聚蛋白、LPS	肺炎球菌荚膜多糖、沙门菌多聚鞭毛

第三节　体液免疫应答产生抗体的一般规律

抗原进入机体后诱导 B 细胞活化并产生特异性抗体,发挥重要的体液免疫作用。抗原初次刺激机体所引发的应答称为初次应答(primary response);初次应答中所形成的记忆细胞再次接触相同抗原刺激后产生迅速、高效、持久的应答,即再次应答(secondary response)。

(一)初次应答

在初次应答中,B 细胞产生的抗体数量少、亲和力低,其产生过程可依次分为以下四个阶段。

1. 潜伏期(lag phase)　指由机体接受抗原刺激到血清特异抗体可被检出之间的阶段。此期可持续数小时至数周,时间长短取决于抗原的性质、抗原进入机体的途径、所用佐剂类型及宿主的状态等。

2. 对数期(log phase)　此期血清抗体量呈指数增长,抗原剂量及抗原性质是决定抗体量增长速度的重要因素。

3. 平台期(plateau phase)　此期血清中抗体浓度基本维持在一个相当稳定的较高水平。到达平台期所需的时间和平台的高度及其维持时间,依抗原不同而异,有的平台期只有数天,有的可长至数周。

4. 下降期(decline phase)　由于抗体被降解或与抗原结合而被清除,血清中抗体浓度慢慢下降,此期可持续几天或几周。

(二)再次应答

同一抗原再次侵入机体,由于初次应答后免疫记忆细胞的存在,机体可迅速产生高效、特异的再次应答。与初次应答比较,再次应答时抗体的产生过程有如下特征:①潜伏期短,大约为初次应答潜伏期的一半;②血清抗体浓度增加快,快速到达平台期,抗体滴度高(有时可比初次应答高 10 倍以上);③抗体维持时间长;④诱发再次应答所需抗原剂量小;⑤再次应答主要产生高亲和力的抗体 IgG,而初次应答中主要产生低亲和力的 IgM(图 13-7)。

再次应答的强弱主要取决于两次抗原刺激的间隔长短:间隔短则应答弱,因为初次应答后存留的抗体可与再次刺激的抗原结合,形成抗原-抗体复合物而被迅速清除;间隔太长则反应也弱,因为记忆细胞只有一定的寿命。再次应答的效应可持续存在数个月或数年,故在很多情况下机体一旦被病原

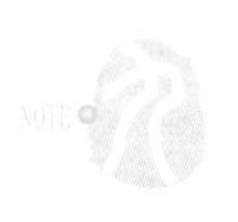

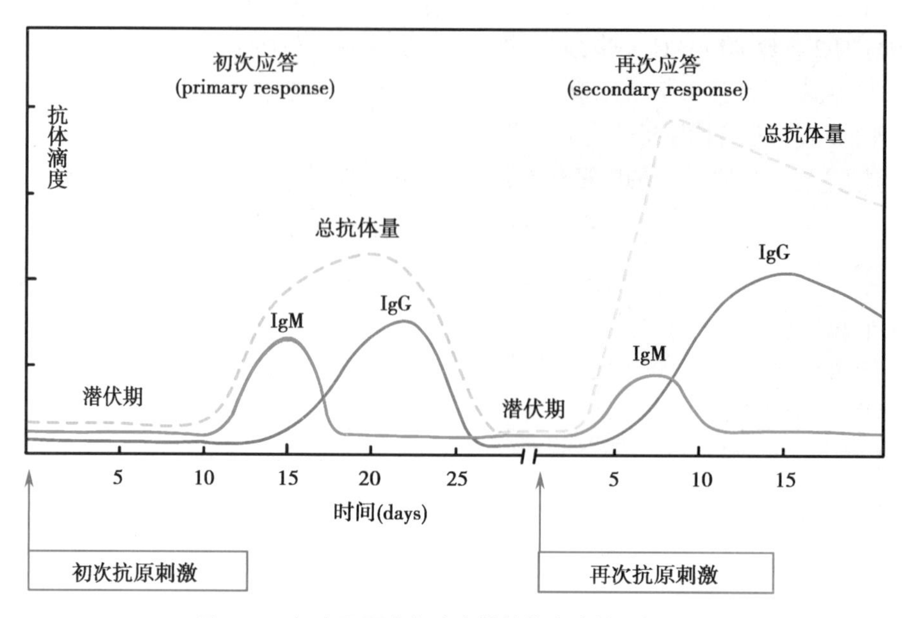

图13-7 初次及再次免疫应答抗体产生的一般规律

初次免疫应答潜伏期长，以IgM为主，抗体维持时间短；再次免疫应答潜伏期短，以IgG为主，抗体维持时间较长

体感染后，可在相当长时间内具有防御该病原体的免疫力。

本章小结

特异性体液免疫应答主要由B细胞介导，由浆细胞所分泌的抗体执行免疫功能。B细胞对TD抗原的免疫应答始于BCR对TD抗原的识别，所产生的第一活化信号经由CD79a/CD79b向胞内转导，BCR共受体复合物加强了第一信号的转导。Th细胞与B细胞之间共刺激分子的相互作用及分泌的细胞因子向B细胞提供第二信号。B细胞进入外周淋巴器官后，经抗原刺激，迁移入淋巴小结，形成生发中心，并在生发中心发生体细胞高频突变、抗体亲和力成熟及类别转换，最后分化成熟为浆细胞或记忆B细胞。B细胞对TI抗原的免疫应答一般不需要T细胞的辅助。初次免疫应答产生的抗体以低亲和力IgM为主，再次免疫应答则主要产生高亲和力IgG。

思考题

1. 体液免疫的初次应答和再次应答有何特点？
2. B细胞对TD、TI抗原的免疫应答有何异同？
3. Th细胞如何辅助B细胞的免疫应答？
4. 试述B细胞在生发中心的分化和成熟。

（王建莉）

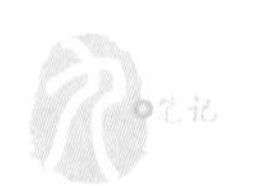

第十四章　固有免疫系统及其介导的应答

固有免疫系统(innate immune system)是生物体在长期种系进化过程中逐渐形成的天然免疫防御体系,主要由组织屏障、固有免疫细胞和固有免疫分子组成。固有免疫应答(innate immune response)是指机体固有免疫细胞和分子在识别病原体及其产物或体内凋亡、畸变细胞等"非己"抗原性异物后,迅速活化并有效吞噬、杀伤、清除病原体或体内"非己"物质,产生非特异性免疫防御、监视、自稳等保护作用的生理过程,又称非特异性免疫应答(nonspecific immune response)。

第一节　固有免疫系统概述

一、组织屏障及其主要作用

(一) 皮肤黏膜屏障

皮肤黏膜及其附属成分组成的物理、化学和微生物屏障是机体阻挡和抗御外来病原体入侵的第一道防线。

1. 物理屏障　由致密上皮细胞组成的皮肤和黏膜组织具有机械屏障作用,可有效阻挡病原体侵入体内。呼吸道黏膜上皮细胞纤毛定向摆动及黏膜表面分泌液的黏附或冲洗作用,均有助于清除黏膜表面的病原体。

2. 化学屏障　皮肤和黏膜分泌物中含多种杀/抑菌物质,如皮脂腺分泌物中的不饱和脂肪酸、汗液中的乳酸、胃液中的胃酸、多种分泌物中的溶菌酶、抗菌肽和乳铁蛋白等,可形成抗御病原体感染的化学屏障。

3. 微生物屏障　寄居在皮肤和黏膜表面的正常菌群可通过竞争结合上皮细胞、竞争吸收营养物质和分泌杀/抑菌物质等方式抗御病原体的感染。例如:唾液链球菌产生的 H_2O_2 可杀伤白喉杆菌和脑膜炎球菌;大肠埃希菌产生的细菌素对某些厌氧菌和 G^+ 菌具有抑杀作用。临床长期大量应用广谱抗生素可抑制和杀伤消化道正常菌群,导致耐药性葡萄球菌或白色念珠菌大量生长,引发葡萄球菌性和白色念珠菌性肠炎。

(二) 体内屏障

病原体突破皮肤黏膜屏障及局部固有免疫细胞和分子防御体系进入血液循环时,体内血脑屏障或血胎屏障可阻止病原体进入中枢神经系统或胎儿体内,从而使机体重要器官或胎儿得到保护。

1. 血脑屏障　由软脑膜、脉络丛毛细血管壁和毛细血管壁外覆盖的星形胶质细胞所组成,它们能够阻挡血液中病原体和其他大分子物质进入脑组织及脑室。婴幼儿血脑屏障发育不完善,易发生中枢神经系统感染。

2. 血胎屏障　由母体子宫内膜的基蜕膜和胎儿绒毛膜滋养层细胞共同组成。此结构不妨碍母子间营养物质交换,但可防止母体内的病原体和有害物质进入胎儿体内。妊娠早期(3 个月内)血胎屏障发育尚未完善,孕妇若感染风疹病毒、巨细胞病毒可导致胎儿畸形或流产。

二、固有免疫细胞种类

固有免疫细胞存在于血液和组织中,主要包括:①来源于骨髓共同髓样前体(common myeloid progenitor)的经典固有免疫细胞,如单核细胞、巨噬细胞、经典树突状细胞、中性粒细胞、嗜酸性粒细胞、嗜碱性粒细胞和肥大细胞等;②来源于骨髓共同淋巴样前体(common lymphoid progenitor)的固有淋巴样细胞(innate lymphoid cell,ILCs),如 ILC1、ILC2、ILC3、NK 细胞和固有淋巴细胞(innate-like lymphocytes,ILLs),如 NKT 细胞、γδT 细胞、B1 细胞。

三、固有免疫细胞表达的模式识别受体及其识别结合的相关配体

固有免疫细胞不表达特异性抗原识别受体,可通过模式识别受体识别结合病原体及其产物或体内凋亡、畸变等细胞表面相关配体,介导产生非特异性抗感染、抗肿瘤、免疫调节及参与适应性免疫应答的启动和效应全过程。

1. **模式识别受体(pattern recognition receptor,PRR)** 是指广泛存在于固有免疫细胞表面、胞内器室膜上、胞浆和血液中的一类能够直接识别外来病原体及其产物或宿主畸变和衰老凋亡细胞某些共有特定模式分子结构的受体。根据模式识别受体(PRR)的分布,可将其分为胞膜型 PRR、内体膜型 PRR、胞浆型 PRR 和分泌型 PRR。Toll 样受体(Toll like receptor,TLR)表达于固有免疫细胞胞膜和内体膜上,分为胞膜型 TLR 和内体膜型 TLR。

2. **病原体相关模式分子(pathogen associated molecular pattern,PAMP)** 是指某些病原体或其产物所共有的高度保守,且对病原体生存和致病性不可或缺的特定分子结构。病原体相关模式分子是模式识别受体识别结合的配体分子,主要包括 G^- 菌脂多糖和鞭毛蛋白,G^+ 菌脂磷壁酸和肽聚糖,病原体表面甘露糖、岩藻糖或酵母多糖,病毒双链 RNA(dsRNA)和单链 RNA(ssRNA),细菌和病毒非甲基化 CpG DNA 基序等。

3. 不同类型模式识别受体识别结合的病原相关模式分子(表 14-1)

表 14-1 **模式识别受体及其识别结合的病原体相关模式分子**

模式识别受体(PRR)	病原体相关模式分子(PAMP)
胞膜型 PRR	
甘露糖受体(MR)	细菌或真菌甘露糖/岩藻糖残基
清道夫受体(SR)	G^+ 菌脂磷壁酸、G^- 菌脂多糖
TLR2/TLR6 异二聚体	G^+ 菌肽聚糖/脂磷壁酸、细菌或支原体脂蛋白/脂肽、酵母菌的酵母多糖
TLR2/TLR1 异二聚体	同上
TLR4 同源二聚体	G^- 菌脂多糖
TLR5 同源二聚体	G^- 菌鞭毛蛋白
内体膜型 PRR	
TLR3 同源二聚体	病毒双链 RNA(dsRNA)
TLR7 或 TLR8 同源二聚体	病毒单链 RNA(ssRNA)
TLR9 同源二聚体	细菌或病毒非甲基化 GpG DNA
胞浆型 PRR	
NOD1	G^- 菌细胞壁成分内消旋二氨基庚二酸
NOD2	细菌胞壁酰二肽
RIG	病毒双链 RNA(dsRNA)
分泌型 PRR	
甘露糖结合凝集素(MBL)	病原体表面的甘露糖/岩藻糖/N-乙酰葡萄糖胺残基
C 反应蛋白(CRP)	细菌胞壁磷酰胆碱
脂多糖结合蛋白(LBP)	G^- 菌脂多糖

(1)胞膜型 PRR:主要包括甘露糖受体、清道夫受体和 Toll 样受体家族某些成员,其中甘露糖受体和清道夫受体为内吞型 PRR,Toll 样受体为信号转导型 PRR。

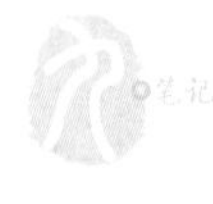

1）甘露糖受体（mannose receptor，MR）：主要表达于树突状细胞和巨噬细胞表面，可直接识别结合表达于细菌或真菌细胞壁糖蛋白/糖脂分子末端的甘露糖和岩藻糖残基，并通过受体介导的内吞作用将病原体等抗原性异物摄入胞内，进而将抗原加工产物提呈给T细胞启动/引发适应性免疫应答，后者还具有杀伤清除病原体的作用。

2）清道夫受体（scavenger receptor，SR）：主要表达于巨噬细胞表面，可直接识别结合G^-菌脂多糖、G^+菌脂磷壁酸或体内衰老/凋亡细胞表面磷脂酰丝氨酸等相关配体，并通过受体介导的内吞作用将病原菌或衰老/凋亡细胞摄入胞内有效杀伤清除，同时可将相关抗原加工产物提呈给T细胞引发适应性免疫应答。

3）胞膜型Toll样受体：主要表达于经典固有免疫细胞表面，包括TLR1：TLR2、TLR2：TLR6异二聚体和TLR2、TLR4、TLR5同源二聚体。上述胞膜型TLR为信号转导型PRR，可直接识别结合G^+菌肽聚糖/脂磷壁酸、G^-菌脂多糖、分枝杆菌或支原体的脂蛋白/脂肽、真菌酵母多糖，并通过激活干扰素调控因子（interferon regulatory factor，IRF）和NF-κB信号通路，诱导产生Ⅰ型干扰素（interferon α/β，IFN-α/β）和IL-1等促炎细胞因子。

（2）内体膜型PRR：包括广泛分布于经典固有免疫细胞、内皮细胞和上皮细胞胞质内体膜上的TLR3、TLR7、TLR8和TLR9同源二聚体。内体膜型TLR为信号转导型PRR，可直接识别结合病毒双链RNA（dsRNA）、病毒单链RNA（ssRNA）或病毒/细菌非甲基化CpG DNA基序（表14-1），并通过激活IRF和NF-κB信号通路，诱导产生IFN-α/β和IL-1等促炎细胞因子。

（3）胞浆型PRR：一类广泛分布于固有免疫细胞和正常组织细胞胞质内的信号转导型PRR，主要包括NOD样受体和RIG样受体。

1）NOD样受体（NOD like receptors，NLR）：NLR家族成员NOD1和NOD2主要分布于黏膜上皮细胞、巨噬细胞、树突状细胞和中性粒细胞胞质中，可分别识别结合G^-菌细胞壁成分内消旋二氨基庚二酸和细菌胞壁酰二肽，并通过激活NF-κB信号通路诱导产生IL-1等促炎细胞因子。

2）RIG样受体（RIG like receptor，RLR）：广泛分布于固有免疫细胞和正常组织细胞胞质内，可直接识别结合病毒双链RNA，并通过激活IRF和NF-κB信号通路，诱导产生IFN-α/β和IL-1等促炎细胞因子。

（4）分泌型PRR：是机体被病原体感染或组织细胞损伤时血浆浓度急剧升高的一类急性期蛋白，主要包括脂多糖结合蛋白（LPS binding protein，LBP）、C反应蛋白（C-reactive protein，CRP）和甘露糖结合凝集素（mannose-binding lectin，MBL）。上述分泌型PRR识别结合的配体分子如表14-1。

四、固有免疫分子及其主要作用

（一）补体系统

补体系统是参与固有免疫应答的重要免疫效应分子。补体系统激活后可产生多种功能性裂解片段：其中C3b、C4b具有调理和免疫黏附作用，可促进吞噬细胞对病原体和抗原-抗体复合物的清除；过敏毒素C3a/C5a能与肥大细胞和嗜碱性粒细胞表面相应受体（C3aR/C5aR）结合，使上述靶细胞脱颗粒释放组胺和产生白三烯等生物活性介质引发过敏性炎症反应；C5a可将中性粒细胞趋化到感染部位，并使之活化，有效发挥抗感染免疫作用；补体C5b6789形成的攻膜复合物（membrane attack complex，MAC）可使病原体或肿瘤等靶细胞溶解破坏。

（二）细胞因子

细胞因子是参与固有和适应性免疫应答的重要效应和调节分子，例如：IFN-α/β可诱导组织细胞产生抗病毒蛋白，抑制病毒复制或扩散；IFN-γ、IL-12和GM-CSF可激活巨噬细胞和NK细胞，有效杀伤肿瘤和病毒感染的靶细胞；IL-1、IL-6和TNF-α/β等促炎细胞因子和IL-10、TGF-β等抗炎细胞因子可调节炎症反应；CXCL8（IL-8）、CCL2（MCP-1）、CCL3（MIP-1α）等趋化因子可募集/活化吞噬细胞，增强机体抗感染免疫应答能力；IFN-γ或IL-4可分别诱导初始T细胞向Th1或Th2细胞分化，参与适应

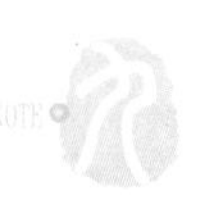

性细胞和体液免疫应答；IL-17可刺激黏膜上皮细胞或角质形成细胞分泌防御素等抗菌物质，增强黏膜或皮肤抗感染免疫作用。

（三）其他抗菌物质

1. 抗菌肽（antibacterial peptide） 是可被诱导产生的一类能够杀伤多种细菌、某些真菌、病毒和原虫的小分子碱性多肽。α-防御素（α-defensin）是存在于人和哺乳动物体内的一种阳离子抗菌肽，主要由中性粒细胞和小肠帕内特细胞产生。α-防御素能与病原体表面脂多糖/脂磷壁酸或病毒囊膜脂质结合，形成跨膜离子通道而使病原体裂解破坏；也能诱导病原体产生自溶酶使病原体溶解破坏；或通过干扰病毒DNA和蛋白质合成抑制病毒复制。

2. 溶菌酶（lysozyme） 是体液、外分泌液和吞噬细胞溶酶体中的一种不耐热碱性蛋白质，能使G^+菌细胞壁肽聚糖破坏导致细菌裂解死亡。

3. 乙型溶素（β-lysin） 是血浆中一种对热较稳定的碱性多肽，可作用于G^+菌细胞膜产生非酶性破坏效应，而对G^-菌无效。

第二节 固有免疫细胞及其主要作用

一、经典固有免疫细胞

经典固有免疫细胞主要包括单核细胞、巨噬细胞、经典树突状细胞、中性粒细胞、嗜酸性粒细胞、嗜碱性粒细胞和肥大细胞。

1. 单核细胞（monocyte） 由骨髓中粒细胞/巨噬细胞前体（granulocyte/macrophage progenitor）分化而成，约占外周血白细胞总数的3%～8%。单核细胞通常在血液中停留12～24小时后，在单核细胞趋化蛋白-1（monocyte chemoattractant protein 1，MCP-1）等趋化因子作用下迁移至全身组织器官，分化发育为巨噬细胞。在局部微环境中由病原体或不同类型细胞因子刺激诱导，单核细胞可分化发育为功能特性各不相同的两个巨噬细胞亚群（图14-1）：其中1型巨噬细胞（type-1 macrophage，M1）是在局部微环境中病原体及其产物与单核细胞表面TLR结合介导产生的信号或IFN-γ、GM-CSF等细胞因子刺激诱导下分化而成，又称经典活化的巨噬细胞（classical activated macrophage）。该型巨噬细胞富含溶酶体颗粒，可通过产生反应性氧中间物（ROI）、一氧化氮（NO）和释放溶酶体酶杀伤清除病原

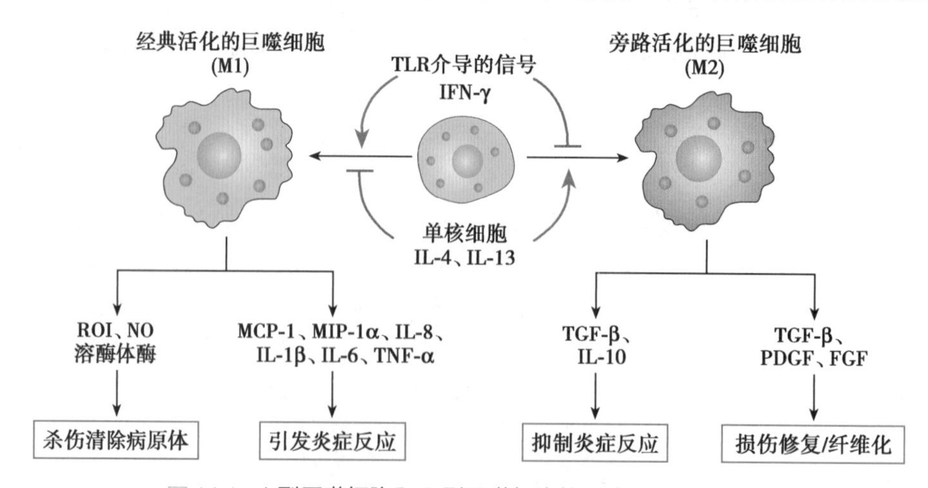

图14-1 1型巨噬细胞和2型巨噬细胞的形成及其主要作用

①TLR介导的信号或IFN-γ可诱导单核细胞向M1分化，而抑制单核细胞向M2分化；②IL-4、IL-13可诱导单核细胞向M2分化，而抑制单核细胞向M1分化；③M1具有强大吞噬杀菌能力，可通过释放趋化和促炎细胞因子引发炎症反应；作为专职APC和效应细胞参与适应性免疫应答的全过程；④M2细胞通过合成分泌IL-10、TGF-β、PDGF、FGF等细胞因子，产生抑炎作用或参与损伤组织的修复和纤维化

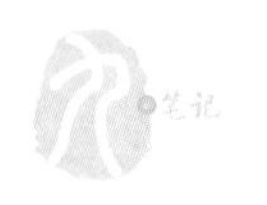

体；通过合成分泌 CCL2（MCP-1）、CCL3（MIP-1α）、CXCL8（IL-8）等趋化因子和 IL-1β、IL-6、TNF-α 等促炎细胞因子介导产生炎症反应。2 型巨噬细胞（type-2 macrophage，M2）是在局部微环境中 IL-4、IL-13 等 Th2 型细胞因子刺激诱导下分化而成，又称旁路活化的巨噬细胞（alternative activated macrophage）。该型巨噬细胞可通过合成分泌 IL-10、TGF-β、血小板衍生生长因子（platelet-derived growth factor，PDGF）和纤维母细胞生长因子（fibroblast growth factor，FGF），介导产生抑炎作用和参与损伤组织的修复和纤维化。书中未冠名型别的巨噬细胞即指 1 型巨噬细胞。

2. 巨噬细胞（macrophage，mφ）　由定居和游走两类细胞组成：定居在不同组织中的巨噬细胞有不同的命名，如肝脏中的库普弗细胞、中枢神经系统中的小胶质细胞、骨组织中的破骨细胞等；游走巨噬细胞广泛分布于结缔组织中，具有很强的变形运动及识别吞噬和杀伤清除病原体等抗原性异物的能力；作为专职抗原提呈细胞，还具有摄取、加工提呈抗原引发适应性免疫应答的能力。

（1）巨噬细胞表面受体/分子：巨噬细胞表达多种模式识别受体、调理性受体、趋化/活化相关的细胞因子受体、抗原加工提呈和诱导产生共刺激信号的相关分子及特征性表面标志 CD14 分子。

1）模式识别受体：主要包括甘露糖受体、清道夫受体和 Toll 样受体，其中甘露糖受体和清道夫受体可通过对细菌或真菌表面甘露糖/岩藻糖残基和对细菌脂多糖/脂磷壁酸或凋亡细胞表面磷脂酰丝氨酸的识别结合，介导巨噬细胞有效吞噬、杀伤、清除病原菌或体内凋亡组织细胞；TLR1：TLR2、TLR2：TLR6异二聚体和 TLR4-MD2 同源二聚体可通过对 G^+ 菌肽聚糖/脂磷壁酸、细菌或支原体的脂蛋白/脂肽、真菌酵母多糖和细菌脂多糖的识别结合，使巨噬细胞活化产生 Ⅰ 型干扰素（IFN-α/β）和 IL-1 等促炎细胞因子。

2）调理性受体：主要包括 IgG Fc 受体（FcγR）和补体 C3b/C4b 受体（C3bR/C4bR），巨噬细胞可通过病原体-抗体-FcγR 或病原体-C3b/C4b-C3bR/C4bR 结合方式，介导产生促进吞噬和活化效应的特异性或非特异性调理作用。

3）趋化和活化相关的细胞因子受体：巨噬细胞表达多种与其趋化和活化相关的细胞因子受体，如巨噬细胞炎症蛋白-1α 受体（MIP-1αR/CCR1、5）、巨噬细胞炎症蛋白-1β 受体（MIP-1βR/CCR5）和 IFN-γ、GM-CSF 等细胞因子受体。在上述趋化/活化性细胞因子作用下，游走巨噬细胞被趋化募集到感染炎症部位并使其活化，有效杀伤病原体和产生一系列细胞因子发挥抗感染和免疫调节作用。

4）抗原加工提呈和诱导产生共刺激信号的分子：巨噬细胞作为专职 APC，可通过表达 MHC Ⅱ/Ⅰ类分子参与外源/内源性抗原的加工和提呈；可通过表达 CD80/CD86（B7-1/B7-2）和 CD40 等共刺激分子诱导 T 细胞产生共刺激信号。

（2）巨噬细胞的主要生物学功能：巨噬细胞具有吞噬杀菌、参与炎症反应、加工提呈抗原和免疫调节等多种功能。（动画 14-1“巨噬细胞的功能”）

1）吞噬杀伤病原体：巨噬细胞通过表面模式识别受体和调理性受体可有效识别结合病原体等抗原性异物，并通过受体介导的内吞作用将病原体等抗原性异物摄入胞内。巨噬细胞还可通过一种非受体介导的巨胞饮作用将病原体等抗原性异物摄入胞内。巨胞饮（macropinocytosis）是指巨噬细胞和树突状细胞在某些因素刺激下，从胞膜皱褶部位向外伸展将大量细胞外液包裹形成较大巨胞饮体的过程。上述抗原提呈细胞通过巨胞饮作用，可将其周围细胞外液中营养物质、病原体、可溶性抗原和液相大分子物质摄入胞内。

巨噬细胞可通过以下两种途径杀伤破坏摄取的病原体：①氧依赖性杀菌系统包括反应性氧中间物（reactive oxygen intermediate，ROI）和反应性氮中间物（reactive nitrogen intermediate，RNI）杀菌系统：前者是指在吞噬作用激发下，使细胞膜上还原型辅酶Ⅰ/Ⅱ及分子氧活化，生成超氧阴离子、游离羟基、过氧化氢和单态氧发挥杀菌作用的系统；后者是指巨噬细胞活化后产生的诱导型一氧化氮合酶，在还原型辅酶Ⅱ或四氢生物蝶呤存在条件下，催化 L-精氨酸与氧分子反应生成一氧化氮（NO）发挥杀菌和细胞毒作用的系统。②氧非依赖杀菌系统包括胞内乳酸累积对病原体的抑杀作用、溶酶体内溶菌酶破坏细菌肽聚糖产生的杀菌作用、α-防御素等抗菌肽对病原体的裂解破坏作用。

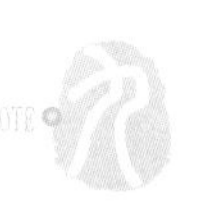

2）杀伤胞内寄生菌和肿瘤等靶细胞：静息巨噬细胞不能有效杀伤胞内寄生菌和肿瘤等靶细胞。它们与Th细胞相互作用或被细菌脂多糖、IFN-γ、GM-CSF等细胞因子激活后，可有效杀伤胞内寄生菌和某些肿瘤细胞。巨噬细胞表面具有IgG Fc受体，也可通过抗体依赖细胞介导的细胞毒作用（ADCC）杀伤肿瘤和病毒感染的靶细胞。

3）参与炎症反应：感染部位产生的CCL3（MIP-1α）、CCL4（MIP-1β）等趋化因子和IFN-γ、GM-CSF等细胞因子可募集并活化巨噬细胞；活化的巨噬细胞又可通过合成分泌CCL2（MCP-1）、CCL3（MIP-1α）、CXCL8（IL-8）等趋化因子及IL-1、IL-6、TNF-α等促炎细胞因子或其他炎性介质，参与和促进炎症反应。

4）加工提呈抗原启动适应性免疫应答：巨噬细胞作为专职抗原提呈细胞，可将摄入的外源性抗原加工为具有免疫原性的小分子肽段，并以抗原肽-MHCⅡ类分子复合物的形式表达于细胞表面，供抗原特异性$CD4^+$Th细胞识别引发适应性免疫应答。巨噬细胞也可通过抗原交叉提呈途径，将外源性抗原加工产物以抗原肽-MHCⅠ类分子复合物形式表达于细胞表面，供相应$CD8^+$CTL识别使其活化发挥细胞毒作用。

5）免疫调节作用：巨噬细胞通过合成分泌IL-12，可产生如下主要作用：①诱导$CD4^+$初始T细胞增殖分化为$CD4^+$Th1细胞，参与T细胞介导的适应性免疫应答；②诱导NK细胞活化，使其抗肿瘤/抗病毒作用显著增强。2型巨噬细胞通过合成分泌IL-10，可产生如下主要作用：①使抗原提呈细胞表面MHC分子和CD80/86等共刺激分子表达下调，对适应性免疫应答产生抑制作用；②抑制NK细胞活化，使其抗肿瘤/抗病毒作用显著降低。

3. 树突状细胞（dendritic cell，DC） 包括来源于骨髓共同髓样前体的经典DC，来源于骨髓共同淋巴样前体的浆细胞样DC和来源于间充质祖细胞的滤泡DC。

（1）经典树突状细胞（conventional DC，cDC）：包括未成熟DC和成熟DC：其中朗格汉斯细胞等未成熟经典DC高表达Toll样受体、调理性受体和趋化因子受体，而低表达MHCⅡ类分子和共刺激分子。它们摄取加工抗原能力强，而提呈抗原启动适应性免疫应答能力弱。未成熟DC摄取病原体等抗原性异物后开始迁移，进入外周免疫器官后发育成熟为并指状DC。成熟DC可分泌对初始T细胞具有趋化作用的CCL18，即树突状细胞来源的趋化因子1（DC-CK1），同时高表达MHCⅡ类分子和共刺激分子，可有效提呈抗原激活初始T细胞启动适应性免疫应答（详见第十一章）。

（2）浆细胞样树突状细胞（plasmacytoid DC，pDC）：低表达上述受体和分子，摄取加工提呈抗原能力微弱；但其胞质内体膜上高表达TLR7和TLR9，可通过对病毒ssRNA或细菌/病毒CpG DNA的识别结合而被激活，产生大量Ⅰ型干扰素（IFN-α/β），在机体抗病毒免疫应答中发挥重要作用（详见第十一章）。

（3）滤泡树突状细胞（follicular DC，FDC）：不表达MHCⅡ类分子和CD80/86等共刺激分子，没有抗原加工提呈作用。FDC高表达Toll样受体（TLR2、TLR4）、IgGFc受体、C3b/C3d受体，可有效识别捕获细菌及其裂解产物、抗原-抗体复合物、抗原-补体复合物、抗原-抗体-补体复合物，并以免疫复合物包被小体形式长期滞留浓缩于细胞表面；同时合成分泌B淋巴细胞趋化因子（B lymphocyte chemoattractant，BLC），即CXCL13而使表面具有相应受体CXCR5的B细胞趋化募集到FDC周围，有效识别摄取、加工提呈抗原启动适应性体液免疫应答。

4. 粒细胞（granulocyte） 来源于骨髓中的粒细胞/巨噬细胞前体，主要分布于血液和黏膜结缔组织中，包括中性粒细胞、嗜酸性粒细胞、嗜碱性粒细胞。粒细胞是参与炎症或过敏性炎症反应的重要效应细胞。

（1）中性粒细胞（neutrophil）：约占外周血白细胞总数的60%～70%，其产生速率高（1×10^7个/分钟），但存活期短（约为2～3天）。中性粒细胞表面具有趋化性受体CXCR1（IL-8R）和C5aR，可被IL-8和过敏毒素C5a从血液中招募到感染炎症部位发挥作用。中性粒细胞胞质颗粒中含有髓过氧化物酶（myeloperoxidase，MPO）、酸性磷酸酶、碱性磷酸酶、溶菌酶和防御素等杀菌物质，可通过氧依赖和氧

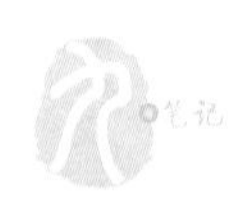

非依赖杀伤系统杀伤病原体；也可通过 MPO 与过氧化氢和氯化物组成的 MPO 杀菌系统杀伤病原体，而在巨噬细胞内缺少此种杀菌系统。中性粒细胞表达甘露糖受体、清道夫受体、TLR4、IgGFcR 和 C3bR/C4bR，可通过上述模式识别受体和调理性受体对病原体的识别结合介导产生吞噬杀菌作用；还可通过 ADCC 和补体依赖细胞介导的细胞毒作用（CDC）对病原体感染的组织细胞产生杀伤破坏作用。

（2）嗜酸性粒细胞（eosinophil）：约占外周血白细胞总数的5%～6%，其表面具有嗜酸性粒细胞趋化素受体（eotaxin receptor）CCR3、PAF-R、IL-5R 等多种与其趋化/活化相关的受体。在寄生虫感染或过敏性炎症反应部位的黏膜上皮细胞、血管内皮细胞和 ILC2 产生的 CCL11（eotaxin）等相关趋化因子、局部血小板活化因子（platelet-activiting factor，PAF）和 IL-5 等细胞因子作用下，血液和周围结缔组织中的嗜酸性粒细胞可被招募到上述感染或过敏性炎症部位并使之活化，产生如下主要作用：①脱颗粒释放主要碱性蛋白、阳离子蛋白和过氧化物酶毒杀寄生虫；②合成分泌白三烯（leukotrienes，LTs）、PAF 及趋化因子 CXCL8（IL-8）和 IL-3、IL-5、GM-CSF 等细胞因子，参与和促进局部炎症或过敏性炎症反应。

（3）嗜碱性粒细胞（basophil）：仅占外周血白细胞总数的0.2%，其表面具有 CCR3 等趋化因子受体，可被 CCL11 等相关趋化因子从血液中招募到炎症或过敏性炎症反应部位发挥作用。嗜碱性粒细胞表面具有高亲和力 IgE Fc 受体Ⅰ（FcεRⅠ），借此能与变应原特异性 IgE 抗体结合而被致敏。当变应原与致敏嗜碱性粒细胞表面 IgE 抗体“桥联”结合后，可使其活化脱颗粒释放组胺和酶类物质，同时合成分泌前列腺素 D2（prostaglandin D2，PGD2）、LTs、PAF 等脂类介质及 IL-4、IL-13 等细胞因子，参与和促进局部过敏性炎症反应。

5. 肥大细胞（mast cell）　来源于外周血中的肥大细胞前体（precursor of mast cell），主要存在于黏膜和结缔组织中。其表面具有趋化性受体 CCR3、过敏毒素受体（C3aR、C5aR）、Toll 样受体（TLR2、TLR4）和高亲和力 IgE Fc 受体（FcεRⅠ）。在病原体感染或变应原侵入部位黏膜上皮或血管内皮细胞产生的 CCL11 等趋化因子，过敏毒素 C3a/C5a 或相关 PAMP 作用刺激下：①肥大细胞被招募到病原体感染部位并使之活化，通过合成分泌趋化因子 CCL3（MIP-1α）、PAF 等脂类介质和 TNF-α 等细胞因子参与和促进局部炎症反应；②肥大细胞被招募到变应原入侵部位，通过表面 FcεRⅠ与变应原特异性 IgE 抗体结合而处于致敏状态。上述致敏肥大细胞通过表面 IgE 抗体与变应原“桥联”结合活化后，可通过脱颗粒释放酶类物质和组胺等血管活性胺类物质，同时合成分泌 LTs、PGD2、PAF 等脂类介质和 TNF-α、IL-5、IL-13、GM-CSF 等细胞因子引发过敏性炎症反应。

二、固有淋巴样细胞

固有淋巴样细胞（innate lymphoid cells，ILCs）不表达特异性/泛特异性抗原受体，故其活化不依赖于对抗原的识别。此类淋巴细胞表达一系列与其活化或抑制相关的受体，可被感染部位组织细胞产生的某些细胞因子或被某些病毒感染/肿瘤靶细胞表面相关配体激活；并通过分泌不同类型的细胞因子参与抗感染免疫和过敏性炎症反应，或通过释放一系列细胞毒性介质使相关靶细胞裂解破坏。固有淋巴样细胞（ILCs）是由来源于骨髓共同淋巴样前体的转录因子 $ID2^+$ 固有淋巴样前体发育分化而成，包括 ILC1、ILC2、ILC3 三个亚群（表14-2）。自然杀伤细胞也归属于固有淋巴样细胞。

表14-2　**固有淋巴样细胞亚群及其主要功能**

细胞亚群	转录因子	主要激活物	主要产物	主要作用
ILC1 亚群	T-bet	IL-12、IL-18	IFN-γ 为主的细胞因子	激活巨噬细胞杀伤胞内病原菌 参与肠道炎症反应
ILC2 亚群	Gata3	IL-25、IL-33、TSLP	IL-4、IL-5、IL-9、IL-13 趋化因子 CCL11	抗寄生虫感染 参与过敏性炎症反应（哮喘）
ILC3 亚群	RORγt	IL-1β、IL-23	IL-22、IL-17	抗胞外细菌和真菌感染 参与肠道炎症反应

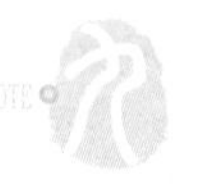

1. ILC1 亚群 发育分化依赖于 IL-7、IL-15 和转录因子 T-bet，可通过表面活化相关受体，接受胞内寄生菌感染的巨噬细胞或病毒感染的树突状细胞产生的 IL-12、IL-18 刺激而被激活，并通过分泌 IFN-γ 等 Th1 型细胞因子诱导巨噬细胞活化，有效杀伤胞内感染的病原菌或参与肠道炎症反应。

2. ILC2 亚群 发育分化依赖于 IL-7 和转录因子 Gata3，可通过表面活化相关受体接受寄生虫感染或过敏性炎症部位上皮细胞分泌的胸腺基质淋巴细胞生成素（thymic stromal lymphopoietin，TSLP）、IL-25、IL-33 刺激而被激活，并通过分泌 CCL11 等趋化因子和 IL-4、IL-5、IL-9、IL-13 等 Th2 型细胞因子招募活化嗜酸性粒细胞和肥大细胞，参与抗胞外寄生虫感染或过敏性炎症反应。

3. ILC3 亚群 发育分化依赖于 IL-7 和转录因子 RORγt，可通过表面活化相关受体接受胞外病原菌感染的巨噬细胞或树突状细胞产生的 IL-1β、IL-23 刺激而被激活，并通过分泌 IL-22、IL-17 参与抗胞外细菌/真菌感染或肠道炎症反应。

4. 自然杀伤细胞（natural killer，NK） 是一类表面标志为 $CD3^-CD19^-CD56^+CD16^+$ 和胞内转录因子 $E4BP4^+$ 的固有淋巴样细胞，广泛分布于血液、外周淋巴组织、肝、脾等脏器中。NK 细胞不表达特异性/泛特异性抗原识别受体，可表达一系列与其活化和抑制相关的调节性受体，并通过上述调节性受体对机体“自身”与“非己”成分的识别，选择性杀伤病毒感染或肿瘤等靶细胞。NK 细胞表面具有 IgGFc 受体（FcγRⅢA/CD16），也可通过 ADCC 效应杀伤病毒感染或肿瘤靶细胞。NK 细胞还表达多种与其趋化和活化相关的细胞因子受体，可被招募到肿瘤或病原体感染部位，在局部微环境中，IL-12 和 IL-18 等细胞因子协同作用下活化，合成分泌大量 IFN-γ 发挥抗感染和免疫调节作用；还可通过产生 CCL3（MIP-1α）、CCL4（MIP-1β）等趋化因子和 GM-CSF 招募单核/巨噬细胞，并使巨噬细胞活化增强机体抗感染免疫作用。

（1）NK 细胞表面的杀伤活化受体和杀伤抑制受体：NK 细胞表面具有两类功能截然不同的调节性受体：一类受体与靶细胞表面相应配体结合后可激发 NK 细胞产生杀伤作用，称为活化性杀伤细胞受体（activatory killer receptor，AKR），简称杀伤活化受体；另一类受体与靶细胞表面相应配体结合可抑制 NK 细胞产生杀伤作用，称为抑制性杀伤细胞受体（inhibitory killer receptor，IKR），简称杀伤抑制受体。

1）NK 细胞表面识别 MHC Ⅰ类分子的调节性受体：NK 细胞表达多种以经典/非经典 MHC Ⅰ类分子为配体的杀伤活化或杀伤抑制受体，包括以下两种结构不同的分子家族。

杀伤细胞免疫球蛋白样受体（killer immunoglobulin-like receptors，KIR）是免疫球蛋白超家族成员，其胞外区含有 2 个或 3 个能与 MHC Ⅰ类分子结合的 Ig 样结构域：①其中胞质区氨基酸序列较长/内含 ITIM 的 KIR 称为 KIR2DL 和 KIR3DL，它们可转导活化抑制信号，是 NK 细胞表面的杀伤抑制受体（图 14-2A）；②胞浆区氨基酸序列较短/其本身不具信号转导功能的 KIR 称为 KIR2DS 和 KIR3DS，上述 KIR 能与胞质区内含 ITAM 的 DAP-12 同源二聚体非共价结合而获得转导活化信号的能力，即 KIR2DS 或 KIR3DS 与 DAP-12 结合组成的复合体是 NK 细胞表面的杀伤活化受体（图 14-2B）。

杀伤细胞凝集素样受体（killer lectin-like receptors，KLR）是由 C 型凝集素家族成员 CD94 分别与 C 型凝集素 NKG2 家族不同成员，通过二硫键共价结合组成的异二聚体。KLR 中胞质区氨基酸序列较长/内含 ITIM 基序的 NKG2A 与 CD94 组成的 CD94/NKG2A 异二聚体是 NK 细胞表面的杀伤抑制受体（图 14-3A）；NKG2C 与 CD94 结合组成的 CD94/NKG2C 异二聚体本身不具信号转导功能，但它们能与胞质区内含 ITAM 的 DAP-12 同源二聚体非共价结合而获得转导活化信号的能力，即 CD94/NKG2C 异二聚体与 DAP-12 结合组成的复合体是 NK 细胞表面的杀伤活化受体（图 14-3B）。

2）NK 细胞表面识别非 MHC Ⅰ类配体分子的杀伤活化受体：包括 NKG2D 同源二聚体和自然细胞毒性受体（NCR），上述杀伤活化受体识别结合的配体通常是在某些肿瘤和病毒感染细胞表面异常表达或高表达，而在正常组织细胞表面缺失或表达低下的膜分子。NK 细胞通过此类杀伤活化受体可

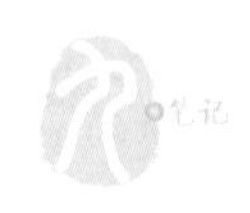

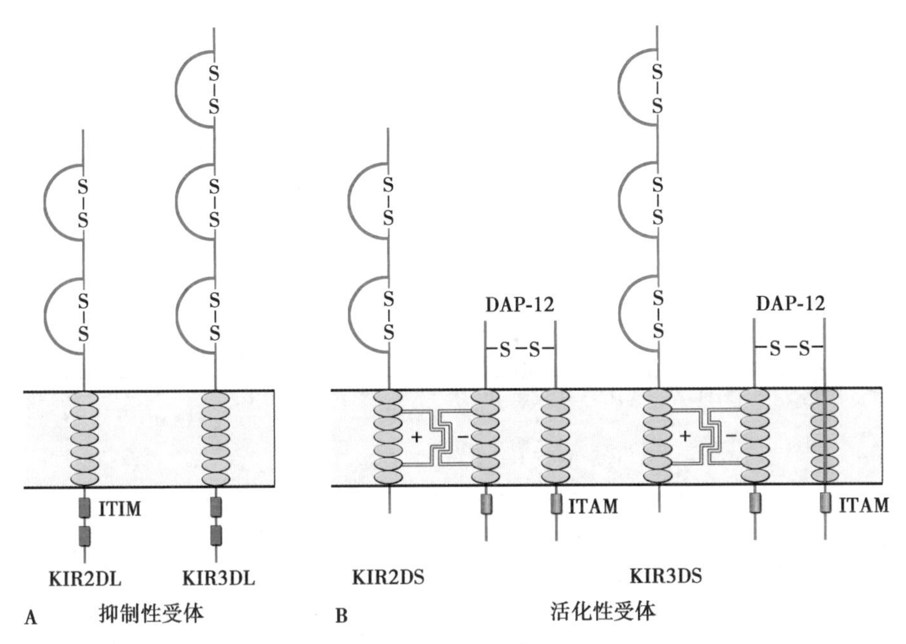

图 14-2　KIR 家族中杀伤抑制受体和杀伤活化受体结构组成示意图

A. 胞质区内含 ITIM 基序的 KIR2DL/KIR3DL 是 NK 细胞表面的杀伤抑制受体；B. KIR2DS/KIR3DS 与胞质区内含 ITAM 的 DAP-12 结合组成的复合体是 NK 细胞表面的杀伤活化受体

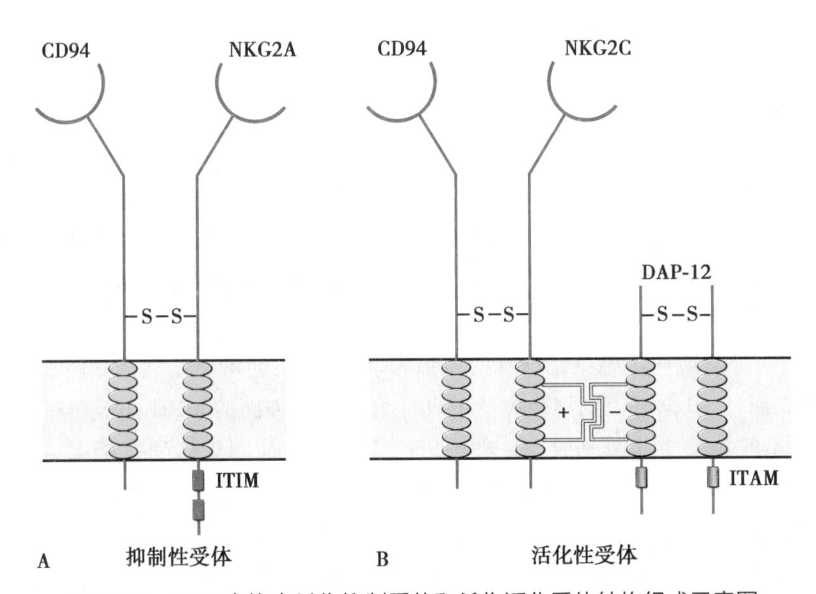

图 14-3　KLR 家族中杀伤抑制受体和杀伤活化受体结构组成示意图

A. 胞质区内含 ITIM 基序的 NKG2A 与 CD94 结合组成的复合体是 NK 细胞表面的杀伤抑制受体；B. 胞质区内含 ITAM 基序的 DAP-12 与 CD94/NKG2C 结合组成的复合体是 NK 细胞表面的杀伤活化受体

选择性攻击杀伤某些肿瘤和病毒感染的靶细胞。

NKG2D 是 NKG2 家族中唯一不与 CD94 结合，而以同源二聚体形式表达的杀伤活化受体。NKG2D 胞质区不含 ITAM，但它们能与胞质区内含传递活化信号基序（YxxM）的 DAP-10 同源二聚体结合而获得转导活化信号的能力（图 14-4A）。MHC Ⅰ类链相关 A/B 分子（MIC A/B）是人类 NKG2D 同源二聚体识别结合的配体。MICA/B 在乳腺癌、卵巢癌、结肠癌、胃癌、肺癌等上皮来源的肿瘤细胞表面异常表达或高表达，而在正常组织细胞表面缺失或表达低下，因此 NK 细胞可通过表面 NKG2D 同源二聚体识别攻击杀伤来源于上皮的肿瘤细胞。

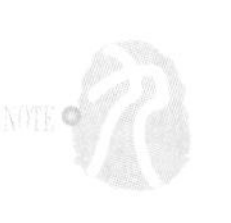

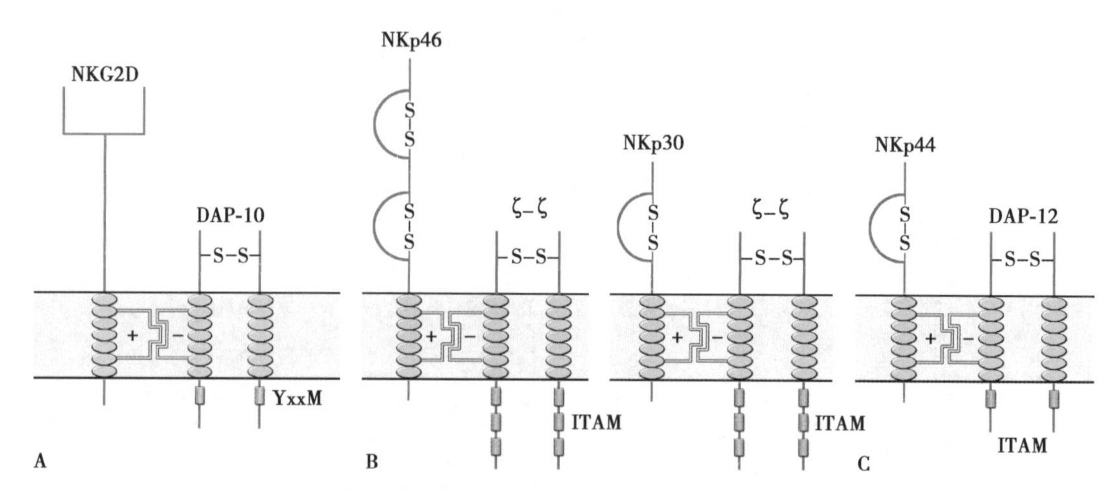

图 14-4　杀伤活化受体 NKG2D 和 NCR 结构组成示意图

A. 胞质区内含 YxxM 基序的 DAP-10 与 NKG2D 结合组成的复合体是 NK 细胞表面的杀伤活化受体；B. NKp30或 NKp46 与胞质区内含 ITAM 的 CD3-ζζ 结合组成的复合体是 NK 细胞表面的杀伤活化受体；C. NKp44 与胞质区内含 ITAM 的 DAP-12 结合组成的复合体是 NK 细胞表面的杀伤活化受体

自然细胞毒性受体（natural cytotoxicity receptor，NCR）是人类 NK 细胞表面杀伤活化受体，主要包括 NKp30、NKp46 和 NKp44：其中 NKp30 和 NKp46 表达于所有 NK 细胞（成熟/未成熟/静息/活化 NK 细胞）表面，可作为 NK 细胞的特征性标志；NKp44 仅表达于活化 NK 细胞表面，是活化 NK 细胞的特征性标志。上述 NCR 胞质区不含 ITAM，其中 NKp30 和 NKp46 能与胞质区内含 ITAM 的 CD3-ζζ 非共价结合而获得转导活化信号的能力（图 14-4B）；NKp44 能与胞质区内含 ITAM 的 DAP-12 同源二聚体非共价结合而获得转导活化信号的能力（图 14-4C）。NCR 所识别的配体尚未完全清楚，近来研究发现：①NKp30 可通过与人巨细胞病毒蛋白 pp65 结合，介导 NK 细胞对上述病毒感染细胞产生杀伤破坏作用；②NKp46 和 NKp44 可通过与流感病毒血凝素结合，介导 NK 细胞对上述病毒感染细胞产生杀伤破坏作用；③NKp30、NKp44 和 NKp46 均可通过对某些肿瘤细胞表面硫酸肝素的识别，介导 NK 细胞对相关肿瘤细胞产生细胞毒作用。

（2）NK 细胞对肿瘤或病毒感染靶细胞的识别和杀伤机制：通常杀伤活化受体和杀伤抑制受体共表达于 NK 细胞表面，二者均可识别结合表达于自身组织细胞表面的 MHC Ⅰ类分子。在自身组织细胞表面 MHC Ⅰ类分子正常表达情况下，NK 细胞可因表面杀伤抑制受体的作用占主导地位而不能杀伤自身组织细胞（图 14-5A）。在病毒感染或细胞癌变时，可因上述靶细胞表面 MHC Ⅰ类分子缺失或表达低下，即通过“迷失自己”（missing-self）识别模式而使 NK 细胞表面杀伤抑制受体功能丧失；同时可因上述靶细胞异常或上调表达某些非 MHC Ⅰ类配体分子，即通过“诱导自己”（induced-self）识别模式为 NK 细胞表面 NKG2D/NCR 等杀伤活化受体提供了新的或数量充足的靶标。NK 细胞通过上述“迷失自己”和“诱导自己”识别模式而被激活，并通过脱颗粒释放穿孔素、颗粒酶、TNF-α 和表达 FasL 等作用方式杀伤病毒感染或肿瘤靶细胞（图 14-5B）。（动画 14-2“NK 细胞的识别和杀伤过程及机制”）

三、固有淋巴细胞

Innate-like lymphocytes（ILLs）英文直译应为“固有样淋巴细胞”，为避免读者将其与“固有淋巴样细胞”混淆，同时根据此类细胞功能特性，将其译为“固有淋巴细胞”。ILLs 主要包括 NKT 细胞、γδT 细胞、B1 细胞，其表面抗原识别受体（TCR 或 BCR）由胚系基因直接编码产生，为有限多样性抗原识别受体。可通过对某些病原体感染或肿瘤靶细胞表面特定表位分子或某些病原体等抗原性异物的识别结合而被激活，并通过释放一系列细胞毒性介质使上述靶细胞裂解破坏，或产生以 IgM 为主的抗菌抗

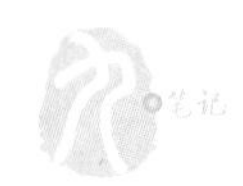

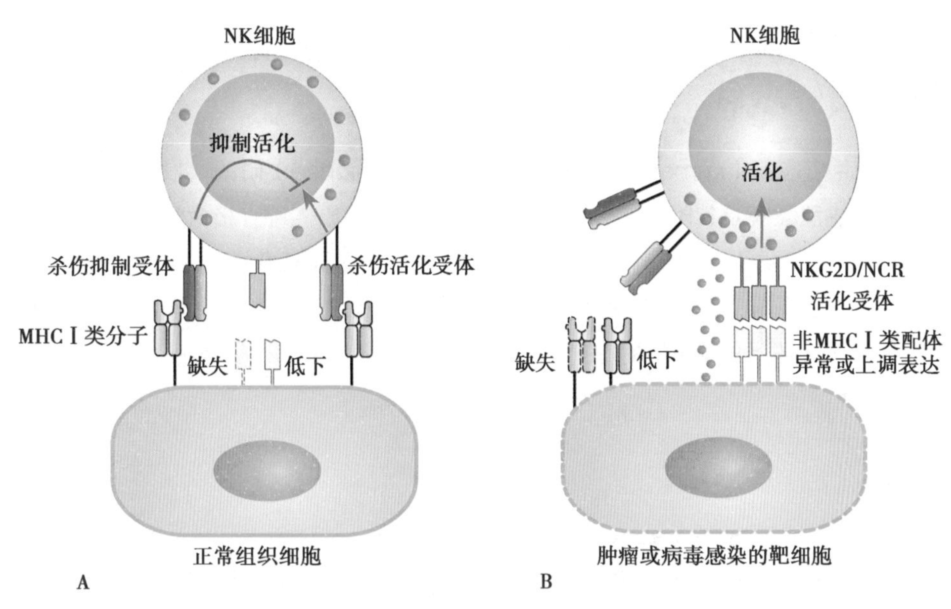

图 14-5　NK 细胞对正常组织细胞、肿瘤或病毒感染靶细胞的识别及其活化示意图

A. 杀伤抑制性信号起主导作用，正常组织细胞不被杀伤；B. NKG2D/NCR 介导的活化信号起主导作用，肿瘤或病毒感染靶细胞被杀伤

体在机体早期抗感染免疫过程中发挥重要作用。

1. 自然杀伤 T 细胞（nature killer T cell，NKT）　是指既表达 NK 细胞表面标志 CD56（小鼠 NK1.1）又表达 T 细胞表面标志 TCRαβ-CD3 复合体的固有淋巴细胞。NKT 细胞在胸腺或胚肝分化发育，主要分布于骨髓、胸腺、肝脏，在脾脏、淋巴结、外周血中也有少量存在。NKT 细胞可直接识别某些病原体感染或肿瘤靶细胞表面 CD1 提呈的磷脂和糖脂类抗原而被激活迅速产生应答；也可被 IL-12 和 IFN-γ 等细胞因子激活迅速产生应答。活化 NKT 细胞可通过分泌穿孔素/颗粒酶或 Fas/FasL 途径杀伤某些病原体感染或肿瘤靶细胞；也可在不同微环境中通过分泌 IL-4 或 IFN-γ 分别诱导初始 T 细胞向 Th2 或 Th1 细胞分化，参与适应性体液或细胞免疫应答。

2. γδT 细胞　在胸腺中分化发育成熟，主要分布于肠道、呼吸道、泌尿生殖道等黏膜和皮下组织，是皮肤黏膜局部参与早期抗感染和抗肿瘤免疫的主要效应细胞。γδT 细胞不识别 MHC 分子提呈的抗原肽，而是直接识别结合：①某些肿瘤细胞表面的 MIC A/B 分子；②某些病毒蛋白或感染细胞表面的病毒蛋白；③感染细胞表达的热休克蛋白；④感染或肿瘤细胞表面 CD1 分子提呈的磷脂或糖脂类抗原而被激活。活化γδT 细胞可通过释放穿孔素、颗粒酶或 FasL 等方式杀伤病毒感染或肿瘤靶细胞，还可通过分泌 IL-17、IFN-γ 和 TNF-α 等细胞因子介导炎症反应或参与免疫调节。

3. B1 细胞　是具有自我更新能力的 $CD5^+$、$mIgM^+$B 细胞，主要分布于胸膜腔、腹膜腔和肠道固有层中，其分化发育与胚肝密切相关，也可由成人骨髓产生。B1 细胞表面 BCR 缺乏多样性，可直接识别结合某些病原体或变性自身成分所共有的抗原表位分子，迅速活化产生体液免疫应答。B1 细胞识别的抗原主要包括：①某些细菌表面共有的多糖类 TI 抗原，如细菌脂多糖、细菌荚膜多糖和葡聚糖等；②某些变性的自身抗原，如变性 Ig 和变性单股 DNA 等。B1 细胞介导的体液免疫应答具有以下特点：①接受细菌多糖或变性自身抗原刺激后，48 小时内即可产生以 IgM 为主的低亲和力抗体；②增殖分化过程中一般不发生 Ig 类别转换；③无免疫记忆，再次接受相同抗原刺激后，其抗体效价与初次应答无明显差别。

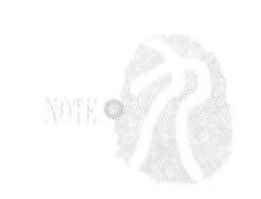

第三节 固有免疫应答的作用时相和作用特点

一、固有免疫应答的作用时相

1. 即刻固有免疫应答(immediate innate immune response)阶段 发生于感染0~4小时,主要作用包括:①皮肤黏膜及其附属成分的屏障作用;②某些病原体可直接激活补体旁路途径介导产生抗感染免疫作用;③病原体刺激感染部位上皮细胞产生的CXCL8(IL-8)和IL-1β可募集活化中性粒细胞,引发局部炎症反应,有效吞噬杀伤病原体;④活化中性粒细胞和病原体刺激角质细胞释放的α/β-防御素、阳离子抗菌蛋白或CCL2(MCP-1)、CCL3(MIP-1α)等趋化因子,可直接抑杀某些病原体或趋化募集单核/巨噬细胞和朗格汉斯细胞,参与扩大局部炎症反应和对病原体等抗原性异物的摄取加工。中性粒细胞是机体抗胞外病原体感染的主要效应细胞,通常绝大多数病原体感染终止于此时相。

2. 早期诱导固有免疫应答(early induced innate immune response)阶段 发生于感染后4~96小时,主要作用包括:①在上述感染部位上皮/角质细胞产生的CCL2(MCP-1)、CCL3(MIP-1α)等趋化因子和活化中性粒细胞产生的IL-1α/β、IL-6、TNF-α等促炎细胞因子作用下,周围组织中的巨噬细胞和肥大细胞被招募至感染炎症部位并使之活化。②上述活化免疫细胞又可产生CCL2、CCL3、CXCL8等趋化因子及IL-1、TNF-α等促炎细胞因子和白三烯、前列腺素D2等其他炎性介质,并由此导致局部血管扩张和通透性增强,使血液中大量单核细胞、中性粒细胞进入感染部位增强局部炎症反应,其中活化巨噬细胞对胞内病原菌具有更强的杀伤破坏作用。③病毒感染细胞产生的IFN-α/β或活化巨噬细胞产生的IL-12可诱导NK细胞活化,使其对病毒感染或肿瘤等靶细胞的杀伤破坏作用显著增强;活化NK细胞产生的IFN-γ又可诱导巨噬细胞活化,使其对胞内病原菌的杀伤作用显著增强。④肝细胞接受IL-1等促炎细胞因子刺激后可产生一系列急性期蛋白,其中甘露聚糖结合凝集素能与某些病原体结合,导致补体的凝集素途径活化产生抗感染免疫作用。⑤NKT细胞和γδT细胞可通过表面有限多样性抗原受体识别某些病毒感染或肿瘤靶细胞表面相关特定表位而被激活,并通过释放穿孔素、颗粒酶、TNF-β或表达FasL等作用方式杀伤破坏病毒感染或肿瘤靶细胞。⑥B1细胞接受细菌多糖抗原刺激后48小时内,可产生以IgM为主的抗菌抗体,在机体早期抗感染免疫过程中发挥重要作用。

3. 适应性免疫应答(adaptive immune response)启动阶段 在感染96小时后,接受病原体等抗原性异物刺激的未成熟DC迁移到外周免疫器官,发育成熟为并指状DC。这些成熟DC高表达抗原肽-MHC分子复合物和CD80/86等共刺激分子,可有效激活抗原特异性初始T细胞,启动适应性细胞免疫应答。(动画14-3"固有免疫应答的生物学作用")

二、固有免疫应答的作用特点

固有免疫应答和适应免疫应答作用特点如表14-3所示。固有免疫细胞与适应性免疫细胞相比,具有以下主要特点:①固有免疫细胞不表达特异性抗原识别受体,可通过模式识别受体或有限多样性抗原识别受体,直接识别病原体及其产物、病毒感染或肿瘤靶细胞、损伤或凋亡细胞表面某些共有特定模式或表位分子而被激活产生应答;②固有免疫细胞可通过趋化募集,即"集中优势兵力"之方式迅速发挥免疫效应,而不是通过克隆选择、增殖分化为效应细胞后产生免疫效应;③固有免疫细胞参与适应性免疫应答全过程,可通过产生不同种类的细胞因子影响适应性免疫应答的类型;④固有免疫细胞寿命较短,在其介导的免疫应答过程中通常不能产生免疫记忆细胞,因此固有免疫应答维持时间较短,也不会发生再次应答。

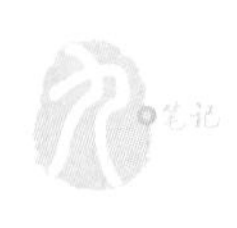

表 14-3　固有免疫应答和适应性免疫应答的主要特征

	固有免疫应答	适应性免疫应答
参与细胞	皮肤黏膜上皮细胞、巨噬细胞、中性粒细胞、肥大细胞、树突状细胞、NK 细胞、ILC2、NKT 细胞、γδT 细胞、B1 细胞	$CD4^+$Th1 细胞、Th2 细胞、Th17 细胞、Tfh 细胞、Treg 细胞、$CD8^+$CTL、B2 细胞
效应分子	补体、细胞因子、抗菌蛋白、酶类物质、穿孔素、颗粒酶、FasL	特异性抗体、细胞因子、穿孔素、颗粒酶、FasL
作用时相	即刻～96 小时	96 小时后
识别受体	模式识别受体/有限多样性抗原识别受体（胚系基因直接编码），较少多样性	特异性抗原识别受体（胚系基因重排后产生），具有高度多样性
识别特点	直接识别 PAMP/DAMP 及靶细胞表面某些特定表位分子或 CD1 提呈的脂类/糖脂类抗原，具有泛特异性	识别 APC 表面 MHC 分子提呈的抗原肽或 FDC 表面捕获的抗原分子，具有高度特异性
作用特点	募集活化后迅速产生免疫效应，没有免疫记忆功能，不发生再次应答	经克隆选择、增殖分化为效应细胞后发挥免疫作用，具有免疫记忆功能，可发生再次应答
维持时间	较短	较长

本章小结

固有免疫屏障系统主要由皮肤黏膜及内部屏障组成；固有免疫细胞包括经典固有免疫细胞、固有淋巴样细胞和固有淋巴细胞。巨噬细胞表达多种模式识别受体及调理和趋化性受体，可识别、吞噬和杀伤病原体；亦可分泌细胞因子和炎性介质调节免疫应答或引发炎症反应。经典 DC 能诱导初始 T 细胞活化启动适应性免疫应答；浆细胞样 DC 能产生 IFN-α/β 发挥抗病毒免疫作用。NK 细胞可直接杀伤肿瘤和病毒感染等靶细胞。中性粒细胞、嗜酸性粒细胞和肥大细胞是参与抗感染免疫和过敏性炎症反应的主要效应细胞。固有淋巴样细胞、NKT 细胞、γδT 细胞和 B1 细胞亦是执行固有免疫作用的主要细胞。固有免疫分子主要包括补体系统和细胞因子。固有免疫应答可分为即刻、早期诱导的固有免疫应答和适应性免疫应答启动三个作用时相。

思考题

1. 简述模式识别受体及其识别的配体。
2. 试述巨噬细胞表面受体/分子及其介导产生的主要生物学作用。
3. 试述 NK 细胞不能杀伤正常组织细胞而能杀伤病毒感染或肿瘤靶细胞的作用机制。
4. 简述中性粒细胞、嗜酸性粒细胞、肥大细胞、B1 细胞的主要特征和生物学作用。
5. 试述固有免疫应答的作用时相和主要作用特点。

（安云庆）

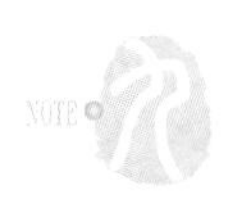

第十五章 黏膜免疫

黏膜免疫系统(mucosal immune system)是机体免疫系统重要的组成部分之一,其主要功能是清除通过黏膜表面入侵机体的病原微生物。黏膜免疫系统广泛分布于呼吸系统、消化系统、泌尿生殖系统的黏膜组织和一些外分泌腺体,如乳腺及唾液腺等处,是局部特异性免疫应答的主要场所。黏膜免疫系统具有独特的结构和功能。一个成年人的黏膜上皮细胞层覆盖了约 $400m^2$ 的面积。黏膜表面是与外界抗原直接接触的门户,大部分病原体是经黏膜感染,因此黏膜免疫是机体抵抗感染的第一道防线。此外,黏膜免疫系统还对机体的免疫应答具有重要的调控作用。

第一节 黏膜免疫系统的组成

黏膜免疫系统具有独特的组织结构和功能,广泛分布于呼吸道、消化道、泌尿生殖道的黏膜组织,是局部特异性免疫应答的主要场所。

一、黏膜免疫系统的组织结构

黏膜系统包括胃肠道、呼吸道、泌尿生殖道及与之相关联的外分泌腺,如眼结膜和泪腺、唾液腺及泌乳期的乳腺等。黏膜免疫系统由覆盖于黏膜系统内表面的黏膜上皮组织、黏膜相关淋巴组织(mucosal-associated lymphoid tissue,MALT)、肠上皮细胞和免疫细胞及其产生的分子或分泌物,以及黏膜正常栖息微生物群或“共生菌群”(commensal microorganisms)构成。

二、黏膜组织屏障

黏膜上皮组织可分泌大量黏液,黏液中含有黏蛋白,具有阻止微生物附着于上皮的作用。上皮细胞还可分泌多种抗菌肽,如肠道上皮细胞分泌防御素及溶菌酶类(溶菌酶、PLA2、过氧化物酶和乳铁蛋白)。位于小肠隐窝区基底部的潘氏细胞可分泌隐窝素(criptidine)和防御素。肺组织细胞也可分泌防御素和具有促进吞噬作用的表面活性蛋白。防御素是一种阳离子小分子肽,可通过穿透细菌胞膜使其裂解。防御素还能通过与易感细胞的病毒受体结合阻断病毒的吸附与感染。此外,肠上皮细胞间可通过紧密连接蛋白等形成紧密连接,阻止直径大于0.6~1.2nm的肠腔内抗原物质的进入。胃内酸性环境是抵御病原微生物感染的有效化学屏障。肠蠕动和呼吸道上皮纤毛运动也可清除病原微生物。

三、黏膜相关淋巴组织

黏膜相关淋巴组织(MALT)是黏膜免疫系统的主要组成部分,包括位于肠道的肠相关淋巴组织(gut-associated lymphoid tissue,GALT)(图15-1),位于鼻腔及呼吸道的鼻咽相关淋巴组织(NALT)和支气管相关淋巴组织(BALT)。GALT包括位于小肠壁的派尔集合淋巴结(Peyer patches,PP)、散在于整个肠道的独立淋巴滤泡、阑尾和韦氏环(Waldeyer's ring),后者是指位于口腔后部消化道及呼吸道入口处的由腭扁桃体、腺样体和舌扁桃体共同组成的结构。PP是启动肠道免疫应答的极为重要的部位,是由淋巴细胞聚集形成的、向肠腔突起的圆顶状结构(图15-1)。在人的小肠中约有100~200个PP。PP的上皮层下的区域富含DC、T细胞及B细胞滤泡(图15-1)。此外,在大肠、小肠内还遍布数以千计的独立淋巴滤泡(isolated lymphoid follicles),这些独立淋巴滤泡主要包含B淋巴细胞。PP和独立淋巴滤泡经淋巴管与引流的肠系膜淋巴结相连(图15-1)。肠系膜淋巴结是体内最大的淋巴结群,在启动针对肠道抗原的免疫应答中起着至关重要的作用。PP、独立淋巴滤泡及肠系膜淋巴结是肠黏膜免疫细胞识别抗原和活化的主要部位,被称为黏膜免疫应答的"诱导部位"(inductive site)。

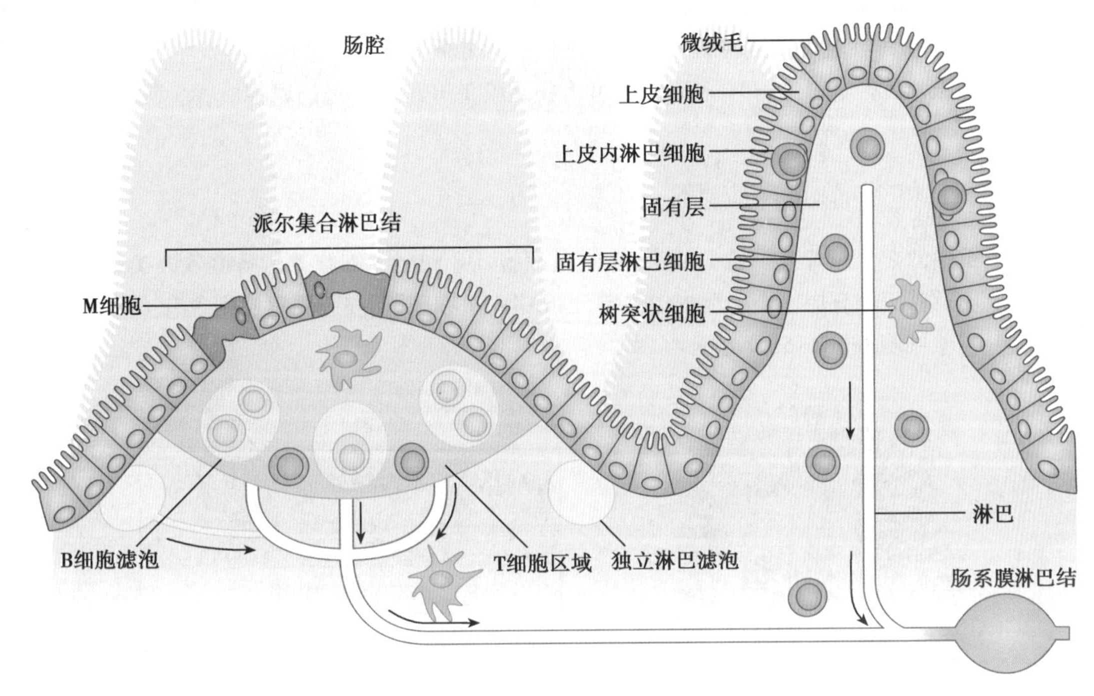

图15-1　GALT的组织结构

四、肠道共生菌群

健康的肠道正常情况下聚居着上千种不同的非致病菌,统称为"共生菌群"(commensal microorganisms或microbiota),但机体并不产生针对这些菌群的有害免疫应答。肠道共生菌可辅助营养物质的摄取、代谢和毒素降解;可维持上皮组织屏障以阻止病原菌的入侵和聚居;还可通过与致病菌竞争空间及养料、产生抗微生物物质、抑制有利于病原菌入侵的上皮组织炎性反应等来保证肠道微环境的稳定。肠道共生菌还有调控免疫细胞分化的作用。

第二节　黏膜免疫系统的细胞及功能

一、黏膜上皮组织及其固有免疫功能

肠道上皮细胞包括肠细胞(enterocytes)、肠内分泌细胞、杯状细胞(goblet cells)、M细胞和潘氏细胞等。

1. 肠细胞　肠黏膜上皮细胞具有跨细胞运送作用,可摄取肠腔内分子和颗粒,将其以囊泡形式转运到细胞基底面,或将细胞基底面的蛋白分子转运到肠腔,此过程称为"转吞作用"(transcytosis)。两种受体参与介导转吞作用:一是多聚Ig受体(poly-Ig receptor,pIgR),可从细胞基底面向黏膜面单向运送聚合体形式的IgA(pIgA)和IgM(pIgM),并释放到黏液,阻止病毒感染;另一个是IgG Fc受体,如新生FcR(neonatal FcR,FcRn),与IgG结合进行双向转运。

肠黏膜上皮还发挥固有免疫效应。肠上皮细胞表达多种模式识别受体(PRR)识别肠道共生菌或致病菌,还可通过胞内NOD受体应答调控潘氏细胞释放防御素,对肠道菌群组成进行调控。

肠黏膜上皮细胞还可分泌多种细胞因子,如IL-1α、IL-1β、IL-6、TNFα、IL-15等炎症因子促进肠道

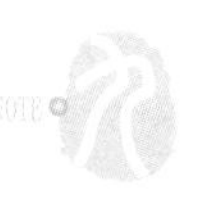

炎症反应,并分泌 IL-10、TGF-β 等调节性细胞因子调节黏膜局部 T 细胞增殖和活化以及 B 细胞产生 Ig,直接或间接调控肠道黏膜的屏障功能。

肠黏膜上皮细胞还具有抗原提呈的作用。

2. 微皱褶细胞(microfold cells,M 细胞) 将 MALT 与肠腔分隔开来的是滤泡相关上皮(follicle-associated epithelium,FAE),其中含有少数特化的、对抗原具有"胞吞转运"作用的上皮细胞,即 M 细胞(见图 15-1)。M 细胞可直接将肠腔内的蛋白质及颗粒物(病毒、细菌、微小寄生虫)等抗原物质内吞并转送至派尔集合淋巴结(PP)。M 细胞可为肠黏膜 T、B 细胞转运抗原物质,促使诱导特异性免疫应答。

二、黏膜淋巴细胞及适应性免疫

黏膜组织中散在分布着大量的 T、B 细胞、巨噬细胞、DC 和肥大细胞等。肠道效应 T 细胞主要存在于黏膜上皮及黏膜固有层。小肠上皮中主要分布 $CD8^+T$ 细胞,而黏膜固有层则含有 $CD4^+$ 和 $CD8^+T$ 细胞以及 IgA^+ 浆细胞等(图 15-2)。

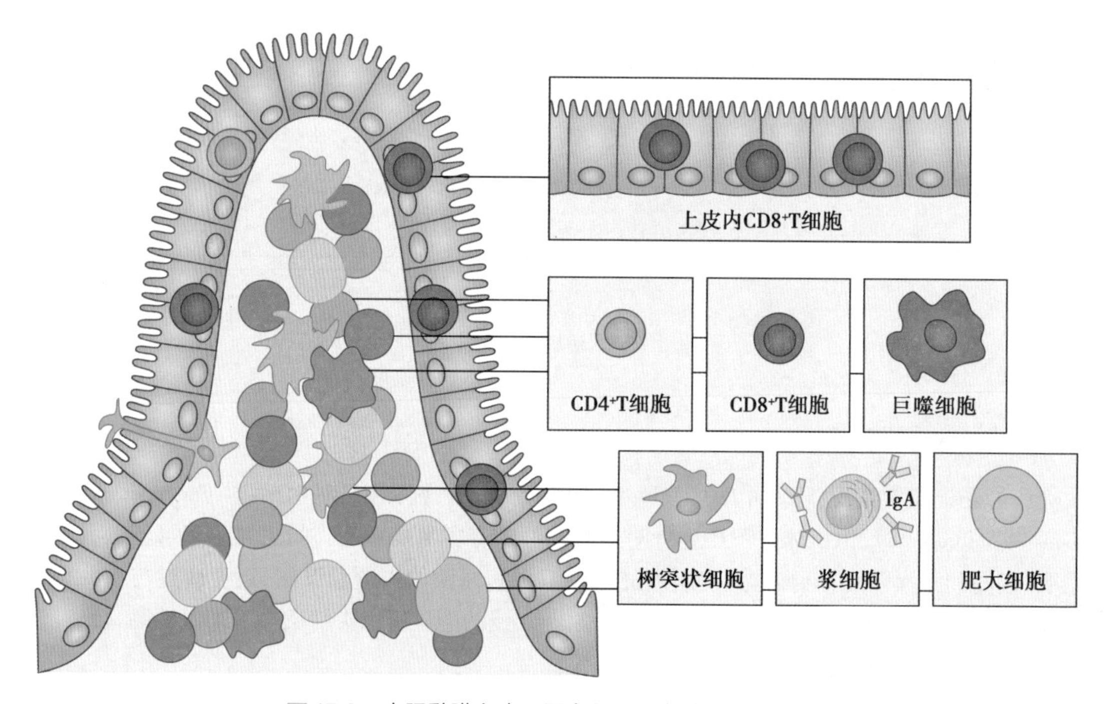

图 15-2 小肠黏膜上皮及固有层不同免疫细胞的分布

(一)黏膜上皮内淋巴细胞

上皮内淋巴细胞(intraepithelial lymphocytes,IEL)是分布在上皮细胞间的较小的淋巴细胞,广泛存在于皮肤、大小肠上皮、胆管、口腔、肺、上呼吸道及生殖道等。IEL 多位于肠道的柱状上皮层内。肠道 IEL 具有共同的表型及功能特性:①几乎全部是 T 细胞,主要分布在覆盖 PP 的上皮组织中;②多为 γδT 细胞;③约 80% 的 IEL 呈现 CD8 表型,但只分泌少量细胞因子。

IEL 参与维持黏膜上皮组织稳态和局部的免疫平衡。大部分小肠 $CD8^+IEL$ 是针对病毒、细菌、寄生虫等感染的杀伤性效应细胞。

(二)黏膜固有层淋巴细胞

1. 黏膜效应 T 细胞 正常肠道黏膜存在众多针对食物和肠道菌群等的活化效应淋巴细胞,对稳定宿主与肠道菌群的共生关系十分重要。

肠黏膜固有层 $CD4^+$ 和 $CD8^+T$ 细胞的比例约 3∶1。固有层多见效应性 Th1 和 Th17 细胞,在正常肠道内可产生大量细胞因子如 IFN-γ、IL-5、IL-17 及 IL-10。肠道 $CD4^+T$ 细胞产生 IFN-γ 对控制肠道巨

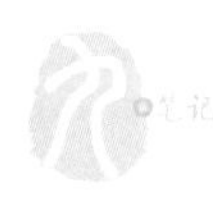

细胞病毒及隐孢子虫感染十分重要。正常情况下 Th17 只分布于结肠及回肠。肠道存在共生菌抗原诱导的 Th17 细胞，在维护上皮屏障的完整性中起重要作用。黏膜固有层 $CD4^+T$ 细胞还通过分泌 IL-4、IL-5、IL-6、IL-21、TGF-β、IL-22 等参与宿主与共生菌互利共存状态的维持。黏膜固有层 γδT 细胞分泌 IL-17A，并提供针对肠道病原体的早期免疫防御。

2. 黏膜调节性 T 细胞　稳态下，肠道黏膜 DC 产生的 TGF-β 及维甲酸（retinoic acid，RA）可促使初始 T 细胞转化为抗原特异 $Foxp3^+Treg$。Treg 可抑制 Th1、Th17、γδT、IEL 等的活化及功能，具有很强的调节肠道炎症反应的能力。

3. 固有淋巴细胞 3（ILC3）　ILC3 包括淋巴样组织诱导细胞（lymphoid tissue inducer，LTi）和表达 NK 细胞受体 NKp44 的细胞，主要分布于肠黏膜固有层，可产生 IL-17 和 IL-22，在维持肠上皮组织稳态、抗感染中起重要作用，而 LTi 细胞在诱导外周淋巴组织及器官的形成中具有关键作用。

4. 黏膜 B 细胞　在 GALT 中 PP 及其生发中心（GC）内分布着能产生 IgA 的 B 细胞。共生菌或外来微生物抗原通常以依赖 T 细胞的方式诱导 PP 内 B 细胞生成 IgA^+B 细胞。产生 IgA 的 B 细胞表达黏膜归巢整合素 $\alpha_4\beta_7$、CCR9 及 CCR10，并迁移至黏膜固有层。B 细胞最终分化为浆细胞，分泌 IgA 二聚体。黏膜 DC 产生的 TGF-β 是重要的 IgA 类别转换诱导因子。

位于肠黏膜的 B1 细胞可对共生菌和病原菌来源的非 T 细胞依赖抗原（TI-Ag）发生应答，产生 SIgA 抗体。位于胸腔及腹腔的 B1 细胞也可迁移到黏膜固有层，经黏膜上皮细胞分泌的 IL-5 及 IL-15 作用，分化为分泌 IgA 的浆细胞。

位于肠道隐窝基部表达 pIgR 的上皮细胞介导 IgA 的转运。pIgR 与具有 J 链的双体 IgA 呈高亲和力结合，将 IgA 转吞至肠腔侧，经酶切后释放至肠腔，成为 SIgA。pIgR 同样能使 SIgA 进入胆汁、乳汁、痰、唾液和汗液。分泌到肠腔的 SIgA 具有抑制微生物黏附于上皮组织的作用，并可中和微生物产生的酶或毒素，参与肠道黏膜防御病原体入侵，在维持宿主和共生菌群间的稳态和平衡中起重要作用。此外，已进入黏膜固有层的细菌脂多糖和病毒，还可与 SIgA 形成 IgA-抗原复合物并被转运到肠腔，排出体外。

5. 黏膜淋巴细胞的再循环　位于黏膜 PP 的初始 T 和 B 细胞表达 CCR7 及 L-selectin。一旦受到抗原刺激，其 CCR7 及 L-selectin 的表达就会下调，而 CD45RO、$\alpha_4\beta_7$ 及 CCR9 的表达显著升高。这些受抗原刺激的 T 细胞会离开 PP，经肠系膜淋巴结到达胸导管，最终经血液迁移回到肠道黏膜固有层或上皮层成为效应或记忆 T 和 B 细胞。肠黏膜固有层聚集了已分化的、抗原特异性的效应 T 细胞及浆细胞，被称为黏膜免疫“效应部位”（effector site）（图 15-3）。（动画 15-1“黏膜淋巴细胞再循环”）

黏膜局部受抗原刺激产生的抗原特异性 T 和 B 细胞可以从局部免疫应答起始部位迁出并最终归巢至体内不同的黏膜效应部位，如经口腔、鼻腔或肠道等免疫途径接种抗原可诱导全身性黏膜免疫应答。

（三）黏膜组织特有的 DC

DC 在维持肠道黏膜稳态及诱导对致病菌的免疫应答中起必不可少的作用。

DC 可接受由 M 细胞或 FcRn 转运的肠腔抗原，还可通过吞噬含有抗原物质的凋亡上皮细胞获取抗原，DC 可伸出细胞突起穿越上皮细胞间隙捕获肠腔内抗原（图 15-4）。肠道黏膜 DC 分为两个亚群：一群表达 CD103，可产生促炎细胞因子 IL-12，也可产生 TGF-β 及 RA 并在诱导黏膜免疫耐受和 $SIgA^+B$ 细胞分化中起重要作用；另一群表达 CD11b 的 DC 在稳态下可产生 IL-10，抑制 T 细胞活化并与诱导肠道 Treg 相关，但当有致病菌感染时，这些 $CD11b^+DC$ 被细菌及其产物活化，上调共刺激分子的表达并激活抗原特异的初始 T 细胞，使其分化为效应 T 细胞。

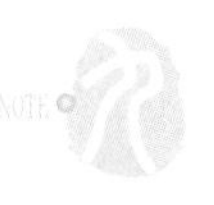

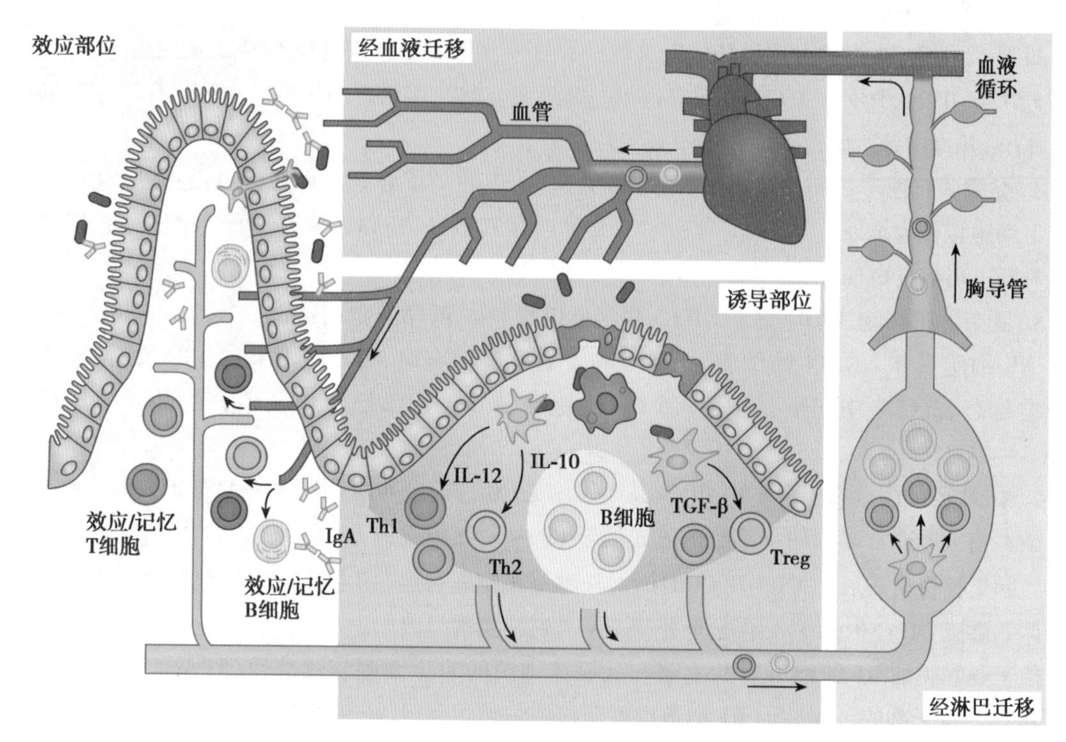

图 15-3 黏膜免疫效应细胞的分化及迁移

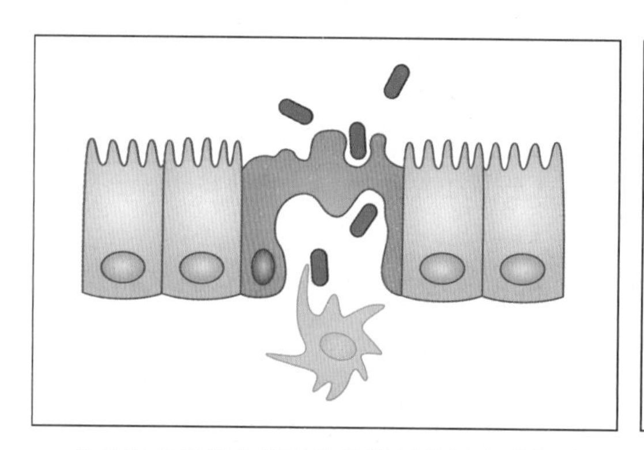

抗原经M细胞非特异性地转运给树突状细胞

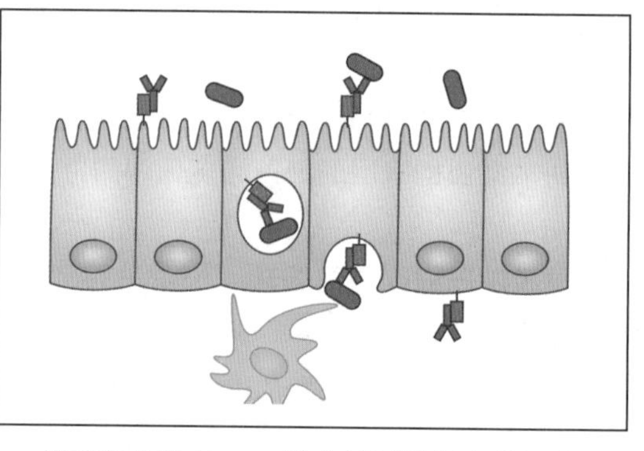

抗原经抗体与FcRn结合转运给树突状细胞

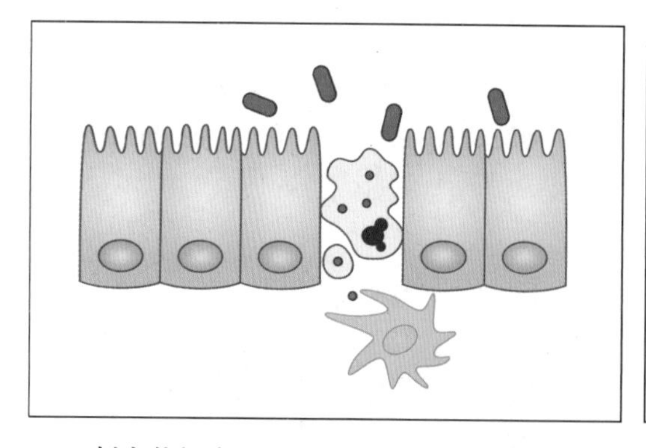

树突状细胞吞噬含抗原的凋亡上皮细胞

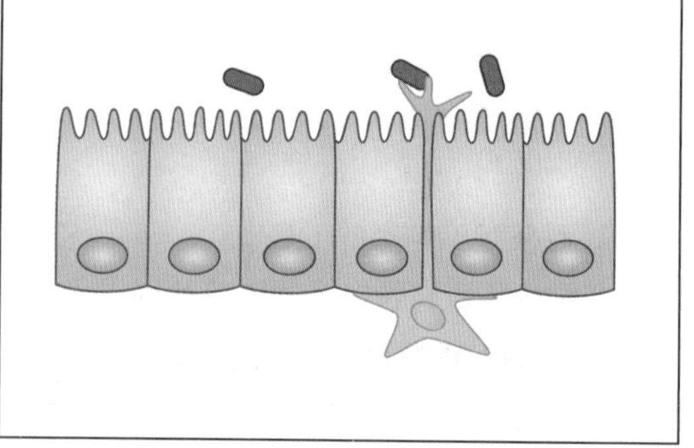

树突状细胞的突起穿越黏膜上皮间隙捕获抗原

图 15-4 DC 捕获肠道抗原的途径

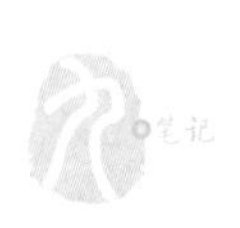

第三节 黏膜免疫耐受的形成

黏膜免疫系统必须维持针对外来抗原的免疫应答与免疫稳态之间的平衡。肠道内绝大部分抗原物质来自食物及共生菌,对机体无害且有益处。尽管这些抗原不曾进入胸腺诱导的中枢免疫耐受,但也不会引起肠道的炎性免疫应答,这是因为黏膜免疫系统针对经口腔进入的蛋白质抗原诱导了"口服耐受"(oral tolerance)。口服耐受主要是诱导特异性 Treg 的产生。肠系膜淋巴结是诱导 Treg 产生的主要场所,黏膜固有层的 $CD103^+$DC 捕获食物蛋白抗原后迁移到肠系膜淋巴结,并在此诱导能返回肠道固有层的特异性 Treg。Treg 所产生的 TGF-β 还能诱导 B 细胞产生的 Ig 向非炎性 IgA 的类别转换,防止针对食物蛋白等的炎症反应。

第四节 黏膜相关炎症性疾病

炎性肠病(inflammatory bowel disease,IBD)是一种肠道慢性炎症性疾病,其发病慢,病程长并可反复发作,且与肠癌发病相关。主要包括两种:Crohn 病(Crohn's disease,CD)和溃疡性结肠炎(ulcerative colitis,UC)。CD 可发生在肠道的所有部位,而 UC 只局限于结肠及直肠。IBD 是一种复杂的疾病,病因包括遗传、环境及肠道菌群的改变。目前已鉴定的 IBD 易感性基因与淋巴细胞的活化、细胞因子的产生及宿主抗细菌感染免疫相关,如 NOD2、IL-10 及 *CARD9* 等。肠道的菌群失调是 IBD 的主要免疫病理成因。在遗传易感的个体中,环境变化(饮食、感染及抗生素)造成的肠道菌群变化,可导致肠道黏膜屏障的完整性受损和通透性增强,使病原菌易于穿过黏膜上皮屏障,造成固有免疫细胞和效应 T 细胞(Th1、Th17)的异常活化,产生大量炎症因子,打破相关免疫耐受,最终导致炎症性肠病的发生。

本章小结

黏膜免疫系统广泛分布于呼吸系统、消化系统、泌尿生殖系统的黏膜组织和一些外分泌腺体,是机体抵抗黏膜局部感染的第一道防线。肠道黏膜免疫系统由肠上皮细胞、M 细胞、固有层散在的 T、B 细胞和 DC 等以及黏膜正常栖息的"共生菌群"等组成。肠道 DC 摄取食物或正常菌群抗原,诱导特异性 Treg,对于维持肠道天然免疫耐受具有重要意义。肠道免疫耐受的打破与炎性肠病的发生密切相关。

思考题

1. 黏膜免疫系统的结构组成和特征是什么?
2. 肠道免疫系统为什么对我们每天摄入的大量食物抗原不产生免疫反应?
3. 黏膜免疫系统的耐受和稳态是如何维持的?
4. 黏膜免疫系统是如何对全身免疫系统的功能产生影响的?

(吴 励)

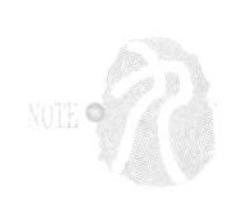

第十六章 免疫耐受

免疫的本质是区分“自己”和“非己”：一方面，对外来抗原刺激产生一系列应答以清除抗原物质；另一方面，对自身组织细胞表达的抗原表现为“无反应性”(unresponsiveness)以避免自身免疫病。免疫系统对特定抗原的这种“免疫无反应”状态称为免疫耐受(immunological tolerance)。免疫耐受可天然形成，如机体对自身组织抗原的免疫耐受；也可为后天获得，如人工注射某种抗原后诱导的获得性耐受。诱导耐受形成的抗原称为耐受原(tolerogen)，同一抗原物质既可是耐受原，也可是免疫原，主要取决于抗原的理化性质、剂量、进入途径、机体遗传背景和生理状态等因素。免疫耐受具有高度特异性，即只对特定的抗原不应答，对其他抗原仍能产生良好的免疫应答。因此，免疫耐受不影响适应性免疫应答的整体功能，从而不同于免疫抑制或免疫缺陷所致的非特异性的低反应或无反应状态。免疫耐受和免疫应答相辅相成，二者的平衡对保持免疫自稳(homeostasis)至关重要。

第一节 免疫耐受的形成

在胚胎发育期，未成熟的T、B细胞遭遇抗原刺激，不论是自身抗原或外来抗原，都会形成对所接触抗原的免疫耐受，出生后如再遇相同抗原，免疫系统不予应答，或不易应答。原则上，这种免疫耐受长期持续，不会轻易被打破。后天生活中，原本具有应答能力的T、B细胞克隆，受多种因素影响，也可能丧失反应性，产生免疫耐受，这类耐受能持续一段时间，但可能随诱导因素的消失而逐渐解除，重新恢复对相应抗原的免疫应答能力。

一、胚胎期及新生期接触抗原所致的免疫耐受

Owen于1945年首先报道了在胚胎期接触同种异型抗原所致的免疫耐受现象。他观察到部分异卵双胎小牛的胎盘血管相互融合，血液自由交流，呈自然联体共生。出生后，两头小牛体内均存在两种不同血型抗原的红细胞，构成红细胞嵌合体(chimeras)，互不排斥(图16-1A)。更有意思的是，将其中一头小牛的皮肤移植给另一头小牛，亦不产生排斥。而将无关小牛的皮肤移植给此小牛，则被排斥。因此，这种耐受具有抗原特异性。Peter Medawar等猜想可能是在胚胎期接触同种异型抗原诱导了免疫耐受的产生。为求证这一假设，他们将来源于成年A品系小鼠的肾脏、睾丸和脾脏的细胞注射给胚胎15~16天的CBA品系小鼠，在CBA小鼠出生8周后，接受A品系小鼠皮肤移植。在未经处理的CBA小鼠中，皮肤移植物在11天左右被排斥，而在胚胎期接受供体细胞处理的CBA小鼠中，移植物能长期存活，不被排斥。如果移植的是无关品系AU小鼠皮肤，则仍被排斥(图16-1B)。该实验不仅证实了Owen的观察，而且揭示：当体内的免疫细胞处于早期发育阶段而尚未成熟时，可人工诱导对“非己”抗原产生免疫耐受。

Medawar等的实验为MacFarlane Burnet的克隆选择学说提供了重要证据，后者认为，在胚胎发育期，不成熟的自身免疫应答细胞接触自身抗原后会发生克隆清除，从而形成对自身抗原的耐受。因为这项开拓性工作，Burnet和Medawar于1959年共同获得诺贝尔医学或生理学奖。

二、后天接触抗原导致的免疫耐受

不仅胚胎期及新生期所接触的抗原会诱导免疫耐受，后天接触到的某些抗原在一定条件下也可能诱导耐受形成。后天免疫耐受形成受到抗原和机体两方面因素的影响。

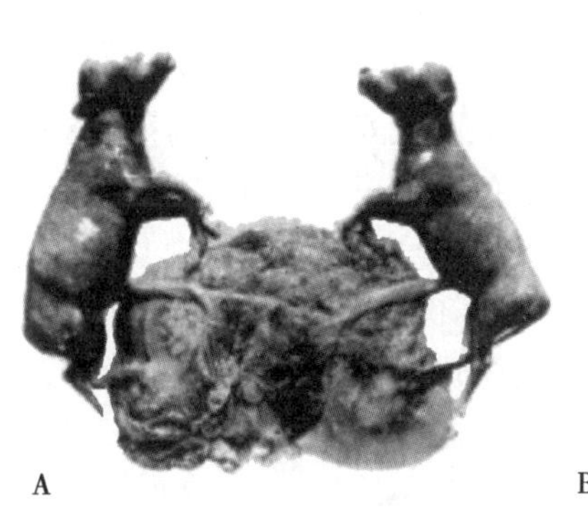

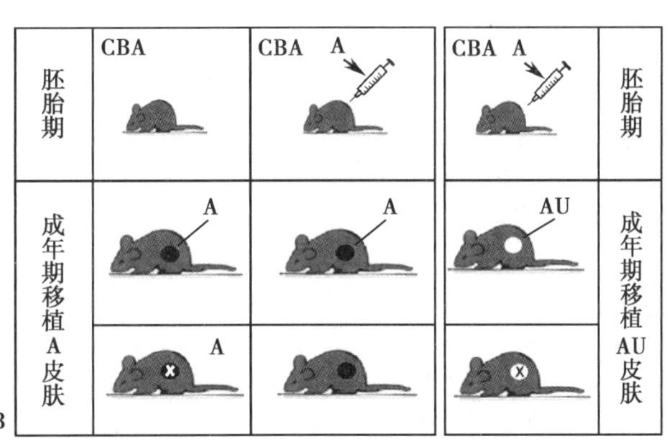

图 16-1 天然特异免疫耐受的形成

A. 牛异卵双生胚胎,构成血型嵌合体;B. 小鼠胚胎期免疫耐受的诱导。A 品系小鼠皮肤移植到成年 CBA 小鼠,移植物大约在 11 天被排斥。如果 CBA 小鼠胚胎期接受 A 品系小鼠体细胞注射,成年 CBA 小鼠则能长期接受 A 品系来源的皮肤移植物,而来源于无关的 AU 小鼠的皮肤仍被排斥

(一) 抗原因素

1. 抗原剂量 抗原剂量影响免疫耐受的形成。

(1) 低带耐受及高带耐受:1964 年,Mitchison 报道:给小鼠注射不同剂量的牛血清白蛋白(BSA),观察抗体产生,发现低剂量(10^{-8}M)及高剂量(10^{-5}M)BSA 均不能诱导特异性抗体,只有注射适宜剂量 BSA(10^{-7}M)才致高水平的抗体产生。他将抗原剂量太低及太高引起的免疫耐受分别称为低带(low-zone)及高带(high-zone)耐受(图 16-2)。究其原因,抗原剂量过低,不足以激活 T 及 B 细胞,不能诱导免疫应答。以 T 细胞活化为例,APC 表面必须有 10 ~ 100 个相同的抗原肽-MHC 分子复合物,与相应数目的 TCR 结合后,才能使 T 细胞活化。抗原剂量太高,则诱导应答细胞凋亡,或可能诱导调节性 T 细胞,抑制免疫应答,从而呈现无应答状态。

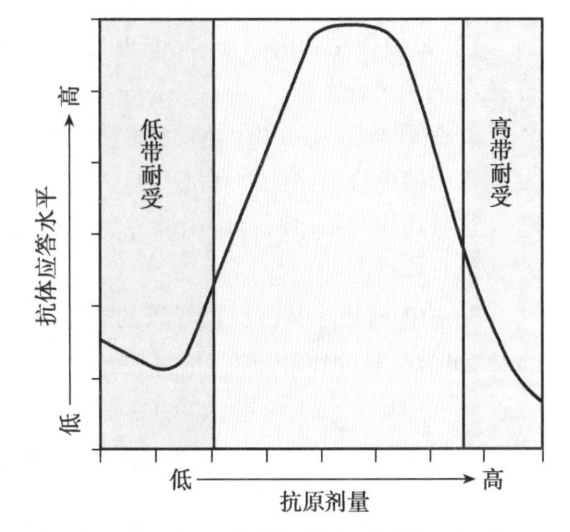

图 16-2 抗原剂量与免疫耐受抗原剂量过低或过高均不能诱导高水平抗体应答

(2) B 细胞耐受及 T 细胞耐受:一般而言,TI 抗原需高剂量才能诱导 B 细胞耐受,而 TD 抗原在低剂量与高剂量均可诱导耐受。低剂量 TD 抗原可诱导 T 细胞耐受,即低带耐受;高剂量 TD 抗原同时诱导 T、B 细胞耐受,为高带耐受。T、B 细胞产生耐受所需抗原剂量明显不同:T 细胞耐受所需抗原量较 B 细胞小 100 ~ 10 000倍,且发生快(24 小时内达高峰)、持续久(数月 ~ 数年);B 细胞形成耐受不但需要抗原量大,且发生缓慢(1 ~ 2 周)、持续时间短(数周)(图 16-3)。

2. 抗原类型及剂型 天然可溶性蛋白中存在有单体(monomer)分子及聚体(aggregate)分子。如直接用 BSA 蛋白免疫小鼠,可产生抗体。若先经高速离心去除其中的聚体,再免疫小鼠,则致耐受,不产生抗体。其原因是,蛋白单体不易被 APC 摄取,进而提呈给 T 细胞,T 细胞无法辅助 B 细胞产生相应抗体。蛋白聚体则易被 APC 摄取和提呈。可溶性抗原若与佐剂联合使用,则易被 APC 摄取,并活化 APC,从而诱导正常免疫应答。

3. 抗原免疫途径 口服易致全身耐受,其次依次为静脉注射、腹腔注射、肌肉注射及皮下或皮内注射最难诱导免疫耐受。口服抗原使肠道 $CD4^+$T 细胞产生 TGF-β 及 IL-4,这些细胞因子能诱导抗原特异性 B 细胞产生 IgA,在黏膜局部发挥免疫效应,同时通过诱导 Treg 导致全身的免疫耐受。这种耐受分离(split tolerance)现象有其实用意义(见第三节)。相反,抗原经皮内或皮下免疫,会活化 APC,

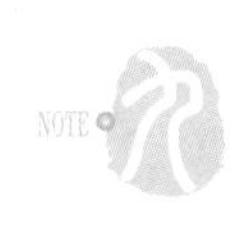

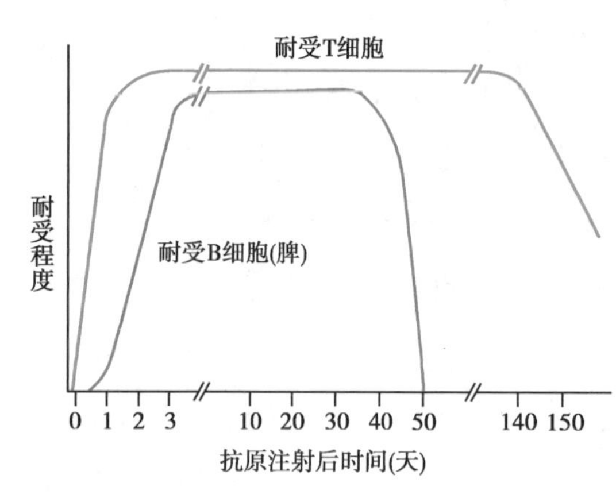

图16-3 体内T、B细胞耐受特点

诱导耐受所需最小剂量:B细胞为1~10mg,T细胞为10μg

诱导免疫应答。

4. 抗原持续存在 在无活化的APC提供的共刺激信号时,单纯被自身抗原反复刺激的T细胞易发生活化后凋亡,导致对自身抗原的特异耐受。

5. 抗原表位特点 某些抗原表位在特定宿主可能更倾向于诱导免疫耐受,如以鸡卵溶菌酶(HEL)蛋白免疫H-2^b小鼠所致的耐受。现知HEL的N端氨基酸构成的表位能诱导Treg细胞活化,而其C端氨基酸构成的表位则诱导Th细胞活化。用天然HEL免疫,因Treg细胞活化,抑制Th细胞功能,致免疫耐受,不能产生抗体;如删除HEL的N端的3个氨基酸,则丢失其活化Treg细胞的表位,而使Th细胞活化,辅助B细胞应答产生抗体。这种能诱导Treg细胞活化的抗原表位,称为耐受原表位(tolerogenic epitope)。

(二)机体因素

个体对特定抗原的免疫应答或免疫耐受还受到机体免疫系统发育成熟状态、免疫功能状态、遗传背景以及所属的环境因素等多方面的影响。

1. 年龄及发育阶段 免疫耐受的诱导一般在胚胎期最易,新生期次之,而成年动物产生免疫耐受比较困难,产生的免疫耐受也不持久,这主要与免疫系统的发育成熟程度有关。未成熟的免疫细胞与成熟细胞相比更易发生免疫耐受,成熟的免疫细胞耐受所需抗原量较未成熟免疫细胞耐受需要的抗原量高数十倍。在免疫系统尚未发育成熟的时期(胚胎期和新生期)静脉注射外来抗原能够诱导终生耐受。另外,全身淋巴组织照射可破坏胸腺及外周淋巴器官中已成熟的淋巴细胞,造成类似新生期的状态,此时淋巴器官中重新生成、未发育成熟的淋巴细胞能被抗原诱导,建立持久的免疫耐受。

2. 生理状态 成年个体单独应用抗原诱导耐受不易成功,但与免疫抑制措施联合则可诱导耐受。常用的免疫抑制药物有抗CD3、CD4、CD8抗体等生物制剂,以及环磷酰胺、环孢素、糖皮质激素等。这些药物与抗原联合应用诱导免疫耐受已被证明,且是同种异体器官移植术中用于延长移植物存活的有效措施。

3. 遗传背景 某种遗传背景的个体对特定抗原呈先天耐受。例如一些个体对乙肝疫苗不产生抗体,可能与其MHC遗传背景有关。

第二节 免疫耐受机制

免疫耐受按其形成时期的不同,分为中枢耐受及外周耐受。中枢耐受(central tolerance)是指在胚胎期及出生后T、B细胞发育的过程中,遇自身抗原所形成的耐受。外周耐受(peripheral tolerance)是指成熟的T、B细胞,遇内源性或外源性抗原,不产生免疫应答,而显示免疫耐受。两类耐受的成因和机制有所不同。

一、中枢耐受

造血前体细胞分别在胸腺和骨髓发育分化为T和B细胞。在输出到外周前,新近产生的、尚未完全成熟的淋巴细胞经历复杂的阴性选择过程,主要借助克隆清除以建立对自身抗原的耐受。中枢免疫耐受机制对防止自身免疫至关重要。发育中T、B细胞自身缺陷或胸腺及骨髓微环境基质细胞缺陷均可能令阴性选择发生障碍,这样的个体出生后易患自身免疫病。

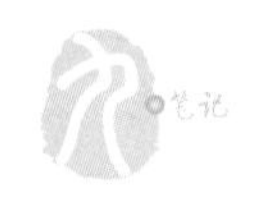

（一）T细胞中枢耐受的建立

T细胞在胸腺发育过程中，编码TCR的V区基因片段发生随机重排，产生能够识别不同抗原的TCR，其中包含有能识别自身抗原的TCR。在T细胞发育后期，新产生的单阳性细胞迁入胸腺髓质区，如果其表达的TCR能与胸腺上皮细胞(thymic epithelial cell，TEC)或胸腺DC表面表达的自身抗原肽-MHC分子复合物呈高亲和力结合，将导致细胞凋亡，致使相应的克隆被清除，此为克隆清除(clonal deletion)。此外，部分自身反应性T细胞与对应的自身抗原结合后可能发育成为具有免疫抑制特性的调节性T细胞(Treg)，称作自然发生的Treg(图16-4)。这种不同的命运可能与TCR信号强度有关，高强度信号易于诱导细胞凋亡，而稍低强度的信号更倾向于诱导nTreg产生。T细胞中枢耐受异常与自身免疫病发生息息相关。

自身抗原有两类：一类是体内各组织细胞普遍存在的自身抗原(ubiquitous self-antigens)，另一类为只在一些特定组织表达的组织特异抗原(tissue-specific antigen，TSA)。发育中淋巴细胞如何接触到后一类抗原一直是一个令人费解的问题。有关自身免疫调节因子(autoimmune regulator，AIRE)的研究部分解开了这个谜团。自身免疫性多内分泌病-白色念珠菌病-外胚层营养不良症(autoimmune polyendocrinopathy-candidiasis-ectodermac dystrophy，APECED)是由*AIRE*基因突变导致的一种罕见的常染色体隐性遗传病。作为一种转录调控分子，AIRE驱使很多原本仅在外周组织表达的自身抗原，如胰岛素、甲状腺球蛋白、腮腺蛋白等在胸腺髓质区上皮细胞(medullary thymic epithelial cells，mTEC)异位表达。这些异位表达的自身抗原可直接由mTEC提呈给胸腺T细胞，或者在mTEC凋亡后由胸腺DC摄取并交叉提呈给胸腺T细胞，进而诱导自身反应性T细胞的凋亡和克隆清除(图16-5)。AIRE基因缺陷导致mTEC不能表达外周组织特异性抗原，针对这些自身抗原的T细胞得以逃脱阴性选择，进入外周T细胞库，并引起自身免疫病。

（二）B细胞中枢耐受的建立

阴性选择同样存在于B细胞发育过程中。在未成熟B细胞阶段，发育中的B细胞表面第一次表达功能性的BCR复合物。当它们遭遇自身抗原时，若所表达的BCR能与自身抗原呈高亲和力结合，

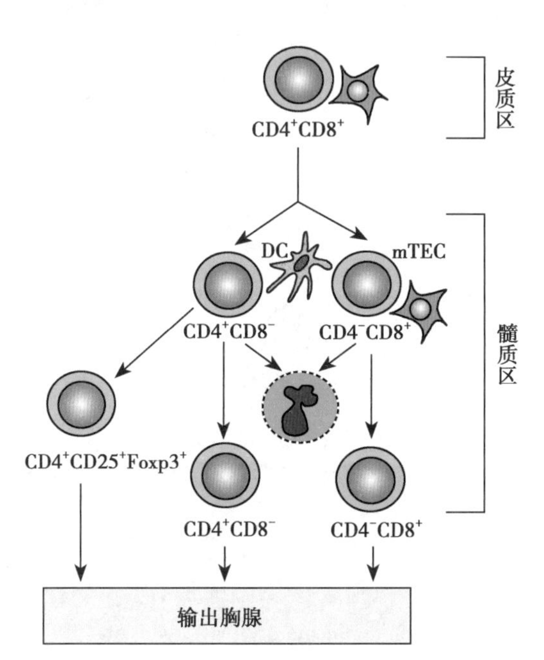

图16-4 T细胞的中枢免疫耐受

$CD4^+CD8^-$或$CD4^-CD8^+$细胞与mTEC或DC表面自身抗原肽-MHC分子复合物高亲和力结合导致细胞凋亡，但部分$CD4^+CD8^-$细胞可能发育成为$CD4^+CD25^+Fopx3^+$调节性T细胞

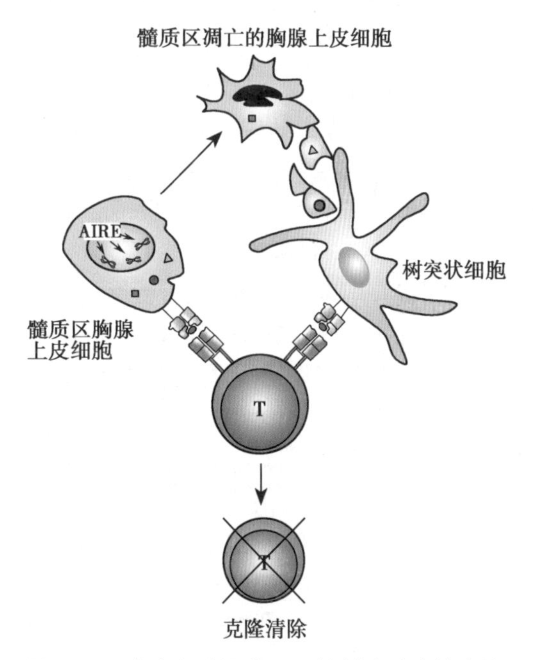

图16-5 自身免疫调节因子控制胸腺内的克隆清除

AIRE令mTEC表达多种组织限制性抗原，或由mTEC自身，或由DC交叉提呈给胸腺细胞，诱导克隆消除

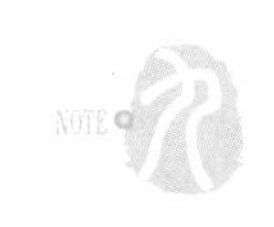

则可能导致细胞凋亡和克隆清除。但另有部分自身反应性B细胞，在受到自身抗原刺激后还可能重新启动免疫球蛋白基因重排，重排另外一个轻链基因，产生具有新BCR的B细胞克隆，不再对自身抗原产生应答，该过程被称为受体编辑(receptor editing)。

二、外周耐受

淋巴细胞发育过程中的阴性选择并非是完美无缺的。实际上，仍有相当数量的自身反应性T、B细胞克隆不能被有效清除，并输出至外周。一个可能的原因是，有些自身抗原(如神经髓鞘蛋白)在骨髓或胸腺中没有表达，故不能诱导未成熟淋巴细胞的清除。针对这些逸出外周的自身反应性淋巴细胞，机体有多种机制抑制其反应性，从而维持自身免疫耐受。

(一) 克隆清除

克隆清除还可能在外周发生。自身反应性淋巴细胞在外周遭遇自身抗原后，高水平、持续的抗原刺激导致T细胞被反复活化，后者随后上调Fas及其配体FasL的表达，而Fas结合自身或临近细胞表达的FasL后将激活受体介导的细胞凋亡通路，该现象称为活化诱导的细胞凋亡。同样的，如果高水平的自身抗原导致B细胞受体广泛交联，同时却缺失T细胞提供的辅助信号，B细胞也将被诱导发生凋亡。

(二) 免疫忽视

如果自身抗原表达水平很低，或与TCR或BCR亲和性较低，它将不能有效活化对应的T或B细胞，称为免疫忽视(immunological ignorance)。需要指出的是，如果自身抗原水平或者是共刺激信号强度发生显著改变，这类潜伏的自身反应性细胞有可能从免疫忽视状态转变为免疫应答状态。

(三) 克隆失能或失活

在外周，自身反应性T、B细胞常以克隆失能(clonal anergy)或失活(inactivation)状态存在。T细胞克隆失能可能有多种原因，最常见的是由不成熟DC提呈自身抗原引起的。在此条件下，虽有TCR识别MHC-多肽复合物产生的第一信号，但不成熟DC低表达共刺激分子，且不能产生IL-12，不能为T细胞活化提供第二信号。因此，T细胞不能充分活化，反而会被诱导进入一种克隆失能状态，以至于后来即使在有第二信号存在条件下对抗原刺激也没有反应性。失能细胞易发生凋亡，而被克隆清除。但有些细胞能长期存活，在有外源IL-2时，可进行克隆扩增，进行免疫应答，导致自身免疫病。

B细胞针对胸腺依赖抗原的应答需要T细胞辅助。如果自身抗原特异性T细胞处于失能状态，对应的B细胞即使受到适宜的抗原刺激也不能被有效活化，从而呈现免疫无反应状态。失能B细胞寿命较短，因高表达Fas而易于凋亡。此外，B细胞长期暴露于可溶性抗原时，也会成为失能B细胞，原因在于，可溶性抗原常以单体形式存在，虽能与B细胞表面BCR结合，但不能使BCR交联，因而导致B细胞失能。

(四) 免疫调节细胞的作用

有多种免疫调节细胞在外周耐受形成的过程中发挥作用。其中的一类是调节性T细胞(Treg)，包括胸腺细胞发育中自然产生的nTreg和在外周诱导产生的iTreg。前者一般通过细胞-细胞间的直接接触发挥免疫抑制作用；后者则主要通过分泌IL-10及TGF-β等细胞因子发挥免疫抑制功能。

除调节性T细胞外，近年来还发现多种其他类型的免疫调节细胞，如调节性B细胞(Breg)、调节性DC、髓源性抑制细胞(myeloid derived suppressor cell，MDSC)等，它们也可能在外周免疫耐受维持中起到一定作用。

(五) 免疫豁免部位的抗原在生理条件下不致免疫应答

机体某些部位非常特殊，如脑及眼前房。将同种异体组织移植到这些部位，通常不会诱导排斥反应，移植物能长久存活。因此，这些部位被称为免疫豁免部位(immunologically privileged sites)。产生免疫豁免效应的原因主要有以下几个方面：①生理屏障(如血脑屏障)令隔离部位的细胞不能进入淋巴循环及血液循环，而免疫效应细胞亦不能进入这些隔离部位；②局部微环境易于诱导免疫偏离，促进Th2型反应，而抑制Th1型反应；③通过表达Fas配体，诱导Fas^+淋巴细胞凋亡；④产生TGF-β为主的抑制性细胞因子，或通过表达PD-1配体抑制T细胞应答。

笔记

由于针对免疫豁免部位自身抗原的淋巴细胞依然存在，一旦这类抗原因外伤、感染等原因释放出来,仍能诱导特异性免疫应答,使之成为自身攻击的靶点。交感性眼炎是一个最典型的例子。

胎盘是一种更为特殊的免疫豁免部位,其中的血胎屏障将胎儿与母亲隔开,使遗传有父亲MHC分子的胎儿不被母体的免疫系统所排斥。除物理隔离外,还有其他多种因素参与母胎耐受的建立和维持,如绒毛膜滋养层细胞高表达HLA-G分子,与NK或杀伤性T细胞表面抑制性受体结合,抑制杀伤性免疫细胞的杀伤能力,从而抑制T细胞反应等。

第三节 免疫耐受与临床医学

免疫耐受与多种临床疾病的发生、发展及转归密切相关。一方面,丧失对自身抗原的生理性耐受是自身免疫病发生的根本原因;另一方面,对病原体抗原和肿瘤抗原的病理性耐受则可能阻碍正常免疫防御和免疫监视功能的有效发挥,导致慢性持续性感染和肿瘤的发生发展。临床实践中,对于自身免疫病,希望能够重建对自身抗原的生理性耐受;而对于慢性感染和肿瘤,则希望能够打破病理性耐受,恢复正常免疫应答,最终清除病原体和杀伤肿瘤细胞。在器官移植中,为防止移植物被排斥,常大量使用免疫抑制剂,但这会造成免疫功能普遍降低。更好的策略应该是设法诱导抗原特异性免疫耐受,使受者的T、B细胞对供者的器官组织特异抗原不产生应答,但仍维持对其他外来抗原的反应能力。打破或建立免疫耐受的一些策略和方法已经开始应用于临床实践,而更多的尝试还在临床前和临床试验阶段。

一、诱导免疫耐受

由于对生理状态下免疫耐受,尤其是外周耐受建立和病理情况下免疫耐受丧失的机制缺乏透彻的理解,人工诱导免疫耐受很大程度上仍是实验性尝试。

1. 口服或静脉注射抗原 口服抗原可在肠道黏膜局部诱导特异性免疫应答,同时却可能抑制全身性应答。例如,给小鼠喂饲碱性髓鞘蛋白(MBP)后,肠道局部$CD4^+$T细胞产生TGF-β及IL-4,这些细胞因子能诱导抗原特异性B细胞产生IgA类抗体,同时通过诱导Treg抑制全身应答,从而令小鼠对实验性自身免疫性脑脊髓炎(EAE)诱导产生抵抗。类似地,在动物模型上,口服Ⅱ型胶原蛋白能抑制类风湿关节炎的发生。然而,临床试验显示该策略疗效非常有限。此外,静脉注射可溶性蛋白抗原不易为APC摄取,而且不能有效诱导抗原受体交联,故不仅不导致淋巴细胞活化,反而常引起耐受。

2. 使用变构肽配体(altered peptide ligand) 对T细胞表位肽中与TCR直接接触部位的氨基酸进行替换,如此获得的变构肽能模拟表位肽与MHC分子形成复合物,并被TCR识别,但却不能有效启动TCR下游的信号转导和激活特异性T细胞。因此,它们有可能用作自身免疫病的治疗。Glatiramer是一个比较成功的例子,这是一种由谷氨酸、丙氨酸、酪氨酸和组氨酸按其在MBP中组成比例构成的多肽类药物,临床应用能显著降低多发性硬化的复发率。

3. 阻断共刺激信号 除抗原受体介导的信号,T、B细胞活化均需要共刺激信号,通过阻断共刺激信号可成功诱导出对多种抗原的耐受,如用CTLA-4/Ig融合蛋白阻断CD80/86-CD28相互作用,用抗CD40L抗体阻断CD40-CD40L分子间相互作用,以及用CD58/IgG1融合蛋白阻断CD2-CD58相互作用等。其中,CTLA-4/Ig和CD58/IgG1已分别被批准用于类风湿关节炎和银屑病的治疗,而CD40L抗体的临床研究则因诱导血栓形成而终止。

4. 诱导免疫偏离 很多情况下,自身免疫性组织损伤是由Th1或Th17细胞介导,而Th2型应答具有保护作用。因此,已尝试使用一些细胞因子诱导免疫反应向Th2型偏离,并抑制Th1和Th17细胞分化和功能。

5. 骨髓和胸腺移植 在小鼠实验中,于同种异型器官移植前,通过供体骨髓细胞输注等方法建立供受者微嵌合体,可以诱导出稳定持久的免疫耐受状态,既可预防移植物抗宿主反应(graft versus host response,GVHR),又可延长移植物存活时间。在系统性红斑狼疮等自身免疫病患者中,伴随多种自身抗原特异T细胞及B细胞的活化,造血微环境和造血干细胞受到损害,给患者移植骨髓及胚胎胸腺,可部分建立正常免疫系统的网络调节功能,减轻或缓解自身免疫病。

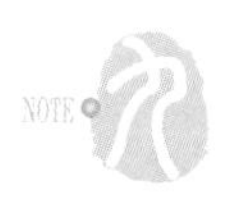

6. 过继输入抑制性免疫细胞　在体外扩增调节性T细胞，然后再输入到受者体内，有助于自身免疫病的控制。此外，还有临床前研究或临床试验结果显示，输入耐受性树突状细胞、巨噬细胞或间充质干细胞等同样有利于免疫耐受的建立。

二、打破免疫耐受

在慢性感染和肿瘤患者中，常因免疫抑制分子过表达、共刺激分子缺失或Treg细胞水平的异常升高导致免疫耐受。靶向这类分子或细胞有可能打破免疫耐受，恢复免疫应答。

1. 检查点阻断（checkpoint blockade）　由CTLA-4、PD-1等免疫负调控分子构成的免疫检查点（immune checkpoint）有助于防止过度应答导致的免疫损伤，但其不适当的活化也参与了肿瘤和慢性感染的病理发生。肿瘤免疫治疗的一项重要进展就是CTLA-4和PD-1阻断抗体的临床应用。大规模临床试验表明，约15%和30%患者对CTLA-4和PD-1抗体治疗有良好反应。这类抗体已被批准用于转移性黑色素瘤等的治疗。另有大量靶向其他免疫抑制性受体的抗体或小分子药物正处于不同临床试验阶段。

2. 激活共刺激信号　采用共刺激分子CD40、4-1BB、GITR、OX-40等的激动性抗体可以增强抗原特异性的T细胞应答。

3. 抑制调节性T细胞功能　利用抗CD25或CTLA-4抗体，可以部分去除体内的Treg细胞，增强免疫应答。此外，小鼠Treg细胞表达TLR9，用其相应配体（CpG）可逆转Treg细胞的抑制功能，增强抗肿瘤免疫。

4. 增强DC的功能　未成熟DC具有诱导免疫耐受功能，免疫佐剂（如BCG）和TLR配体（如TLR9配体CpG）的刺激可促进DC的成熟，上调细胞表面MHCⅡ类分子和共刺激分子B7的表达，使得耐受信号转变为激活信号。此外，在DC表达共刺激分子CD27的配体CD70可有效打破$CD8^+$T细胞耐受而诱导具有保护作用的抗病毒免疫应答。

5. 细胞因子及其抗体的合理使用　IFN-γ能诱导APC上调MHCⅡ类分子，增强抗原加工及提呈能力。IFN-γ或其诱导的Mϕ产生的IL-12可促进Th1应答，增强效应CTL产生。GM-CSF与其他细胞因子联合应用，既可以诱导粒/单核细胞生成，又可促使DC功能成熟，用于抗肿瘤免疫治疗。肿瘤细胞常产生TGF-β，抑制免疫应答，可用抗TGF-β抗体治疗。

本章小结

免疫耐受指的是机体免疫系统对特定抗原的免疫无反应性。对自身抗原的免疫耐受是免疫系统的一个重要特征，其形成的主要机制是：①发育中的T、B细胞经历阴性选择，在自身抗原刺激下，特异性克隆被诱导凋亡（克隆清除）或失活（克隆失能），此为中枢耐受；②部分逃脱阴性选择而输出至外周的自身反应性T、B细胞，或因抗原浓度过低不被活化（免疫忽视），或在缺乏共刺激信号条件下反复受到抗原刺激后发生凋亡（克隆清除）或失活（克隆失能），或受到包括Treg细胞在内的多种负调控机制的抑制而不被激活，此为外周耐受。对自身抗原的免疫耐受，可因病原体抗原的分子模拟作用或DC与Th细胞的旁路活化作用而被打破，导致自身免疫病。对非己抗原的耐受主要是因为缺乏有效的共刺激信号，导致特异性淋巴细胞不能充分活化，甚至被诱导凋亡，或者是因为诱导过高水平的Treg细胞。免疫耐受与临床医学密切相关，建立耐受，可使移植物存活；恢复对自身抗原耐受，可治疗自身免疫病。反之，打破免疫耐受，恢复免疫应答，在抗感染、抗肿瘤免疫中有重要作用。

思考题

1. 简述免疫耐受的特点及其生物学作用。
2. 免疫耐受形成的主要机制有哪些？
3. 简述建立和打破免疫耐受的常用策略。

（张　毓）

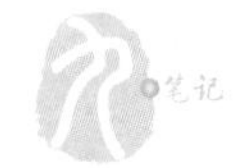
笔记

第十七章 免疫调节

免疫调节(immune regulation)是指免疫应答中免疫分子间、免疫细胞间、免疫系统与机体其他系统间相互作用,构成一个相互协调与制约的调节网络,使机体免疫应答处于合适的强度与质量水平,从而维持机体的内环境稳定。免疫应答作为一种生理功能,无论是对自身成分的耐受,还是对"非己"抗原的排斥都是在免疫调节机制的控制下进行的。免疫调节贯穿整个免疫应答过程,由多种免疫分子(抗原、抗体、补体、细胞因子以及膜表面分子等)、多种免疫细胞(T细胞、B细胞、NK细胞、DC和巨噬细胞等)和机体多个系统(神经、内分泌和免疫系统等)共同参与。在免疫系统内部,免疫调节主要由一些具有免疫抑制功能的免疫分子和免疫细胞来实现的。如果免疫调节功能失调或异常,对"非己"抗原不能产生有效的免疫应答,就会丧失有效的免疫保护作用,机体将会受到有害损伤;同样,如果对自身成分产生强烈的免疫攻击,就会发生自身免疫病。利用免疫调节的机制,可开发免疫干预手段,用于自身免疫病、肿瘤、超敏反应或严重感染等疾病的预防与治疗。

第一节 免疫分子的免疫调节作用

抗原、抗体、补体、细胞因子以及膜表面分子等多种免疫分子均具有免疫调节作用。

一、抗体或免疫复合物对免疫应答的调节作用

(一)免疫复合物的免疫调节作用

抗体与抗原形成的免疫复合物(immune complex,IC)能够通过激活补体系统进一步形成抗原-抗体-补体复合物,两种复合物可与FDC表面的Fc受体和补体受体相互作用,持续提供抗原供B细胞识别,诱发免疫应答。此外,由特异性抗原刺激产生的抗体可对体液免疫应答产生抑制作用,称为抗体负反馈调节作用。其机制包括:①抗体与抗原结合,促进吞噬细胞对抗原的吞噬,使抗原在体内迅速被清除,从而降低抗原对免疫活性细胞或免疫记忆细胞的刺激作用,削弱抗体产生;②特异性IgG抗体可以与BCR竞争性结合抗原,产生阻断作用,抑制抗原对B细胞的刺激与活化;③受体交联效应:IC可以通过其抗原成分与BCR结合,抗体的Fc段与同一B细胞表面的FcγRⅡb(CD32)结合,产生抑制信号,终止B细胞增殖分化和产生抗体。

(二)独特型的免疫调节作用

独特型(抗抗体)主要从削弱和增强第一抗体Ab1的免疫应答两方面调节机体免疫功能(图17-1)。另外,由于某些独特型与抗原表位相同或相似,且无毒性,可用以代替一些不适于体内免疫的抗原或不易大量生产的抗原进行免疫,是更特异和安全的免疫干预手段。

二、炎症因子分泌的反馈调节

模式识别受体(pattern recognition receptor,PRR)中Toll样受体(Toll like receptor,TLR)与病原体相关分子模式(pathogen associated molecular patterns,PAMP)结合后,通过NF-κB和MAP激酶相关信号途径,诱导多种促炎症因子(IL-1、IL-6和TNF-α等)基因的激活,引起炎症反应,清除病原体。然而,过量的炎症介质可能导致局部或全身性疾病,包括LPS引起的内毒素休克。为此,免疫系统启动相应的机制,调节TLR介导的信号,抑制炎症介质的释放,终止炎症反应。

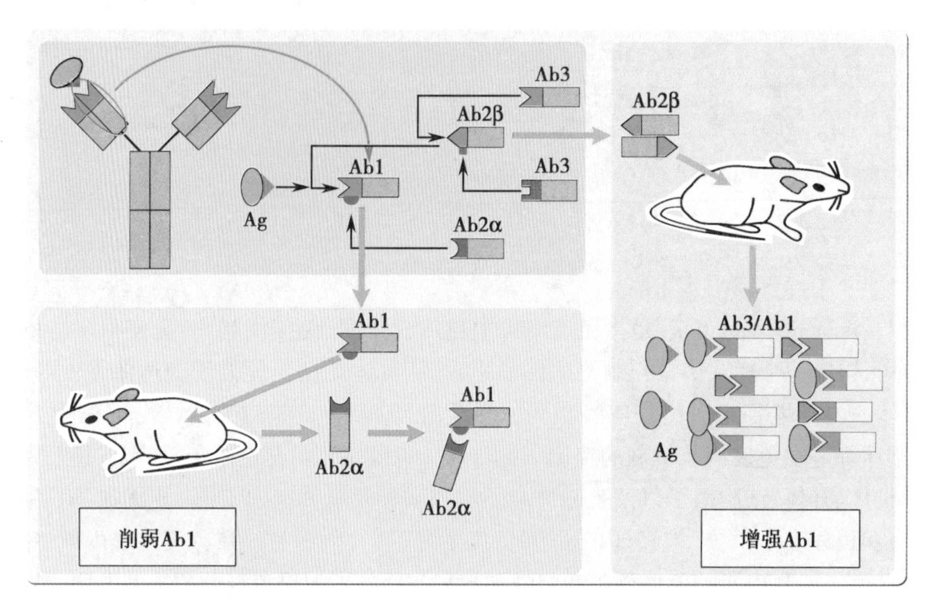

图 17-1 独特型网络及利用独特型网络进行免疫干预的两种主要途径

三、补体对免疫应答的调节作用

补体活化后产生的活性片段可以通过几个途径上调免疫应答：①C3b、C4b 和 iC3b 可以结合中性粒细胞或巨噬细胞表面的相应受体 CR1、CR3 或 CR4 发挥免疫调理作用，促进吞噬细胞对表面黏附 C3b、C4b 和 iC3b 的病原微生物进行吞噬作用；②C3d、iC3b、C3dg 以及 C3b-Ag-Ab 复合物等可以与 B 细胞表面的 CR2(CD21)结合，促进 B 细胞的活化；③APC 可以通过膜表面 CR2 与 Ag-Ab-C3b 复合物结合，提高抗原提呈效率。

在正常情况下，补体系统自身存在抑制补体过度活化的负反馈调节机制，在保证机体有效启用调理作用、炎症反应和介导细胞毒作用清除病原体的同时，严格控制补体活化的强度和持续时间，防止无节制的大量消耗，也可避免补体对自身组织和细胞的损伤。

四、免疫细胞表面活化性受体和抑制性受体的免疫调节

（一）免疫细胞激活信号转导的调控

1. 信号转导中两类功能相反的分子 免疫细胞活化的信号转导涉及蛋白质磷酸化。磷酸化和去磷酸化是作用相反且可以相互转化的过程，分别由蛋白激酶和蛋白磷酸酶所促成。蛋白激酶和蛋白磷酸酶作为一组对立酶，分别参与活化信号及抑制信号的传递。

游离于胞浆中的蛋白酪氨酸激酶(protein tyrosine kinase，PTK)和蛋白酪氨酸磷酸酶(protein tyrosine phosphatase，PTP)要行使功能，必需被招募到胞膜内侧，并聚集在受体跨膜分子附近。这一过程，依赖于受体或受体相关分子胞内段上两种独特的结构：免疫受体酪氨酸激活基序(immunoreceptor tyrosine-based activation motif，ITAM)和免疫受体酪氨酸抑制基序(immunoreceptor tyrosine-based inhibition motif，ITIM)。ITAM 或 ITIM 各自招募 PTK 或 PTP 分别传递活化信号或抑制信号。

2. 免疫细胞活化中两类功能相反的免疫受体 活化性受体胞内段通常携带 ITAM，抑制性受体分子胞内段携带 ITIM，由此在同一个免疫细胞中构筑了两种相互对立的信号转导途径：活化性受体的 ITAM→招募 PTK→通常启动激活信号的转导；抑制性受体的 ITIM→招募 PTP→通常终止激活信号的转导。

两类受体的表达在时相上会有差别，即 ITIM 招募和激活往往在免疫细胞行使功能活化之后。抑制信号启动后，激活信号转导通路即被阻断(图 17-2)。因而生理性反馈调节的特征是：既保证正向

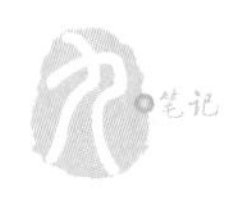

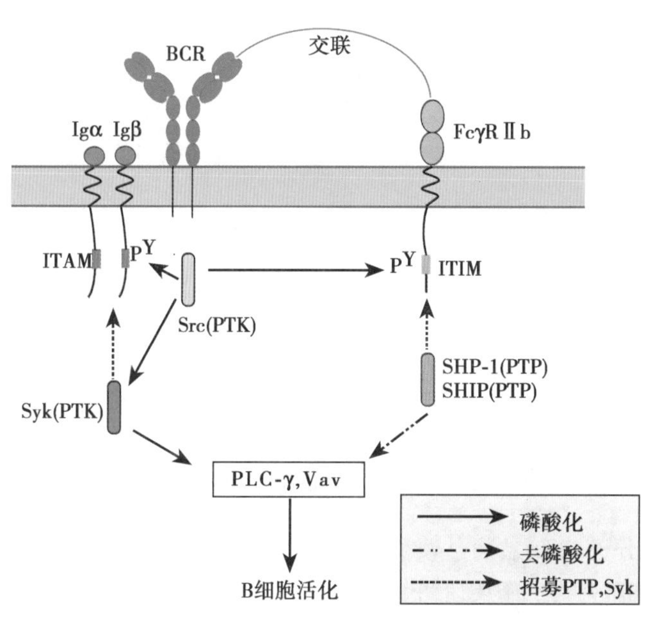

图17-2 抑制性受体对活化性受体信号转导的负向调节作用

信号能充分发挥作用，引起免疫细胞活化并行使功能，也通过负向信号在一定时空范围使免疫应答保持适度应答强度。

（二）各种免疫细胞的抑制性受体及其反馈调节

1. 共刺激分子对T细胞增殖的反馈调节 T细胞的激活需要双重信号。第一信号来自TCR和pMHC的结合；第二信号来自共刺激分子与其配体的结合。共刺激分子家族成员中，有的发挥正向激活作用，有的行使负向调节功能。

在CD28家族中，能够激活T细胞的共刺激分子是CD28，带有ITAM；具有抑制作用的共刺激分子主要包括CTLA-4和PD-1等，胞内有ITIM。CTLA-4的配体为CD80/CD86，PD-1的配体为PD-L1/PD-L2。CD80/CD86，PD-L1/PD-L2均表达在APC表面。CD28及CTLA-4的配体分子都是CD80和CD86。CD28组成型表达，在免疫应答早期可与CD80/CD86结合产生激活信号。CTLA-4一般在T细胞激活后约24小时被诱导性表达。由于CD80/CD86与CTLA-4结合的亲和力明显高于CD28，当CTLA-4表达增高，就会优势结合CD80/CD86。因而，在免疫应答的晚期，原有激活信号为CTLA-4与CD80/CD86结合所传递的抑制信号所取代（图17-3），产生对T细胞活化的负反馈调节。PD-1与PD-L1/PD-L2相互作用也可导致活化T细胞的失活。上述反馈机制体现了免疫调节的一个重要规律：有激活就有抑制；先激活，后抑制。针对已经出现的、高强度特异性免疫应答的下调机制，有助于防止过度免疫应答，也与诱发免疫应答的抗原被逐步清除而无需高强度应答有关。

2. B细胞通过FcγRⅡb受体实施对特异性体液应答的反馈调节 BCR是B细胞活化性受体，介导抗原识别信号的转导。抑制性受体FcγRⅡb是Fc受体家族中胞内段带有ITIM的成员。如图17-4所示，FcγRⅡb发挥抑制作用需要与BCR发生交联。参与交联的主要有两种成分：抗BCR的IgG抗体（又称抗抗体）和抗原-抗体复合物。抗抗体的抗原结合部位识别BCR，Fc段则与同一B细胞表面的FcγRⅡb结合。对于抗原-抗体复合物，BCR识别并结合其抗原表位，复合物中抗体部分（IgG）以其Fc段结合FcγRⅡb启动抑制信号转导。FcγRⅡb受激发而启动抑制信号转导，使抗体的产生受到限制。

3. 杀伤细胞抑制性受体调节NK细胞活性 NK细胞受活化性和抑制性受体的调控，详见第十四章。

4. 其他免疫细胞的调节性受体 肥大细胞的抑制性受体为FcγRⅡb，与B细胞抑制性受体相同。该受体通过与肥大细胞活化性受体FcεRⅠ交联，发挥负向调节作用。

人类Vγ9Vδ2型γδT细胞可识别来自支原体、细菌和寄生虫的磷酸化代谢

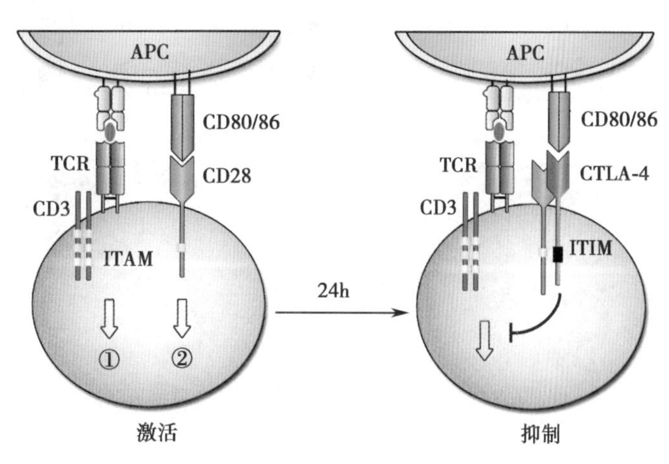

图17-3 共刺激分子CTLA-4的诱导性表达及其对T细胞活化的反馈性调节

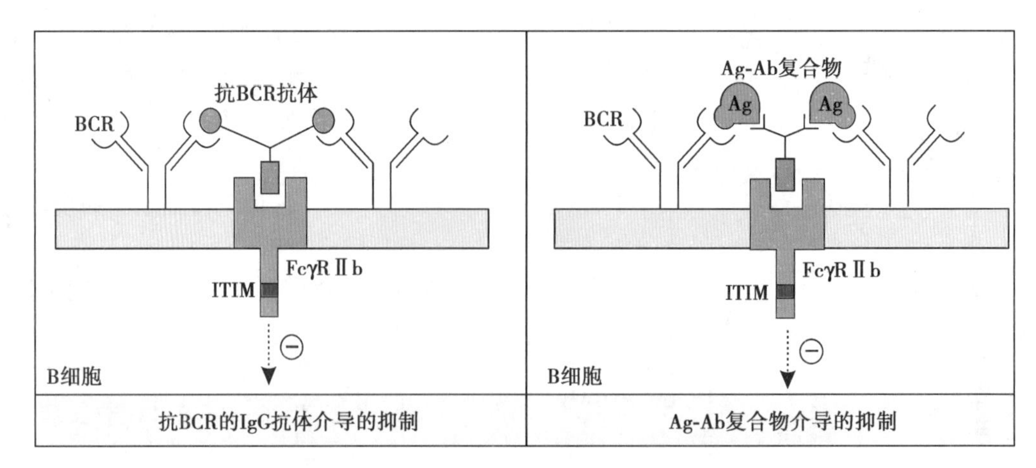

图17-4 BCR和FcγRⅡb交联启动对抗体产生的反馈性调节

产物和宿主细胞应激性上调表达的某些蛋白分子，激活后通过颗粒酶、穿孔素杀伤靶细胞。此类γδT细胞的抑制性受体为CD94/NKG2A(同NK细胞)，可实施反馈调节。

第二节 免疫细胞的免疫调节作用

免疫细胞可以通过分泌细胞因子或相互之间的直接接触，对免疫应答进行直接或间接地调控，从而维持免疫功能的正常进行和机体内环境的稳定。

一、调节性T细胞的免疫调节作用

调节性T细胞(Treg)具有下调免疫应答、维持自身免疫耐受以及抑制自身免疫病发生等作用，在治疗自身免疫病和肿瘤以及克服器官移植排斥反应等方面具有应用前景。

Treg的免疫调节机制主要体现在五个方面(图17-5)：①Treg活化后能够抑制常规T细胞的代谢水平；②Treg表达高亲和力IL-2受体，竞争性消耗IL-2，导致T细胞凋亡，从而发挥免疫抑制作用；③Treg可通过细胞间接触发挥对靶细胞的抑制作用，但也能够分泌抑制性细胞因子如IL-10、IL-35和

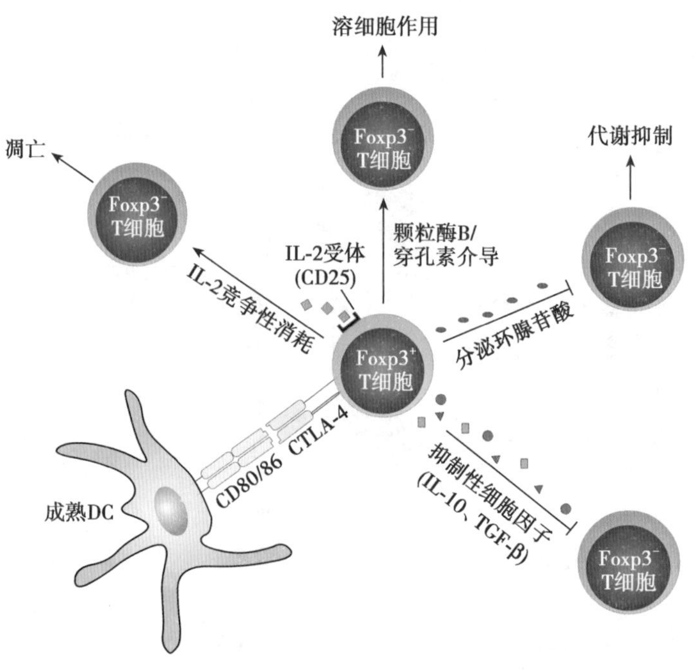

图17-5 Foxp3⁺Treg细胞的免疫调节机制

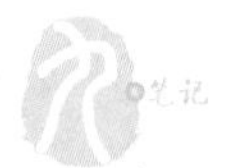

TGF-β 等，抑制细胞活化与增殖；④Treg 能够以颗粒酶 B 或穿孔素依赖的方式杀伤效应 T 细胞或 APC，从而抑制免疫应答；⑤Treg 还可以通过减弱共刺激信号及抑制抗原提呈作用等方式对 APC 进行负向调节。

二、Th1、Th2 和 Th17 的免疫调节作用

Th1 和 Th2 是效应性 T 细胞，但也具有免疫调节作用。Th1 产生的 IFN-γ 可激活胞内 T-bet（Th1 亚群专一性转录因子）的表达，T-bet 可促进 *IFN-γ* 基因转录而抑制 *IL-4* 基因转录；相反，Th2 产生的 IL-4 可激活 Th2 亚群专一性转录因子 Gata-3，后者促进 *IL-4* 基因转录而抑制 *IFNG* 基因转录。其结果是 Th1 和 Th2 可互相调控。

Th17 分泌大量 IL-17A、IL-17F 和 IL-22，通过诱导中性粒细胞局部浸润和炎症效应，在清除胞外病原体及抗真菌感染中发挥重要的作用。Th17 分泌的细胞因子作用于多种免疫或非免疫细胞，发挥免疫调节作用，并在组织炎症和自身免疫病的发生过程中具有重要作用。

三、M2 型巨噬细胞的免疫调节作用

巨噬细胞作为一种具有可塑性和多能性的细胞群体，在体内外不同的微环境影响下，表现出明显的功能差异。目前根据活化状态和发挥功能的不同，巨噬细胞主要可分为 M1 型和 M2 型巨噬细胞。

M1 型巨噬细胞通过分泌促炎性细胞因子和趋化因子，并专职提呈抗原，参与正向免疫应答，发挥免疫防御和监视功能；而 M2 型巨噬细胞仅有较弱抗原提呈能力，主要通过分泌抑制性细胞因子 IL-10 和（或）TGF-β 等下调免疫应答，在免疫调节中发挥重要作用。肿瘤抑制性微环境会诱导巨噬细胞转化为肿瘤相关巨噬细胞（M2），在肿瘤免疫逃逸中发挥重要的作用。

另外，还有其他多种细胞如 $CD8^+CD28^-$T 细胞、Qa-1 限制性 $CD8^+$Treg、NK、NKT、γδT 细胞、Breg、DC 等也具有免疫调节活性。

第三节 其他形式的免疫调节作用

一、活化诱导的细胞死亡对效应细胞的调节

（一）活化诱导的细胞死亡的调节作用和机制

活化诱导的细胞死亡（AICD）指免疫细胞活化并发挥免疫效应后，诱导的一种自发性细胞凋亡。这是一种高度特异性的生理性反馈调节，仅针对被抗原活化并发生克隆扩增的免疫细胞，其目的是限制抗原特异淋巴细胞克隆的容量。

AICD 的机制是免疫细胞活化后表达 Fas 增加，活化的 T 细胞和 NK 细胞大量表达和分泌 FasL，FasL 与免疫细胞表面的 Fas 结合，诱导细胞凋亡（图 17-6）。

（二）AICD 的失效引发临床疾病

Fas 或 *FasL* 基因发生突变后，可因其产物无法相互结合而不能启动死亡信号转导，反馈调节难以奏效。例如对于不断受到自身抗原刺激的淋巴细胞克隆，反馈调节无效意味着细胞增殖失控，形成一群病理性自身反应性淋巴细胞，产生大量自身抗体，呈现全身性自身免疫反应（图 17-7）。*Fas* 和 *FasL* 的突变，分别见于 *lpr* 及 *gld* 基因突变型系统性红斑狼疮自发小鼠。人类相应的疾病称为自身免疫性淋巴细胞增生综合征（autoimmune lymphoproliferative syndrome，ALPS）。ALPS 患儿出现淋巴细胞大量扩增、淋巴结和脾脏肿大，并有溶血性贫血和中性粒细胞减少等症状，检查患儿的 *Fas* 和 *FasL* 基因是否有突变，可用于疾病诊断。

二、神经-内分泌-免疫系统的相互作用和调节

免疫系统行使功能时，往往与其他系统，特别是神经和内分泌系统发生相互作用。例如紧张和精

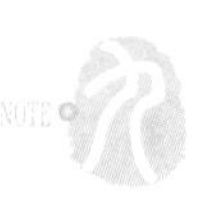

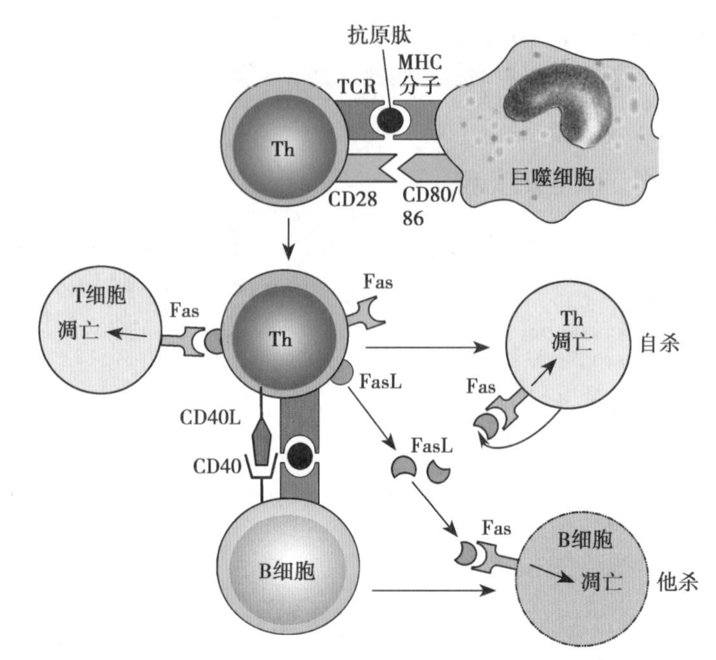

图 17-6 AICD 引起激活的淋巴细胞发生克隆凋亡

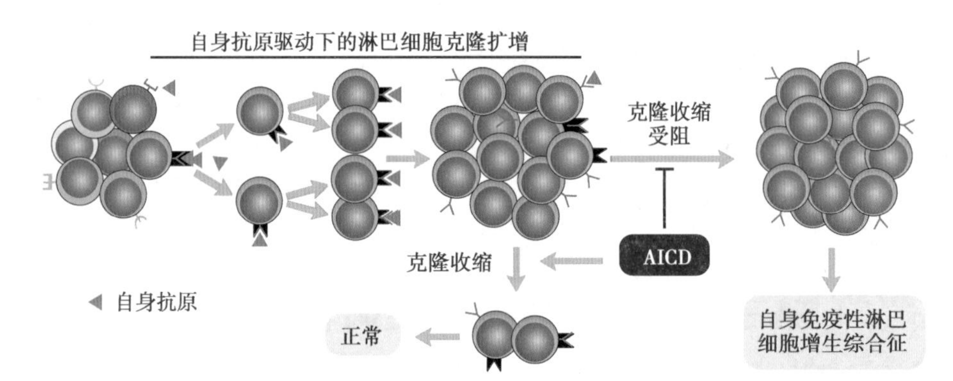

图 17-7 *Fas/FasL* 突变引起自身免疫性淋巴细胞增生综合征

神压力可加速免疫相关疾病的进程，内分泌失调也影响免疫性疾病的发生和发展。

神经内分泌系统和免疫系统调节网络是通过神经递质、神经肽、内分泌激素、细胞因子及其各自的受体相互作用实现的。

淋巴组织和淋巴器官也受到相应的神经支配。神经细胞及内分泌细胞能够分泌多种细胞因子（如 IL-1、IL-2、IL-6、TNF-α 等）直接作用于免疫细胞。同时，几乎所有的免疫细胞均能表达神经递质受体和内分泌激素受体，如皮质类固醇、雄激素、雌激素、生长激素、甲状腺素、胰岛素等受体。神经细胞及内分泌细胞能够通过分泌神经递质或内分泌激素作用于免疫细胞发挥免疫调节功能。

另外，免疫细胞也可以通过分泌 IL-1、IL-6、TNF-α 等细胞因子作用于神经元或内分泌细胞；同时免疫细胞也可以通过分泌激素或神经肽如促肾上腺皮质激素、促甲状腺激素、生长激素、脑啡肽等调控神经-内分泌系统。

手术、烧伤、失血等应激情况下，机体会启动针对创伤的防御性免疫应答。在有些情形下，过度的免疫应答有可能导致器官、组织的损伤，甚至影响到全身各脏器的功能，常见的包括急性呼吸窘迫综合征、急性肾功能不全、脓毒血症等。这时，过多的炎症因子会刺激下丘脑-垂体-肾上腺皮质轴系及交感神经-肾上腺髓质系统的兴奋，生成更多的糖皮质激素。后者扩散进入淋巴细胞内，并与受体结合，进入细胞核，促进抗炎细胞因子基因转录而抑制促炎因子的基因转录，产生抗炎作用，抑制过度的炎症损伤。然而，糖皮质激素引起的免疫抑制一方面可以保护机体免受更严重的损伤，而另一方面却

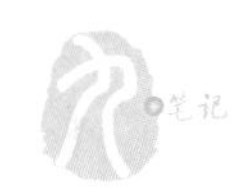

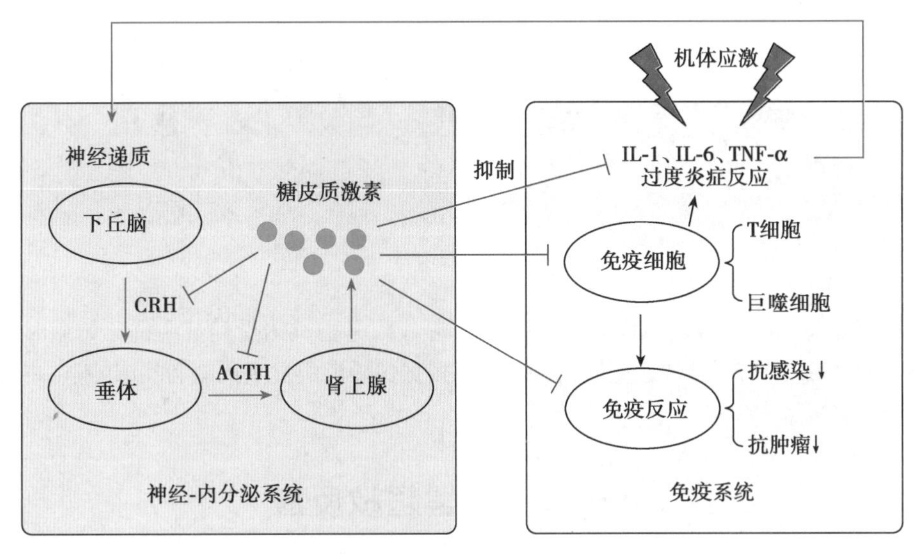

图17-8 糖皮质激素在应激情况下的免疫抑制

CRH：促肾上腺皮质激素释放激素，ACTH：促肾上腺皮质激素

降低了机体对病原体的抵抗力和免疫力，容易引起感染或肿瘤的发生（图17-8）。

三、免疫应答的遗传控制

针对某一特定抗原的刺激，不同个体是否发生免疫应答以及发生的强弱存在明显的差异，这表明免疫应答受遗传背景的严格控制。MHC基因多态性是控制免疫应答水平的主要遗传因素。由于T细胞识别的抗原是与MHC Ⅰ类分子或MHC Ⅱ类分子结合的抗原肽，因此，MHC分子的多态性制约着T细胞的活化。而不同个体所携带的MHC等位基因类型有所差异，所表达的MHC分子结合特定抗原肽的能力也不同，不同个体之间产生免疫应答的强度与有无也有较大差异。

自然选择也会在群体水平上参与免疫调节。群体中的一些个体更适应所处的环境，他们的参与调节机体免疫应答水平及影响免疫应答过程的所谓优势基因，会在长期的自然选择压力下得到保留，使得这些基因在人群中的频率上升，从而整体提高人群对环境的适应能力。

本章小结

免疫调节作用是在免疫应答过程中，由多种免疫分子（抗原、抗体、补体、细胞因子以及膜表面分子等）、多种免疫细胞（T细胞、B细胞、NK细胞、DC细胞和巨噬细胞等）和机体多个系统（神经、内分泌和免疫系统等）共同参与、相互作用和相互制约形成的网络，以维持机体内环境的稳定。同时，免疫应答还受到遗传因素的调控。

思考题

1. 了解Treg细胞和Th细胞亚群对免疫应答的调节作用。
2. 为什么抑制性受体和独特型网络启动的免疫调节具有抗原特异性？
3. 为什么淋巴细胞行使功能后的自杀性调节是免疫系统实施效应功能的限制因素？

（何 维）

第十八章 超敏反应

超敏反应(hypersensitivity),又称为变态反应(allergy),是指机体受到某些抗原刺激时,出现生理功能紊乱或组织细胞损伤的异常适应性免疫应答。根据超敏反应发生机制和临床特点,将其分为Ⅰ、Ⅱ、Ⅲ、Ⅳ四型。

第一节 Ⅰ型超敏反应

Ⅰ型超敏反应的特点是:①由IgE介导,肥大细胞、嗜碱性粒细胞、嗜酸性粒细胞等释放生物活性介质引起的局部或全身反应;②发生快,消退亦快;③常引起生理功能紊乱,少部分可发生组织细胞损伤;④具有明显个体差异和遗传倾向。

一、参与Ⅰ型超敏反应的主要成分

(一)变应原

变应原(allergen)是指能诱导机体产生IgE,引起Ⅰ型超敏反应的抗原物质,可为蛋白质和与蛋白质结合的小分子半抗原物质。

临床常见的变应原主要有:①药物或化学性变应原,如青霉素、磺胺、普鲁卡因、有机碘化合物等分子及其降解产物,多为半抗原,进入机体与某种蛋白结合后获得免疫原性,成为变应原;②吸入性变应原,如花粉颗粒、尘螨排泄物、真菌菌丝及孢子、昆虫毒液、动物皮毛等;③食物变应原如奶、蛋、鱼虾、蟹贝等食物蛋白或肽类物质;④某些酶类物质如尘螨中的半胱氨酸蛋白可引起呼吸道过敏反应;细菌酶类物质(如枯草菌溶素)可引起支气管哮喘。

(二)IgE及其受体

1. IgE 变应原诱导特异性IgE产生是Ⅰ型超敏反应的先决条件。IgE主要由鼻咽、扁桃体、气管和胃肠道黏膜下固有层淋巴组织中的浆细胞产生,这些部位也是变应原易于侵入并引发Ⅰ型超敏反应的部位。变应原激活特异性Th2可产生IL-4、IL-5等细胞因子,诱导特异性B细胞发生IgE类别转换并增殖、分化成产生IgE的浆细胞。

IgE为亲细胞抗体,可在不结合抗原的情况下,通过其Fc段与肥大细胞或嗜碱性粒细胞表面的高亲和力IgE Fc受体(FcεRⅠ)结合,而使机体处于致敏状态。

2. IgE受体 与IgE Fc段特异性结合的受体有两种:FcεRⅠ和FcεRⅡ。FcεRⅠ为高亲和力受体,FcεRⅡ为低亲和力受体。FcεRⅠ在肥大细胞和嗜碱性粒细胞高水平表达,而FcεRⅡ分布比较广泛。临床上,易感个体的淋巴细胞和巨噬细胞高水平表达FcεRⅡ,同时血清中存在高水平分泌型FcεRⅡ。

(三)肥大细胞、嗜碱性粒细胞和嗜酸性粒细胞

1. 肥大细胞和嗜碱性粒细胞 肥大细胞(mast cell)和嗜碱性粒细胞(basophil)在形态学上非常类似,均来源于骨髓髓样前体细胞。肥大细胞主要分布于呼吸道、胃肠道和泌尿生殖道的黏膜上皮及皮肤下的结缔组织内靠近血管处。嗜碱性粒细胞主要分布于外周血中,数量较少,但也可被招募到超敏反应部位发挥作用。两种细胞均高表达FcεRⅠ,胞质中含有嗜碱颗粒,颗粒中储存已合成的组胺、肝素、类蛋白酶、糜蛋白酶、组织蛋白酶G、羧肽酶和TNF-α等生物活性介质。细胞活化时释放这些预

先储存的介质，还产生细胞因子（IL-13、IL-5、GM-CSF、TNF-α 等）、趋化因子 CCL3 和脂类介质（前列腺素 D2，白三烯 C4、D4、E4 和血小板活化因子）。两种细胞表达的膜受体和分泌的细胞因子不尽相同，如肥大细胞表达组胺 H4 受体，分泌 IL-5 等细胞因子，嗜碱性粒细胞表达组胺 H2 受体以及 C3aR 和 C5aR，分泌 IL-4 等细胞因子，因此在Ⅰ型超敏反应中发挥不同的作用。Th2 细胞和 ILC2 细胞也可产生 IL-4 和 IL-5。

2. 嗜酸性粒细胞　嗜酸性粒细胞（eosinophil）来源于骨髓髓样前体细胞。主要分布于呼吸道、消化道和泌尿生殖道黏膜上皮下的结缔组织内，外周血中仅有少量存在。胞质中含有嗜酸颗粒，颗粒中储存已合成的嗜酸性粒细胞阳离子蛋白、主要碱性蛋白、嗜酸性粒细胞衍生的神经毒素、过氧化物酶和胶原酶等。嗜酸性粒细胞活化也产生 IL-13、IL-5、IL-8、GM-CSF、血小板活化因子以及白三烯 C4、D4、E4 等炎性细胞因子。

二、发生机制

（一）机体致敏

变应原进入机体后，诱导变应原特异性 B 细胞产生 IgE 类抗体应答。IgE 以其 Fc 段与肥大细胞或嗜碱性粒细胞表面的 FcεRⅠ结合，形成致敏的肥大细胞或嗜碱性粒细胞，使机体处于对该变应原的致敏状态。通常致敏状态可维持数月甚至更长。如长期不接触相应变应原，致敏状态逐渐消失。

（二）IgE 受体交联引发细胞活化

处于致敏状态的机体再次接触相同变应原时，变应原与致敏的肥大细胞或嗜碱性粒细胞表面 IgE 特异性结合。单个 IgE 结合 FcεRⅠ并不能刺激细胞活化；只有变应原同时与致敏细胞表面的 2 个以上相邻 IgE 结合，使多个 FcεRⅠ交联形成复合物（图 18-1），才能启动活化信号。活化信号由 FcεRⅠ的 β 链和 γ 链胞质区的 ITAM 引发，经多种信号分子转导启动细胞活化，导致脱颗粒（degranulation），释放多种生物活性介质。此外，抗 IgE 抗体交联细胞膜上的 IgE 或抗 FcεRⅠ抗体直接连接 FcεRⅠ均可刺激肥大细胞或嗜碱性粒细胞活化和脱颗粒。

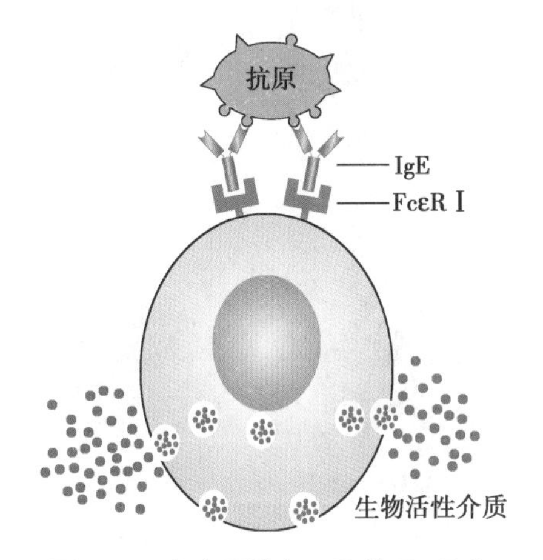

图 18-1　变应原结合 IgE 使 FcεRⅠ交联活化细胞示意图

（三）生物活性介质介导的效应

活化的肥大细胞、嗜碱性粒细胞或嗜酸性粒细胞释放的生物活性介质在介导Ⅰ型超敏反应中发挥不同的生物学效应。

1. 组胺　是一种小分子量的血管活性胺。组胺通过结合受体，发挥其效应功能。H1 ~ H4 等 4 种组胺受体分布于不同细胞，介导不同的效应。H1 介导肠道和支气管平滑肌的收缩、小静脉通透性增加和杯状细胞黏液分泌增多；H2 介导血管扩张和通透性增强，刺激外分泌腺的分泌。肥大细胞和嗜碱性粒细胞上的 H2 则发挥负反馈调节作用，抑制脱颗粒。肥大细胞上 H4 具有趋化作用。

2. 细胞因子　IL-4、IL-13、IL-33 在后期产生，可诱导并放大 Th2 应答，产生 IL-4 和 IL-13 促进 B 细胞产生 IgE；IL-3、IL-5、GM-CSF 促嗜酸性粒细胞分化与活化；TNF-α 参与全身过敏反应性炎症，增加血管内皮细胞黏附分子表达。嗜酸性粒细胞、嗜碱性粒细胞和 Th2 细胞表达 CCR3，与嗜酸性粒细胞趋化因子（eosinophil chemotactic factor，ECF）结合，趋化和活化嗜酸性粒细胞，对嗜碱性粒细胞、Th2、单核-巨噬细胞和中性粒细胞也具有趋化作用。

3. 脂类介质　前列腺素 D2（PGD2）和白三烯 C4、D4、E4（LTC4、LTD4、LTE4）与平滑肌细胞和白细胞上的受体结合，促平滑肌收缩；白三烯使支气管平滑肌强烈而持久地收缩，也可使毛细血管扩张、通透性增加和黏膜腺体分泌增加。血小板活化因子（platelet activating factor，PAF）主要参与迟发相反应，使支气管平滑肌收缩，趋化和活化中性粒细胞、嗜酸性粒细胞和血小板等。

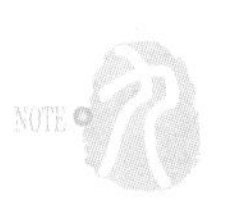

4. 酶类　蛋白酶切割纤维蛋白原、活化胶原酶引起组织损伤。糜蛋白酶可引起短暂的血管收缩、减少上皮基底液的分泌。组织蛋白酶 G、羧肽酶和嗜酸性粒细胞胶原酶参与结缔组织基质的重塑。嗜酸性粒细胞过氧化物酶可刺激组胺释放。

5. 其他　嗜酸性粒细胞阳离子蛋白和嗜酸性粒细胞衍生的神经毒素具有神经毒性。主要碱性蛋白有刺激肥大细胞和嗜碱性粒细胞活化脱颗粒作用，此效应可被 IL-3、IL-5 和 GM-CSF 等增强。

（四）局部或全身性Ⅰ型超敏反应发生

活化的肥大细胞和嗜碱性粒细胞释放的生物活性介质作用于效应组织和器官，引起局部或全身性的超敏反应。根据反应发生的快慢和持续时间的长短，可分为速发相反应（immediate reaction）和迟发相反应（late-phase reaction）两种类型。速发相反应通常在接触变应原后数秒钟内发生，可持续数小时，主要由组胺、前列腺素等引起，表现为毛细血管扩张，血管通透性增强，平滑肌收缩，腺体分泌增加。速发相反应中肥大细胞等释放的 ECF、IL-3、IL-5 和 GM-CSF 等多种细胞因子，可吸引大量嗜酸性粒细胞到达反应部位，又可促进嗜酸性粒细胞的增殖和活化。迟发相反应发生在变应原刺激后 4～6 小时，可持续数天以上，表现为局部以嗜酸性粒细胞（约占 30%）、中性粒细胞、巨噬细胞、Th2 和嗜碱性粒细胞浸润为特征的炎症反应。迟发相反应如特应性皮炎和哮喘的组织中主要浸润嗜酸性粒细胞和 Th2，也有 Th1 和 Th17 的参与。肥大细胞释放的中性粒细胞趋化因子趋化中性粒细胞在反应部位聚集，释放溶酶体酶等物质，参与迟发相反应。Ⅰ型超敏反应发生机制如图 18-2 所示。（动画 18-1“Ⅰ型超敏反应的发生机制”）

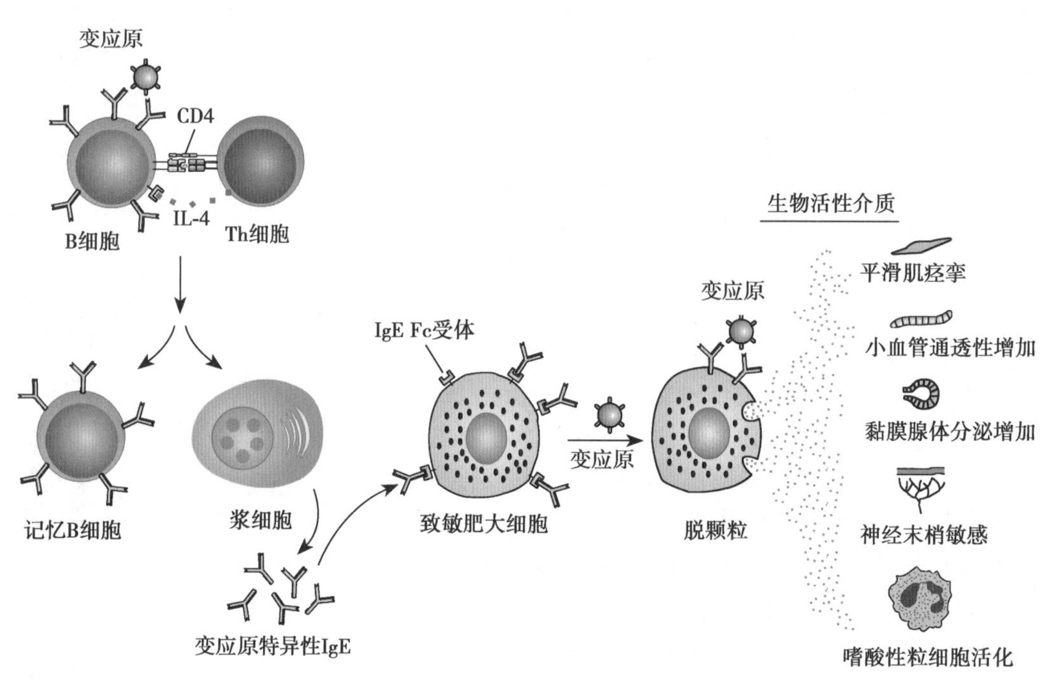

图 18-2　Ⅰ型超敏反应发生机制示意图

三、遗传与环境因素

某些人接触环境中的普通抗原物质刺激后易发生Ⅰ型超敏反应性疾病，被称为特应性（atopy）个体。特应性个体具有异常高水平的循环 IgE、分泌型 FcεRⅡ和嗜酸性粒细胞，淋巴细胞和巨噬细胞表达 FcεRⅡ也增加，表现为家族遗传特性。Ⅰ型超敏反应性疾病的发生与个体的遗传因素及所处的外界环境密切相关。

（一）遗传因素

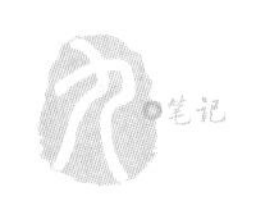

Ⅰ型超敏反应性疾病是多基因参与的复杂疾病。相关基因包括：①位于 5Q31-33 的紧密连锁的

促 IgE 类别转换、嗜酸性粒细胞存活和肥大细胞增殖的基因群，包括编码多种细胞因子的基因。其中编码 IL-4 启动子区的基因变异，使 IL-4 分泌增多，导致 IgE 大量产生。②位于 11Q12-13 的编码高亲和性 FcεRⅠβ 亚单位的基因，其多态性同哮喘和湿疹的发生密切相关。

（二）环境因素

特应性个体易于发生哮喘和湿疹等Ⅰ型超敏反应性疾病，但实际发生频率仅为特应性个体的 10%～30%。易感性因素分析表明，环境因素和遗传因素在哮喘的发生危险中各占 50%。增加超敏反应概率的环境因素主要是儿童早期接触病原体、暴露于动物和土壤微生物及建立肠道正常菌群不足。因此卫生假说（hygiene hypothesis）认为：儿童早期接触相对卫生较差的环境，特别是易于引起感染的环境，有助于防止变态反应性哮喘的发生。其机制主要是由于儿童早期接触微生物，易于激活 Th1 应答及 Th1 细胞因子的产生，同时诱导 Treg 的产生抑制 Th2 细胞及相关细胞因子的产生，阻断 IgE 抗体的产生。

四、临床常见疾病

（一）全身过敏性反应

1. 药物过敏性休克 青霉素过敏最为常见，头孢菌素、链霉素、普鲁卡因等也可引起过敏性休克。青霉素本身无免疫原性，但其降解产物青霉噻唑醛酸或青霉烯酸，与体内组织蛋白共价结合后，可刺激机体产生特异性 IgE，使肥大细胞和嗜碱性粒细胞致敏。当机体再次接触青霉素时，青霉噻唑醛酸或青霉烯酸蛋白可通过交联结合靶细胞表面 IgE 而触发过敏反应，重者可发生过敏性休克甚至死亡。青霉素制剂在弱碱性溶液中易形成青霉烯酸，因此使用青霉素时应临用前配制，放置 2 小时后不宜使用。临床发现少数人在初次注射青霉素时也可发生过敏性休克，这可能与其曾经使用过被青霉素污染的医疗器械或吸入空气中青霉菌孢子而使机体处于致敏状态有关。

2. 血清过敏性休克 临床应用动物免疫血清如破伤风抗毒素、白喉抗毒素进行治疗或紧急预防时，有些患者可因曾经注射过相同血清制剂已被致敏而发生过敏性休克，重者可在短时间内死亡。

（二）局部过敏反应

1. 呼吸道过敏反应 因吸入花粉、尘螨、真菌和毛屑等变应原或呼吸道病原微生物感染引起，临床常见过敏性鼻炎和过敏性哮喘。过敏性哮喘有速发相和迟发相反应两种类型，以局部出现嗜酸性粒细胞和中性粒细胞浸润的炎症反应为特征。

2. 消化道过敏反应 少数人进食鱼、虾、蟹、蛋、奶等食物后可发生过敏性胃肠炎，出现恶心、呕吐、腹痛和腹泻等症状，严重者也可发生过敏性休克。患者肠道菌群失调、肠道天然免疫耐受被打破、胃肠道黏膜表面分泌型 IgA 含量明显减少和蛋白水解酶缺乏与消化道过敏反应发生有关。

3. 皮肤过敏反应 主要包括荨麻疹、特应性皮炎（湿疹）和血管神经性水肿，可由药物、食物、肠道寄生虫或冷热刺激等引起。口服青霉素对已被青霉素致敏的患者也可引发湿疹。临床上可见一种慢性荨麻疹，是由体内产生的抗 FcεR1α 链的 IgG 类抗体引起，为Ⅱ型超敏反应。

五、防治原则

（一）查明变应原，避免接触

通过询问过敏史和皮肤试验查明变应原、避免与之接触是预防Ⅰ型超敏反应的最有效方法。皮肤试验通常是将可能引起过敏反应的药物、生物制品或其他变应原稀释后，在受试者前臂内侧做皮内注射，15～20 分钟后观察结果。若局部皮肤出现风团直径>1cm 为皮试阳性，提示为过敏原。

（二）脱敏治疗

脱敏治疗是一种过敏性疾病特异性的免疫防治方法。

1. 异种免疫血清脱敏疗法 抗毒素皮试阳性但又必须使用者，可采用小剂量、短间隔（20～30 分钟）多次注射抗毒素血清的方法进行脱敏治疗。其机制是小剂量多次注射抗毒素血清可使体内致敏靶细胞分期分批脱敏，以致最终全部解除致敏状态。再次大剂量注射抗毒素血清就不会发生过敏反

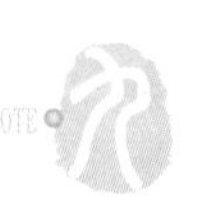

应。但此种脱敏是暂时的，经一定时间后机体又可重新被致敏。

2. 特异性变应原脱敏疗法 对已查明而难以避免接触的变应原如花粉、尘螨等，可采用小剂量、间隔较长时间、反复多次皮下注射的方法进行脱敏治疗。其作用机制是：①通过改变抗原进入途径，诱导机体产生特异性 IgG 或 IgA 类抗体，降低 IgE 抗体应答；②通过 IgG 类封闭抗体与相应变应原结合，阻断变应原与致敏靶细胞上的 IgE 结合；③诱导特异性 Treg 细胞产生免疫耐受；④诱导 Th2 型应答转向 Th1 型应答，减少 IgE 类抗体的产生。

（三）药物防治

1. 抑制生物活性介质合成和释放 ①阿司匹林为环氧合酶抑制剂，可抑制 PGD_2 等介质生成；②色甘酸钠可稳定细胞膜，阻止致敏靶细胞脱颗粒释放生物活性介质；③肾上腺素、异丙肾上腺素和前列腺素 E 可通过激活腺苷酸环化酶促进 cAMP 合成；甲基黄嘌呤和氨茶碱则可通过抑制磷酸二酯酶阻止 cAMP 分解。两者均可升高细胞内 cAMP 水平抑制靶细胞脱颗粒和生物活性介质的释放。

2. 拮抗生物活性介质的作用 苯海拉明、氯苯那敏、异丙嗪等抗组胺药物，可通过与组胺竞争结合效应细胞细胞膜上组胺受体而发挥抗组胺作用；阿司匹林为缓激肽拮抗剂；多根皮苷酊磷酸盐则对 LTs 具有拮抗作用。

3. 改善效应器官反应性 肾上腺素不仅可解除支气管平滑肌痉挛，还可使外周毛细血管收缩而升高血压，因此在抢救过敏性休克时具有重要作用。葡萄糖酸钙、氯化钙、维生素 C 等除可解痉外，还能降低毛细血管通透性和减轻皮肤与黏膜的炎症反应。

（四）免疫生物疗法

根据细胞因子调控 IgE 产生和 IgE 介导Ⅰ型超敏反应的机制，治疗Ⅰ型超敏反应的免疫生物方法包括：①用人源化抗 IgE 单克隆抗体，抑制肥大细胞和嗜碱性粒细胞释放介质，治疗持续性哮喘；②应用抗 IL-5 抗体抑制 IL-5 的活性，临床用于治疗高嗜酸性粒细胞综合征，也用于哮喘的治疗；③将 IL-12 等 Th1 型细胞因子与变应原共同免疫，可使 Th2 型免疫应答向 Th1 型转换，下调 IgE 的产生；④将编码变应原的基因插入 DNA 载体（含非甲基化 CpG）制成 DNA 疫苗进行接种，有助于诱导 Th1 型应答。后两者仅处于动物实验阶段。

第二节 Ⅱ型超敏反应

Ⅱ型超敏反应的特点是由抗细胞表面和细胞外基质抗原的特异性 IgG 或 IgM 类抗体与相应抗原结合后，在补体、吞噬细胞和 NK 细胞参与下，引起的以细胞溶解或组织损伤为主的病理性免疫反应，发作较快。

一、发生机制

（一）诱导Ⅱ型超敏反应的靶抗原

正常、改变的和被抗原或抗原表位结合修饰的自身组织细胞及细胞外基质，均可成为Ⅱ型超敏反应的靶抗原。靶抗原可以是：①正常存在于血细胞表面的同种异型抗原，如 ABO 血型抗原、Rh 抗原和 HLA 抗原；②外源性抗原与正常组织细胞之间存在的共同抗原，如链球菌细胞壁的成分与心脏瓣膜、关节组织之间的共同抗原；③感染和理化因素所致改变的自身组织细胞和细胞外基质抗原；④结合在自身组织细胞表面的药物抗原或抗原-抗体复合物。

（二）损伤机制

抗上述自身组织抗原的抗体通过下述机制引起病理损伤。

1. 调理和吞噬作用杀伤靶细胞 抗细胞表面抗原的特异性抗体 IgG 或 IgM 与靶细胞表面抗原结合后，通过经典途径激活补体溶解靶细胞，或通过补体活化产生的 C3b 和 IgG 的 Fc 段分别与吞噬细胞表面的相应受体结合，调理吞噬细胞，介导杀伤靶细胞。

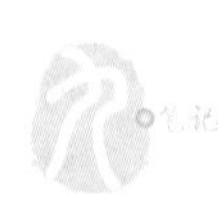

2. 炎症损伤 结合靶细胞抗原的抗体激活补体产生 C3a 和 C5a，募集中性粒细胞和巨噬细胞，并

分别与细胞表面表达的IgG Fc受体、C3a受体和C5a受体结合，致使吞噬细胞活化，释放溶酶体酶和反应性活性氧等生物活性物质，引起组织损伤。

3. ADCC作用 IgG类抗体与靶细胞特异性结合后，其Fc段可与NK细胞、单核巨噬细胞和中性粒细胞表面的FcγR结合，介导靶细胞的杀伤。（动画18-2“Ⅱ型超敏反应的发生机制”）

二、临床常见疾病

1. 输血反应 多发生于ABO血型不符的输血。供血者红细胞表面的血型抗原与受者血清中的天然抗体(IgM)结合后，激活补体溶解红细胞，引起溶血反应。反复输血可诱导机体产生抗血小板或抗白细胞抗体，引起非溶血性输血反应。

2. 新生儿溶血症 血型为Rh^-的母亲由于输血、流产或分娩等原因接受Rh^+红细胞刺激后，可产生抗Rh的IgG类抗体。再次妊娠且胎儿血型为Rh^+时，抗Rh抗体通过胎盘进入胎儿体内，溶解红细胞，引起流产、死胎或新生儿溶血症。母子间ABO血型不符引起的新生儿溶血症的症状较轻。全身换血可治疗新生儿溶血症。

3. 自身免疫性溶血性贫血 服用甲基多巴类药物或流感病毒、EB病毒感染机体后，可使红细胞膜表面成分发生改变，从而刺激机体产生相应抗体。这种抗体与改变的红细胞表面成分特异性结合、激活补体，溶解红细胞，引起自身免疫性溶血性贫血。

4. 药物过敏性血细胞减少症 青霉素、磺胺、安替比林、奎尼丁和非那西汀等药物能与血细胞膜蛋白或血浆蛋白结合获得免疫原性，刺激机体产生针对药物的特异性抗体。抗体与结合药物的红细胞、粒细胞或血小板作用，或与药物结合形成抗原-抗体复合物后，再与具有FcγR的血细胞结合，引起药物性溶血性贫血、粒细胞减少症或血小板减少性紫癜。

5. 肺出血-肾炎综合征（Goodpasture’s syndrome） 患者产生针对肺泡和肾小球基底膜的非胶原NC1蛋白的IgG类抗体，在肺泡基底膜和肾小球基底膜结合该抗原，激活补体或通过调理吞噬破坏组织细胞，导致肺出血和肾炎。其机制是病毒、药物、有机溶剂等损伤肺泡基底膜，诱导产生自身抗体。

6. 甲状腺功能亢进症（Graves病） 抗甲状腺刺激素(TSH)受体的IgG类自身抗体能高亲和力结合TSH受体，刺激甲状腺细胞持续分泌大量甲状腺素，引起甲状腺功能亢进症。

7. 其他 抗乙酰胆碱受体的自身抗体与该受体结合，干扰乙酰胆碱的作用，减少受体的数量，从而导致重症肌无力。抗链球菌细胞壁抗体与心肌发生交叉反应，产生炎症反应和刺激巨噬细胞活化，引起急性风湿性心肌炎或血管炎。

第三节 Ⅲ型超敏反应

Ⅲ型超敏反应是由抗原和抗体结合形成中等大小的可溶性免疫复合物沉积于局部或全身多处毛细血管基底膜后激活补体，并在中性粒细胞、血小板、嗜碱性粒细胞等效应细胞参与下，引起的以充血水肿、局部坏死和中性粒细胞浸润为主要特征的炎症反应和组织损伤(图18-3)。

一、发生机制

（一）可溶性免疫复合物的形成与沉积

血液循环中的可溶性抗原与相应抗体结合形成可溶性免疫复合物(immune complex, IC)。正常情况下机体通过单核-巨噬细胞吞噬可清除IC。但在某些情况下，可溶性IC不能被有效清除，沉积于毛细血管基底膜引起炎症反应和组织损伤。

导致免疫复合物沉积的机制有：

1. 免疫复合物的特殊理化性质导致不被清除 ①抗原与抗体的比例影响IC的大小：抗原抗体比例合适时，形成大分子的IC，易被吞噬清除；抗原(或抗体)过剩则形成小分子IC，从肾小球滤过；只

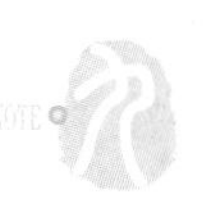

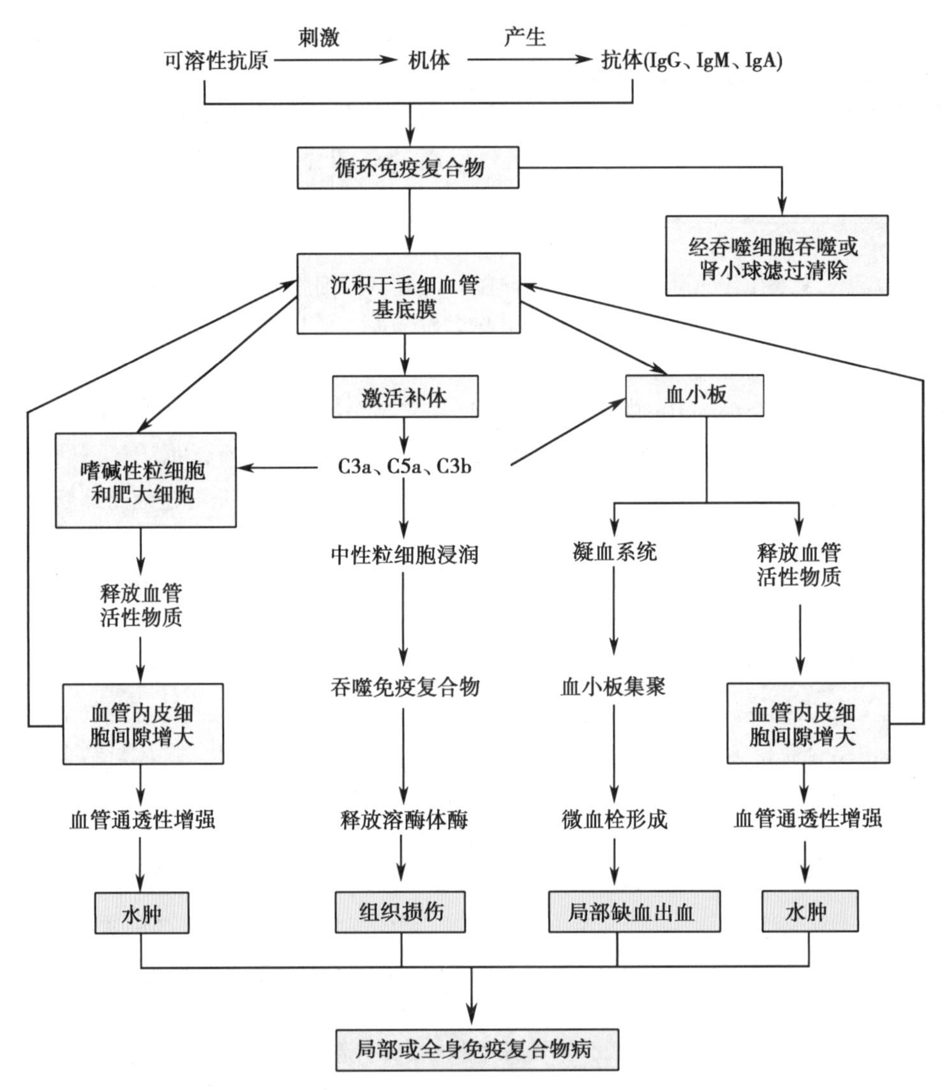

图18-3 Ⅲ型超敏反应的发生机制

有抗原抗体在一定比例形成约1000kD的中等分子量大小的IC时，才不易被吞噬，导致组织沉积。②免疫复合物的量过大、持续存在或吞噬细胞功能异常或缺陷，不能有效将其清除。③IC的理化特点（荷电性、结合价、亲和力等）影响IC的形成和沉积。如荷正电的抗原（DNA抗原等）形成的IC容易与荷负电的肾小球基底膜结合，形成持久组织损伤。

2. 机体清除免疫复合物能力降低　IC的清除主要通过调理吞噬和免疫黏附作用，补体、补体受体或FcγR缺陷使清除IC能力降低，导致血液中大量IC存在。

3. 血管通透性等因素　①血管通透性增加：IC可激活补体产生过敏毒素（C3a和C5a）和C3b，使肥大细胞、嗜碱性粒细胞和血小板活化，也可直接与血小板表面FcγR结合使之活化，释放组胺等血管活性物质。高浓度血管活性物质可使血管内皮细胞间隙增大，血管通透性增加，有助于免疫复合物沉积。②血管内高压及形成涡流：肾小球基底膜和关节滑膜等处的毛细血管压较高，血流缓慢；动脉交叉口、脉络膜丛和眼睫状体等处易产生涡流。血管内高压与涡流均有助于免疫复合物沉积。

（二）免疫复合物沉积引起的组织损伤

1. 补体的作用　免疫复合物通过经典途径激活补体，产生补体裂解片段C3a和C5a。C3a和C5a与肥大细胞或嗜碱性粒细胞上的C3a和C5a受体结合，使其释放组胺等活性介质，致局部毛细血管通透性增加，渗出增多，出现水肿。C3a和C5a同时又可趋化中性粒细胞到沉积部位。

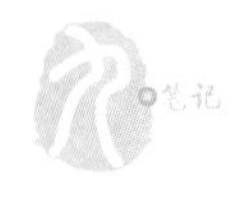

2. 中性粒细胞的作用　聚集的中性粒细胞在吞噬免疫复合物的同时，释放多种溶酶体酶，包括

蛋白水解酶、胶原酶和弹性纤维酶等，水解血管及局部组织。

3. 血小板和嗜碱性粒细胞的作用 肥大细胞或嗜碱性粒细胞活化释放的PAF可损伤组织，使局部血小板集聚、激活，促进血栓形成，引起局部出血、坏死。血小板活化还可释放血管活性胺类物质，进一步加重水肿。

二、临床常见疾病

（一）局部免疫复合物病

1. Arthus反应 是局部Ⅲ型超敏反应。用马血清经皮下免疫家兔数周后，再次重复注射同样血清后在注射局部出现红肿反应，3～6小时达到高峰。红肿程度随注射次数增加而加重，注射5～6次后，局部出现缺血性坏死，反应可自行消退或痊愈，此为Arthus反应。其机制是，反复马血清免疫诱导机体产生大量抗体，再次注射马血清后，抗体与局部抗原在血管壁相遇，结合成为IC并沉积，引起局部血管炎。

2. 类Arthus反应 胰岛素依赖型糖尿病患者局部反复注射胰岛素后可刺激机体产生相应IgG类抗体，若再次注射胰岛素，在注射局部出现红肿、出血和坏死等类似Arthus反应的炎症反应。长期吸入抗原性粉尘、真菌孢子等，再次吸入相同抗原后也能在肺泡间形成IC，引起过敏性肺泡炎。

（二）全身性免疫复合物病

1. 血清病 通常是在初次大量注射抗毒素（异种动物血清，如抗破伤风毒素和抗蛇毒血清）后1～2周发生，其主要临床症状是发热、皮疹、淋巴结肿大、关节肿痛和一过性蛋白尿等。这是由于患者体内新产生的针对抗毒素的抗体与大量未排除的抗毒素结合形成大量中等分子量的免疫复合物所致。血清病具有自限性，停止注射抗毒素后症状可自行消退。临床应用抗TNF-α单抗、大剂量注射青霉素、磺胺等药物也可引起血清病样反应。

2. 链球菌感染导致的肾小球肾炎 一般发生于A族溶血性链球菌感染后2～3周。此时体内产生抗链球菌抗体，与链球菌可溶性抗原结合形成循环免疫复合物，沉积在肾小球基底膜上，引起免疫复合物型肾炎。免疫复合物型肾小球肾炎也可在其他病原微生物如葡萄球菌、肺炎双球菌、乙型肝炎病毒或疟原虫感染后发生。

第四节 Ⅳ型超敏反应

Ⅳ型超敏反应是受抗原刺激产生的效应T细胞介导的以单个核细胞浸润为主要特征的炎症性免疫应答。Ⅳ型超敏反应发生较慢，亦称迟发型超敏反应（delayed type hypersensitivity，DTH），通常在再次接触抗原后24～72小时出现。效应T细胞主要包括Th1、Th17和CTL亚群。巨噬细胞在应答中除作为APC外，也是重要的效应细胞。

一、诱导Ⅳ型超敏反应的靶抗原

引起Ⅳ型超敏反应的抗原主要有胞内寄生菌、病毒、寄生虫和化学物质。这些抗原物质经APC摄取、加工成抗原肽，形成抗原肽-MHCⅠ/Ⅱ类分子复合物，表达于APC表面，提呈给特异性T细胞识别，并使之活化和分化成为效应T细胞。

二、发生机制

（一）Th细胞介导的炎症反应和组织损伤

抗原激活的效应Th1细胞释放多种细胞因子如IFN-γ、TNF-α、LT-α（TNF-β）和趋化因子MCP-1等。TNF-α和LT-α使局部血管内皮细胞黏附分子的表达增加，MCP-1趋化单个核细胞，促进巨噬细胞和淋巴细胞至抗原部位聚集，引起组织损伤；IFN-γ和TNF-α可使巨噬细胞活化，进一步释放促炎细胞因子IL-1和IL-6等加重炎症反应。Th1细胞还可借助FasL杀伤表达Fas的靶细胞。抗原激活

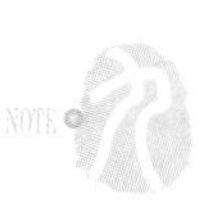

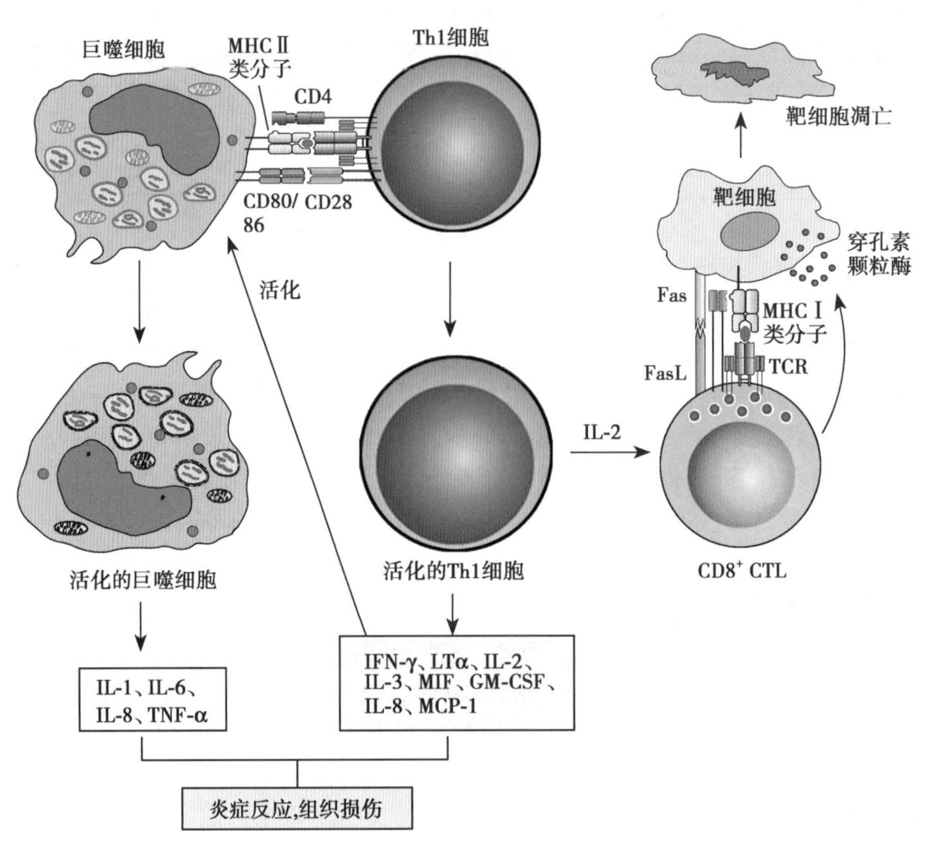

图18-4 Ⅳ型超敏反应的发生机制

的Th17细胞产生的IL-17可募集单核细胞和中性粒细胞到达抗原部位参与组织损伤(图18-4)。

(二)CTL介导的细胞毒作用

效应CTL与靶细胞相互作用后活化,释放穿孔素和颗粒酶等,诱导靶细胞凋亡;或通过其表面的FasL与靶细胞表面的Fas结合,导致靶细胞凋亡。(动画18-3"Ⅳ型超敏反应的发生机制")

三、临床常见疾病

1. 结核病 结核病是典型的感染性迟发型超敏反应性疾病。胞内感染有结核分枝杆菌的巨噬细胞在Th1释放的IFN-γ作用下被活化后清除结核杆菌。如结核杆菌抵抗活化巨噬细胞的杀菌效应则可发展为慢性感染,形成肉芽肿(granuloma)。肉芽肿的中央是由巨噬细胞融合所形成的巨细胞,外围包绕大量T细胞和成纤维细胞,在缺氧和巨噬细胞及T细胞的细胞毒作用下,导致干酪样坏死。结核菌素试验为典型的实验性迟发型超敏反应。

2. 接触性皮炎 接触性皮炎为典型的接触性迟发型超敏反应。由于接触小分子半抗原物质如油漆、染料、农药、化妆品和某些药物(磺胺和青霉素)等引起皮肤局部红肿、皮疹和水疱,严重者可发生皮肤剥脱。其机制为:小分子半抗原与体内蛋白质结合成完全抗原,经朗格汉斯细胞摄取并提呈给T细胞,使其活化、分化为效应性和记忆性Th1、Th17。机体再次接触相应抗原后刺激记忆性T细胞活化,产生IFN-γ和IL-17等细胞因子,使皮肤角化细胞释放促炎细胞因子和趋化因子,诱导单核细胞趋化并分化为巨噬细胞,介导组织炎症损伤。

3. 其他 临床其他主要由T细胞介导的炎症性疾病也与Ⅳ型超敏反应相关,如Th1和Th17介导的类风湿性关节炎、多发性硬化、炎症性肠病和银屑病以及CTL介导的1型糖尿病等。

四、Ⅳ型超敏反应的皮试检测

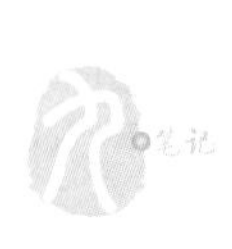

通过皮试法检测机体细胞免疫对某抗原的应答强度可明确Ⅳ型超敏反应。给受试者上臂皮内注

射一定量抗原,48～72 小时观察注射部位的炎症反应。注射部位出现红肿、硬结为皮试阳性,说明该机体存在针对受试抗原的特异性致敏 Th1 细胞。例如常见的结核菌素皮试实验:通过皮内注射结核分枝杆菌细胞壁的纯蛋白衍生物(PPD),72 小时后观察局部皮肤硬结的程度,用以判定某个体是否患有结核病以及卡介苗(BCG)接种的免疫效果。

本章小结

Ⅰ型超敏反应主要由 IgE 抗体介导,无补体参与,由致敏肥大细胞和嗜碱性粒细胞释放的多种生物活性介质引起的,以组织器官功能紊乱为主要特征的疾病,其症状发生快、消退快,与遗传关系也最明显。

Ⅱ型超敏反应由抗组织和细胞表面抗原的 IgG 或 IgM 类抗体介导,血细胞是主要靶细胞,需要补体活化、炎性细胞聚集并活化,以及受体功能异常为该型反应机制。

Ⅲ型超敏反应由可溶性抗原与 IgM 或 IgG 类抗体形成的中等大小的免疫复合物介导,需要补体参与,白细胞聚集和活化。

Ⅳ型超敏反应由 $CD4^{+}T$ 细胞介导,引起组织损伤的机制是巨噬细胞和淋巴细胞的局部浸润、活化及细胞因子的产生。

临床实际情况是复杂的。一方面,同一抗原在不同条件下能够引起不同类型的超敏反应。如青霉素,它可以引起Ⅰ型过敏性休克;结合于血细胞表面可引起Ⅱ型超敏反应;如与血清蛋白质结合可能出现Ⅲ型超敏反应,而青霉素油膏局部应用可引起Ⅳ型超敏反应。另一方面,有些超敏反应性疾病可由多种不同类型的超敏反应共同作用而引起,如链球菌感染后肾小球肾炎和系统性红斑狼疮,均可通过Ⅱ型或Ⅲ型超敏反应引起。Ⅰ型、Ⅱ型、Ⅲ型和Ⅳ型四种类型超敏反应的比较如表 18-1。

表 18-1 四种类型超敏反应的比较

	Ⅰ型	Ⅱ型	Ⅲ型	Ⅳ型
抗体、效应 T 细胞	IgE	IgG、IgM	IgG	Th1、Th17、CTL
抗原	可溶性抗原	细胞抗原、基质抗原	可溶性抗原	可溶性抗原、细胞性抗原
效应机制	变应原与结合在肥大细胞或嗜碱性粒细胞上的 IgE 结合并交联,使细胞释放活性介质,引起平滑肌收缩、血管扩张通透性增强、黏膜腺体分泌增加	抗体与细胞或基质抗原结合,通过调理吞噬细胞、ADCC 和激活补体破坏细胞	抗原抗体复合物沉积组织,通过活化补体、中性粒细胞集聚和活化血小板导致炎症性组织损伤	Th1 和 Th17 细胞释放细胞因子活化 CTL 和巨噬细胞,导致局部组织损伤;CTL 也可直接识别和杀伤靶细胞
临床常见病举例	药物过敏性休克、支气管哮喘、枯草热、食物过敏症、湿疹等	输血反应、新生儿溶血症、药物过敏性血细胞减少症等	Arthus 反应、血清病、肾小球肾炎等	接触性皮炎、结核病、多发性硬化症、1 型糖尿病等

思考题

1. 青霉素引起的过敏性休克和吸入花粉引起的支气管哮喘属于哪一型超敏反应?其发病机制如何?简述其防治方法和原理。

2. 在Ⅱ型和Ⅲ型超敏反应性疾病发生过程中,两者参与因素有何异同?请举例说明。

3. 请以结核杆菌感染为例,试述Ⅳ型超敏反应的发生机制与其他三型有何不同。

(吕昌龙)

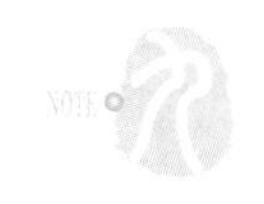

第十九章　自身免疫病

正常机体的免疫系统具有区别“自己”和“非己”的能力，对非己抗原能够发生免疫应答，对自身抗原则处于无应答或微弱应答状态，称为免疫耐受（immunological tolerance）。在免疫耐受状态下，一定量的自身反应性T细胞（autoreactive T lymphocytes）和自身抗体（autoantibody）普遍存在于所有个体的外周免疫系统中，有利于协助清除衰老变性的自身成分，对维持免疫自稳（immunolo-gical homeostasis）具有重要的生理学意义，称为自身免疫（autoimmunity）。自身免疫病（autoimmune disease，AID）是在某些遗传因素和环境因素等内因和外因诱发下自身免疫耐受状态被打破或自身免疫性细胞调节异常，免疫系统对自身抗原产生持续迁延的免疫应答，造成了自身组织细胞损伤或功能异常而导致的临床病症。

第一节　自身免疫病的诱发因素及机制

诱发自身免疫病发生相关的因素有很多。一般认为在遗传因素与环境因素相互影响和作用下，自身抗原的改变和免疫系统的异常引起自身免疫耐受的终止和破坏，从而导致自身反应性淋巴细胞的活化，自身抗体和（或）自身反应性T细胞的产生，最终破坏表达相应自身抗原的靶器官和组织，导致自身免疫病的发生。

一、自身抗原的改变

环境因素，如感染、化学物质或药物，物理因素（如寒冷、潮湿、日晒）以及局部组织损伤可导致自身抗原释放或性质改变，从而诱发自身免疫应答。

1. 免疫隔离部位抗原的释放　免疫豁免部位，如脑、睾丸、眼球、心肌和子宫等，由于其中的某些自身抗原成分（如神经髓鞘磷脂碱性蛋白、精子、眼晶状体等）和免疫系统相对隔离，因此在免疫系统发育过程中，针对这些隔离自身抗原的淋巴细胞克隆未被清除，而存在于外周免疫器官中。存在于免疫隔离部位的自身抗原成分称为隐蔽抗原（secluded antigen）或隔离抗原（sequestered antigen）。在手术、外伤或感染等情况下，隔离抗原可释放入血液和淋巴液，与免疫系统接触，使自身反应性淋巴细胞活化，导致自身免疫病。例如，由于眼的外伤，使眼晶状体蛋白进入血液和淋巴液，刺激免疫系统产生特异性CTL，对健侧眼组织发动攻击，引发自身免疫性交感性眼炎（图19-1）。

2. 自身抗原的改变　生物、物理、化学以及药物等因素可使自身抗原发生改变，从而产生针对改变自身抗原的自身抗体和T细胞，引起自身免疫病。如肺炎支原体感染可改变人红细胞的抗原性，使其刺激机体产生抗红细胞抗体，引起溶血性贫血。一些小分子药物，如青霉素、头孢菌素等，可吸附到红细胞表面，使其获得免疫原性，刺激机体产生抗体，引起药物相关的溶血性贫血。抗原性发生变化的自身IgG，可刺激机体产生针对此IgG的IgM类自身抗体，称为类风湿因子（rheumatoid factor，RF）。RF和变性的自身IgG形成的免疫复合物可引发包括类风湿关节炎等多种自身免疫病。在系统性红斑狼疮（systemic lupus erythematosus，SLE）发病过程中，如果皮肤暴露于紫外线，可使其胸腺嘧啶二聚体增加，使自身DNA成为自身免疫应答的靶抗原；紫外线还可促进角质细胞产生IL-1、TNF-α等细胞因子，诱发自身免疫应答。

3. 分子模拟　有些微生物与人体细胞或细胞外成分有相同或类似的抗原表位，在感染人体后激

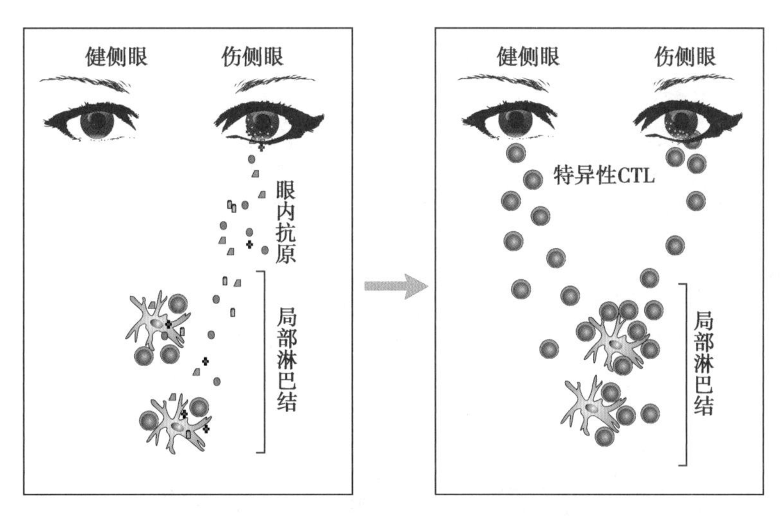

图 19-1 自身免疫性交感性眼炎的发生

发针对微生物抗原的免疫应答,也能攻击含有相同或类似表位的人体细胞或细胞外成分,这种现象被称为分子模拟(molecular mimicry)。分子模拟可引发多种自身免疫病。如 EB 病毒等编码的蛋白与髓鞘磷脂碱性蛋白(MBP)有较高的同源性,病毒感染可引发多发性硬化症(multiple sclerosis,MS);A 型溶血性链球菌细胞壁 M 蛋白抗原与人肾小球基底膜、心肌间质和心瓣膜有相似表位,该菌感染刺激产生的特异性抗体,可与肾脏和心脏部位的相似表位发生交叉反应,引发急性肾小球肾炎和风湿性心脏病;柯萨奇病毒感染激发的免疫应答可攻击胰岛细胞,引发糖尿病。

4. 表位扩展 一个抗原可能有多种表位,包括优势表位(dominant epitope)和隐蔽表位(cryptic epitope)。优势表位也称原发表位(primary epitope),是在一个抗原分子的众多表位中首先激发免疫应答的表位。隐蔽表位也称继发表位(secondary epitope),其隐藏于抗原内部或密度较低,是在一个抗原分子的众多表位中后续刺激免疫应答的表位。表位扩展(epitope spreading)指免疫系统先针对抗原的优势表位发生免疫应答,如果未能及时清除抗原,可相继对隐蔽表位发生免疫应答。表位扩展是自身免疫病发生发展的机制之一。在淋巴细胞发育过程中,针对自身抗原隐蔽表位的免疫细胞克隆可能未经历在骨髓或胸腺中的阴性选择,成为逃逸到外周的自身反应性淋巴细胞克隆。在自身免疫病的进程中,随着免疫系统对自身组织的不断损伤,表位扩展使隐蔽的自身抗原不断受到新的免疫攻击,导致疾病迁延不愈不断加重。在 SLE 中可观察到表位扩展现象:患者体内可先发生对组蛋白 H1 的免疫应答,继而出现对 DNA 的免疫应答。在类风湿关节炎、MS 和胰岛素依赖性糖尿病(insulin dependent diabetes mellitus,IDDM)患者也能观察到表位扩展现象(图 19-2)。

二、免疫系统的异常

多种环境因素和遗传因素可使免疫耐受机制发生紊乱,导致免疫系统功能异常,从而发生自身免疫病。

1. 自身反应性淋巴细胞清除异常 自身反应性 T 细胞和 B 细胞分别在胸腺和骨髓中经历阴性选择而被克隆清除。少数逃避了克隆清除的自身反应性 T 细胞和 B 细胞,在外周免疫器官受自身抗原刺激被活化的过程中,通过活化诱导的细胞死亡(AICD)机制继续被克隆清除。

若胸腺或骨髓微环境基质细胞缺陷,阴性选择发生障碍,引起自身反应性 T、B 细胞的克隆清除异常,则可能产生对自身抗原的免疫应答,导致自身免疫病。如小鼠和人的 *Fas* 及 *FasL* 基因突变,胸腺基质细胞不表达功能性 Fas 及 FasL,阴性选择功能下降,易发生 SLE。自身免疫调节因子(autoimmune regulator,AIRE)基因突变或缺失,可导致胸腺基质细胞的组织限制性抗原(tissue restricted antigen,TRA)表达降低或缺失,相应自身反应性 T 细胞克隆清除发生障碍,引起自身免疫性多腺体综合

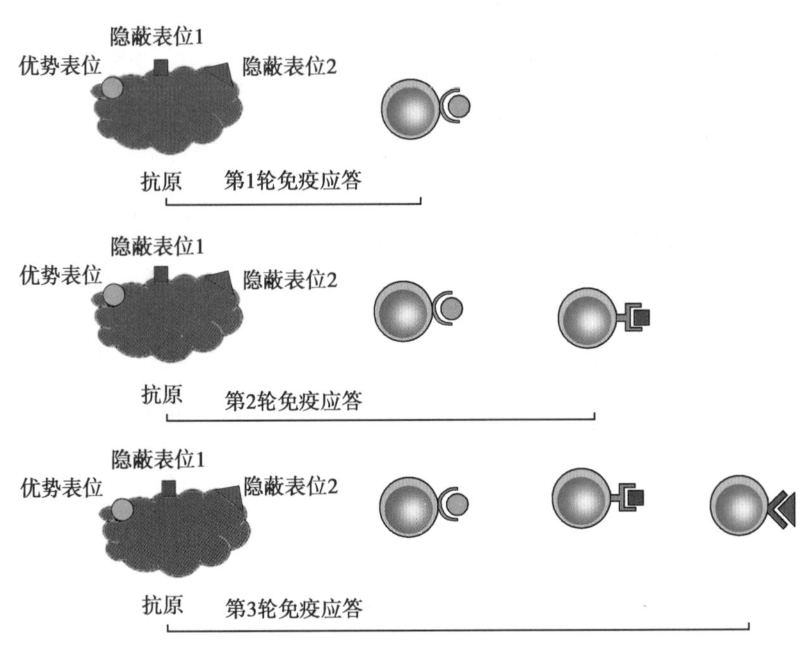

图 19-2　表位扩展示意图

征Ⅰ(autoimmune polyglandular syndrome,APS-I,即第十六章中所称的 APECED)。

2. 免疫忽视的打破　免疫忽视(immunological ignorance)是指免疫系统对低水平抗原或低亲和力抗原不发生免疫应答的现象。在胚胎发育的过程中,由于免疫忽视,针对低水平表达或低亲和力自身抗原的淋巴细胞克隆没有被清除,进入外周免疫系统,成为保持对自身抗原反应性的淋巴细胞克隆。

多种因素可打破这些淋巴细胞克隆对自身抗原的免疫忽视。如在微生物感染的情况下,DC 可被激活并表达高水平的共刺激分子,该 DC 若提呈被免疫忽视的自身抗原就可能激活自身反应性 T 细胞克隆,引起自身免疫病。多克隆刺激剂如细菌超抗原可激活处于免疫忽视状态的 T 细胞,使其向 B 细胞发出辅助信号刺激产生自身抗体,进而引发自身免疫病。对自身抗原的免疫忽视也可通过 TLR 的激活被打破。在正常情况下,人体内出现的凋亡细胞碎片会被很快清除。若清除障碍,凋亡细胞碎片中的 DNA 片段被 B 细胞识别并内化。内化的 DNA 片段结合细胞内的 TLR9,启动 TLR9 介导的激活信号,刺激 B 细胞产生抗 DNA 抗体,进而引发自身免疫病。

3. 淋巴细胞的多克隆激活　一些病原微生物成分或超抗原可多克隆激活淋巴细胞。如果自身反应性 B 细胞被多克隆活化,即可产生自身抗体,引发自身免疫病。某些革兰氏阴性细菌和多种病毒如巨细胞病毒、EB 病毒、HIV 等均是 B 细胞的多克隆刺激剂。EB 病毒可刺激免疫系统产生抗 T 细胞抗体、抗 B 细胞抗体、抗核抗体和类风湿因子等自身抗体;AIDS 患者体内可出现高水平的抗红细胞抗体和抗血小板抗体。

4. 活化诱导的细胞死亡障碍　免疫应答都以大部分效应淋巴细胞的死亡(AICD)、少数效应淋巴细胞分化为记忆淋巴细胞为结局。AICD 相关基因缺陷时,细胞凋亡不足或缺陷,使效应淋巴细胞不能被有效清除而长期存在,易患自身免疫病。如 *Fas* 基因突变的个体可发生系统性自身免疫综合征(systemic autoimmunity syndrome),其临床表现和 SLE 相似。

5. 调节性 T 细胞功能异常　Treg 的免疫抑制功能异常是自身免疫病发生的原因之一。Treg 功能缺陷小鼠易发生自身免疫病(包括 1 型糖尿病、甲状腺炎和胃炎等),将正常小鼠的 Treg 过继给缺陷小鼠可抑制其自身免疫病的发生。Foxp3 基因敲除小鼠的 Treg 不能发挥免疫抑制作用,易发生自身免疫病。

6. MHC Ⅱ类分子表达异常　除了 APC 外,正常细胞几乎不表达 MHC Ⅱ类分子。若某些因素使非 APC 表达较高水平的 MHC Ⅱ类分子,这种细胞就可能利用 MHC Ⅱ类分子将自身抗原提呈给自身反应性 T 细胞,使之活化导致自身免疫病。健康人的胰岛 β 细胞不表达 MHC Ⅱ类分子,而 IDDM 患者

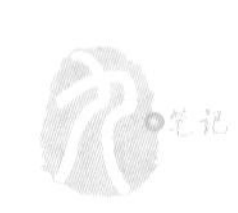

的胰岛β细胞表达高水平的MHCⅡ类分子。IFN-γ转基因小鼠的胰岛β细胞由于分泌IFN-γ,刺激胰岛β细胞表达较高水平的MHCⅡ类分子,易自发糖尿病。

三、遗传因素

遗传因素与自身免疫病的易感性密切相关。如同卵双生子中的一人若发生了IDDM,另一人发生同样疾病的机会为35%～50%,而异卵双生子间发生同样疾病的机会仅为5%～6%。大多数自身免疫病被多个易感基因所影响,其中对自身免疫病发生影响最大的是HLA基因。但有些基因,如AIRE基因,其单一突变就可以导致自身免疫病的发生。

在环境因素的影响下,自身免疫病发生相关基因通过影响机体对自身免疫耐受的维持以及自身免疫应答的水平,促进自身免疫病的发生和发展。

1. HLA基因与自身免疫病的相关性　HLA-DR3与重症肌无力、SLE、IDDM、突眼性甲状腺肿相关联;HLA-DR4与类风湿关节炎、寻常性天疱疮、IDDM关联;HLA-B27与强直性脊柱炎关联;HLA-DR2与肺出血肾炎综合征、MS关联;HLA-DR5与桥本氏甲状腺炎关联等。HLA与人类自身免疫病易感性可能的机制如下:

(1)影响胸腺选择机制:MHCⅡ类分子在胸腺的阴性选择过程中,通过提呈自身肽诱导自身反应性T细胞凋亡。某些特定HLA分子的抗原结合槽不能有效结合自身抗原肽,导致相应自身反应性T细胞不能被有效清除。这些自身反应性T细胞的异常活化,将引起自身免疫病。如HLA-DR3、HLA-DR4分子的抗原结合槽与胰岛相关性自身肽亲和力较低,致使对胰岛细胞特异性T细胞的阴性选择不充分,这种个体发生IDDM的危险性是不携带HLA-DR3、HLA-DR4基因个体的25倍。

(2)影响抗原提呈作用:HLA分子在免疫应答过程中,通过抗原提呈作用活化效应T细胞。某些特定HLA分子能与类似自身抗原的病原体抗原肽更为有效结合,能以分子模拟的方式引发自身免疫病。HLA-B27结合及提呈类似自身抗原的病毒抗原肽的能力较强,在病毒感染后更容易使自身反应性CTL活化,造成脊柱细胞的损伤,引发强直性脊柱炎。

2. 非HLA基因与自身免疫病相关性　非HLA基因可通过影响自身免疫耐受,如胸腺T细胞的阴性选择,以及免疫应答过程中抗原识别和提呈、淋巴细胞分化、活化和效应,参与自身免疫病的发生和发展。

(1)自身抗原基因:胸腺髓质上皮细胞(medullary epithelial cells,mTEC)和DC表达的自身组织抗原,是一类组织特异性抗原(TSA),也是胸腺阴性选择的重要分子。此类抗原基因的异常,将导致胸腺的阴性选择障碍,使自身反应性T细胞逃逸到外周,引发自身免疫病。如胰岛素基因缺失与IDDM密切相关。由于TSA的表达受*AIRE*基因的调控,因此*AIRE*基因突变或缺失,可导致胸腺基质细胞的TSA表达降低或缺失,相应自身反应性T细胞可能逃逸阴性选择而进入外周,引起APS-I。

(2)固有免疫相关基因:固有免疫细胞异常,将不能有效防御病原体,从而导致慢性炎症,进而诱发自身免疫病。如NOD2是表达在多种细胞(包括肠上皮细胞)识别细菌肽多糖的受体,其基因异常使肠道病原体清除障碍,使病原体能够穿过肠上皮,启动肠壁组织的慢性炎症,最终导致Crohn病。

(3)信号和转录因子基因:免疫细胞信号转导途径的异常可引发自身免疫病。如一种酪氨酸磷酸酶PTPN22,其基因突变影响多种免疫细胞发生多重信号途径改变,从而导致类风湿关节炎、IDDM、自身免疫甲状腺炎等自身免疫病。

(4)细胞因子及受体基因:T细胞亚群分化受细胞因子的调节,如IL-23通过调节Th17的分化参与炎症反应。如IL-23R基因异常,则增加炎症性结肠病和银屑病发病的可能性。

(5)淋巴细胞调控基因:免疫应答的调节受共刺激分子的影响。如CTLA-4基因异常易导致类风湿性关节炎、IDDM。

(6)补体基因:补体成分C1q和(或)C4基因缺陷的个体清除免疫复合物的能力明显减弱,体内免疫复合物的含量增加,易发生SLE。

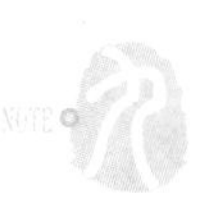

四、其他因素

1. **性别因素**　一些自身免疫病的易感性和性激素相关。女性发生多发性硬化MS和SLE的可能性比男性大10～20倍,患强直性脊柱炎的男性约为女性的3倍。SLE患者的雌激素水平普遍升高,给SLE小鼠应用雌激素可加重其病情。妊娠期类风湿关节炎患者的病情通常减轻;分娩后妇女有时会出现自身免疫病加重的情况。患自身免疫性甲状腺疾病的女性在产后易出现甲状腺功能低下。

2. **年龄因素**　自身免疫病多发生于老年人,儿童发病非常少见。60～70岁以上老年人中有50%以上可检出自身抗体。其原因可能是:老年人胸腺功能低下或衰老导致免疫系统功能紊乱,从而易发生自身免疫病。

第二节　自身免疫病的病理损伤机制

自身抗体和(或)自身反应性T淋巴细胞所介导的、对自身细胞或自身成分发生的免疫应答是导致自身免疫病病理损伤的原因。其发病机理与超敏反应的发生机理相同。针对自身抗原发生的免疫应答可通过下述一种或几种方式共同作用导致组织损伤和功能异常,继而引发自身免疫病。

一、自身抗体介导的自身免疫病

1. **自身抗体直接介导细胞破坏**　针对自身细胞膜成分的自身抗体结合细胞后通过Ⅱ型超敏反应引起自身细胞的破坏,其病理损伤机制为:①激活补体系统,溶解细胞;②补体片段招募中性粒细胞到达局部释放酶和炎症介质引起细胞损伤;③补体片段通过调理吞噬作用促进吞噬细胞损伤自身细胞;④NK细胞通过ADCC杀伤自身细胞。

自身免疫性血细胞减少症是抗血细胞自身抗体介导的自身免疫病。如图19-3所示,某些药物可吸附在红细胞表面并改变细胞的抗原性,进而刺激机体产生抗红细胞抗体,引起红细胞溶解,发生自身免疫性贫血。针对血液中其他细胞的自身抗体也可引起相应的自身免疫病,如自身免疫性血小板减少性紫癜、自身免疫性中性粒细胞减少症。

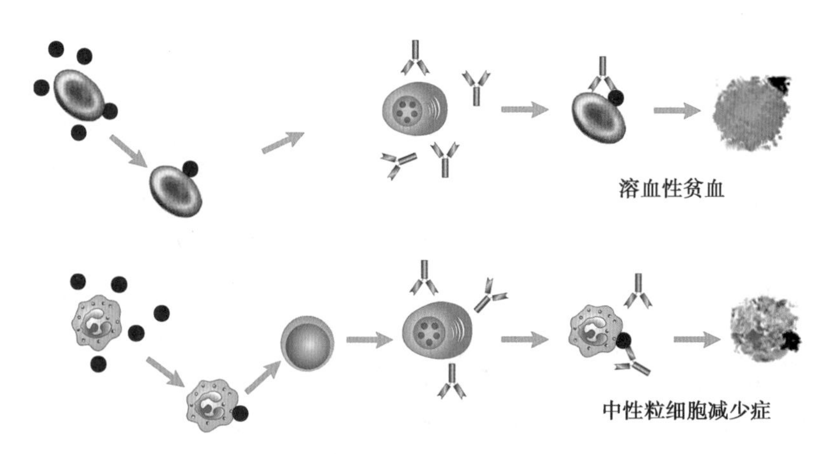

图19-3　自身免疫性血细胞减少症的发生机制

2. **自身抗体介导细胞功能异常**　抗细胞表面受体的自身抗体可通过模拟配体的作用,或竞争性阻断配体的效应导致细胞和组织的功能紊乱,引发自身免疫病。

毒性弥漫性甲状腺肿(Graves disease)由血清中针对促甲状腺激素(thyroid stimulating hormone,TSH)受体的自身抗体所引起、以甲状腺功能亢进为特征的自身免疫病。该自身抗体可高亲和力持续结合甲状腺上皮细胞膜上的TSH受体,模拟TSH效应,导致甲状腺上皮细胞长期分泌过量的甲状腺素,引起甲亢。因此,该自身抗体也被称为长效甲状腺刺激抗体。

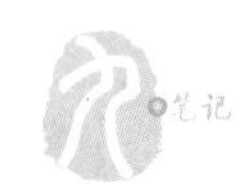

重症肌无力(myasthenia gravis,MS)是由抗乙酰胆碱受体(acetylcholine receptor,AchR)的自身抗体引起的以骨骼肌进行性无力为特征的自身免疫病。该自身抗体与神经肌肉接头处 AchR 结合,一方面可竞争抑制乙酰胆碱与 AchR 结合,阻断乙酰胆碱的生物学效应;另一方面可加速 AchR 的内化和降解,使 AchR 数量减少(抗原调变),致使肌肉细胞对运动神经元释放的乙酰胆碱的反应性进行性降低而出现肌肉收缩无力等症状。

3. 自身抗体与自身抗原形成 IC 介导组织损伤 自身抗体和相应的自身抗原结合形成的 IC,沉积于局部或全身多处毛细血管基底膜后,激活补体,并在中性粒细胞、血小板、嗜碱性粒细胞等效应细胞参与下,导致自身免疫病,其病理损伤机制为Ⅲ型超敏反应。

SLE 是由多种抗 DNA 和抗组蛋白自身抗体与相应抗原形成大量的 IC 沉积在皮肤、肾小球、关节、脑等部位的小血管壁,激活补体造成组织细胞损伤所引起的全身性自身免疫病。损伤细胞释放的核抗原物质可进一步刺激机体产生更多的自身抗体,形成更多的 IC 沉积,加重病理损伤。

二、自身反应性 T 细胞介导的自身免疫病

自身反应性 T 细胞在一定条件下可引发自身免疫病。参与此型组织损伤的效应细胞主要为 $CD4^+$ Th1 和 $CD8^+$CTL,其病理损伤机制为Ⅳ型超敏反应。活化的 Th1 释放多种细胞因子引起淋巴细胞、单核/巨噬细胞浸润为主的炎症反应,活化的自身反应性 CTL 对局部自身细胞有直接杀伤作用。

IDDM 患者体内存在的自身反应性 CTL 可持续杀伤胰岛 β 细胞,致使胰岛素的分泌严重不足。

MS 患者体内存在髓鞘碱性蛋白(MBP)特异性 Th1 细胞,可浸润脑组织,引起中枢神经系统炎症损伤。

有些自身免疫病是自身抗体和自身反应性 T 细胞共同作用的结果,如有些重症肌无力患者的体内既存在抗乙酰胆碱受体的自身抗体,也存在针对乙酰胆碱受体的自身反应性 T 细胞。常见的人类自身免疫病如表 19-1。

表 19-1 常见的人类自身免疫病

疾病	自身抗原	主要症状	发病范围
自身抗体介导的自身免疫病			
自身免疫性溶血性贫血	血型抗原或药物	贫血	器官特异性
自身免疫性血小板减少性紫癜	血小板	异常出血	器官特异性
肺出血肾炎综合征	基底膜Ⅳ型胶原	肾小球肾炎,肺出血	器官特异性
弥漫性甲状腺肿	甲状腺刺激素受体	甲状腺功能亢进	器官特异性
桥本甲状腺炎	甲状腺球蛋白、过氧化酶	甲状腺功能低下	器官特异性
低血糖	胰岛素受体	低血糖	器官特异性
胰岛素抗性糖尿病	胰岛素受体	高血糖,酮症酸中毒	器官特异性
重症肌无力	乙酰胆碱受体	进行性肌无力	器官特异性
寻常性天疱疮	表皮成分	皮泡	器官特异性
恶性贫血	胃壁细胞内因子	贫血	器官特异性
风湿热	与链球菌胞壁抗原交叉的心脏、关节中组织成分	关节炎,心肌炎,心瓣膜瘢痕	器官特异性
不孕症	精子	不孕	器官特异性
免疫复合物介导的自身免疫病			
强直性脊柱炎	免疫复合物	脊柱骨损坏	全身性
冷球蛋白血症	由类风湿因子形成	系统性血管炎	全身性
类风湿关节炎	由类风湿因子形成	关节炎	全身性
系统性红斑狼疮	由抗核抗体形成	肾小球肾炎,血管炎,红斑	全身性

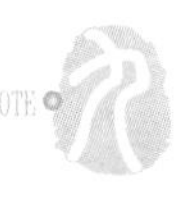

续表

疾病	自身抗原	主要症状	发病范围
自身反应性 T 淋巴细胞介导的自身免疫病			
多发性硬化	髓磷脂碱性蛋白	神经系统症状	全身性
桥本甲状腺炎	甲状腺抗原	甲状腺功能低下	器官特异性
胰岛素依赖性糖尿病	胰岛 β 细胞	高血糖	器官特异性
类风湿关节炎	关节滑膜抗原	关节炎症和损伤	全身性

第三节 自身免疫病的分类和基本特征

一、自身免疫病的分类

自身免疫病分为器官特异性和全身性自身免疫病(表 19-1)。器官特异性自身免疫病(organ specific autoimmune disease)是指患者的病变一般局限于某一特定的器官,由针对特定器官的靶抗原的自身免疫反应引起。此外,某些自身抗体可通过对靶器官的正常功能过度刺激或抑制而引发器官特异性功能异常型自身免疫病。全身性自身免疫病又称为系统性自身免疫病,由针对多种器官和组织的靶抗原的自身免疫反应引起,患者的病变可见于多种器官和组织,病变分布广泛,如皮肤、肾脏和关节等均发生病变,表现出各种相关临床体征和症状。

二、自身免疫病的基本特征

自身免疫病有下述基本特征:

1. 患者体内可检测到高效价的自身抗体和(或)自身反应性 T 细胞。

2. 自身抗体和(或)自身反应性 T 细胞介导对自身细胞或自身成分的免疫应答,造成组织细胞损伤或功能障碍;病情转归与自身免疫应答的强度相关;应用免疫抑制剂治疗有效。

3. 通过血清或淋巴细胞转输可以被动转移疾病,应用自身抗原或自身抗体可在动物复制出具有相似病理变化的自身免疫病模型。

4. 疾病的发生有一定的遗传倾向,且与性别和年龄相关(女性、老年多见)。

第四节 自身免疫病的防治原则

自身免疫病是免疫耐受异常所引起的对自身抗原的免疫应答,因此,免疫治疗策略是去除引起免疫耐受异常的因素;抑制自身免疫应答;重建对自身抗原的特异性免疫耐受。

一、去除引起免疫耐受异常的因素

1. **预防和控制微生物感染** 多种微生物可诱发自身免疫病。采用疫苗和抗生素控制微生物的感染,尤其是微生物持续性感染,可降低某些自身免疫病的发生率。

2. **谨慎使用药物** 对能引发自身免疫病的药物要谨慎使用。如能够引起溶血性贫血的青霉素、头孢菌素等,这些小分子药物可吸附到红细胞表面,使其获得免疫原性,刺激机体产生抗体,引起自身免疫病。

二、抑制对自身抗原的免疫应答

1. **应用免疫抑制剂** 免疫抑制剂是目前治疗自身免疫病的有效药物。一些真菌代谢物如环孢素和他克莫司均能抑制 IL-2 等基因活化,进而抑制 T 细胞分化和增殖,对多种自身免疫病有明显的临床疗效。皮质激素可通过抑制炎症反应减轻自身免疫病的症状。

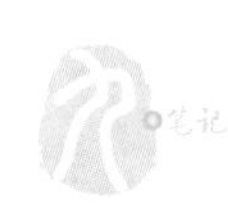

2. 应用抗细胞因子及其受体的抗体或阻断剂 如应用 TNF-α 单抗治疗类风湿关节炎;可溶性 TNF 受体/Fc 融合蛋白和 IL-1 受体拮抗蛋白(IL-1Ra)治疗类风湿关节炎。

3. 应用抗免疫细胞表面分子抗体 用抗体阻断相应免疫细胞的活化,或清除自身反应性 T、B 细胞克隆,可抑制自身免疫应答。如抗 MHCⅡ类分子的单抗抑制 APC 的功能;抗 CD3 和抗 CD4 的单抗抑制自身反应性 T 细胞活化;抗自身反应性 T 细胞 TCR 和自身反应性 B 细胞 BCR 独特型的抗体清除自身反应性细胞。

4. 应用单价抗原或表位肽 自身抗原的单价抗原或表位肽可特异性结合自身抗体,封闭抗体的抗原结合部位,达到阻断自身抗体与自身细胞结合的目的。

三、重建对自身抗原的免疫耐受

治疗自身免疫病的理想方法是重新建立自身抗原的特异性免疫耐受,但由于免疫耐受的机理及免疫耐受异常的诱因还不清楚,目前的临床应用仍不理想。

1. 通过口服自身抗原诱导免疫耐受 口服自身抗原有助于诱导肠相关淋巴组织(GALT)产生对自身抗原的免疫耐受,抑制自身免疫病的发生。如临床尝试以口服重组胰岛素的方法,预防和治疗糖尿病;以口服Ⅱ型胶原的方法,预防和治疗类风湿关节炎;用口服耐受的方法治疗 MS、类风湿关节炎和眼葡萄膜炎也开始了临床研究。

2. 通过模拟胸腺阴性选择诱导免疫耐受 胸腺基质细胞表达的自身组织特异性抗原是胸腺阴性选择中诱导自身反应性 T 细胞凋亡的关键分子。已尝试通过 DC 表达自身组织特异性抗原,模拟阴性选择清除自身反应性 T 细胞。如通过 DC 表达蛋白脂质蛋白(proteolipid protein, PLP)或碱性少突神经胶质细胞糖蛋白(myelin oligodendrocyte glycoprotein, MOG)诱导实验性变应性脑脊髓炎动物(EAE, MS 的动物模型)的免疫耐受来治疗 MS。

四、其他

脾脏是清除包被自身抗体的红细胞、血小板或中性粒细胞的主要场所。因此,脾脏切除是治疗自身免疫性溶血性贫血、自身免疫性血小板减少性紫癜和自身免疫性中性粒细胞减少症的一种疗法。补充维生素 B_{12} 可治疗由抗内因子自身抗体引起的恶性贫血。

本章小结

自身免疫病是在遗传因素与环境因素相互影响下,诱发的自身抗原改变和免疫系统的异常所导致的自身免疫耐受的终止和破坏,产生自身抗体和(或)自身反应性 T 细胞,而引起的以自身组织细胞病理损伤为特征的临床病症。

自身免疫病的病理损伤机制与超敏反应的发生机理相似,是由自身抗体和(或)自身反应性 T 淋巴细胞所介导的、对自身组织细胞发生的病理性免疫损伤。

思考题

1. 简述诱发自身免疫病的可能机制。
2. 举例分析自身免疫病的病理损伤机制。
3. 简述自身免疫病的基本特征。
4. 阐述自身免疫病的治疗原则。

(李 一)

20章

第二十章　免疫缺陷病

免疫缺陷病(immunodeficiency disease,IDD)是因遗传因素或其他原因造成免疫系统先天发育障碍或后天损伤所致的综合征。患者因免疫细胞发育、分化、增生、调节和代谢异常,出现一系列临床表现:对病原体(细菌、病毒、真菌)甚至条件性病原微生物高度易感;对自身免疫病及超敏反应性疾病易感;某些肿瘤特别是淋巴细胞恶性肿瘤的发生率增高。免疫缺陷病按病因不同分为原发性免疫缺陷病(primary immunodeficiency disease,PIDD)和获得性免疫缺陷病(acquired immunodeficiency disease,AIDD)两大类。

第一节　原发性免疫缺陷病

PIDD 又称为先天性免疫缺陷病(congenital immunodeficiency disease,CIDD),由免疫系统遗传缺陷或先天发育不全所致,多于幼年起病。2011 年 WHO 和国际免疫学联合会(IUIS)联合组织会议将 PIDD 分为八大类,即 T、B 细胞联合免疫缺陷病、以抗体缺陷为主的免疫缺陷病、吞噬细胞数量和(或)功能先天性免疫缺陷病、补体缺陷病、已经定义明确的免疫缺陷病、免疫失调性免疫缺陷病、固有免疫缺陷病和自身炎性反应性疾病引起的免疫缺陷病。PIDD 已经超过 350 种,每年有超 20 种新发现疾病。

一、T、B 细胞联合免疫缺陷病

联合免疫缺陷病(combined immunodeficiency disease,CID)是同时累及机体细胞免疫和体液免疫的 PIDD。T、B 细胞分化发育中涉及多种分子,其中任一分子的基因突变都可引起免疫缺陷病。重症联合免疫缺陷病(severe combined immunodeficiency disease,SCID)由 T 细胞发育异常和(或)B 细胞发育不成熟引起,包括 T^-B^+SCID、T^-B^-SCID 等 20 多种疾病。SCID 多见于新生儿和婴幼儿,易发生肺炎、脑膜炎等严重感染。但某些 SCID 患者表现为慢性皮疹,是由于母亲 T 细胞进入胎儿而未被排斥(胎儿缺乏 T/B 细胞或其功能)导致移植物抗宿主反应,即母亲 T 细胞对胎儿组织发生免疫攻击。能引起 SCID 的主要突变基因有 *IL-2RG*、*JAK3*、*IL-7Rα*、*RAG1*、*RAG2*、*DCLRE1C*、*Ligase4*、*DNA-PKcs*、*CD3δ*、*CD3ε*、*CD3εζ*、*ADA* 和 *CD45*,各个基因突变引起的疾病表型不同。

(一)T 细胞缺陷、B 细胞正常的重症联合免疫缺陷病(T^-B^+SCID)

T^-B^+SCID 患者的血液中 T 细胞显著减少,NK 细胞减少或正常,B 细胞数量正常但血清 Ig 降低。X 性联重症联合免疫缺陷病占 T^-B^+SCID 的 40%,是细胞因子受体亚单位 γc 链缺陷所致,为 X 连锁遗传。临床表现为出生后不久即发生严重呼吸道感染、慢性腹泻和夭折。γc 链是 IL-2、IL-4、IL-7 等细胞因子受体共有亚单位,介导多种细胞因子的信号转导从而调控 T、NK 细胞分化和成熟,其基因突变使 T 细胞和 NK 细胞发育停滞。因此尽管 B 细胞数量正常,但由于缺乏 T 细胞的辅助,体液免疫功能仍然缺陷。

(二)T、B 细胞均缺如的重症联合免疫缺陷病(T^-B^-SCID)

T^-B^-SCID 为常染色体隐性遗传,特征为循环淋巴细胞极度减少、各种 Ig 缺乏。腺苷脱氨酶(adenosine deaminase,ADA)缺陷占 SCID 的 10% ~15%,ADA 缺陷使细胞内 dATP 或 dGTP 积聚,抑制 DNA 合成所必需的核糖核苷还原酶,影响淋巴细胞生长和发育,临床表现为免疫系统缺陷病的典型特征，还可见耳聋、行为障碍、肋软骨异常和肝毒性等症状。导致 T^-B^-SCID 的缺陷基因还包括重组活化基因(RAG1/RAG2)等。

二、以抗体缺陷为主的原发性免疫缺陷病

这是一类以抗体生成及抗体功能缺陷为特征的疾病，患者一般有血清 Ig 减少或缺乏，出生后7～9 月龄开始发病，患儿对肿瘤和自身免疫病易感，对有荚膜的化脓性细菌易感，但对真菌和病毒则不易感。这类疾病包括：①血清 Ig 和 B 细胞显著降低或缺失型；②至少两类血清 Ig 显著降低伴 B 细胞功能正常或降低型；③血清 IgG、IgA 显著降低伴 IgM 正常或升高伴 B 细胞数目正常型；④Ig 同种型缺陷或轻链缺陷伴 B 细胞数目正常型；⑤特异性抗体缺陷伴 Ig 水平正常和 B 细胞数目正常型；⑥婴儿暂时性低丙种球蛋白血症。发病机制为：参与 B 细胞分化发育过程的信号分子基因，包括 Btk、TACI、λ5、Igα、Igβ、BLNK、ICOS、CD19、CD81、CD20、CD40、κ 等缺陷，导致 B 细胞停留在分化发育某一阶段，成熟 B 细胞数量减少或功能缺陷，引起抗体生成及功能缺陷。

（一）X 连锁无丙种球蛋白血症（X-linked agammaglobulinemia，XLA）

X 连锁无丙种球蛋白血症即 Bruton 病，特点是：外周成熟 B 细胞、浆细胞及各类 Ig 显著降低或缺如，但原始 B 细胞和 T 细胞数量及功能正常。多见于出生 6～9 个月男性婴儿，出现反复化脓性细菌感染；注射丙种球蛋白能控制感染，但因无法诱导呼吸道 SIgA 使鼻部、肺部感染极易复发；发病机制是 *Btk* 基因突变。Btk 分子参与未成熟 B 细胞分化和成熟 B 细胞活化。*Btk* 基因突变或缺失致酪氨酸激酶合成障碍，B 细胞发育停滞于前 B 细胞状态，导致成熟 B 细胞数目减少甚至缺失。

（二）普通变异型免疫缺陷病（common variable immunodeficiency，CVID）

CVID 是一种常见的低丙种球蛋白血症，又称成人型或迟发性低丙种球蛋白血症，为一组遗传方式不定、病因不明确、主要影响抗体合成的 PIDD。大多数 CVID 是由于 T 细胞功能异常不能提供有效辅助，导致 B 细胞不能合成抗体和发生类别转换。患者体内 IgG 和 IgA 水平明显降低，IgM 可能正常或下降，伴 B 细胞数量正常或降低，但较 XLA 为轻。临床表现多样，常发病于学龄期和成人期，易患反复细菌感染，部分有自身免疫病、淋巴组织增生和(或)肉芽肿病。

三、吞噬细胞数量和（或）功能先天性免疫缺陷病

这类疾病包括中性粒细胞分化缺陷、运动缺陷、呼吸爆发缺陷、对分枝杆菌病的遗传易感缺陷及其他缺陷五种疾病。临床表现为化脓性细菌和真菌的反复感染，轻者仅累及皮肤，重者则感染重要器官而危及生命。新发现的相关缺陷基因有：*p40 phox*、*gp91 phox*、*IRF8*、*TAZ*、*COH1*、*C16/f57*、*GATA2*。

（一）X 连锁慢性肉芽肿病（X-linked chronic granulomatous disease，CGD）

CGD 是常见的吞噬细胞功能缺陷性疾病，因呼吸爆发缺陷所致。患者多数为 X 连锁遗传，多为男性，表现为反复、严重的化脓性感染，在淋巴结、肺等多器官形成化脓性肉芽肿，并伴有反应性高丙种球蛋白血症。CGD 病因是细胞色素 b-β 亚单位(*CYBB*)基因突变，导致中性粒细胞、单核巨噬细胞缺乏 NADPH 氧化酶，不能有效杀灭被吞噬菌，后者持续存活并随吞噬细胞游走播散至全身。慢性感染可引起吞噬细胞在局部聚集，并持续刺激 $CD4^+T$ 细胞以招募和激活更多巨噬细胞，从而形成肉芽肿。IFN-γ 被用于 CGD 的临床治疗。

（二）孟德尔式易感分枝杆菌病（Mendelian susceptibility to mycobacterial disease，MSMD）

MSMD 是一种由 IL-12/IL-23/IFN-γ 及其受体、或信号转导分子缺陷引起的罕见常染色体隐性遗传性综合征，MSMD 患者易受弱毒力分枝杆菌属如卡介苗、非结核分枝杆菌、环境分枝杆菌等感染，对结核分枝杆菌更易感。分枝杆菌为胞内菌，宿主抗胞内菌感染主要依赖细胞免疫应答。DC 和巨噬细胞经由 TLRs 识别分枝杆菌的 PAMP 而被活化，产生 IL-12 和 IL-23 等细胞因子，激活 Th、NK 分泌 IFN-γ、IL-17 和 TNF-α 等细胞因子；IFN-γ 进一步增强巨噬细胞的抗原提呈和杀伤病原体能力，如此形成

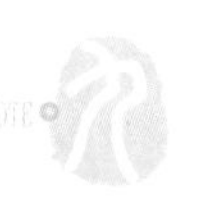

IL-12/IL-23/IFN-γ 环路（图 20-1）。MSMD 是此环路参与基因如 *IL-12p40*、*IL-12Rβ1*、*IFN-γ* 受体、*STAT1* 等缺陷，导致巨噬细胞和 T 细胞对胞内菌的杀伤作用减弱甚至消失，因而易发生分枝杆菌等胞内菌感染。

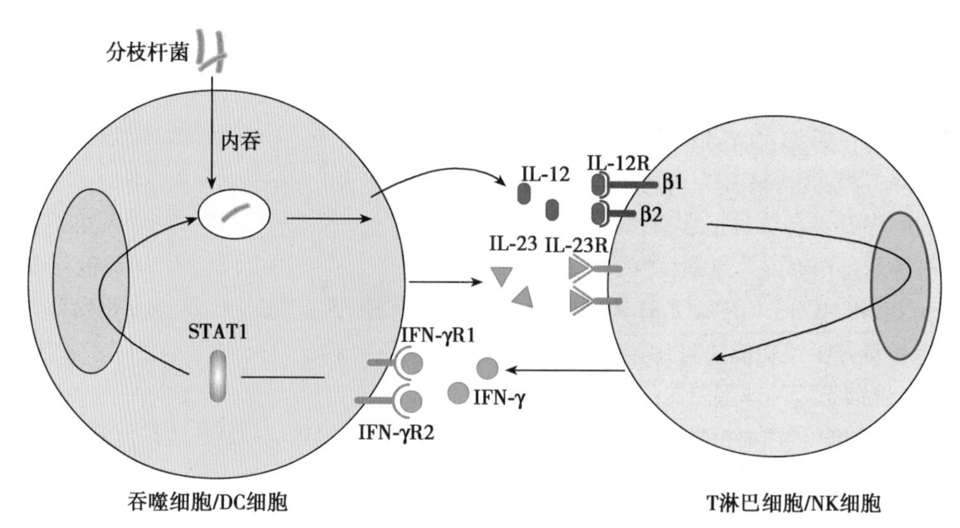

图 20-1　免疫系统对分枝杆菌应答的 IL-12/IL-23/IFN-γ 环路

IL-12/IL-23/IFN-γ 信号环路在宿主对分枝杆菌和沙门菌属的应答中起重要作用，由巨噬细胞和树突状细胞分泌的 IL-12 和 IL-23，分别与 Th1 和 NK 细胞上相应受体结合，诱导产生 IFN-γ

四、补体缺陷病

补体缺陷病多为常染色体隐性遗传，由补体固有成分、调节蛋白或补体受体中任一成分缺陷引起。补体固有成分缺陷患者表现为 SLE 样综合征、抗感染能力低下、易发生化脓性细菌（如奈瑟菌）感染。补体调节蛋白或补体受体缺陷者表现为抗感染能力降低。

（一）遗传性血管神经性水肿

遗传性血管神经性水肿为常见补体缺陷病，由 *C1INH* 基因缺陷所致。这种补体调节蛋白缺乏引起 C2 裂解失控，C2a 产生过多，导致血管通透性增高。患者表现为反复发作的皮肤黏膜水肿，若水肿发生于喉头可导致窒息死亡。

（二）阵发性夜间血红蛋白尿

阵发性夜间血红蛋白尿的发病机制是编码糖基磷脂酰肌醇（glycosyl phosphatidylinositol，GPI）的 pig-α 基因翻译后修饰缺陷。补体调节成分衰变加速因子（DAF/CD55）和膜反应性溶破抑制物（MIRL/CD59）是补体溶细胞效应的抑制因子，它们通过 GPI 锚定在细胞膜上。由于 GPI 合成障碍，患者红细胞不能锚定 DAF 和 MIRL 而发生补体介导的溶血。临床表现为慢性溶血性贫血、全血细胞减少和静脉血栓形成，晨尿出现血红蛋白。

五、已经定义明确的免疫缺陷病

这类疾病包括 Wiskott-Aldrich 综合征（WAS）、DNA 修复缺陷病等 9 种疾病。除 WAS 和角化不良素基因（*DKC1*）突变引起的 Hoyeraal-Hreidarsson 综合征为 X 连锁遗传外，其余均为常染色体遗传。可引起该类疾病的突变基因有 *WASP*、*ATM*、*NBS1*、*PMS2*、*RMRP*、*STAT3*、*SP110*、*DKC1*、*IKAROS* 等。

Wiskott-Aldrich 综合征（WAS）

WAS 即伴湿疹和血小板减少的免疫缺陷病，为 X 连锁遗传，发病机制是 X 染色体编码的 WAS 蛋白（Wiskott-Aldrich syndrome protein，WASP）基因缺陷。WASP 表达于造血细胞，能调节细胞骨架的重

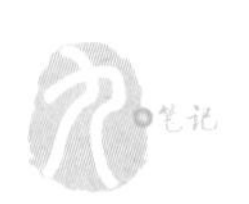

排，使T细胞和APC间形成免疫突触以活化T细胞。WASP基因缺陷使细胞骨架不能移动则免疫细胞间相互作用受阻，导致T细胞活化及功能障碍。WAS多见于男性婴儿，表现为反复细菌感染、血小板减少症和皮肤湿疹，可伴发自身免疫病和恶性肿瘤。同时存在血小板减少、反复感染、湿疹三联症者占27%。

六、免疫失调性免疫缺陷病

免疫失调性免疫缺陷病包括免疫缺陷伴色素减退、家族性嗜血淋巴组织细胞增多（familial hemophagocytic lymphohistiocytosis，FHL）综合征、X连锁淋巴组织增生综合征（X-linked lymphoproliferative，XLP）及自身免疫综合征四种疾病。除*SH2D1A*、*XIAP*基因突变引起的XLP和Foxp3基因突变引起的自身免疫综合征为X连锁遗传外，其余均为常染色体遗传。

免疫系统通过不同机制使经抗原活化的已经发生偏移的克隆库或TCR/BCR受体库回复到稳定状态。即抗原被清除后，机体通过Fas/FasL途径、TNFα信号转导途径诱导AICD而控制活化淋巴细胞数量，发挥免疫自稳作用。因此上述途径中相关基因缺陷都会引起免疫失调性疾病。目前发现，编码Fas分子及其下游途径的*TNFRSF6*、*TNFSF6*、*CASP10*、*CASP8*、*NRAS*基因突变可引起XLP。

七、固有免疫缺陷病

固有免疫缺陷病包括无汗性外胚层发育不良伴免疫缺陷（ectodermal dysplasia with immunodeficiency，EDA-ID）、IL-1受体相关激酶4（IL-1 receptor associated kinase 4，IRAK4）缺陷等多种疾病。

无汗性外胚层发育不良伴免疫缺陷

EDA-ID是一类因NF-κB活化关键调节因子（NF-κB essential modulator，NEMO）基因突变导致的发育缺陷病综合征。患者多为男性，表现为少汗或无汗、对热的耐受性差、毛发稀疏、无牙或少牙、反复发生化脓性细菌感染。NF-κB在静息状态下以无活性形式存在，上游信号刺激诱导NF-κB抑制蛋白（IκB）发生磷酸化，促进NF-κB蛋白二聚体形成并进入胞核，激活并参与基因转录。NEMO是调节NF-κB功能的关键因子，当发生错义突变后，IκB不能发生磷酸化，NF-κB及其相关信号通路活化受阻，进而引起经典型EDA-ID。

八、自身炎性反应性疾病引起的免疫缺陷病

自身炎性反应性疾病引起的免疫缺陷病包括涉及和未涉及炎症小体的两种免疫缺陷疾病。其发病机制是参与NF-κB信号途径、细胞凋亡及IL-1β分泌过程中的信号分子基因如*MEFV*、*MVK*、*CIAS1*、*NLRP12*、*TNFRSF1A*、*L-10/IL-10R*、*PSTPIP1/C2BP1*、*NOD2*、*LPIN2*、*LPIN1*等突变引起信号转导紊乱。

第二节　获得性免疫缺陷病

获得性免疫缺陷病（acquired immunodeficiency disease，AIDD）是因感染、肿瘤、理化等因素导致暂时或永久性免疫功能受损，人群发病率较高，各年龄组人群均可发病。

一、诱发获得性免疫缺陷病的因素

（一）感染因素

许多病原生物包括病毒、细菌、真菌及原虫等感染常引起机体防御功能低下，使病情迁延且易合并其他病原体感染。如先天性风疹综合征的患儿，伴有T、B细胞免疫缺陷和血IgG、IgA明显降低。感染所致的AIDD中，HIV感染引起的AIDS是其代表性疾病。

（二）恶性肿瘤

免疫系统肿瘤如霍奇金淋巴瘤、淋巴肉瘤、各类急慢性白血病以及骨髓瘤等，在发生淋巴细胞增

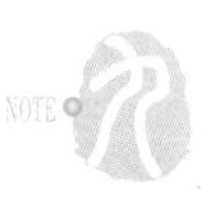

殖紊乱同时伴随着低丙种球蛋白血症和抗体反应低下，导致易发生化脓性细菌感染，伴有细胞免疫缺陷，使患者对结核分枝杆菌、隐球菌和带状疱疹病毒易感。

（三）射线和药物

射线、细胞毒性药物和免疫抑制剂等会损伤免疫系统，大剂量或长期应用将使机体的免疫功能遭受严重抑制甚至出现免疫缺陷，使机会性感染和肿瘤的发病率增加。大多数淋巴细胞对射线十分敏感，全身主要淋巴组织经X射线照射后，可出现持续数年之久的免疫功能低下。

皮质类固醇是常见的免疫抑制剂，可抑制多种免疫细胞的功能，引起暂时性外周淋巴细胞（T细胞）显著减少，但停药24小时内免疫功能可恢复至正常。环磷酰胺、硫唑嘌呤和氨甲蝶呤是常用的细胞毒药物，前者对B细胞有较强的抑制作用，后两者对粒细胞抑制作用较强，也抑制T、B细胞功能。环孢素是导致免疫缺陷的常见免疫抑制剂，能阻断IL-2依赖性T细胞的增殖和分化。抗生素类药物也能抑制免疫功能：氯霉素类药物能抑制抗体生成，体外能抑制T细胞增殖反应；四环素类药物能抑制抗体生成和白细胞趋化功能；氨基糖苷类抗生素如链霉素、卡那霉素等对T、B细胞也有抑制作用。

（四）营养不良

营养不良常导致继发性免疫缺陷病。维生素A、B_6、B_{12}及叶酸缺乏显著抑制T、B细胞功能；维生素B_1、B_2、H、P缺乏影响B细胞功能；锌、铁及硒缺乏影响T细胞功能；维生素B_{12}、B_6、铁、铜缺乏则抑制中性粒细胞和巨噬细胞功能。

（五）其他

获得性免疫缺陷病还可继发于肝肾功能不全性疾病、糖尿病、库欣综合征、大面积烧伤等疾病。

二、获得性免疫缺陷综合征

获得性免疫缺陷综合征（acquired immunodeficiency syndrome，AIDS）是因人类免疫缺陷病毒（human immunodeficiency virus，HIV）感染并破坏机体$CD4^+$T细胞和单核巨噬细胞，引起细胞免疫严重缺陷，导致的以机会性感染、恶性肿瘤和神经系统病变为特征的临床综合征。迄今尚无有效疫苗预防HIV感染，也没有根治AIDS的方法，已开发若干有效抗病毒药物用于控制HIV感染。

（一）HIV的分子生物学特征

HIV属逆转录病毒，分为HIV-1和HIV-2两型。约95%的AIDS由HIV-1引起，HIV-2型致病能力较弱，病程较长，症状较轻，主要局限于非洲西部。

（二）HIV的致病机制

1. HIV感染免疫细胞的机制 HIV主要侵犯宿主的$CD4^+$细胞（T细胞、单核/巨噬细胞、DC和神经胶质细胞等）。HIV通过其外膜糖蛋白gp120与靶细胞膜表面CD4分子结合，导致病毒膜蛋白变构，暴露新的位点与靶细胞膜表面的趋化因子受体CXCR4（T细胞）或CCR5（巨噬细胞或DC）结合，导致gp120构象改变，暴露出被其掩盖的gp41。gp41的N末端疏水序列（融合肽）直接插入靶细胞膜，介导病毒包膜与细胞膜融合，使病毒核衣壳进入靶细胞（图20-2）。（动画20-1"HIV侵入免疫细胞的机制"）

2. HIV损伤免疫细胞的机制 HIV在靶细胞内复制，可通过直接或间接途径损伤免疫细胞。

（1）$CD4^+$T细胞：$CD4^+$T细胞是HIV在体内感染的主要靶细胞。AIDS患者体内$CD4^+$T细胞数量减少，且功能发生改变，表现为：IL-2分泌能力下降；IL-2受体表达降低；对各种抗原刺激的应答能力减弱等。HIV感染损伤$CD4^+$T细胞的机制为：

1）HIV直接杀伤靶细胞：①病毒颗粒以出芽方式从细胞释放，引起细胞膜损伤；②抑制细胞膜磷脂合成，影响细胞膜功能；③HIV感染导致$CD4^+$T细胞融合形成多核巨细胞，加速细胞死亡；④病毒增殖产生未整合的病毒DNA及核心蛋白在胞质大量积聚，干扰细胞正常代谢；⑤HIV感染骨髓$CD34^+$前体细胞，损伤细胞削弱其生成增殖性骨髓细胞克隆的能力，还损伤骨髓基质细胞，导致造血细胞生成障碍。

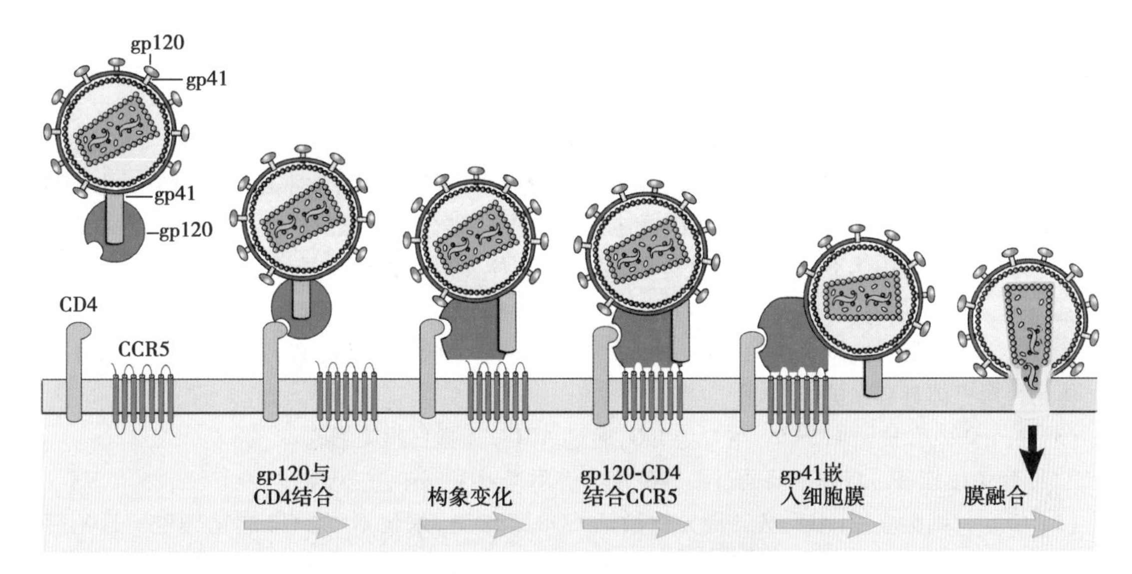

图 20-2　HIV 感染免疫细胞机制示意图

HIVgp120 与靶细胞表面 CD4 分子结合；gp120 构象改变，暴露出被其掩盖的 gp41；gp120-CD4 结合 CCR5；gp41 的 N 末端嵌入细胞膜，病毒包膜与细胞膜发生融合，病毒核心进入靶细胞

2）HIV 间接杀伤靶细胞：① HIV 诱导感染细胞产生细胞毒性细胞因子，抑制正常细胞生长因子；② HIV 诱生特异性 CTL 或抗体，通过细胞毒作用或 ADCC 效应杀伤感染的 $CD4^+T$ 细胞；③ HIV 编码超抗原样产物，引起表达 TCRVβ 链的 $CD4^+T$ 细胞死亡。

3）HIV 直接诱导细胞凋亡：①HIV 感染 DC 表面的 gp120 可与 T 细胞表面 CD4 分子交联，导致胞内 Ca^{2+}升高，导致细胞凋亡；②gp120 与 CD4 分子交联，促使靶细胞表达 Fas，通过 Fas/FasL 途径诱导凋亡；③HIV 编码的 tat 蛋白可增强 $CD4^+T$ 细胞对 Fas/FasL 效应的敏感性。

（2）B 细胞：gp41 的羧基末端肽能诱导多克隆 B 细胞激活，导致高丙种球蛋白血症并产生多种自身抗体。由于 B 细胞功能紊乱和 Th 功能缺陷，患者抗体应答能力下降。

（3）巨噬细胞：HIV 感染单核/巨噬细胞，可损伤其黏附和杀菌功能，同时减少细胞表面 MHC Ⅱ类分子表达，使其抗原提呈能力下降。Mϕ 能被 HIV 感染但不易死亡，成为 HIV 的庇护所。HIV 可随 Mϕ 游走至全身广泛播散。

（4）DC：HIV 感染使组织和外周血 DC 数目大幅减少。DC 通过 Fc 受体结合病毒-抗体复合物，其表面成为 HIV 的贮存库，不断感染淋巴结和脾脏内 Mϕ 和 $CD4^+T$ 细胞，致使外周免疫细胞受损。

（5）NK 细胞：HIV 感染后，NK 细胞数目并不减少，但其分泌 IL-2、IL-12 等细胞因子的能力下降，使其细胞毒活性下降。HIV 患者体内 CD16 弱阳性 $CD56^-$ NK 细胞数目增多，其 ADCC 活性及 IFN-γ、TNF-α 分泌能力下降。

3. HIV 逃逸免疫攻击的机制　HIV 感染机体后，可通过不同机制逃避免疫识别和攻击，以利于病毒在体内长期存活。

（1）表位变异与免疫逃逸：HIV 抗原表位可频繁发生变异，从而影响 CTL 识别，产生免疫逃逸的病毒株。HIV 抗原表位氨基酸的改变使其逃避中和抗体的作用。

（2）DC 与免疫逃逸：DC 表面的 DC-SIGN（dentritic cell-specific intracellular adhesion molecule-3-grabbing non-integrin）为 HIV 受体，能特异性、高亲和地与 gp120 结合，使 DC 内吞病毒颗粒并使 HIV 免于失活。在适当条件下，DC 可直接或间接将病毒颗粒传递给 $CD4^+T$ 细胞，从而提高病毒感染率。

（3）潜伏感染与免疫逃逸：HIV 感染细胞后也可进入潜伏状态。潜伏感染细胞表面并不表达 HIV 蛋白，有利于逃避机体免疫识别和攻击。HIV 的 Nef 蛋白可使细胞表面 CD4 和 MHC 分子表达下降，影响 CTL 识别和攻击。

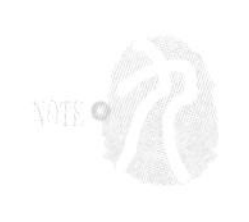

（三）HIV 诱导的机体免疫应答

HIV 感染机体后，进行性破坏机体免疫系统（尤其是细胞免疫），但在病程不同阶段，机体免疫系统可通过不同应答机制阻止病毒复制。

1. 体液免疫应答 HIV 感染后，机体可产生不同的抗病毒抗体。

（1）中和抗体：HIV 的中和抗体一般靶向病毒包膜蛋白，可阻断病毒向淋巴器官播散。由于能诱发中和抗体的抗原表位常被遮蔽，故体内中和抗体的效价一般较低。低效价抗体使 HIV 抗原表位逐渐变异。多数抗包膜抗体不能识别完整病毒，且中和抗体一般为毒株特异性，不具有广泛交叉反应性，一旦发生抗原表位突变，即丧失中和作用。

（2）抗 p24 壳蛋白抗体：$CD4^+T$ 细胞下降及出现艾滋病症状常伴随抗 P24 抗体消失，但尚不清楚该抗体是否对机体具有保护作用。

（3）抗 gp120 和抗 gp41 抗体：主要为 IgG，通过 ADCC 而损伤感染细胞。

2. 细胞免疫应答 机体主要通过细胞免疫应答阻遏 HIV 感染。

（1）$CD8^+T$ 细胞应答：HIV 感染特异性激活 $CD8^+T$ 细胞，杀伤 HIV 感染的靶细胞。HIV 感染者体内均存在包膜蛋白特异性 CTL。$CD8^+$ CTL 能明显抑制 HIV 在 $CD4^+$ T 细胞中复制，其细胞毒效应和血浆病毒水平与病程和预后相关：急性期，机体不断产生特异性抗体和 CTL，抑制 HIV 复制；在疾病晚期，$CD4^+$ T 细胞数目不断下降，HIV 特异性 CTL 也下降，病毒数目大幅增加。

（2）$CD4^+$ T 细胞应答：HIV 刺激的 $CD4^+$ T 细胞可分泌各种细胞因子，辅助体液免疫和细胞免疫。在无症状期，AIDS 患者外周血淋巴细胞以分泌 IL-2、IFN-γ 为主；出现临床症状后，以分泌 IL-4、IL-10 为主。提示 Th1 型细胞免疫对宿主有保护作用。

（四）临床分期及免疫学特征

HIV 感染的整个临床过程分为急性期、潜伏期、症状期和 AIDS 发病期。HIV 感染不同时期具有不同的临床特点及免疫学特征。

1. HIV 感染急性期 感染 HIV 后约 3～6 周，多数患者无明显症状或仅表现为流感样症状，此时血浆病毒水平很高，且 $CD4^+T$ 细胞数量有一定降低但很快恢复正常。急性期血浆可检出抗病毒外膜蛋白 gp41、gp120 和抗 p24 的抗体，并可检出 p24 特异 CTL。这些特异性免疫应答对急性期清除 HIV 病毒有重要意义。

2. 潜伏期 即急性期恢复后无任何临床表现的阶段，一般持续 6 个月至几年。患者在潜伏期内通常无症状或仅有轻微感染。潜伏期的免疫系统逐渐衰竭受损，表现为：①$CD4^+$ T 细胞稳定下降，而 $CD8^+$ T 细胞数目相对不变，CD4/CD8 比值降低甚至倒置（<1）；②外周淋巴组织含大量 $CD4^+$ T 细胞、Mϕ 和 FDC，成为 HIV 持续复制的场所，并促进 AIDS 病情进展，淋巴组织中 $CD4^+T$ 细胞遭破坏，不能有效补充外周血 $CD4^+$ T 细胞；③$CD4^+$ T 细胞数目不断减少，淋巴组织逐渐破坏。

3. 症状期 出现 AIDS 相关症候群（AIDS related complex，ARC），表现为发热、盗汗、消瘦、腹泻和全身淋巴结肿大等。此期 $CD4^+T$ 细胞持续下降，免疫功能极度衰退。

4. 典型 AIDS 发病期 AIDS 是疾病的终末期，此时血液中 $CD4^+T$ 细胞绝对数低于 200 个/mm^3，病毒载量急剧上升，患者出现广泛机会性感染、肿瘤、恶液质、肾衰竭及中枢神经系统变性等并发症。机会性感染是 AIDS 患者死亡的主要原因。

（五）免疫学诊断

AIDS 的免疫学诊断方法主要包括检测病毒抗原、抗病毒抗体、病毒核酸、免疫细胞数目和功能等。

1. HIV 抗原检测 HIV 的核心抗原 p24 出现于急性感染期和 AIDS 晚期，可作为早期或晚期病毒量的间接指标。在潜伏期，该抗原检测常为阴性。

2. 抗 HIV 抗体检测 检测抗 HIV 抗体，用于 AIDS 诊断、血液筛查、监测等。

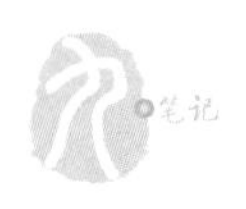

3. $CD4^+$和 $CD8^+$ T 细胞计数 $CD4^+$ T 细胞和 $CD8^+$ T 细胞的数量可评价 HIV 感染者免疫状况，

辅助临床进行疾病分期、疾病进展评估、预后判断、抗病毒治疗适应证选择及疗效评价。如当 $CD4^+$ T 淋巴细胞<200 个/mm^3时，应给予抗肺孢子菌肺炎的预防性治疗。

4. HIV 核酸检测　定性或定量检测 HIV 核酸可用于疾病早期诊断、疑难样本的辅助诊断、HIV 遗传变异监测及耐药性监测、病程监控及预测和指导抗病毒治疗及疗效判定。

（六）预防和治疗

1. 预防　主要的预防措施为：宣传教育、控制并切断传播途径，如禁毒、控制性行为传播、对血液及血制品进行严格检验和管理、防止医院交叉感染等。

迄今尚未研制成功有效的 HIV 疫苗。现代预防性疫苗的主要作用原理是通过接种疫苗预先诱生中和性抗体达到预防目的，而 HIV 易发生基因突变，疫苗抗原难以确认，且候选疫苗从研制到临床试验需时甚长，期间高变异 HIV 的抗原性可能发生巨大改变，同一疫苗对不同感染者体内的病毒无法产生相似保护作用。HIV 感染的致死性及缺乏合适的动物模型也都是 HIV/AIDS 疫苗研发的瓶颈。

2. 治疗　AIDS 的治疗策略是以不同药物多环节抑制病毒复制，阻止 AIDS 的进程。高效抗逆转录病毒疗法（highly active antiretroviral therapy，HAART），俗称“鸡尾酒疗法”，采用 2 种或 3 种逆转录酶抑制剂及至少 1 种蛋白酶抑制剂进行联合治疗，这是目前临床上最行之有效的感染早期抗 HIV/AIDS 治疗方案，可使血浆病毒量减少至极低水平。抗逆转录病毒治疗已经改变了 AIDS 疾病进程并极大地减少了严重机会性感染与肿瘤等的发病。

除 HAART 疗法，将编码 HIV 阻断肽基因与 CD4 基因融合，导入骨髓细胞并回输，骨髓细胞体内分化成 $CD4^+$T 细胞，进而分泌阻断肽形成屏障，保护淋巴细胞免受病毒感染，成为新型免疫治疗手段。2011 年，同时患有艾滋病和白血病的患者 Timothy Ray Brown 在德国接受来自高加索人先天缺陷 CCR5 关键表位的供体的骨髓移植，在治愈白血病同时彻底治愈了艾滋病，是世界首例艾滋病治愈者，又称“柏林病人”。2013 年，一例感染 HIV 的幼儿被“功能性治愈”，体内 HIV 检测为阴性，机体免疫功能也呈正常，称“密西西比案例”。这些病例给 AIDS 治疗带来了新的希望。

第三节　免疫缺陷病的实验室诊断和治疗原则

一、实验室诊断

免疫缺陷病的临床表现和免疫学特征复杂，实验室诊断应采取多方面、综合性的检测方法。检测方法主要有：①外周血淋巴细胞计数；②淋巴结、直肠黏膜活检；③骨髓检查各时期细胞（淋巴细胞、浆细胞）的发育和增生状况；④免疫学检测：为主要的检测诊断方法，如免疫球蛋白浓度测定、抗体功能测定、T/B 细胞缺陷试验、吞噬细胞缺陷试验、补体缺陷试验等；⑤分子生物学方法：通过染色体 DNA 测序，发现基因突变或缺失片段，为 PIDD 的诊断提供准确的遗传学依据。

二、治疗原则

免疫缺陷病的治疗手段主要分为：控制或最大限度降低病原体的感染；采用抗体或其他成分替代疗法补充免疫缺陷部分；采用干细胞移植以提高缺陷的免疫系统功能。

（一）抗感染

感染是引起 IDD 患者死亡的主要原因。用抗生素、抗真菌、抗原虫、抗支原体和抗病毒药物控制和长期预防感染是治疗免疫缺陷患者的重要手段之一。

（二）免疫制剂及酶替代疗法

抗体缺陷是最常见的 PIDD 症状，患者通过长期输注 IgG 进行替代治疗可预防细菌感染，美国 FDA 在 2006 年批准了皮下注射免疫球蛋白以治疗 PIDD。酶替代疗法治疗 ADA，即每周肌注聚乙二醇偶联的牛 ADA，其中乙二醇可延长牛 ADA 在血清中的半衰期。

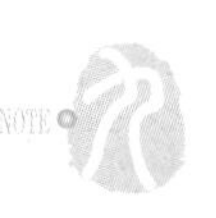

（三）免疫重建

相对于替代疗法的短效性，根据 PIDD 的不同类型和致病机制，进行胸腺、骨髓或干细胞移植以实现免疫重建，对某些 PIDD 可达到长期甚至永久性治疗效果。

（四）基因疗法

理论上，基因疗法是治疗由淋巴细胞前体细胞基因缺陷所致的 PIDD 的理想方法。1990 年，利用逆转录病毒将 ADA 基因导入患者自身 T 细胞后，回输治疗了首例 ADA-SCID 患者，尽管治疗效果不佳且短暂，但随后基因治疗被成功应用于 SCID-X1，ADA-SCID、CGD 和 WAS 等疾病的治疗。

本章小结

IDD 是免疫系统先天发育不全或后天损伤所致的一组临床免疫缺陷综合病症，分为 PIDD 和 AIDD 两大类。IDD 的临床特点是：反复感染、高发恶性肿瘤和自身免疫病，PIDD 有一定遗传倾向。AIDS 是 HIV 感染免疫细胞导致的 AIDD。HIV 主要侵犯宿主 $CD4^+$ T 细胞及单核/巨噬细胞等。HIV 感染导致 $CD4^+$ T 细胞数目不断减少，最终导致严重的细胞免疫和体液免疫缺陷。免疫缺陷病的实验室诊断应采取多方面、综合性的检测方法。免疫缺陷病的治疗原则是：控制和减少感染、采用替代疗法或干细胞移植以提高患者的免疫功能。

思考题

1. 简述免疫缺陷病的分类及其共同特点。
2. 常见联合免疫缺陷病有哪些？试分析其可能的发病机制。
3. 试述 AIDS 的主要特点和发病机制。
4. 试述可用于监测 HIV 感染过程的免疫学指标。
5. 试探讨 HIV 疫苗研制仍未成功的可能原因。

（余 平）

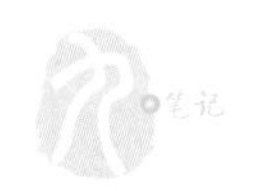

第二十一章 感染免疫

感染的建立基于病原体和宿主间的相互作用，主要环节有：病原体侵入、侵袭、在宿主组织克隆定植、诱导免疫应答、病原体清除或组织损伤；另有一些病原体则不需要在宿主组织定植而是通过释放毒素致病。免疫系统通过多种不同的机制发挥抗感染作用，而病原微生物也通过不同的机制逃避免疫系统的清除。

第一节 针对病原体免疫应答的共同特征

虽然宿主针对不同病原体的免疫保护机制各不相同，但具有如下共同的特征。

（一）抗感染免疫基于固有免疫和适应性免疫的协同作用

固有免疫提供早期防御、适应性免疫提供后期更持久、更强的免疫保护。许多病原体通过进化而逃避机体的固有免疫，这使得针对这类病原体的适应性免疫防御成为关键。适应性免疫通过产生的效应分子和细胞清除病原体，并产生记忆细胞以保护机体免于再次感染。

（二）清除不同类型病原体需要诱导不同类型的抗感染免疫应答

由于病原的入侵和克隆定植机制各不相同，清除这些病原体则需要不同的免疫机制。病原体特异的适应性免疫应答可使机体的应答最优化。

（三）抗感染免疫效应决定了病原体在宿主的存活和致病性

感染建立后，病原体与宿主间发生“宿主抗病原体免疫应答”与“病原体抵抗免疫”的博弈，这通常决定感染的结局。针对机体强有力的抗病原体免疫反应，病原体则发展出不同的免疫逃逸机制。

（四）抗感染免疫应答效应可能导致免疫病理损伤

针对病原体的免疫防御机制是宿主存活所必需的，但也会造成机体的病理损伤。

第二节 抗胞外菌免疫

胞外菌是不进入宿主细胞内而在宿主细胞外如血循环、结缔组织、消化道、呼吸道、泌尿生殖道等增殖的细菌。胞外菌主要通过两种机制致病：①引发炎症，导致感染部位组织损伤，这是化脓性球菌导致人体化脓性感染的主要原因；②释放内毒素和外毒素。革兰氏阴性菌可释放内毒素（脂多糖），强烈活化巨噬细胞导致炎症。外毒素可破坏宿主细胞或刺激机体产生炎症反应。宿主抗胞外菌免疫主要依赖于体液免疫应答。

一、抗胞外菌固有免疫

抗胞外菌的固有免疫应答主要基于补体活化、吞噬作用和炎症反应（图 21-1）。

（一）补体活化

革兰氏阳性菌的细胞壁所含有的肽聚糖可直接通过旁路途径活化补体系统；革兰氏阴性菌的胞壁含有的 LPS，可在没有抗体存在的情况下直接通过旁路途径活化补体系统；细菌大多在其表面表达甘露糖，后者可直接结合凝集素，通过凝集素途径激活补体系统。

补体系统活化后：第一，通过补体调理作用促进免疫细胞对细菌的吞噬。第二，产生膜攻击复合物溶破细菌。第三，通过其裂解产物招募、活化白细胞，参与炎症反应。

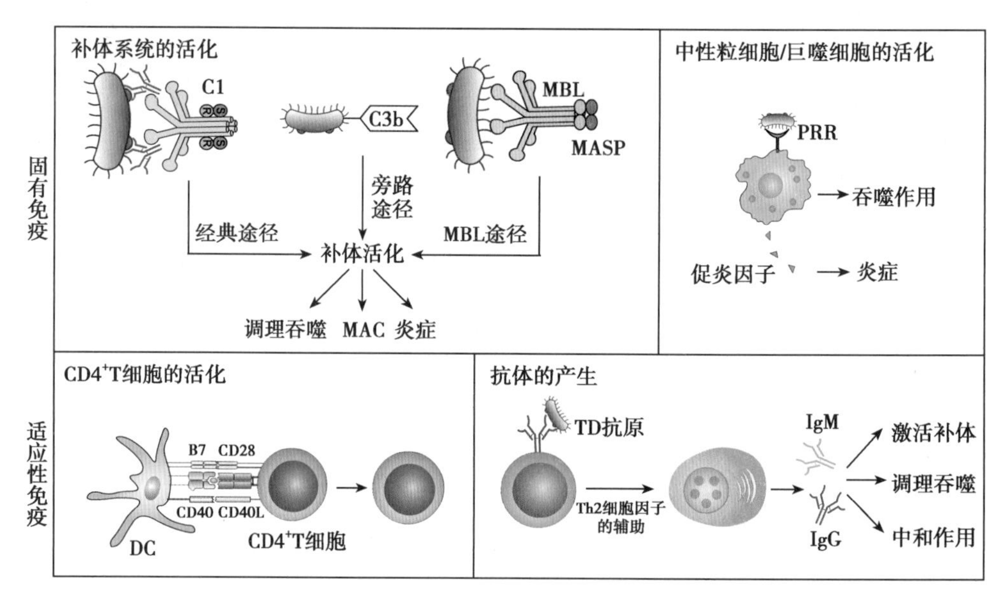

图 21-1　机体对胞外菌的先天和适应性免疫防御机制

（二）吞噬作用

宿主吞噬细胞对胞外菌非特异吞噬效率较低，但宿主细胞多通过其细胞膜表面不同受体结合胞外菌，通过受体介导的特异性吞噬高效率吞噬细菌，这些受体包括前面提及的甘露糖受体、清道夫受体、Toll 样受体及补体受体等。这些受体一方面使得吞噬细胞以更高的效率吞噬细菌，另一方面激活吞噬细胞发挥杀菌活性。

（三）炎症反应

吞噬细菌后的吞噬细胞随即被活化而分泌细胞因子，后者一方面招募白细胞浸润到感染局部，从而启动炎症反应，导致组织损伤。另一方面，引起感染的全身表现如发热、合成急性期蛋白等。

二、抗胞外菌适应性免疫

体液免疫是宿主对抗胞外菌感染的主要保护性免疫机制，通过体液免疫可清除病原体或中和毒素（图 21-1）。

胞外菌感染所含有的蛋白质抗原作为典型的胸腺依赖抗原可激活 $CD4^+$ T 细胞，活化的辅助 $CD4^+$ T 细胞不但通过产生细胞因子辅助 B 细胞产生抗体，更重要的是通过分泌细胞因子增强巨噬细胞吞噬和杀菌。这是适应性免疫与固有免疫协同的典型案例。宿主产生主要针对胞壁成分或毒素的抗体，通过中和作用、调理吞噬作用、激活补体经典途径等清除胞外菌感染。其中，中和作用主要依赖高亲和力 IgG 和 IgA；补体激活主要靠 IgM 和 IgG；调理作用则主要是 IgG 的某些亚型。

三、胞外菌的免疫逃逸机制

在免疫压力下，部分胞外菌也会进化出逃避免疫的机制（表 21-1）。

表 21-1　胞外菌对宿主免疫系统的逃避机制

免疫系统中被干预的组分	细菌逃避机制
抗体	改变表面分子的表达；分泌抗 Ig 的蛋白酶
噬菌作用	封闭巨噬细胞受体与细菌的结合；临时隐藏于非巨噬细胞中；释放细菌蛋白破坏巨噬细胞的功能
补体	通过缺乏适当的表面蛋白、表面蛋白的空间位阻现象以及降解 C3b 来阻止 C3b 与细菌的结合；失活补体级联反应过程中各个环节；俘获宿主 RCA 蛋白；诱导宿主产生同种型抗体，使之不能激活补体

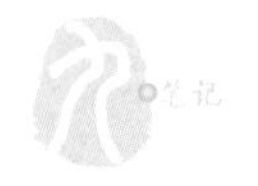

（一）逃避特异性抗体的作用

一些胞外菌（如淋球菌）常常会自发地改变其与宿主细胞表面结合的氨基酸序列，逃逸中和抗体对细菌的识别，使得细菌能在机体内持续感染；另有某些细菌通过分泌蛋白酶来裂解抗体使其失活，例如，流感嗜血杆菌可表达 IgA 特异性的蛋白酶，从而可降解血液和黏液中的 sIgA。

（二）逃避吞噬细胞的吞噬

具有多聚糖“外衣”的细菌可以防止与吞噬细胞表面的受体结合而被吞噬；另一些没有多聚糖“外衣”的胞外菌可以临时进入非吞噬细胞（如上皮细胞和成纤维细胞）而“躲避”吞噬细胞的俘获。为了能进入这些非吞噬细胞，病原体会释放细菌蛋白到宿主细胞中并通过提升其巨吞饮作用或者细胞骨架的重构；进入细胞的胞外菌蛋白还具有抗吞噬的能力，例如，小肠结肠炎耶尔森菌属可以将细菌的磷酸酯酶注入巨噬细胞，当细菌的磷酸脂酶使宿主蛋白去磷酸化后，可封闭吞噬细胞的吞噬作用。

（三）逃避补体系统介导的杀伤作用

一些胞外菌凭其自身结构的特点避免受到补体介导的杀伤作用。如梅毒苍白螺旋体的外膜缺乏跨膜蛋白，导致没有合适的位点供 C3b 附着；另有细菌拥有胞壁 LPS，因 LPS 具有长且突出表面的链，因而阻止细菌表面上的 MAC 复合体的装配；有些胞外菌能够合成灭活补体片段的物质如 B 型链球菌的胞壁含有唾液酸，可降解 C3b 从而封闭补体的活化，而其他链球菌可产生能与 RCA 蛋白 H 因子结合的蛋白，并将它固定在细菌的表面，招募 H 因子使 C3b 降解以达到补体失活。沙门菌属表达的蛋白主要干扰的是补体活化的最后阶段，而淋球菌和脑膜炎奈瑟菌可以诱导宿主产生单一类型的抗体（如 IgA），从而导致补体系统不能高效激活，这些“封闭抗体”与补体结合抗体在细菌表面相互竞争能降低 MAC 的组装、干预 C3b 的附着。

第三节 抗胞内菌免疫

胞内菌通过损伤的皮肤黏膜或媒介的叮咬进入宿主体内后，在宿主细胞内繁殖，以逃避吞噬细胞、补体及抗体的攻击。胞内菌常见的靶细胞有上皮细胞、内皮细胞、肝细胞和巨噬细胞等。因为巨噬细胞具有运动能力，所以细菌感染巨噬细胞后可以迅速播散至全身。胞内菌在宿主细胞内繁殖，但通常毒性不强，不会产生损伤性的细菌毒素，从而与宿主细胞“共存”。其胞内生活方式使得难以从宿主体内彻底被清除，导致慢性疾病，如结核分枝杆菌导致的肺结核。

一、抗胞内菌的免疫

抗胞内菌免疫机制与抗胞外菌的最大不同是：抗胞外菌主要依赖体液免疫，而抗胞内菌主要依赖细胞免疫。

（一）抗胞内菌固有免疫

1. 中性粒细胞和巨噬细胞的作用 最早到达感染局部的是中性粒细胞。中性粒细胞分泌防御素破坏尚未进入宿主细胞的胞内菌，从而控制早期感染（图 21-2）；有些细菌虽然逃脱了防御素的破坏，随之可被中性粒细胞吞噬后通过强大的呼吸爆发杀灭。活化的巨噬细胞在吞噬及杀灭胞内菌的过程中起着重要作用。巨噬细胞还通过 TLR 对分枝杆菌的脂蛋白和脂多糖识别，活化产生促炎细胞因子，促进 NK 细胞活化和 Th1 细胞分化，进而杀灭细菌（动画 21-1“抗胞内菌免疫”）。

2. NK 细胞和 γδT 细胞的作用 在巨噬细胞等协同下，NK 细胞被活化杀伤宿主细胞，活化的 NK 细胞分泌大量的 IFN-γ，促进巨噬细胞活化、间接促进 Th1 细胞分化。γδT 细胞会识别胞内菌如分枝杆菌的小磷酸化分子，引发效应 γδT 细胞增殖，通过杀伤或分泌 IFNγ 发挥抗菌效应（图 21-2）。

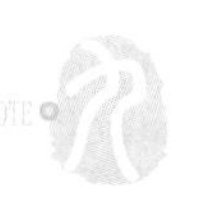

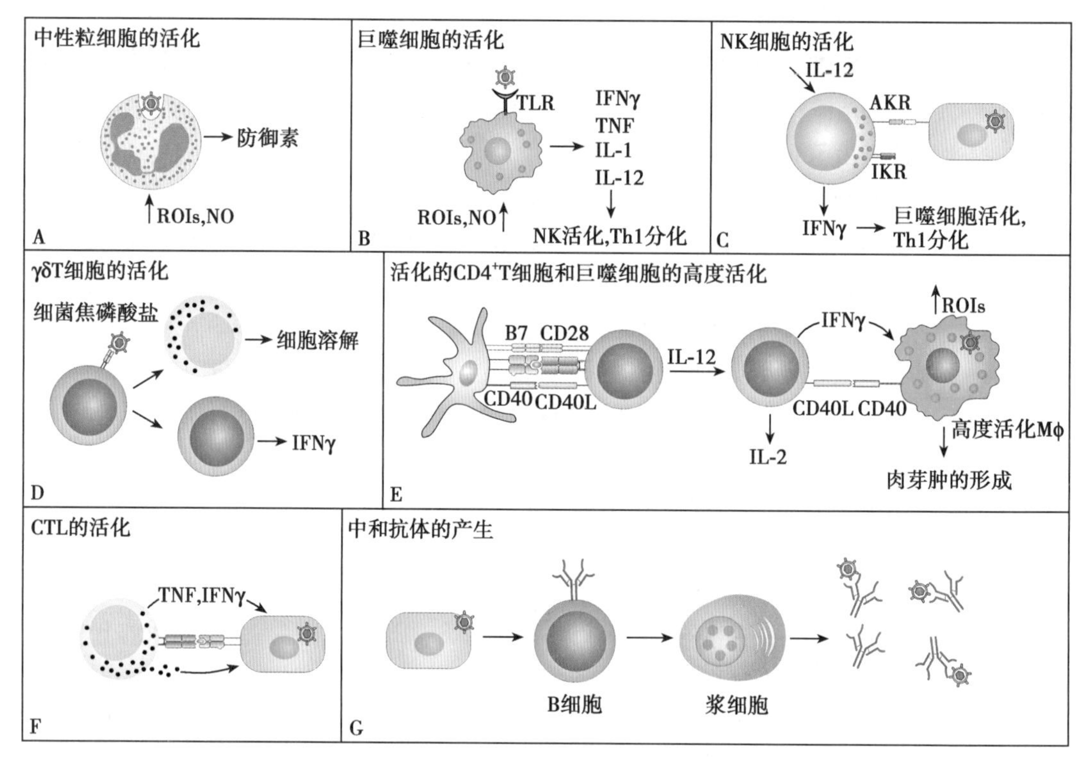

图 21-2 机体对胞内菌的先天和适应性免疫防御机制

（二）抗胞内菌适应性免疫

1. $CD8^+$T 细胞应答 CTL 细胞对清除胞内菌感染起关键作用。DC 获取了由被吞噬细菌降解或宿主细胞死亡而产生的抗原，通过抗原交叉提呈激活 CTL。细菌蛋白通过内源性抗原提呈途径成为 CTL 细胞的靶标（图 21-2）。胞内菌特异性 CTL 很少通过 Fas 介导的细胞凋亡途径或穿孔素介导的细胞溶破作用杀伤靶细胞，而主要通过分泌 TNF、IFN-γ 和（或）具有直接杀菌活性的颗粒清除靶细胞。

2. $CD4^+$ T 细胞应答 胞内菌活化的特异性 $CD4^+$ T 细胞效应为：分化为 Th1 细胞释放 IFN-γ 辅助巨噬细胞活化，后者产生大量 ROI 和 RNI，发挥强大的抗菌作用（图 21-2）。

抗胞内菌应答中 Th1 应答比 Th2 应答更重要。如在麻风患者中，Th2 应答上调的患者易患破坏性的麻风病，即瘤型麻风；而 Th1 应答上调的患者麻风病症状减轻，即结核样麻风。

3. 抗体应答 细菌特异性中和抗体（图 21-2）虽然不能直接清除胞内菌，但可与尚未进入细胞的细菌结合，或与释放到胞外环境中但还没有感染新的宿主细胞的子代菌结合，阻断细菌进入宿主细胞，并通过调理吞噬或补体介导的溶菌作用清除胞内菌。

（三）肉芽肿的形成

当宿主抗胞内菌免疫与病原体的博弈相持不下、而转为慢性感染时，就会在宿主感染局部形成一种称为肉芽肿的结构以局限化感染（图 21-3）。肉芽肿的内层包含巨噬细胞和 $CD4^+$ T 细胞，而外层是 $CD8^+$ T 细胞。部分肉芽肿的外层钙化、纤维化、中间的细胞坏死，死亡细胞中的所有病原体都被杀灭，感染被消除；少数病原体仍然存活并在肉芽肿中休眠，如果肉芽肿破裂，病原体就会被释放，重新开始增殖。如果宿主的免疫应答处于免疫抑制状态，无法聚集抵抗新一次攻击所必需的 T 细胞和巨噬细胞，病原体可能进入血液，进一步感染全身的组织，甚至导致死亡。

二、胞内菌的免疫逃逸机制

像胞外菌及其他病原体一样，在宿主免疫压力下，胞内菌也进化出逃避免疫的机制。胞内菌多为慢性感染，其逃避免疫的能力更强、机制更为复杂（表 21-2）。

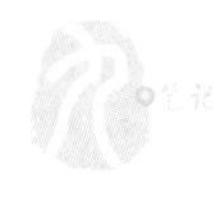

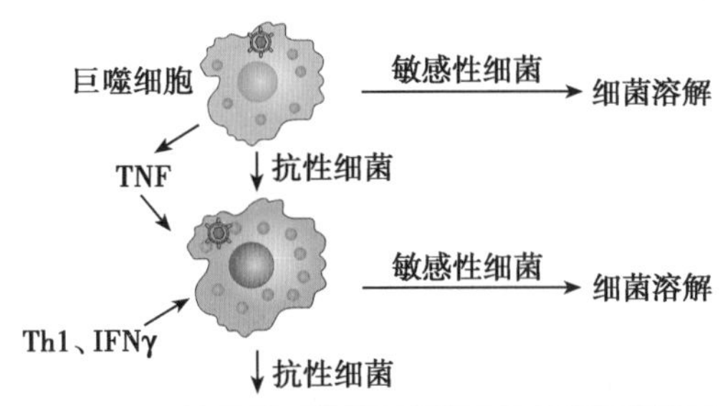

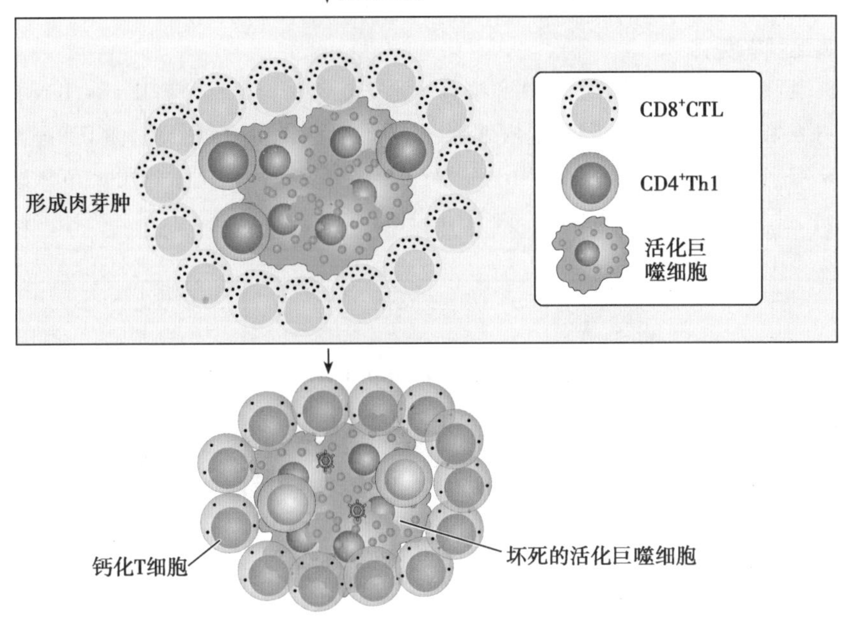

图 21-3　肉芽肿的形成

表 21-2　胞内菌对宿主免疫系统的逃避机制

免疫系统中被干预的组分	细菌逃避机制
吞噬体的破坏作用	感染非吞噬细胞
	合成能够阻断溶酶体融合、吞噬体酸化、ROI/RNI 杀伤的分子
	募集宿主蛋白阻断溶酶体的功能
高度活化的巨噬细胞	阻止巨噬细胞高度活化所需宿主基因的表达
抗体	通过伪足入侵转移到新的宿主细胞中
T 细胞	减少 APCs 抗原提呈作用

1. **逃避吞噬杀伤**　某些胞内菌可选择在非吞噬细胞中增殖，以逃避吞噬杀伤，例如麻风分枝杆菌会感染人体外周神经的施万细胞。另有一些胞内菌可使吞噬细胞失活，或逃避吞噬细胞的杀伤，如李斯特杆菌进入吞噬细胞后合成李斯特杆菌溶血素 O(LLO)，破坏吞噬溶酶体，使细菌逃逸到胞质中。

2. **逃避抗体的中和作用**　一些胞内菌通过细胞-细胞接触机制进入另一个宿主细胞，使中和抗体无法发挥中和作用。如：李斯特杆菌可诱导宿主产生基于肌动蛋白的伪足，内陷进入邻近的非吞噬细胞，由此细菌不会暴露到胞外，逃避抗体中和作用。

3. **阻止淋巴细胞活化**　某些胞内菌通过干预 APC 的抗原提呈功能、阻止淋巴细胞活化而逃避 T 细胞杀伤。如：结核分枝杆菌感染 DC 后会引起 MHCⅠ类分子、Ⅱ类分子和 CD1 的下调，使抗原无法有效提呈和活化 T 细胞、NKT 细胞。

第四节　抗病毒免疫

病毒属于胞内病原体，通过与宿主表面的相应受体结合而进入细胞，随后在宿主细胞内进行病毒

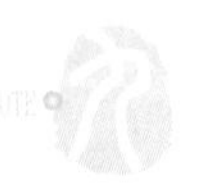

蛋白翻译和子代病毒的组装，子代病毒从已感染细胞中释放。

除直接破坏宿主细胞，非致细胞病变病毒可通过感染诱发的炎症免疫反应损伤宿主细胞导致疾病。某些病毒感染呈现潜伏感染状态，当宿主免疫力下降，潜伏态病毒会启动活化、增殖，反复导致疾病的急性发生。如潜伏水痘病毒重新活化引发带状疱疹。

一、抗病毒免疫

与胞内菌类似，抗病毒免疫主要依赖于细胞免疫。

（一）抗病毒固有免疫

1. 干扰素 抗病毒免疫最重要的早期免疫分子是干扰素（Ⅰ型干扰素 IFN-α、IFN-β 和Ⅱ型干扰素 IFN-γ）。IFN-α 和 IFN-β 由感染局部上皮细胞、成纤维细胞和 pDC 等分泌，而 IFN-γ 早期由活化的巨噬细胞和 NK 细胞分泌，后期则由活化 Th1 细胞产生。任何一种干扰素均可调节未感染细胞的代谢和酶相关事件，使细胞呈现抗病毒状态（图 21-4A）。

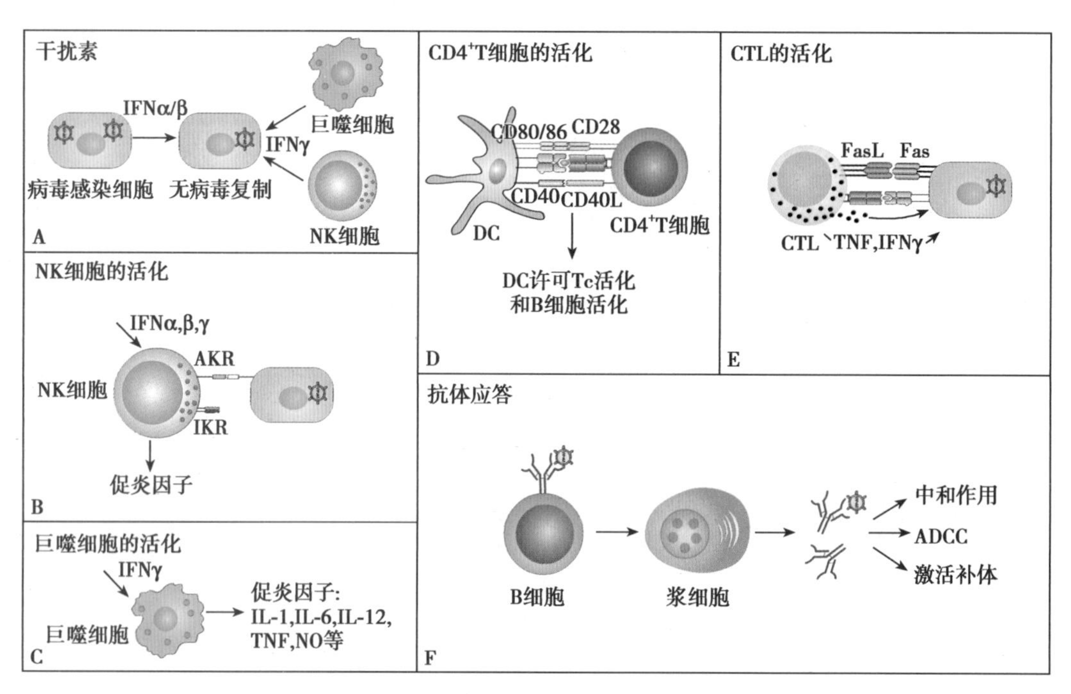

图 21-4 机体对病毒的免疫防御机制

2. NK 细胞 NK 细胞是重要的早期抗病毒效应细胞，被病毒感染的宿主细胞的表面 MHC Ⅰ类分子下调，这一信号被 NK 细胞识别并对被感染细胞直接杀伤（通过天然的细胞毒作用）；NK 细胞还可通过分泌促炎细胞因子在感染早期起重要的防御作用（图 21-4B）；NK 细胞同时还是抗病毒 ADCC 中的效应细胞。NK 细胞天然的细胞毒作用和促炎因子生成是受到前述三种 IFN 的刺激所产生的。

3. 巨噬细胞 巨噬细胞在病毒感染早期开始活化并生成大量的促炎介质（图 21-4C）。IFN-γ 可以增强这一功能并且使巨噬细胞表达 iNOS 酶从而生成 NO，后者可促进巨噬细胞产生 ROIs 和 RNIs，帮助杀灭被吞噬的病毒。另外，巨噬细胞也可通过 ADCC 机制清除病毒。

（二）抗病毒适应性免疫

1. 病毒特异性 $CD4^+T$ 细胞应答 完整的病毒颗粒或其组分可通过胞吞和吞噬作用被 DC 等吞噬细胞摄取、加工，并提呈抗原；另一方面，DC 的多种 TLR 可识别病毒的核酸序列或蛋白抗原使 DC 更易于通过外源途径提呈病毒抗原肽与 MHC Ⅱ类分子复合物，激活 $CD4^+T$ 细胞（图 21-4D）。这对于抵抗病毒十分重要，因为这些细胞可为初始 $CD8^+T$ 细胞的活化提供 IL-2，还可以为 B 细胞提供 CD40L 介导的共刺激信号和细胞因子，促进 B 细胞产生抗体。

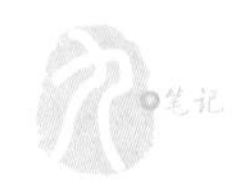

2. 病毒特异性 CD8^{+}T 细胞应答　病毒特异性 CTL 应答是抗病毒免疫的关键。一方面，病毒在被感染细胞内增殖，通过内源性抗原提呈途径将 pMHC Ⅰ 提呈在感染细胞表面，成为 CTL 的靶；另一方面，病毒特异性 CTL 在引流淋巴结被激活后到达感染部位，通过颗粒酶介导的细胞毒作用、Fas 介导的细胞凋亡或分泌 TNF 及 IFN 杀死靶细胞（图 21-4E）。

3. 病毒特异性抗体应答　B 细胞能识别被提呈在感染细胞表面的病毒抗原信号，也能识别感染细胞释放的子代病毒颗粒，在 T 细胞帮助下，B 细胞被激活，并进一步分化为浆细胞、记忆 B 细胞，产生中和抗体（图 21-4F）。因为病毒在细胞内，早期产生的抗体多不能发挥作用，但晚期的中和性抗体进入血液后可结合病毒、阻止病毒结合宿主细胞上的病毒受体，从而防止感染进一步扩散；抗病毒抗体可介导 ADCC；也可激活补体，在有胞膜的病毒和被感染的宿主细胞表面形成 MAC 以杀死病毒或感染细胞。另外，补体成分还可调理吞噬细胞外的病毒颗粒。这是 T-B 细胞协同抗感染的经典案例。

值得注意的是，一些病毒可能不需要 T 细胞的辅助，只通过 B 细胞应答就可清除（至少部分清除）。如 VSV 病毒表面具有高度重复的结构可引起 TI 应答，而 TI 应答比 TD 应答更快，且仅涉及 B 细胞而不需要 B-T 相互作用，因此可在感染早期发挥作用，更有效减少了病毒的扩散，直到机体产生针对其 TD 抗原的抗体应答。

二、病毒的免疫逃逸机制

一是通过病毒的快速增殖能力，尤其基因组较小的病毒比基因组较大的病毒增殖更快，在免疫应答产生之前就播散到新的宿主细胞建立感染；二是病毒干扰宿主免疫应答，使其有足够的时间建立感染。一旦感染建立，病毒可通过多种机制逃避抗病毒免疫攻击（表 21-3）。

表 21-3　**病毒对宿主免疫系统的逃避机制**

被干扰的免疫机制	病毒逃避机制
监视	潜伏
抗体效应	通过抗原漂移或抗原位移改变病毒表位
	表达病毒性 FcR，阻断 ADCC 或中和作用
	阻断 B 细胞的胞内信号转导
CD8^{+}T 细胞效应	感染低表达 MHC Ⅰ类分子的细胞
	干预 MHC Ⅰ类分子介导的抗原提呈
	迫使 pMHC 的内化
CD4^{+}T 细胞效应	避免感染 DCs
	干预 MHC Ⅱ类分子介导的抗原提呈
	迫使 pMHC 的内化
NK 细胞效应	表达病毒性 MHC Ⅰ类分子类似物
	提高宿主 HLA-E 或经典 MHC Ⅰ类分子的合成
DC 功能	阻断 DC 的发育或成熟
	阻止 DC 上调共刺激分子
	上调 DC 表面 Fas L 的表达
补体效应	阻断转化酶的形成
	表达病毒性的宿主 RCA 蛋白类似物
	提高宿主 RCA 蛋白的表达
	出芽到宿主细胞膜，获取宿主 RCA 蛋白
抗病毒状态	阻断 IFN 的分泌
	干预建立抗病毒状态的代谢/酶活动
宿主细胞凋亡	阻断内源性或外源性途径的各个环节
	表达死亡受体和调节分子的类似物
细胞因子、趋化因子功能	表达细胞因子和趋化因子的竞争性抑制剂
	下调细胞因子和趋化因子受体的表达

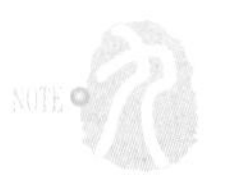

1. **潜伏** 病毒的固有生物特性决定其是否潜伏。病毒一旦潜伏，它在宿主细胞以一种缺陷的形式存在，使其不具有活动性。潜伏的病毒需要更强的抗病毒免疫才能清除，而机体在病毒潜伏后，抗病毒免疫多处于耗竭状态，使得病毒可长期逃逸。特别需要提醒的是某些潜伏病毒仍具有致癌风险。

2. **病毒变异** 在宿主免疫压力下，病毒较其他病原体更易发生基因变异，某些基因变异可导致抗原性变异，从而逃脱宿主体内预存免疫。病毒抗原基因突变导致的抗原性变异称为“抗原漂移”。例如，流感病毒和HIV等都具有快速抗原漂移的能力，即使在同一感染个体中也可发生。

3. **干扰抗原提呈** 病毒感染抗原提呈细胞后可干扰抗原提呈的多个环节，从而逃逸抗病毒免疫。腺病毒、巨细胞病毒（CMV）、HIV、VSV、EBV等通过干扰MHCⅠ限制性抗原提呈途径不同的节点，造成$CD8^+$ T细胞活化障碍，从而逃逸抗病毒细胞免疫；腺病毒、巨细胞病毒（CMV）、HIV等还可通过干扰MHC Ⅱ类分子介导的抗原提呈不同节点，干扰抗病毒体液免疫应答。

4. **“愚弄”NK细胞** CMV表达MHCⅠ类分子的类似物，结合NK细胞抑制性受体，使NK细胞认为它识别的是一个“没有下调的”的MHCⅠ类分子，导致NK细胞不被活化；快速复制的WNV上调经典的宿主MHCⅠ类分子，也使NK细胞不能识别、活化。

5. **干扰DC功能** HTLV-1感染DC前体，阻止其分化，成为不成熟的DC；HSV-1和牛痘病毒感染不成熟的DC，阻止DC成熟，这都阻碍了T细胞应答的启动。麻疹病毒感染使DC形成叫做合胞体的聚集物，病毒可在其中自由复制。麻疹病毒感染则上调DC表达FasL，从而杀死带有Fas的T细胞。CMV感染使DC变为耐受性，导致与其相遇的T细胞无能而非激活T细胞。

6. **干扰抗体效应** 一些病毒可直接干扰抗病毒抗体的产生和效应。麻疹病毒表达一种对B细胞的激活起抑制作用的蛋白；HSV-1则使感染的宿主细胞表达病毒形式的FcγR，后者与IgG分子结合使Fc端被封闭，阻止ADCC和经典的补体激活。

7. **逃避补体杀伤** 某些痘病毒和疱疹病毒分泌阻碍旁路C3转化酶形成的蛋白质，导致补体系统活化障碍。多种病毒表达RCA蛋白类似物或上调宿主RCA蛋白的表达，防止感染的细胞受MAC介导的溶解。HIV和牛痘病毒等通过在宿主细胞膜出芽的方式得到RCA蛋白、DAF和MIRL，逃避补体杀伤。

8. **消除抗病毒状态** 病毒通过复杂的机制干扰抗病毒状态。如EBV表达一种生长因子的可溶性受体，后者阻断了该生长因子对巨噬细胞的作用，由于这种生长因子是巨噬细胞分泌IFN所必需的，因此引起IFN的减少，不足以激发和维持抗病毒状态。当HSV感染已建立了抗病毒状态的细胞时，病毒表达一种蛋白，逆转病毒蛋白合成受阻状态，使得病毒复制得以恢复。牛痘病毒和丙型肝炎病毒也可合成蛋白质，破坏对维持抗病毒状态所需的代谢和酶。腺病毒及KSHV则表达可干扰宿主转录因子活性或与宿主转录因子类似蛋白质，干扰宿主细胞建立抗病毒状态所需的基因转录。

9. **调控宿主细胞的凋亡** 被感染的宿主细胞在病毒复制完成之前凋亡导致病毒死亡，是宿主抗病毒机制之一，通常由CTL、Fas-FasL、TNF与TNFR介导。被感染细胞有时通过内质网胁迫机制发生“利它的”凋亡（死亡对宿主有益），宿主不得不释放大量病毒蛋白而导致内质网胁迫现象。但具有大基因组的病毒已经发展出阻断这些死亡诱导途径各个环节的办法。如腺病毒合成一个蛋白复合物，引起Fas和TNFR的内化，将这些死亡受体从细胞表面清除，中断FasL或TNF介导的凋亡；一些痘病毒表达TNFR的类似物，作为TNF和相关细胞因子的诱饵受体；腺病毒、疱疹病毒和痘病毒表达多种蛋白质，抑制凋亡所需的酶级联反应；还有许多病毒可以增加宿主细胞存活蛋白或表达这些生存蛋白的类似物，从而阻止宿主细胞过早凋亡。

10. **干扰宿主细胞因子** 在病毒感染的早期，宿主细胞生成大量的细胞因子和趋化因子以协调抗病毒反应。一些痘病毒可以改变局部的细胞因子，使它不利于支撑免疫应答所必需的细胞间合作。痘病毒通过合成趋化因子类似物阻断淋巴细胞、巨噬细胞和中性粒细胞的趋化和迁移，还可分泌干扰素受体类似物，阻断IFN-α和IFN-β效应。KSHV和腺病毒表达一种蛋白质，抑制IFN诱导的基因转录，疱疹病毒下调细胞因子受体的表达，而CMV干扰趋化因子基因的转录。许多病毒抑制IL-12生

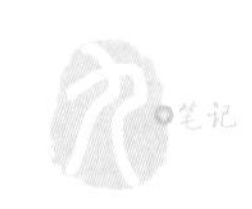

成，从而干扰Th1分化和随后的抗病毒细胞免疫应答。EBV则合成IL-12的类似物，可以竞争性抑制宿主正常IL-12的活性。EBV产生IL-10的类似物，抑制巨噬细胞生成IL-12和淋巴细胞生成IFN-γ。

第五节 抗寄生虫免疫

寄生虫包括单细胞的原生动物和多细胞的蠕虫，一些是细胞外增殖，另一些在细胞内增殖。寄生虫在宿主体内生长和成熟，经常引起严重和长期的组织及器官损伤。许多寄生虫具有多种宿主，使得比仅感染人的病原体更难控制。

一、抗寄生虫免疫反应

不同的寄生虫引发不同的免疫应答类型，取决于寄生虫的大小和细胞构成以及其生活周期。通常，原生动物寄生虫趋向于诱导Th1应答而蠕虫感染则引起Th2应答。

（一）抗原生动物寄生虫免疫

1. 体液免疫 与胞外菌类似，所有基于抗体的对胞外菌防御的效应机制均适用于防御小的原生动物寄生虫。抗寄生虫抗体介导中和作用、调理吞噬，并激活经典补体途径。大的原生动物可通过中性粒细胞和巨噬细胞介导的ADCC清除。

2. Th1应答，巨噬细胞高度活化和IFN-γ Th1应答是抗原生动物寄生虫免疫的关键，因为巨噬细胞高度活化所需IFN-γ主要来源于Th1效应细胞。像许多胞内菌一样，原生动物寄生虫被巨噬细胞吞噬后，不会在普通的吞噬体中被消化。这些寄生虫能抵抗巨噬细胞通常的呼吸爆发，只有高度活化的巨噬细胞具有足够的ROIs、RNIs、TNF，才能将这些寄生虫有效杀伤。如果高度活化的巨噬细胞不能清除感染，则会形成肉芽肿（图21-3）。

IFN-γ具有独特的抗原生动物效应，包括：①对许多原生动物均有直接毒性；②刺激DC和巨噬细胞产生IL-12，随之触发NK和NKT IFN-γ的产生；③诱导感染的巨噬细胞表达iNOS，导致细胞内NO的产生，后者清除寄生虫本身或感染的细胞；④上调对吞噬体的成熟重要相关酶的表达；⑤上调被感染的巨噬细胞表面Fas的表达，可被表达FasL的T细胞杀死。需要注意的是：Th2细胞因子（如TGF-β、IL-4、IL-10和IL-13）可抑制IFN-γ和iNOS的产生，因此Th2应答优势的个体对原生动物寄生虫感染是高度易感的。

3. CTLs和γδT细胞 如果原生动物寄生虫从巨噬细胞吞噬体逃出进入胞质，寄生虫抗原可进入内源性抗原提呈途径，成为CTL的靶。穿孔素/颗粒酶介导的细胞溶解对急性原生动物感染并不高效，而是CTL分泌的IFN-γ作用最大，但穿孔素/颗粒酶介导的细胞溶解在控制原生动物感染的慢性阶段更重要。与CTL类似，活化的γδT细胞产生的IFN-γ对抗原生动物寄生虫感染具有重要作用。

（二）抗蠕虫寄生虫免疫

Th1应答是抗原生动物寄生虫免疫的关键，而Th2应答是防御大的、多细胞的蠕虫的关键。与其他类型病原体不同的是：抗蠕虫Th2应答涉及IgE、肥大细胞和嗜酸性粒细胞。①T细胞分化为Th2细胞，后者通过CD40L-CD40相互接触使B细胞类型转换为IgE（图21-5A）。②IgE抗体进入循环，通过结合细胞表面FcεRI“武装”肥大细胞，当蠕虫抗原结合到细胞表面的IgE时，触发肥大细胞脱颗粒（图21-5B），颗粒中组胺等引起宿主肠道和支气管平滑肌收缩，将寄生虫从黏膜表面驱离出宿主；此外，肥大细胞合成的组胺和其他蛋白也对蠕虫有直接毒性。③与肥大细胞脱颗粒相似，循环中的IgE可同时结合病原体和嗜酸性粒细胞表面FcεR，触发嗜酸性粒细胞脱颗粒、释放杀伤蠕虫的物质（图21-5C）。

Th2细胞因子IL-4、IL-5和IL-13对防御蠕虫很关键。IL-4是驱动B细胞向IgE转换的主要因子；IL-5强力促进嗜酸性粒细胞的增殖、分化和活化，并支持浆细胞向IgA分化，分泌型的IgA（SIgA）抵御寄生虫进一步的黏膜定植（图21-5D）；IL-4和IL-13抑制巨噬细胞IL-12的产生、IFN-γ的产生和

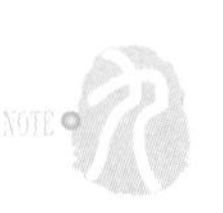

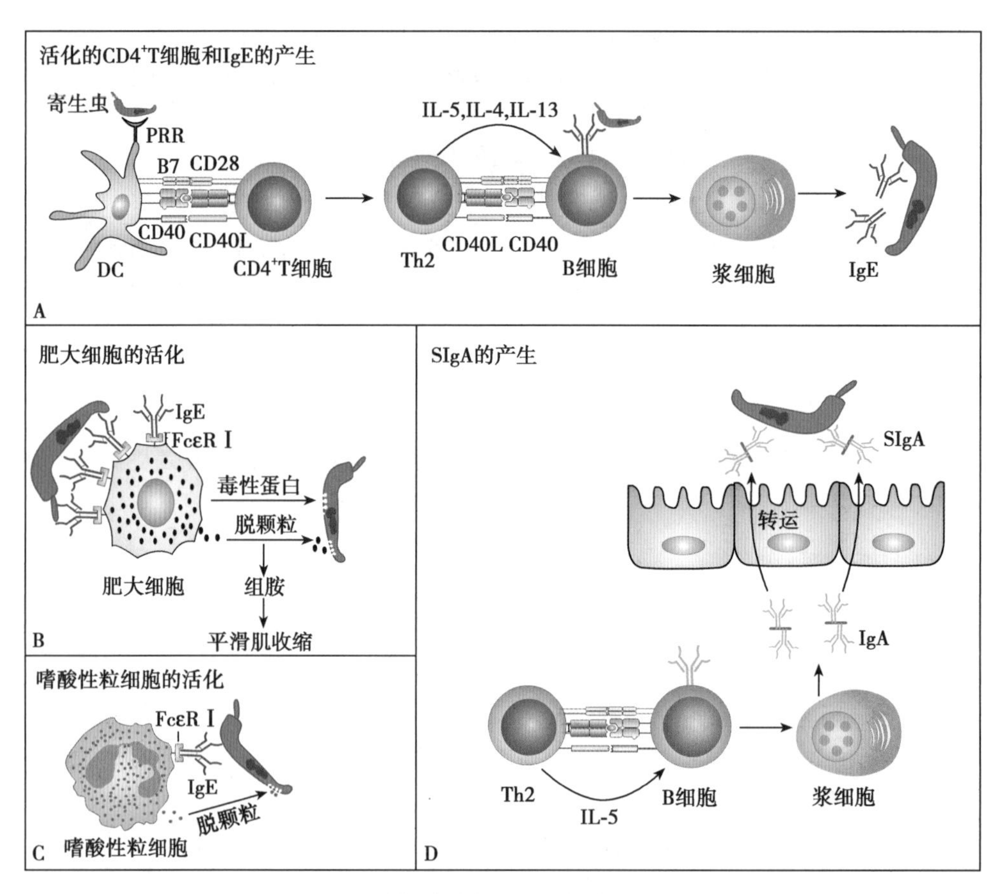

图21-5 机体对寄生虫的免疫防御机制

Th1 极化；IL-13 对支气管和胃肠对寄生虫的驱离反应是必需的。

二、寄生虫的免疫逃逸机制

具有多阶段生活周期的寄生虫通过多种机制逃避免疫攻击（表21-4）。

表21-4 寄生虫对宿主免疫系统的逃避机制

被干扰的免疫系统成分	寄生虫逃避机制
抗体	具有多阶段的生命周期引起抗原变异 藏在巨噬细胞中 修正寄生虫表面蛋白引起抗原变异 获取宿主表面蛋白以阻断抗体结合 脱落带有免疫复合物的寄生虫外膜 分泌消化抗体的物质
吞噬作用	阻断吞噬体融合到溶酶体 从吞噬体逃离到细胞质 阻止呼吸爆发 裂解静息的吞噬细胞
补体	降解吸附上的补体组分或剪切膜结合抗体的 Fc 段 迫使补体组分耗尽 表达 RCA 蛋白类似物
T 细胞	通过促进 IL10 产生和降低 IL-12 与 IFN-γ 的产生来抑制 Th1 应答 分泌可诱导 T 细胞低反应或耐受的蛋白 干预 DC 的成熟和巨噬细胞的活化

1. 逃避抗体攻击

(1)抗原变换:宿主刚刚产生了针对生活周期前一阶段寄生虫表位的体液免疫应答,寄生虫发育到下一阶段,防御滞后接踵而来。如布鲁斯锥虫在某一时点仅表达其上百种 VSG 基因的一种,该病原可有规则地关闭其上个 VSG 基因、活化另一基因,导致一种变换的球蛋白外壳,使得针对上个 VSG 蛋白的抗体不能识别它;其他寄生虫可通过脱落部分外膜躲避抗体的攻击。

(2)自我隔离:硕大利什曼原虫通过将自己隔离在宿主巨噬细胞中以逃避抗体攻击。

(3)伪装:血吸虫通过获得宿主糖脂和球蛋白外壳伪装自己。这种由宿主分子形成的密集"外衣"阻止抗体与寄生虫表面抗原的结合。

(4)消化抗体:一些蠕虫通过产生某种物质来消化抗体。

2. 逃避吞噬溶酶体 许多原生动物发展了逃避吞噬溶酶体的方法。如:一些肠内的原生动物溶解粒细胞和巨噬细胞,使在第一现场被吞噬的机会最小化;鼠弓形体阻止巨噬细胞吞噬体融合到溶酶体;锥虫溶酶体融合之前酶解吞噬体膜,然后逃避到宿主细胞的胞浆中;硕大利什曼原虫则经常保留在吞噬体中,干预呼吸爆发。

3. 逃避补体攻击 原生动物和蠕虫均可通过蛋白水解的方式消除吸附到其表面的补体活化蛋白或剪切寄生虫结合抗体的 Fc 部分;也可分泌一些分子强迫液相补体活化,以耗竭补体成分;还可表达模仿哺乳动物 RCA 蛋白、DAF 的蛋白,以保护自身不被补体攻击。

4. 干预 T 细胞攻击 原生动物和蠕虫均可通过干扰宿主 T 细胞应答来保护寄生虫的存活。例如:恶性疟原虫可促使 Th 细胞分泌 IL-10 而不是 IFN-γ,导致 MHC Ⅱ类分子的表达下调,抑制 NO 的产生。硕大利什曼原虫表达可结合巨噬细胞上 CR3 和 FcγRs 的分子,降低这些细胞产生 IL-12、抑制 Th1 应答。钩虫分泌数种可诱导宿主 T 细胞低应答甚至耐受的蛋白,这种免疫抑制状态使大量的钩虫集聚在感染的宿主体内。其他一些丝虫类的蠕虫诱导 APC 下调其表面 MHC Ⅰ和Ⅱ类分子及其他抗原提呈基因,使这些 APC 不能启动 T 细胞活化。

本章小结

本章介绍了抗感染免疫的共同特征和针对胞外菌、胞内菌、病毒、寄生虫等重要病原体的抗感染免疫特点及其免疫逃逸机制。针对不同病原体,宿主进化出了快速反应的固有免疫系统,包括中性粒细胞、NK 细胞、γδT 细胞、补体等,或者破坏或者减慢感染的建立,并联动到适应性免疫反应抵抗感染;而稍后发生的适应性免疫反应是否高效,取决于病原体的特点:胞外还是胞内、大型还是小型、快速复制还是慢速复制。胞外病原体可被抗体识别,由抗体或补体介导的机制所清除;大的病原体如蠕虫无法被 IgA 和 IgE 锚固,但 IgE 可触发肥大细胞和嗜酸性粒细胞脱颗粒,释放介质,驱逐蠕虫,并降解蠕虫组织;胞内病原体主要依赖细胞介导的免疫清除,如 CTLs、NK 细胞、NKT 细胞和 γδT 细胞的溶破靶细胞活性和分泌的细胞因子效应。通常,Th1 应答产生针对胞内病原的细胞免疫,而 Th2 应答产生针对胞外病原的体液免疫。与此相对应,在免疫压力下病原体进化出逃避免疫攻击的各种策略:逃避吞噬、逃避识别、抗原变异、失活补体、获得宿主的 RCA 蛋白、剪切宿主的 FcR、诱导宿主细胞凋亡、干预宿主的 T 细胞应答或细胞周期等。这些认识是发展抗感染的特异性干预手段的基础。欲在长期的人类-病原博弈中取得胜利,就必须深入认识抗感染免疫机理并应用于对抗病原体感染的战斗中去。

思考题

1. 宿主抗胞外病原体免疫与抗胞内病原体免疫有何不同?
2. 以宿主抗胞外菌感染为例阐述固有免疫、适应性免疫如何协同。
3. 以宿主抗病毒免疫为例阐述 T-B 细胞如何协同。
4. 胞内病原体有哪些免疫逃逸机制?

(吴玉章)

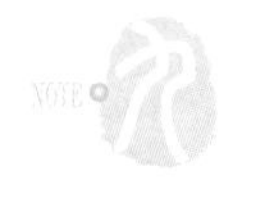

第二十二章 肿瘤免疫

肿瘤是严重危害人类健康的重大疾病。免疫系统与肿瘤的发生具有十分密切的关系:一方面,免疫系统能通过多种免疫效应机制杀伤和清除肿瘤细胞;另一方面,肿瘤细胞也能通过多种机制抵抗或逃避免疫系统对肿瘤细胞的杀伤和清除。因此,肿瘤细胞如何通过表达的肿瘤抗原诱导抗肿瘤免疫应答以及肿瘤细胞如何实现免疫逃逸是肿瘤免疫研究的关键。基于对肿瘤免疫效应和免疫逃逸机制的认识,还可对肿瘤进行免疫诊断和免疫防治。肿瘤免疫学(tumor immunology)即是研究肿瘤抗原、机体抗肿瘤免疫应答以及肿瘤的免疫逃逸、肿瘤的免疫诊断和免疫防治的科学。

第一节 肿瘤抗原

肿瘤细胞存在着与正常组织细胞不同的抗原成分,明确肿瘤抗原成分有助于诊断和治疗肿瘤并制备肿瘤防治性疫苗。肿瘤免疫学理论的阐明和应用取决于能否明确肿瘤细胞特有的肿瘤抗原(tumor antigen)。所谓肿瘤抗原是指细胞癌变过程中出现的新抗原(neoantigen)或肿瘤细胞异常或过度表达的抗原物质。直到20世纪50年代才确证肿瘤抗原的存在,一些肿瘤抗原已经应用于肿瘤的诊断和防治。

一、肿瘤抗原的分类和特征

肿瘤抗原的分类尚不统一,主要根据肿瘤抗原的特异性和肿瘤发生情况的不同进行分类。

(一)根据肿瘤抗原特异性分类

1. 肿瘤特异性抗原 肿瘤特异性抗原(tumor specific antigen,TSA)指肿瘤细胞特有的或只存在于某种肿瘤细胞而不存在于正常细胞的一类抗原。这类抗原是20世纪50年代通过化学致癌剂诱发的肉瘤在同系小鼠移植与排斥的经典实验中发现的,故又称为肿瘤特异性移植抗原(tumor specific transplantation antigen,TSTA)或肿瘤排斥抗原(tumor rejection antigen,TRA)(动画22-1"肿瘤特异性移植抗原的发现和确证")。理化因素以及病毒诱生的肿瘤抗原多属于TSA(动画22-2"肿瘤特异性移植抗原基因的克隆")。比利时学者Boon等通过制备人黑色素瘤特异性CTL克隆和对人黑色素瘤cDNA文库基因转染靶细胞株的特异杀伤试验,筛选出了几种人黑色素瘤特异性抗原如MAGE、BAGE、MART、gp100等(动画22-3"人特异性肿瘤抗原的发现与鉴定",图22-1)。

2. 肿瘤相关抗原 肿瘤相关抗原(tumor-associated antigen,TAA)指肿瘤细胞和正常细胞组织均可表达的抗原,只是在细胞癌变时其含量明显增高。此类抗原只表现出量的变化而无严格的肿瘤特异性。胚胎抗原(fetal antigen)、过量表达的组织特异性分化抗原等均属此类抗原。

(二)根据肿瘤抗原产生的机制分类(表22-1)

表22-1 不同机制产生的常见人类肿瘤抗原

产生机制	肿瘤抗原	肿瘤
基因突变产物	突变的P53蛋白	约50%人类肿瘤
	突变的Ras蛋白	约10%人类肿瘤
癌基因产物	过表达的Her-2/neu	乳腺癌等

续表

产生机制	肿瘤抗原	肿瘤
静止基因异常活化	黑色素瘤抗原(MAGE-1、MAGE-3)等	黑色素瘤等
致癌病毒产物	人乳头瘤病毒 E6 和 E7 蛋白	宫颈癌
	EB 病毒核抗原 1(EBNA-1)蛋白	EBV 相关淋巴瘤、鼻咽癌
	猿猴空泡病毒 40(SV40) T 抗原	SV40 诱导的啮齿类动物肿瘤
过量表达的细胞蛋白	gp100、MART	黑色素瘤
糖基化蛋白异常	神经节苷脂 GM2 和 GD2	黑色素瘤
	表面黏蛋白 MUC-Ⅰ	黑色素瘤等
胚胎抗原	癌胚抗原(CEA)	结肠癌等多种肿瘤
	甲胎蛋白(AFP)	肝癌
组织特异性分化抗原	CD10、CD20	B 淋巴瘤

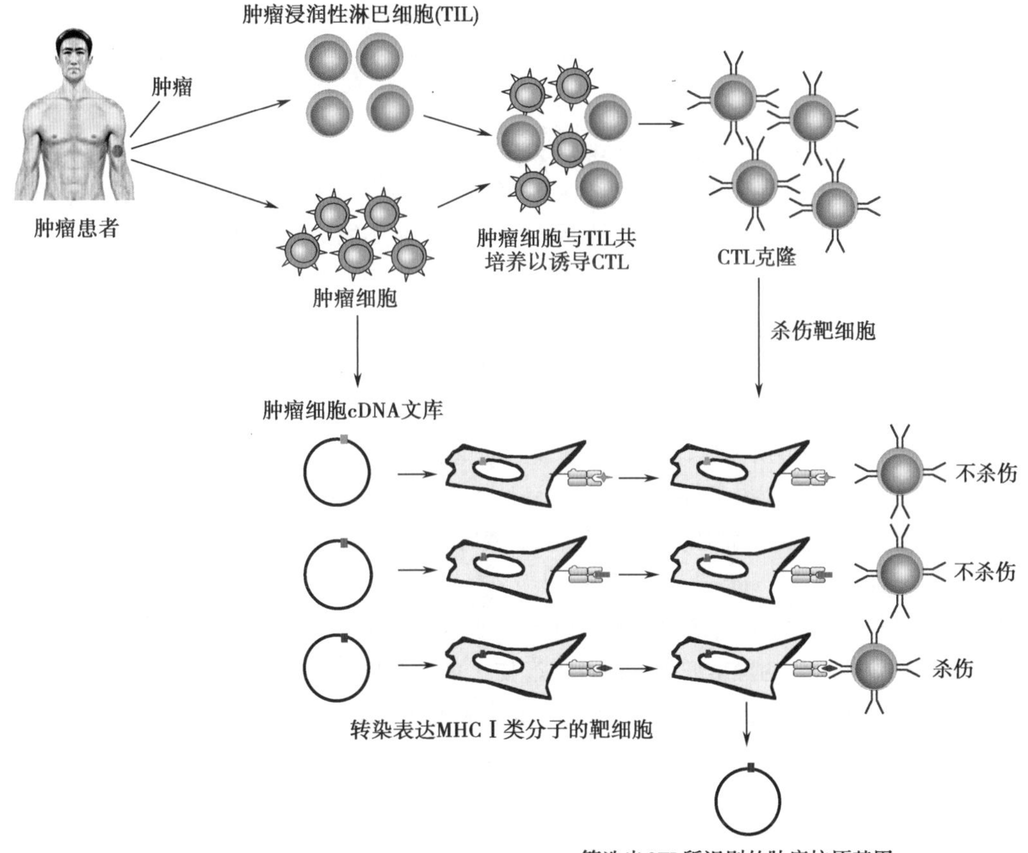

图 22-1 人特异性肿瘤抗原的发现与鉴定

1. **突变基因或癌基因的表达产物** 癌基因或突变的抑癌基因所表达的蛋白分子如果与正常蛋白不同且具有免疫原性,即可视为肿瘤抗原。如癌基因产物 Ras 和突变的抑癌基因产物如突变的 p53 等。物理因素、化学因素、病毒感染以及自发突变等均可导致基因突变,基因突变的机制包括点突变、DNA 碱基对缺失、染色体易位以及病毒基因的插入而导致的癌基因或抑癌基因的改变等。这类肿瘤抗原是细胞癌变过程中新合成的蛋白质分子,机体对其未形成自身耐受,可诱导机体产生一定程度的肿瘤抗原特异性免疫应答。

2. **致癌病毒表达的肿瘤抗原** 某些肿瘤由病毒感染引起,例如 EB 病毒(Epstein Barr virus,EBV)与 B 细胞淋巴瘤及鼻咽癌的发生有关,病毒通过其 DNA 或 RNA 整合到宿主基因中,使细胞发生恶性

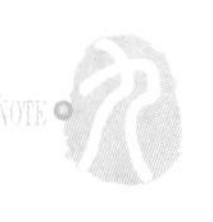

转化并表达出新的肿瘤抗原，称之为病毒肿瘤相关抗原。例如SV40病毒转化细胞表达的T抗原、人腺病毒诱发肿瘤表达的E1A抗原、EBV诱发B细胞淋巴瘤和鼻咽癌的EBNA-1抗原以及人乳头瘤病毒（HPV）诱发人宫颈癌的E6和E7抗原等。与物理化学因素诱发的肿瘤抗原不同的是，同一种病毒诱发的不同类型肿瘤（无论其组织来源或动物种类），均可表达相同的抗原且免疫原性较强。

3. 异常表达的细胞蛋白 某些抗原为正常细胞所表达（无基因突变），但在肿瘤细胞出现了异常表达，如人正常黑色素细胞表达的抗原MART，在人类黑色素瘤细胞会高表达。通过CTL或单克隆抗体鉴定的人类肿瘤抗原多是这类抗原。这类抗原在正常细胞表达极低，未诱导机体免疫耐受，可能引起机体产生免疫应答。这类抗原的产生机制有：

（1）肿瘤睾丸抗原（cancer testis antigen，CTA）的异常表达：CTA在机体出生后只表达于睾丸或卵巢等生殖母细胞，由于生殖细胞不表达MHC Ⅰ类分子，故正常时不会被CTL杀伤，CTA在其他组织不会表达，但可在多种肿瘤细胞激活而表达，且能诱导CTL或抗体应答。已发现的有黑色素瘤相关抗原（melanoma-associated antigen，MAGE）、黑色素瘤B抗原（B melanoma antigen，BAGE）等。

（2）表达某抗原的基因异常扩增：如*Her2/Neu*是一种原癌基因，它表达的Her2蛋白在多种恶性肿瘤特别是乳腺癌细胞中过量表达，针对此类抗原的抗体对于高表达Her2的肿瘤具有较好疗效，已应用于临床治疗。

（3）异常表达的组织特异性分化抗原：组织特异性分化抗原是细胞在分化成熟不同阶段某些特定组织细胞表达的抗原，不同来源、不同分化阶段的细胞可表达不同的分化抗原。一些肿瘤细胞会表达某些特定的正常组织细胞中表达的分化抗原，这类抗原通常不能诱发强烈的免疫应答，但表达于肿瘤细胞表面的分化抗原多可作为肿瘤治疗的靶分子。比如CD20是B细胞表面分化抗原，参与调节B细胞的增殖与分化，在部分非霍奇金淋巴瘤、胸腺瘤等患者中可以检测到CD20的表达。靶向CD20的基因工程抗体（商品名为Rituxan）能够通过多种机制杀伤表达CD20的肿瘤细胞，成为全球第一个被批准用于临床治疗非霍奇金淋巴瘤的单克隆抗体。其他如前列腺特异抗原（prostate specific antigen，PSA）是前列腺癌早期诊断、监测及判断预后的重要血清标志物。

（4）异常表达的胚胎抗原：胚胎抗原是指在胚胎发育阶段由胚胎组织产生、在胚胎后期减少、出生后逐渐消失或仅存微量的正常成分。但当细胞癌变时，此类抗原可重新合成而大量表达，如肝癌细胞产生的甲胎蛋白（alpha-fetoprotein，AFP），以及结肠癌细胞表达的癌胚抗原（carcinoembryonic antigen，CEA），已作为肿瘤血清标志物成为肿瘤诊断、复发和预后判断的常规辅助性指标。

4. 糖基化修饰等导致的异常细胞蛋白及其产物 多种肿瘤细胞表面常过量表达或表达结构异常的糖脂（如神经节苷脂）或糖蛋白（如黏蛋白），此类肿瘤抗原既可以用作肿瘤诊断的标志物，也可用作肿瘤免疫治疗的靶分子。

二、肿瘤细胞的免疫原性

尽管某些肿瘤细胞表达肿瘤抗原，但是大多数肿瘤细胞的免疫原性比较弱，难以诱导机体产生针对这些抗原的特异性免疫应答。AFP和CEA是研究最为深入的两种胚胎抗原，因曾在胚胎期出现，宿主对之已形成免疫耐受，很难引起宿主免疫系统对其发生免疫应答。通过氨基酸突变以改构CEA，可以提高CEA的免疫原性，如将改构的CEA与高效免疫佐剂合用，可诱导出较强的抗肿瘤免疫应答。

第二节 机体抗肿瘤的免疫效应机制

机体的免疫功能与肿瘤的发生发展密切相关。当宿主免疫功能低下或受抑制时，肿瘤发病率增高，而在肿瘤进行性生长时，肿瘤患者的免疫功能也会受到肿瘤的抑制，两者互为因果，双方各因素的消长直接影响肿瘤的发生和发展。

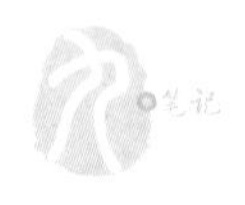

一、宿主对肿瘤的免疫应答特点

机体抗肿瘤免疫应答的产生及其强度不仅取决于肿瘤免疫原性，还受到宿主免疫功能和其他因素的影响。尽管肿瘤细胞可表达肿瘤抗原，但肿瘤患者产生的抗肿瘤免疫应答常不能有效清除肿瘤细胞，表明由肿瘤抗原诱导的免疫应答缺乏特异性或不足以清除肿瘤。肿瘤细胞的组织来源和发生方式各异导致其免疫原性的强弱有较大差别，故诱导的抗肿瘤免疫应答也有差异。机体针对肿瘤抗原可诱导抗肿瘤固有免疫应答和适应性免疫应答。固有免疫应答发挥了第一线抗肿瘤作用，而适应性免疫应答发挥更为重要的特异性抗肿瘤作用。一般认为细胞免疫是抗肿瘤免疫的主力，体液免疫通常在某些情况下起协同作用，因此宿主对肿瘤的免疫效应是细胞免疫和体液免疫的综合结果。

二、机体抗肿瘤的主要免疫效应机制

（一）免疫效应细胞的抗肿瘤作用

适应性免疫效应细胞包括 $CD8^+$CTL、$CD4^+$Th1 和固有免疫细胞包括 NK、巨噬细胞、γδT、NKT 细胞等均参与了机体的抗肿瘤作用。其中，CTL 和 Th1 免疫应答发挥的抗肿瘤效应更为关键。

1. T 细胞介导的特异性抗肿瘤免疫

（1）CTL 的抗肿瘤作用（图 22-2）：CTL 是抗肿瘤免疫的主要效应细胞。凋亡或坏死的肿瘤细胞释放抗原，被 APC 包括 DC 等摄取后加工和提呈给 $CD4^+$T 或 $CD8^+$T 细胞，导致这两类 T 细胞的活化和增殖。当肿瘤细胞高表达共刺激分子时，可直接将抗原提呈给 $CD8^+$T 细胞，刺激其合成 IL-2，增殖分化为对肿瘤细胞具有特异性杀伤作用的 CTL，此途径称为 $CD8^+$T 细胞的直接激活；当肿瘤细胞不表达或低表达共刺激分子时，$CD8^+$T 细胞还需活化的 $CD4^+$Th 的辅助，此为 $CD8^+$T 细胞的间接激活。

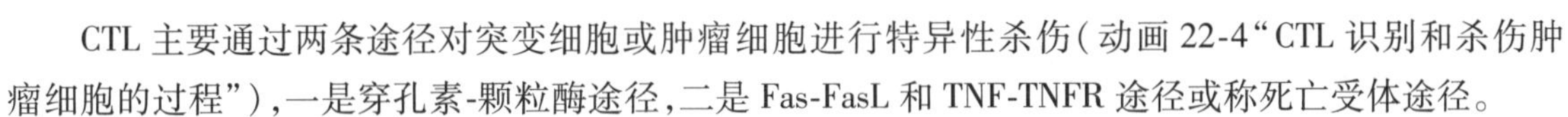

CTL 主要通过两条途径对突变细胞或肿瘤细胞进行特异性杀伤（动画 22-4“CTL 识别和杀伤肿瘤细胞的过程”），一是穿孔素-颗粒酶途径，二是 Fas-FasL 和 TNF-TNFR 途径或称死亡受体途径。

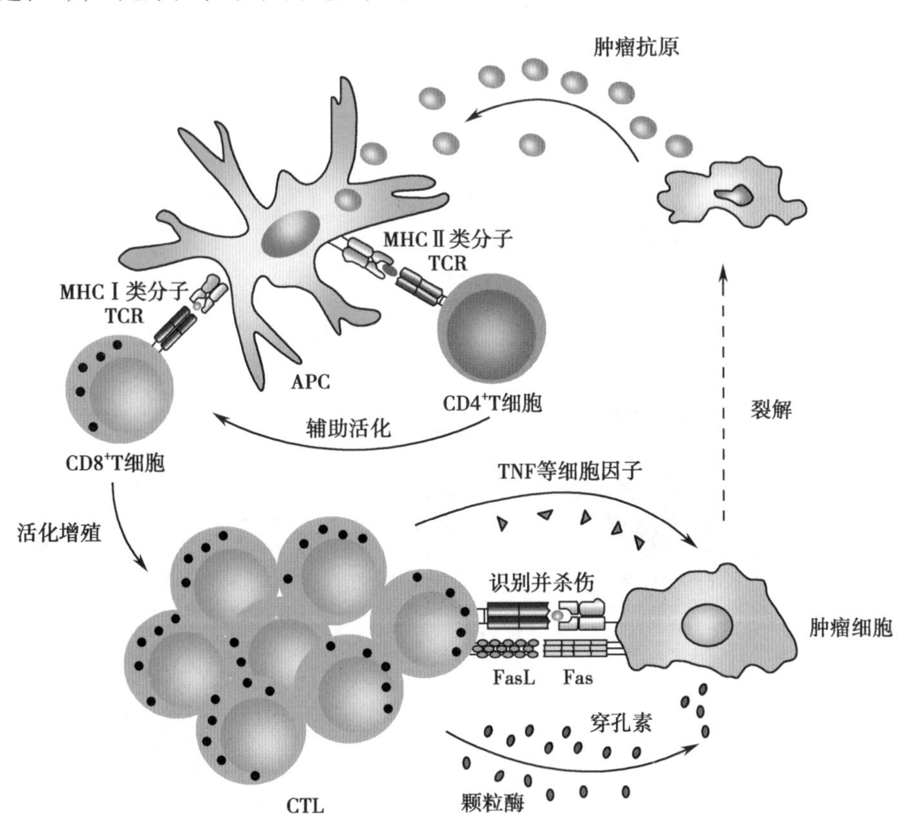

图 22-2 CTL 活化和杀伤肿瘤细胞的机制示意图

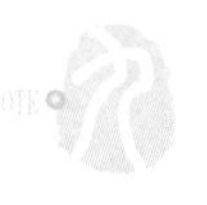

（2）Th 细胞的抗肿瘤作用：$CD4^+$Th 细胞不仅在 $CD8^+$CTL 激活中起重要辅助作用，本身也能产生细胞因子和趋化因子间接参与抗肿瘤免疫效应。趋化因子能招募 CTL 和巨噬细胞等到肿瘤局部发挥效应；IFN 可激活巨噬细胞、增强其对肿瘤细胞的吞噬和杀伤作用；TNF 能直接诱导肿瘤细胞凋亡并诱导肿瘤血管坏死等。$CD4^+$Th1 细胞也可直接杀伤肿瘤细胞。

2. 固有免疫细胞的抗肿瘤效应 固有免疫细胞也是抗肿瘤的重要效应细胞，包括 NK、巨噬细胞、γδT 和 NKT 细胞等。

（1）NK 细胞的抗肿瘤作用：NK 细胞是早期抗肿瘤的重要细胞，是抗肿瘤的第一道防线。NK 细胞在趋化因子作用下迁移至肿瘤局部。由于突变细胞或肿瘤细胞表面的 MHC Ⅰ类分子缺失或降低，不能与 NK 细胞表面的抑制性受体（killer inhibitory receptor，KIR）结合，不启动杀伤抑制信号；但其表面糖类配体可与 NK 表面的活化性受体（killer activation receptor，KAR）结合，从而激活 NK 细胞并发挥杀伤效应。NK 细胞可通过四种方式杀伤靶细胞，包括 ADCC、Fas/FasL 途径、穿孔素-颗粒酶途径和通过释放 TNF 等细胞因子杀伤靶细胞（图 22-3）。

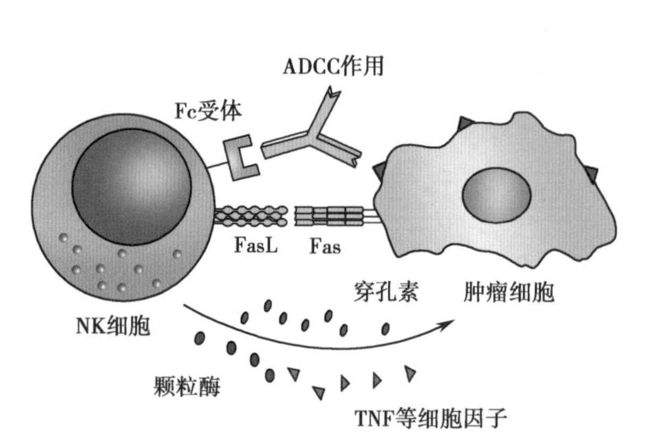

图 22-3 NK 细胞杀伤肿瘤细胞机制示意图

（2）巨噬细胞的抗肿瘤作用：巨噬细胞在肿瘤免疫中具有双重作用（图 22-4）。一方面，巨噬细胞作为专职性 APC 通过提呈肿瘤抗原诱导特异性抗肿瘤免疫应答，活化巨噬细胞可非特异吞噬，或通过 ADCC 杀伤肿瘤细胞，还可通过分泌 TNF、NO 等细胞毒性因子间接杀伤肿瘤细胞。另一方面，巨噬细胞可被肿瘤细胞分泌的某些因子驯化，成为免疫抑制性肿瘤相关巨噬细胞（TAM），能促进肿瘤的发展。

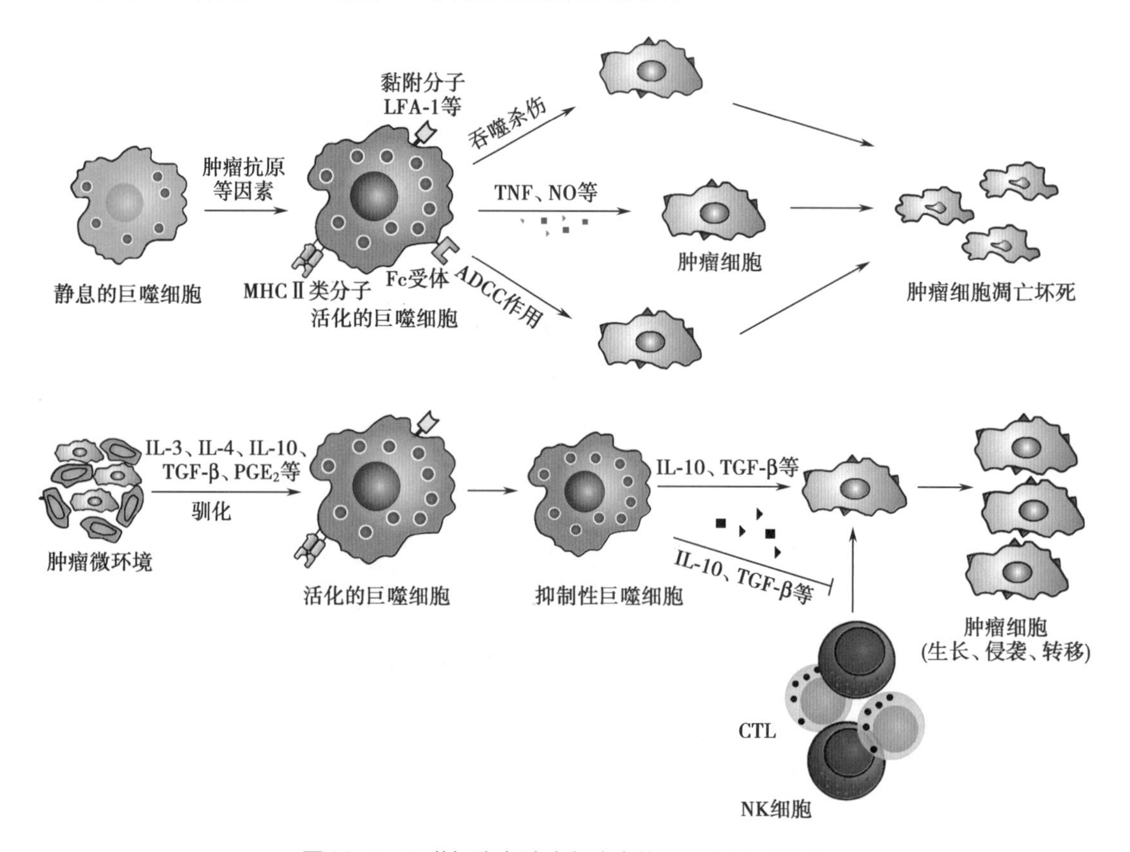

图 22-4 巨噬细胞在肿瘤免疫中的双重作用示意图

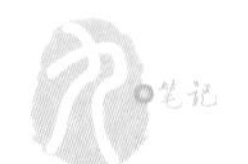

（二）免疫效应分子的抗肿瘤作用

免疫细胞产生的免疫分子以及一些酶类分子等也参与了机体的抗肿瘤作用。

1. 抗体在抗肿瘤免疫中的作用　肿瘤细胞因表达肿瘤抗原而能激活B细胞分泌具有抗肿瘤作用的抗体。这些抗体可通过如下机制发挥抗肿瘤作用（图22-5）：①激活补体系统溶解肿瘤细胞；②IgG可介导巨噬细胞、NK细胞发挥ADCC效应；③抗体的调理吞噬作用；④抗体封闭肿瘤细胞上的某些受体，如封闭肿瘤细胞表面转铁蛋白受体，抑制肿瘤细胞生长。

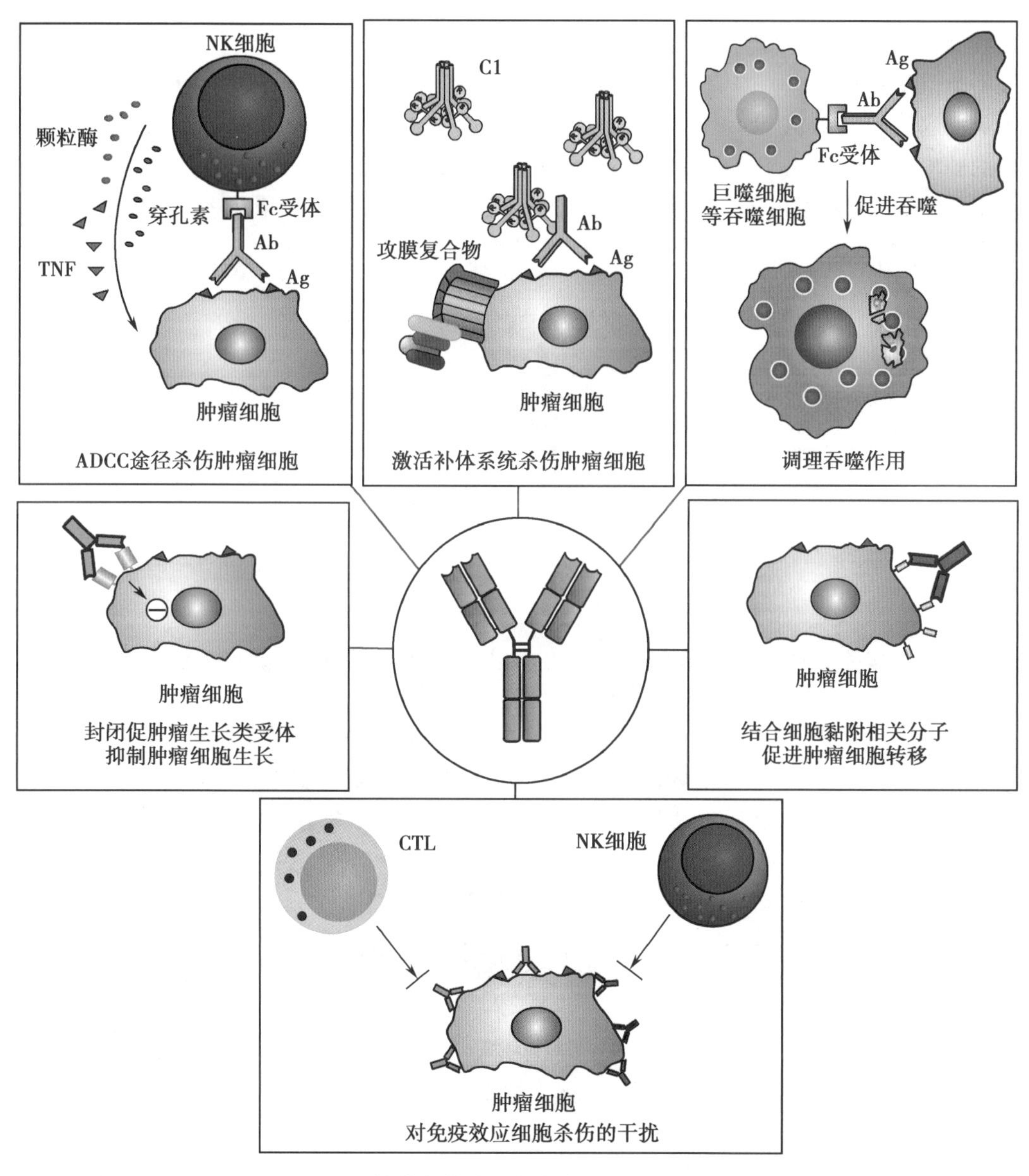

图22-5　抗体在抗肿瘤免疫中的双重作用示意图

由于肿瘤抗原的免疫原性较弱，肿瘤患者体内自然产生的抗体不是抗肿瘤免疫的重要效应因素。相反，在某些情况下，肿瘤特异性抗体反而会干扰特异性肿瘤细胞杀伤作用，这种具有促进肿瘤生长作用的抗体被称为增强抗体（enhancing antibody）。此外，抗体还可使肿瘤细胞的黏附特性改变或丧失，从而促进肿瘤细胞转移。

2. 其他免疫效应分子在抗肿瘤免疫中的作用　IFN、TNF等细胞因子、补体分子以及多种酶类也具有非特异性的抑制或杀伤肿瘤细胞的作用。

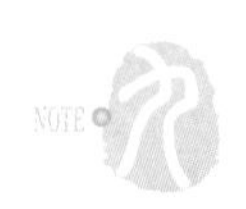

第三节 肿瘤的免疫逃逸机制

肿瘤免疫编辑学说(cancer immunoediting)是当前被认可的肿瘤免疫逃逸理论。该理论根据肿瘤的发展将其分为三个阶段:首先是清除期(elimination phase),此阶段机体的免疫监视功能通过抗肿瘤免疫效应机制发挥抗肿瘤作用,如能清除突变细胞,机体则保持健康。其次是平衡期(equilibrium phase),在此阶段免疫系统和肿瘤细胞的斗争处于势均力敌的态势,免疫系统选择性地消灭一部分肿瘤细胞,另一部分肿瘤细胞通过突变等改变力图逃避免疫系统的杀伤。肿瘤细胞在此阶段通过不断改变重塑(reshape)自身特点的过程称为肿瘤免疫编辑(cancer immunoediting)。第三阶段即为免疫逃逸期(escape phase),此时肿瘤细胞具备了抵抗免疫系统清除的功能并发展为具有临床表现的肿瘤。

肿瘤的免疫逃逸机制相当复杂,涉及肿瘤细胞本身、肿瘤生长的微环境和宿主免疫系统等多个方面(图22-6)。

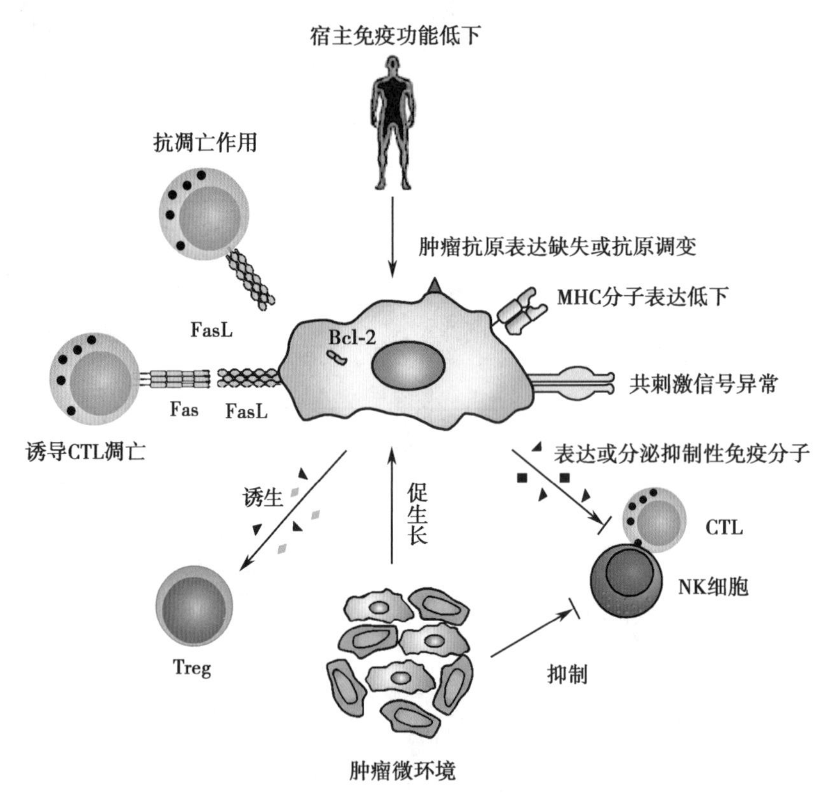

图22-6 肿瘤免疫逃逸机制示意图

一、肿瘤细胞所具有的逃避免疫监视的能力

突变细胞在体内生长和增殖的过程中,部分免疫原性较强的细胞被机体的免疫系统所识别和杀伤,部分突变细胞通过多种机制逃避免疫系统的识别和清除(图22-6),导致肿瘤的形成。肿瘤细胞通过自身改变适应机体的内环境,阻碍机体产生有效的免疫应答,且能抵抗或抑制机体的免疫效应功能。

1. 肿瘤细胞的肿瘤抗原缺失和抗原调变 肿瘤表达抗原与正常蛋白差别很小,免疫原性弱,无法诱发机体产生有效的抗肿瘤免疫应答。在机体抗肿瘤免疫的压力下,肿瘤细胞表达的肿瘤抗原减少或丢失,从而使肿瘤细胞逃避免疫识别和杀伤,此为抗原调变(antigenic modulation)。

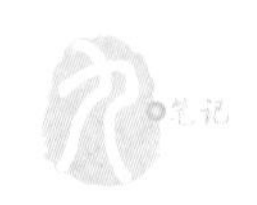

2. 肿瘤细胞 MHC Ⅰ类分子表达低下 肿瘤细胞表面 MHC Ⅰ类分子的表达通常缺陷或表达低下，致使肿瘤细胞不能或弱提呈肿瘤抗原，无法诱导 CTL 以杀伤肿瘤细胞。

3. 肿瘤细胞共刺激信号异常 尽管某些肿瘤细胞可表达肿瘤抗原，具有一定的免疫原性（可提供 T 细胞活化的第一信号），但其很少表达 CD80 和 CD86 等共刺激分子，却表达 PD-L1 等共抑制分子，因而不能为 T 细胞活化提供第二信号，无法有效诱导抗肿瘤免疫应答，T 细胞的失能使机体对肿瘤产生免疫耐受。

4. 肿瘤细胞表达或分泌某些免疫分子抑制机体的抗肿瘤免疫功能 包括能促进肿瘤细胞生长的表皮细胞生长因子以及具有强大的免疫抑制作用、可抑制机体抗肿瘤免疫应答的 TGF-β（膜结合型和分泌型）、IL-10、IL-33 等。肿瘤细胞表达 FasL 可诱导肿瘤特异性 T 细胞凋亡。

5. 肿瘤细胞主动诱导 Treg 和 MDSC 的产生 肿瘤细胞可主动诱导荷瘤机体产生 Treg 和 MDSC 等调节性细胞抑制机体的抗肿瘤免疫应答。

6. 肿瘤细胞的抗凋亡作用 肿瘤细胞可高表达多种抗凋亡分子如 Bcl-2，不表达或弱表达 Fas 等凋亡诱导分子，从而抵抗 CTL 等诱导的凋亡，逃避杀伤效应。

二、肿瘤微环境的作用

肿瘤发生的微环境内包含各种能抑制和促进肿瘤细胞分化、增殖、转移的复杂成分，也包含能抑制和促进机体免疫细胞分化、功能和效应的复杂成分，如免疫效应细胞和免疫效应分子、各种免疫抑制性细胞如 Treg、MDSC、TAM 及免疫抑制分子等。这些免疫激活和抑制性的细胞和分子部分来源于肿瘤细胞和肿瘤局部免疫细胞，或由机体其他部位趋化而来。肿瘤与微环境之间既相互依存，又相互促进，也存在相互拮抗和相互斗争。某些个体形成肿瘤的原因之一是肿瘤微环境促进了肿瘤细胞的生长，保护了肿瘤细胞免受免疫效应细胞的清除。

三、宿主免疫功能的影响

宿主免疫功能的高低也是肿瘤细胞实现免疫逃逸的关键。当宿主处于免疫功能低下状态时，如长期服用免疫抑制剂或 HIV 感染等、APC 功能低下或缺陷或体内存在一定量的“增强抗体”时，都有助于肿瘤逃避宿主免疫系统的攻击。肿瘤细胞本身产生的免疫抑制因子及其诱导产生的免疫抑制细胞也能导致宿主免疫功能低下或免疫抑制，从而在免疫应答诱导和效应等多个环节抑制机体抗肿瘤免疫应答。

第四节 肿瘤免疫诊断和免疫防治

一、肿瘤的免疫诊断

通过生化和免疫学技术检测肿瘤抗原、抗肿瘤抗体或其他肿瘤标记物，有助于辅助对肿瘤患者的诊断及肿瘤状态的评估。检测肿瘤抗原是最常用的肿瘤免疫诊断方法，例如，AFP 水平的升高对原发性肝细胞肝癌有诊断价值，CEA 的升高有助于诊断结直肠癌，CA199 的检出有助于胰腺癌的诊断，PSA 的升高有助于前列腺癌的诊断。除了血清或其他体液内肿瘤标志物外，采用特异性单抗免疫组化或流式细胞术等对细胞表面肿瘤标志物的检测愈来愈受到重视，例如对淋巴瘤和白血病细胞表面 CD 分子的检测，有助于淋巴瘤和白血病的诊断和组织分型，为其治疗提供有价值的线索。此外，将放射性核素如 ^{131}I 与特异性抗肿瘤单抗结合后，从静脉或腔内注入体内可清晰显示和追踪肿瘤的形态和转移，已应用于肿瘤诊断。对肿瘤抗原、抗肿瘤抗体或其他肿瘤标记物水平的动态检测和评估还有助于对肿瘤患者预后的判断。

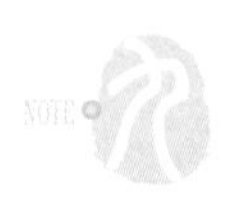

二、肿瘤的免疫治疗

（一）肿瘤免疫治疗的意义

肿瘤的免疫治疗是通过激发和增强机体的免疫功能，以达到控制和杀伤肿瘤细胞的目的。免疫疗法主要清除少量的或已播散的肿瘤细胞，对于晚期负荷较大的实体肿瘤的疗效有限。故常将其作为一种辅助疗法与手术、放化疗等常规疗法联合应用。先用常规疗法清扫大量肿瘤细胞后，再用免疫疗法清除残存的肿瘤细胞，可提高肿瘤综合治疗的效果并有助于防止肿瘤复发和转移。

（二）肿瘤免疫治疗的分类

根据机体抗肿瘤免疫效应机制，肿瘤免疫治疗主要分为主动免疫治疗和被动免疫治疗两大类。有些免疫治疗方法既可激发宿主抗肿瘤免疫应答，又可作为外源性免疫效应物质直接作用于肿瘤细胞。此外，一些免疫调节剂（如卡介苗、短小棒状杆菌、酵母多糖、香菇多糖、OK432 等）非特异性地增强宿主的免疫功能、激活宿主的抗肿瘤免疫应答，也具有一定的抗肿瘤效果。

1. 肿瘤的主动免疫治疗 肿瘤的主动免疫治疗是利用肿瘤抗原的免疫原性，采用各种有效的手段激活针对肿瘤抗原的免疫应答。给荷瘤宿主注射具有免疫原性的瘤苗，例如灭活的瘤苗、异构的瘤苗、抗独特型抗体瘤苗等，有助于诱导抗肿瘤免疫应答。比较受到关注的有蛋白多肽瘤苗、基因修饰瘤苗和 DC 瘤苗等。蛋白多肽瘤苗是采用化学合成或基因重组的方法制备的肿瘤抗原多肽、或多肽与佐剂等的融合蛋白。基因修饰瘤苗是将某些细胞因子基因、共刺激分子基因、MHC Ⅰ类抗原分子基因等转入肿瘤细胞后所制成的免疫原性增强的瘤苗。考虑到 DC 具有很强的抗原加工与提呈能力，所以用已知的肿瘤抗原或肿瘤细胞甚至肿瘤组织的裂解物（含有已知和未知的肿瘤抗原）预先在体外致敏患者的 DC，然后将携带肿瘤抗原信息的 DC 瘤苗免疫荷瘤宿主，诱导有效的抗肿瘤免疫应答，此类瘤苗已获准在临床应用。

主动免疫疗法应用的前提是肿瘤具有免疫原性和宿主有较好的免疫功能状态，以保证瘤苗免疫后能激发宿主产生抗肿瘤免疫应答。该类方法对于清除手术后残留的微小转移瘤灶和隐匿瘤、预防肿瘤复发与转移有较好的效果。

2. 肿瘤的被动免疫治疗 肿瘤的被动免疫治疗是给机体输注外源性免疫效应物质，包括抗体、细胞因子、免疫效应细胞等，由这些外源性的免疫效应物质在宿主体内发挥抗肿瘤作用。该疗法不依赖于宿主本身的免疫功能状态，可比较快速地发挥治疗作用。

应用基因工程抗体治疗肿瘤是肿瘤免疫治疗方面最令人瞩目的进展之一，疗效确切的多种基因工程抗体已广泛应用于临床，例如用于乳腺癌治疗的基因工程抗体（例如 Herceptin），其靶向抗原为人类表皮生长因子受体-2（Her-2）；治疗 B 细胞淋巴瘤的基因工程抗体（例如 Rituxan），靶向抗原为 CD20；治疗转移性结直肠癌的基因工程抗体（例如 Erbitux），靶向抗原为表皮生长因子受体。抗体偶联某些能够直接杀伤肿瘤细胞的物质（如毒素、化疗药物、放射性核素等）可望取得更佳疗效。体内应用细胞因子能增强机体的抗肿瘤免疫功能，也可直接作用于肿瘤细胞发挥抗肿瘤作用。临床应用的基因工程细胞因子包括 IL-2、IFN-α 以及与骨髓移植联合应用的 G-CSF、GM-CSF。将体外扩增和激活的免疫效应细胞包括细胞因子诱导的杀伤细胞（CIK）、肿瘤浸润淋巴细胞（TIL）、肿瘤抗原特异性 CTL、活化的单核/巨噬细胞等过继回输入荷瘤宿主体内，也具有一定的抗肿瘤效果。该方面最重要的成果是嵌合抗原受体（chimeric antigen receptor，CAR）修饰的 T 细胞（CAR-T）疗法在白血病治疗中的成功。其原理是将识别肿瘤相关抗原的单链抗体（ScFv）和 T 细胞的活化基序相结合，通过基因转染使得 T 细胞对肿瘤细胞具备良好的靶向性和更强的杀伤活性。新研发的 CAR 含有共刺激分子胞内段，具备更好的 T 细胞活化作用。该疗法在实体瘤治疗方面效果不佳有待突破。

3. 肿瘤的免疫检查点治疗 解除肿瘤患者的免疫抑制状态以治疗肿瘤是肿瘤免疫治疗理论和应用方面的最大突破，最突出的进展是免疫检查点疗法。免疫检查点分子是一类免疫抑制性分子如 CTLA-4 和 PD-1，可调节免疫反应的强度和广度，从而避免正常组织的损伤和破坏，在肿瘤的发生、发

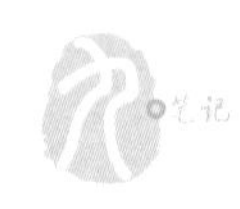

展过程中成为诱导肿瘤免疫耐受的主要原因之一。免疫检查点疗法是通过靶向共抑制或共刺激信号等一系列途径以调节T细胞活性来提高抗肿瘤免疫反应的治疗方法。针对CTLA-4和PD-1或其配体PD-L1研制的系列抗体在临床治疗肿瘤中取得良好效果,被认为是肿瘤免疫治疗的里程碑事件。

三、对病原体所致肿瘤的预防

已知多种病原体感染与高发的肿瘤有关,如HBV或HCV感染与原发性肝癌、HPV感染与宫颈癌、EBV感染与鼻咽癌、HTLV-1感染与成人T细胞白血病等。制备相关的病原体疫苗或探索新的干预方式将可能降低这些肿瘤的发生。成功的范例是HPV疫苗应用于宫颈癌的预防。20世纪80年代初期,我国在肝癌高发地江苏省启东市开展的HBV疫苗的免疫接种在降低了乙型肝炎的发生率的同时,也大大降低了肝癌的发生率。

本章小结

肿瘤抗原能诱导机体产生抗肿瘤免疫应答,是肿瘤免疫诊断和免疫防治的分子基础。细胞免疫特别是特异性CTL和Th1应答是机体抗肿瘤免疫效应的主要机制。肿瘤细胞通过抗原缺失、MHC Ⅰ类分子表达减少、共刺激信号缺乏以及分泌免疫抑制性物质和诱导机体产生免疫抑制性细胞等方式,并在宿主免疫系统功能低下时,逃避免疫系统的攻击。肿瘤抗原的检测及其水平的动态分析有助于肿瘤的诊断和预后判断。以瘤苗、基因工程抗体、免疫检查点疗法以及CAR-T疗法为代表的肿瘤主动性和被动性免疫治疗具有良好的应用前景。

思考题

1. 试述肿瘤抗原的分类及各类肿瘤抗原的主要特点。
2. 简述机体抗肿瘤免疫的效应机制。
3. 试述肿瘤细胞免疫逃逸的方式和机制。
4. 简述肿瘤免疫治疗的类型、原理及特点。

(于益芝)

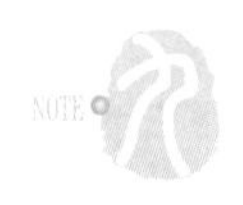

23章

第二十三章　移植免疫

移植(transplantation)指应用异体(或自体)正常细胞、组织、器官置换病变的或功能缺损的细胞、组织、器官,以维持和重建机体生理功能的方法。随着组织配型技术、器官保存技术和外科手术方法的不断改进以及高效免疫抑制剂陆续问世,移植已成为多种终末期疾病的有效治疗手段。

在器官移植学中,提供移植物(graft)的个体称为供者(donor),而接受移植的个体称为受者(recipient)。根据移植物的来源及供、受者间免疫遗传背景的差异,可将移植分成以下四种类型:①自体移植(autologous transplantation):指移植物取自受者自身,不发生排斥反应;②同系移植(syngeneic transplantation):指遗传基因完全相同(isogeneic)或基本近似(syngeneic)个体间的移植,如,同卵双生子间的移植,或近交系动物(inbred animal)间的移植,一般不发生排斥反应;③同种(异体)移植(allogeneic transplantation):指同种内遗传基因不同的个体间移植,临床移植多属此类型,一般均发生排斥反应;④异种移植(xenogeneic transplantation 或 xeno-transplantation):指不同种属个体间的移植,由于异种动物间遗传背景差异甚大,移植后可能发生严重的排斥反应(图 23-1)。同种异体移植是目前临床组织器官移植的主要类型,故本章重点介绍同种异体移植的相关免疫学问题。

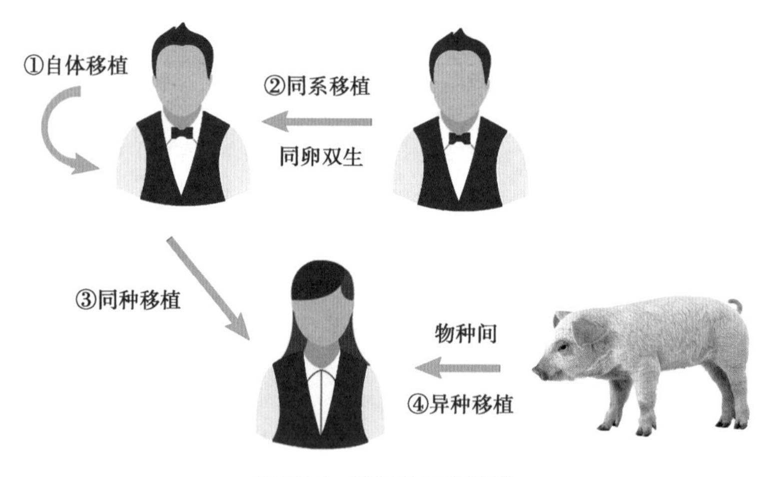

图 23-1　移植的四种类型

第一节　同种异体移植物诱导免疫应答的机制

早在 1943 年,Medawar 根据临床皮肤移植排斥反应的特点提出移植排斥反应的本质是一种适应性免疫应答,开启了移植免疫学研究。后来 Medawar 等利用近交系小鼠进行了一系列皮肤移植实验,证明再次排斥反应主要由受者淋巴细胞介导(图 23-2)。1955 年 Murray 等成功完成首例孪生同胞间肾移植;1956 年 Thomas 施行首例同卵双生间骨髓移植,成功治疗白血病。Thomas 和 Murray 因对器官移植研究做出的贡献共获 1990 年诺贝尔生理学或医学奖。

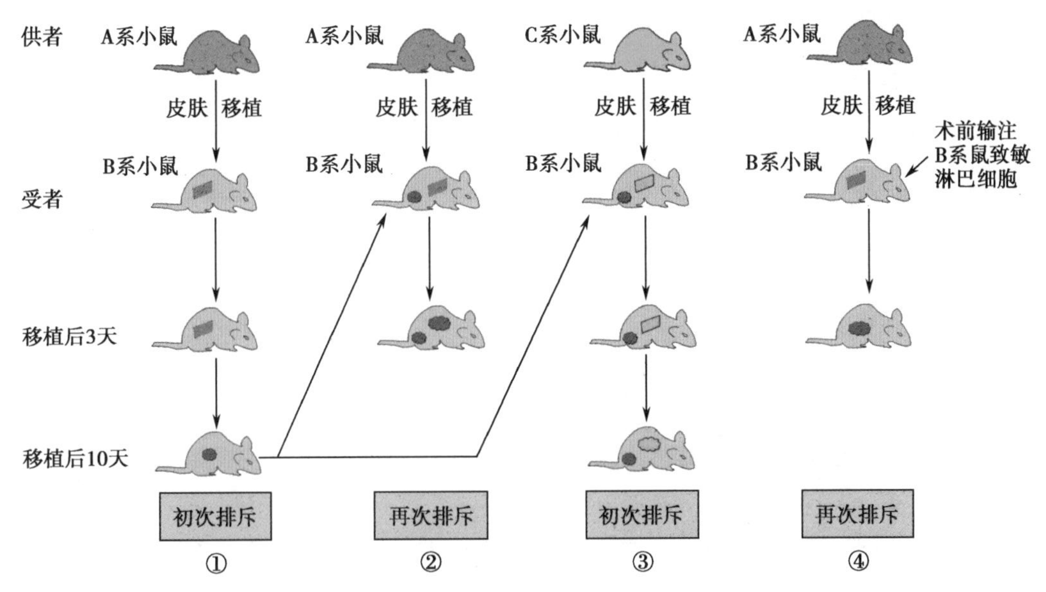

图23-2 小鼠皮肤移植排斥反应实验

①A 系小鼠皮肤移植给 B 系小鼠→7～10 天后遭排斥(初次排斥);②A 系小鼠皮肤再次移植给同一 B 系小鼠→3～4 天即遭排斥(再次排斥);③曾接受 A 系小鼠皮肤移植的 B 系小鼠,对 C 系小鼠皮肤移植物仅产生初次排斥;④取已移植过 A 系小鼠皮肤的 B 系小鼠淋巴细胞→注入未接受过 A 系小鼠皮肤移植的 B 系小鼠→后者初次接受 A 系小鼠皮肤移植即发生再次排斥

一、同种异型抗原的类型和特点

引起移植排斥反应的抗原称为移植抗原。由于移植抗原决定组织器官移植后的相容性,故又称为组织相容性抗原或组织相容性分子。

(一)主要组织相容性抗原

主要组织相容性抗原即 MHC 分子,人类的 MHC 分子即人类白细胞抗原(HLA),MHC 分子能结合和提呈抗原肽给 T 细胞,引起强烈和快速的排斥反应。由于 MHC 具有高度多态性,在随机的人群中,供者与受者之间 MHC 分子通常是不完全相同的,这种 MHC 型别的差异是发生急性移植排斥反应的主要原因。

(二)次要组织相容性抗原

次要组织相容性抗原(minor histocompatibility antigen,mH 抗原)是引起弱而缓慢排斥反应的组织相容性抗原。主要包括两类:①性别相关的 mH 抗原,即雄性动物所具有的 Y 染色体基因编码的产物,其主要表达于精子、表皮细胞及脑细胞表面;②常染色体编码的 mH 抗原,在人类包括 HA-1～HA-5 等,它们有些表达于机体所有组织细胞,有些仅表达于造血细胞和白血病细胞。HLA 完全相同的供、受者间进行移植所发生的排斥反应,主要由 mH 抗原所致,尤其是骨髓干细胞移植后引起的移植物抗宿主反应(graft versus host reaction,GVHR)。

(三)其他参与排斥反应发生的抗原

1. 人类 ABO 血型抗原 主要分布于红细胞表面,也表达于肝、肾等组织细胞和血管内皮细胞表面。若供、受者间 ABO 血型不合,受者血清中血型抗体可与供者移植物血管内皮细胞表面的血型抗原结合,通过激活补体而引起血管内皮细胞损伤和血管内凝血,导致超急性排斥反应。

2. 组织特异性抗原 指特异性表达于某一器官、组织或细胞表面的抗原,如血管内皮细胞抗原和皮肤抗原等。

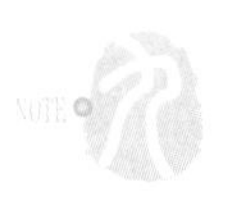

二、移植排斥反应的免疫机制

同种异体细胞、组织或器官移植排斥反应，本质上是一种针对异体移植抗原（主要是 HLA 抗原）的适应性免疫应答，包括 T 细胞介导的细胞免疫和 B 细胞介导的体液免疫等。（动画 23-1“移植排斥反应的机制”）

（一）T 细胞介导的细胞免疫

1. T 细胞对同种异型抗原的识别　同种反应性 T 细胞是参与同种异体移植排斥反应的关键效应细胞，可通过直接和间接途径识别同种异型抗原（图 23-3）。

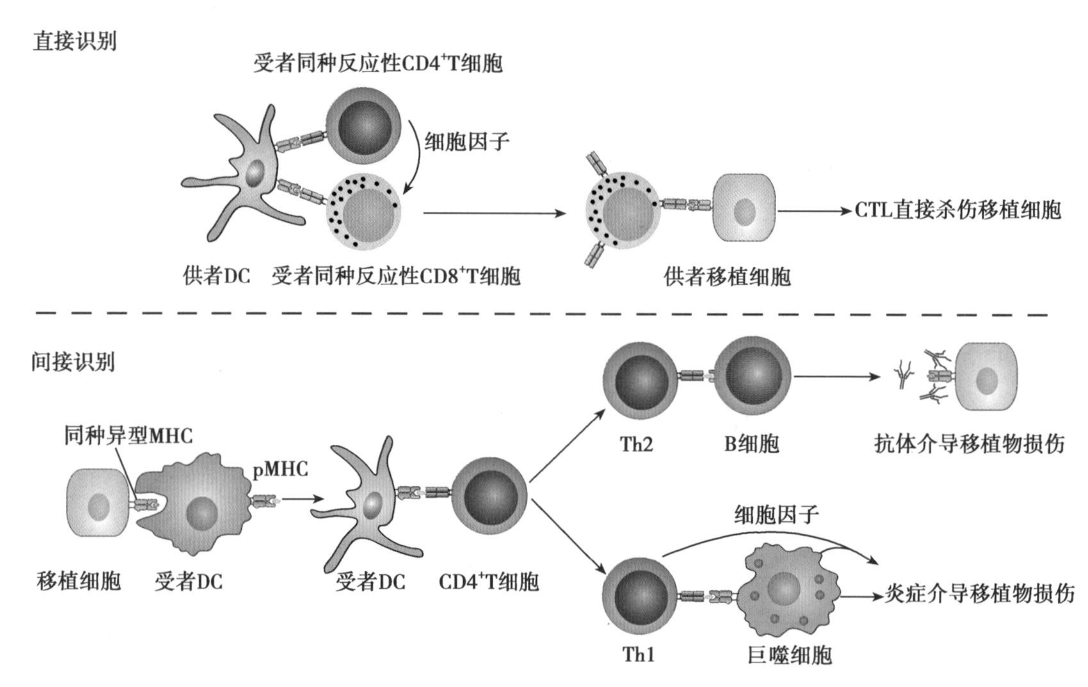

图 23-3　同种异型抗原的直接识别和间接识别

（1）直接识别（direct recognition）：指受者 T 细胞直接识别移植物上表达的完整 MHC 分子，不需要受者 APC 加工提呈抗原（图 23-3）。直接识别在急性排斥反应中发挥重要作用。按照经典的 MHC 限制性理论，若同种移植供者的 APC 与受者的 T 细胞间 MHC 型别不同，则不能发生相互作用，故不能用经典理论解释直接识别的机制。目前关于直接识别的确切机制尚不清楚。比较公认的观点认为 TCR 交叉识别可能是直接识别的分子基础（图 23-4）。T 细胞在胸腺发育成熟过程中经历了阳性选择和阴性选择。阳性选择时，识别自身 MHC 的 T 细胞克隆被选择出来，其中包括可识别同种异型 MHC 分子的克隆；阴性选择时，由于自身胸腺中没有同种异型 MHC 分子的表达，故不能被清除，而发育成熟为同种异型反应性 T 细胞，输出到外周免疫器官。实验表明，TCR 识别靶分子并非绝对专一，而是具有交叉识别性。正常情况下识别外源肽-自身 MHC 的同种异型反应性 T 细胞，在同种异基因移植中，也能识别结构上与外源肽-自身 MHC 相似的自身肽同种异型-MHC 分子复合物（图 23-4），进而诱导免疫应答。

与一般抗原诱导的免疫应答不同，直接识别导致的排斥反应有以下两个特点：①因为无需经历抗原摄取和加工，所以速度快，在急性移植排斥反应的早期起重要作用；②因为每一个体中，针对一般异源性抗原的 T 细胞克隆仅占总数的 1/100 000～1/10 000，而具有同种抗原反应性的 T 细胞克隆约占 T 细胞库总数的 1%～10%，故反应强度大。实验证明，参与初次移植排斥的同种反应性 T 细胞中，许多具有记忆细胞的表型。接受器官移植后，受者体内的记忆 T 细胞可通过交叉识别机制识别移植物 APC 表面的某种供者自身肽-MHC 分子复合物而被激活。由于交叉识别，受者体内原本仅针对普通

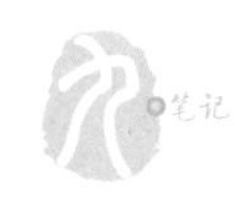

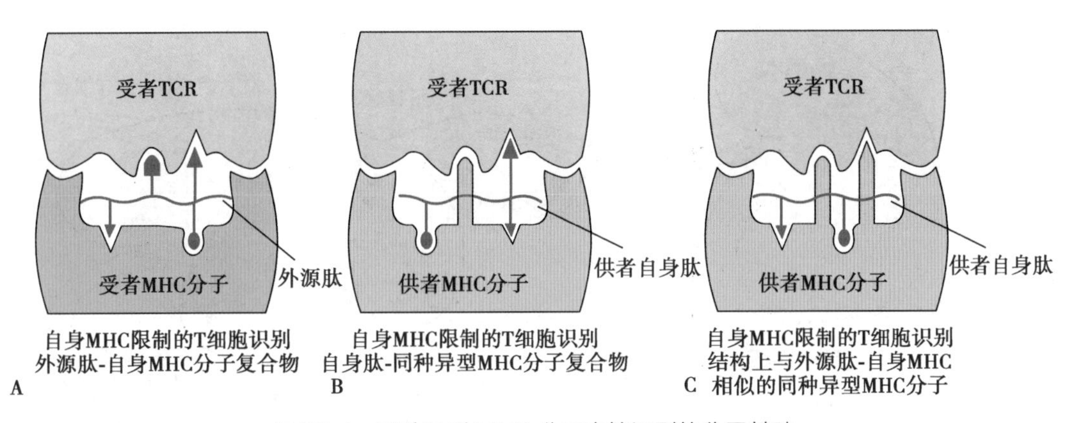

图23-4 同种异型MHC分子直接识别的分子基础

识别外源肽-自身MHC的T细胞(A)也能识别结构上与外源肽-自身MHC相似的自身肽-同种异型MHC分子的复合物(B,C)

外来抗原的T细胞成为数目庞大的同种反应性T细胞并介导强烈的移植排斥反应。

(2)间接识别(indirect recognition):是受者T细胞识别自身APC加工提呈的来自供者MHC的抗原肽(图23-3)。一般认为,间接识别机制在急性排斥反应的中、晚期以及慢性排斥中起重要作用。移植术后,受者APC随血流进入移植物内,可摄取并加工从移植物细胞脱落的同种异型MHC分子(等同于普通外源性抗原),并经MHCⅡ类分子途径提呈给受者$CD4^+$T细胞,被同种异型抗原激活的$CD4^+$T细胞可分泌多种细胞因子,促进抗原特异性CTL及B细胞的增殖,导致移植排斥反应的发生。另外,某些被吞噬的同种异型MHC分子,可进入MHCⅠ类分子途径,通过交叉抗原提呈活化$CD8^+$T细胞。间接识别的T细胞数目较直接识别的约低100倍。尽管间接识别诱导免疫应答的强度较直接识别低,仍可以破坏移植物。

2. 同种反应性T细胞的活化 一般来说,同种反应性T细胞的活化需要双信号刺激:TCR识别APC上的完整MHC分子或抗原肽-MHC分子传递第一信号;T细胞上的共刺激分子受体与APC表面的共刺激分子相互作用为T细胞的活化提供第二信号。目前,研究最为广泛的共刺激分子对包括CD28和CD80/CD86、CD40与CD40L、ICOS和ICOSL、4-1BB和4-1BBL以及CD27和CD70等。在双信号刺激下,同种反应性T细胞增殖、分化成效应性$CD4^+$和$CD8^+$的T细胞,进而发挥免疫效应。

3. 同种反应性T细胞的效应功能

(1) $CD8^+$ CTL介导的效应:这是同种异体移植排斥反应中的一种主要效应机制。CTL是通过对供体MHCⅠ类分子的识别而活化。CTL不仅可识别供体APC上的完整MHC分子,也可识别供体血管内皮细胞上的MHC分子。CTL活化、增殖并分化成效应性CTL,通过释放穿孔素、颗粒酶和死亡受体途径,引起移植细胞的凋亡或死亡,引发急性排斥反应(图23-5)。

(2) $CD4^+$ Th及其亚群在移植排斥中的作用:尽管已知同种反应性Th可介导皮肤等移植物的排斥反应,但研究发现不同Th细胞亚群在移植排斥反应中的作用不尽相同:①Th1通过分泌IL-2、IFN-γ和TNF-α等促炎细胞因子,募集单核/巨噬细胞等炎性细胞,导致迟发型超敏反应性炎症损伤;②Th17可释放IL-17,继而募集中性粒细胞,促进局部组织产生炎症因子和趋化因子(如IL-6、IL-8、MCP-1等)并表达基质金属蛋白酶,介导炎性细胞浸润和组织破坏(图23-5)。

(二) B细胞介导的体液免疫应答

受者的MHC可作为抗原激发B细胞介导的体液免疫应答,产生抗同种异型抗原的抗体,并与MHC抗原结合形成抗原抗体复合物,激活补体,直接溶解靶细胞。释放的补体片段造成移植物局部炎症反应加重。参与这种作用的抗体主要是IgM,在超急性排斥反应中最典型,肾移植中最常见。

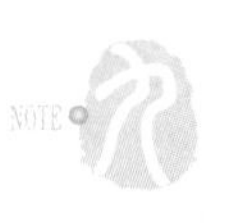

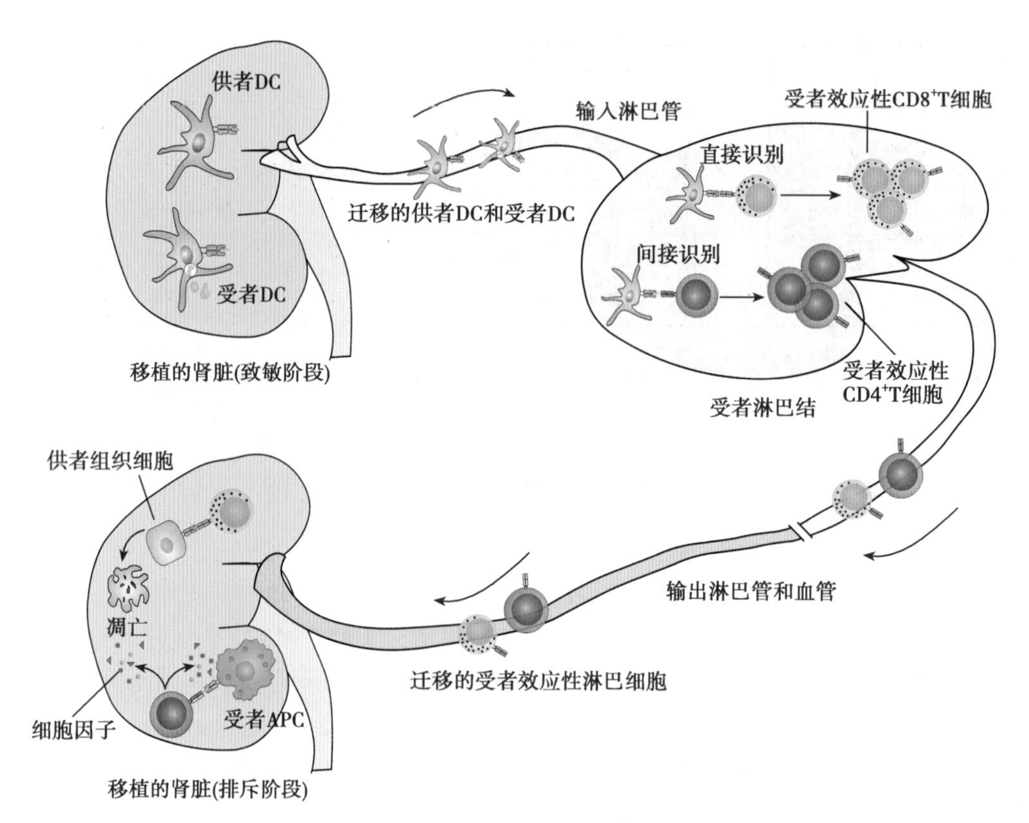

图 23-5 同种异型反应性 T 细胞的活化和功能

在直接识别中，移植物中供者的 DC 迁移至二级淋巴组织直接提呈同种异型 MHC 分子给受者 T 细胞。图中仅显示 $CD8^+T$ 细胞识别供者提呈的 MHC Ⅰ类分子，但 $CD4^+T$ 细胞可以直接识别供者提呈的 MHCⅡ类分子。在间接识别中，受者的 DC 进入移植物中将 MHC 分子转运至二级淋巴组织并且提呈 MHC 肽给受者 T 细胞。在直接和间接同种识别反应后 T 细胞活化并且分化为效应 $CD4^+Th$ 和 $CD8^+$ CTL。同种反应性效应 T 细胞迁移至移植物中被同种异型抗原再次活化并介导损伤。对移植物实质细胞的杀伤需要 $CD8^+CTL$ 直接识别异源的 MHC Ⅰ类分子。$CD4^+Th1$ 和 $CD4^+Th2$ 细胞通过直接和间接识别供者或受者 APC 提呈的异源 MHC Ⅱ类分子，促进炎症反应损伤移植物

第二节 移植排斥反应的临床类型

同种异型移植排斥反应包括宿主抗移植物反应（host versus graft reaction，HVGR）和移植物抗宿主反应（graft versus host reaction，GVHR）两大类。HVGR 指受者免疫系统对供者移植物产生的排斥反应，见于一般器官移植。GVHR 指移植物中免疫细胞对受者组织器官产生的排斥反应，主要见于免疫组织或器官的移植，如同种异型骨髓移植、造血干细胞移植（HSCT）和胸腺移植等。

一、宿主抗移植物反应

根据移植排斥反应发生的快慢和病理变化特点，可将 HVGR 分为超急性排斥反应、急性排斥反应和慢性排斥反应。

（一）超急性排斥反应

超急性排斥反应（hyperacute rejection）指移植器官与受者血管接通后数分钟至 24 小时内发生的排斥反应。该反应是由于受者体内预先存在抗供者组织抗原的抗体（多为 IgM 类）介导的体液免疫反应。预存抗体包括抗供者 ABO 血型抗原、血小板抗原、HLA 抗原及血管内皮细胞抗原的抗体。抗体与移植物的组织抗原结合，通过激活补体破坏靶细胞，引起血管炎症、血栓形成，从而使移植器官发生不可逆性缺血、变性和坏死（图 23-6）。多见于反复输血、多次妊娠、长期血液透析或再次移植的个体，免疫抑制药物对治疗此类排斥反应效果不佳。

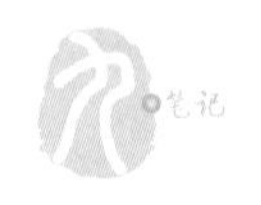

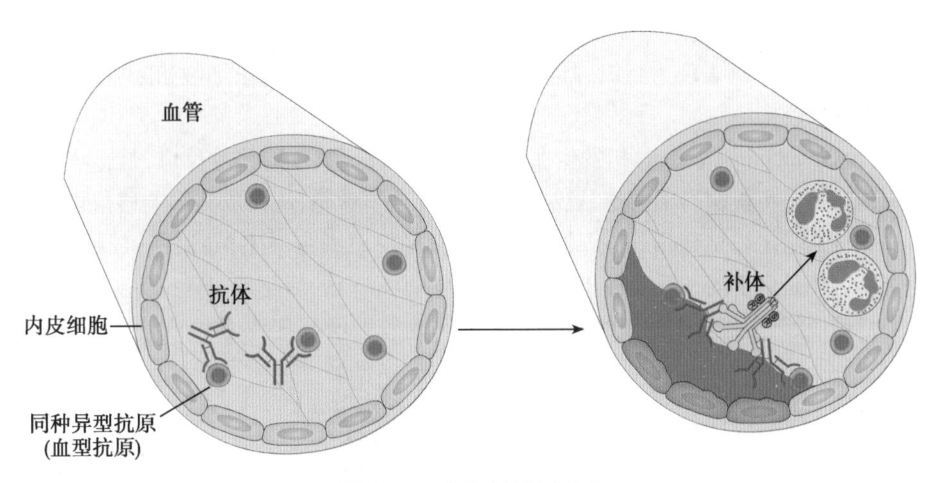

图 23-6 超急性排斥反应

在超急性排斥反应,预先形成的抗体与血管内皮上的抗原结合,激活补体引起内皮细胞损伤、炎症和血栓的形成

(二)急性排斥反应

急性排斥反应(acute rejection)是器官移植中最常见的排斥反应,一般在移植术后数天至2周左右出现,80%~90%发生于术后1个月内,3个月后反应强度逐渐减弱,及早给予适当免疫抑制剂治疗,此型

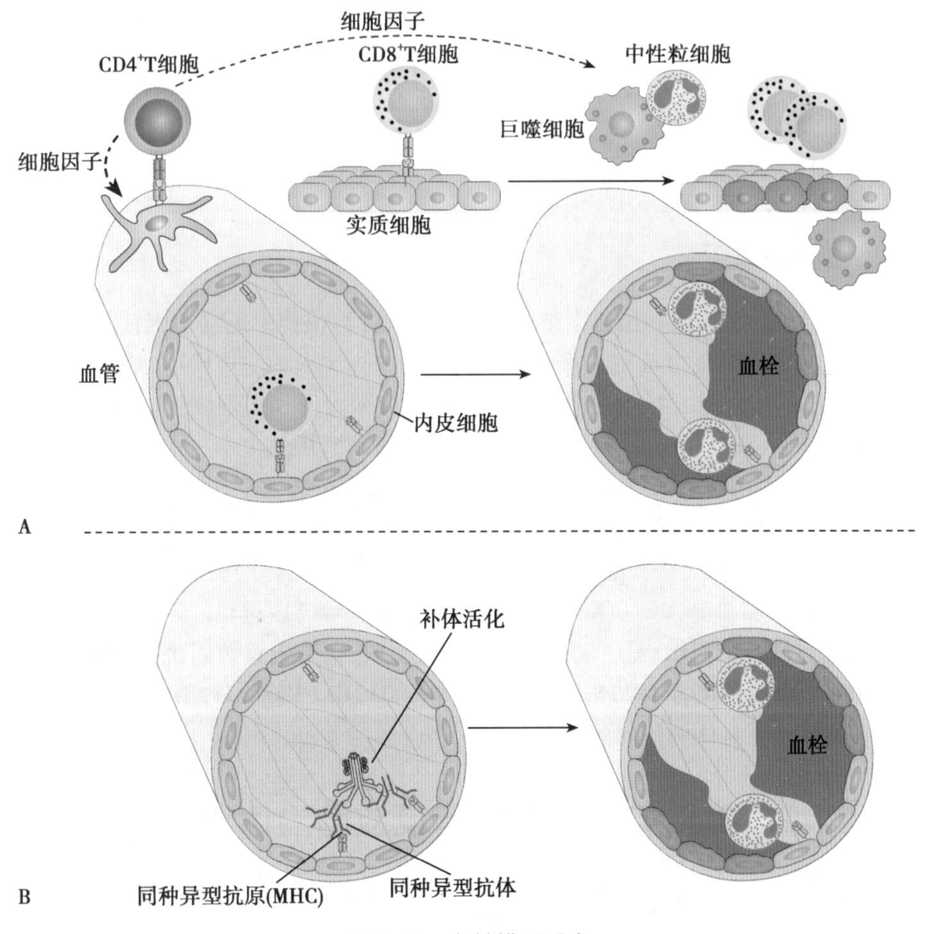

图 23-7 急性排斥反应

A. 在急性细胞排斥反应中,$CD4^+$和$CD8^+$T细胞介导的免疫应答抗原反应,引起血管内皮细胞和实质细胞的损伤;B. 在急性抗体排斥反应中,同种异体抗体与抗原结合激活补体,导致内皮细胞损伤和血栓形成

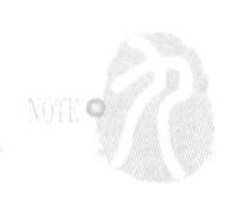

排斥反应大多可获缓解。T 细胞介导的细胞免疫(图 23-7A)和抗体介导的体液免疫(图 23-7B)均参与急性排斥反应(图 23-7)。病理表现为组织、器官实质性细胞坏死并伴有淋巴细胞和巨噬细胞浸润。

(三) 慢性排斥反应

慢性排斥反应(chronic rejection)指发生在移植后数月,甚至数年的排斥反应,是影响移植器官长期存活的主要障碍。其发生机制尚不清楚,且对免疫抑制疗法不敏感,从而成为影响移植物长期存活的主要原因。其病变特征是组织结构损伤、纤维增生和血管平滑肌细胞增生,导致移植器官功能进行性丧失。其发生机制可能是由于同种反应性 T 细胞(主要是 $CD4^+$ T)的活化及 IFN-γ 等细胞因子分泌,导致血管壁慢性炎症反应,刺激血管平滑肌细胞的增生,导致血管壁增厚、管腔狭窄或堵塞(图 23-8)。

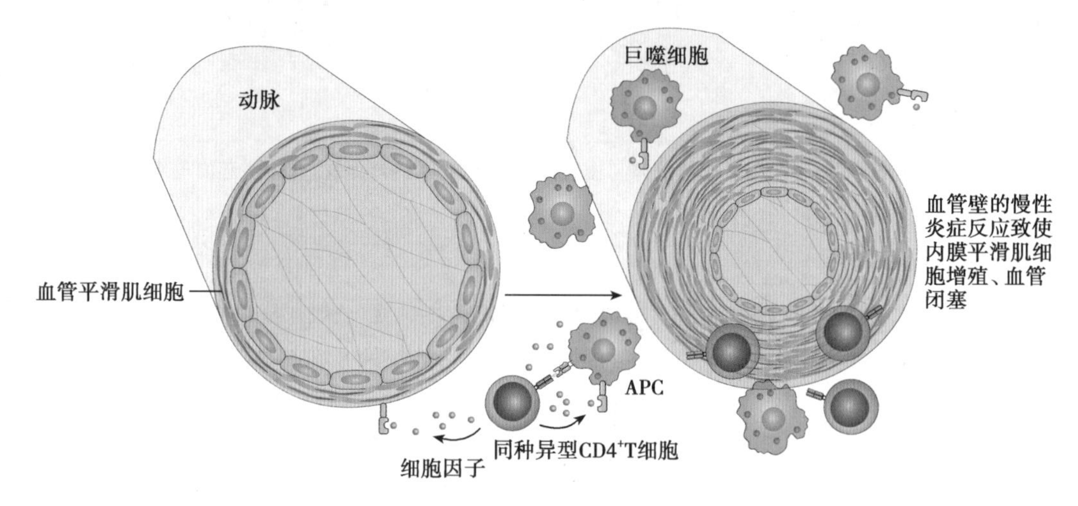

图 23-8　慢性排斥反应

同种异型反应性 $CD4^+$ T 细胞活化并释放细胞因子,导致血管壁慢性炎症反应,血管壁增厚、管腔狭窄

二、移植物抗宿主反应

GVHR 是同种异型骨髓移植和造血干细胞移植后出现的移植物中免疫细胞针对宿主组织器官的排斥反应。临床上可出现移植物抗宿主疾病(graft versus host disease,GVHD),是骨髓移植后常见并发症,限制了移植的成功率,甚至危及患者的生命。根据临床表现和病理改变,可将 GVHD 分为急性 GVHD(acute GVHD,aGVHD)和慢性 GVHD(chronic GVHD,cGVHD)。

1. 急性 GVHD　移植后数天或 2 个月内发生的 GVHD。在病理上,aGVHD 表现为细胞凋亡、死亡和炎细胞的浸润,主要引起皮肤、肝脏和肠道等多器官细胞坏死,临床表现为皮疹、黄疸、腹泻等,严重者皮肤和肠黏膜剥落,甚至死亡。aGVHD 主要是 Th1 和 Th17 介导的炎症反应和 CTL 介导的细胞毒效应。除了 T 细胞,NK 细胞、DC、巨噬细胞和中性粒细胞也参与该过程。

2. 慢性 GVHD　慢性 GVHD 是一种最为严重的,也是长期影响移植后患者生存质量的并发症。生存超过移植 100 天以后的患者中 20% ~70% 发生慢性 GVHD。慢性 GVHD 发病机制尚不清楚。纤维增生性改变可能发生在身体的任何器官。

第三节　移植排斥反应防治原则

器官移植术的成败在很大程度上取决于移植排斥反应的防治,其主要原则是严格选择供者、抑制受者免疫应答、诱导移植免疫耐受以及移植后免疫监测等。

一、供者的选择

器官移植的成败主要取决于供、受者间的组织相容性。因此,术前须进行一系列检测,以尽可能选择较理想的供者。

1. 红细胞血型抗原的检查 人红细胞血型抗原属重要的同种异型抗原，故供者ABO、Rh血型抗原须与受者相同，或至少符合输血原则。

2. 受者血清中预存抗体的检测 取供者淋巴细胞和受者血清进行交叉细胞毒试验，可检出受者血清中是否含有针对供者淋巴细胞的预存细胞毒抗体，以防止超急性排斥反应发生。

3. HLA基因配型 HLA型别匹配程度是决定供、受者间组织相容性的关键因素。不同HLA基因座位产物对移植排斥的影响各异。一般而言，HLA-DR对移植排斥最为重要，其次为HLA-B和HLA-A，故临床上常规检测DR、A、B基因座位上的6个基因，目前主要采用PCR相关技术（PCR-SNP）和直接测序（SBT测序法）。不同器官移植对HLA分型的要求严格程度不同，骨髓、干细胞移植及肾移植对HLA的相配度要求高。由于肝脏是免疫耐受器官，HLA的表达水平低，HLA配型对患者的预后影响不大，故一般不需要配型。

4. HLA交叉配型 目前的HLA分型技术尚难以检出某些同种抗原的差异，故有必要进行交叉配型，这在骨髓移植中尤为重要。交叉配型的方法为：将供者和受者淋巴细胞互为反应细胞，即做两组单向混合淋巴细胞培养，两组中任何一组反应过强，均提示供者选择不当。

二、移植物和受者的预处理

1. 移植物预处理 实质脏器移植时，尽可能清除移植物中过路白细胞，有助于减轻或防止急性排斥反应。同种骨髓移植中，为预防GVHD，可预先清除骨髓移植物中的T细胞。

2. 受者预处理 实质脏器移植中，供、受者间ABO血型物质不符可能导致强的移植排斥反应。某些情况下，为逾越ABO屏障而进行实质脏器移植，有必要对受者进行预处理。其方法为：术前给受者输注供者特异性血小板；借助血浆置换术去除受者体内天然抗A或抗B的抗体；受者脾切除；免疫抑制疗法等。对预存抗体阳性的受者，移植前可进行血浆置换，除去受者血液内预存的特异性抗体，以防止发生超急性排斥反应。

三、移植后排斥反应的监测

移植后的免疫检测极为重要，早期发现和诊断排斥反应，对及时采取防治措施具有重要指导意义。

1. 体液免疫的检测 相关的免疫指标主要有血型抗体、HLA抗体、供者组织细胞抗体以及血管内皮细胞抗体等，抗体的存在预示着排斥反应的可能。

2. 细胞免疫的检测 细胞免疫相关的检测包括参与细胞免疫的有关细胞数量、功能和细胞因子水平的检测。细胞免疫水平的动态检测，对急性排斥的早期发现以及与病毒感染的鉴别诊断，具有重要价值。

3. 补体水平检测 补体的含量及活性与急性排斥反应的发生有密切相关。若发生急性排斥反应，因补体的消耗，会出现补体含量的下降。

四、免疫抑制剂的应用

1. 免疫抑制药物的应用 同种异体移植一般均会发生移植排斥反应，因此移植术后必须服用免疫抑制药物。常用的免疫抑制药物包括环孢素、他克莫司、西罗莫司、霉酚酸酯等，药物机制见第二十五章。

2. 中草药类免疫抑制剂 某些中草药（如雷公藤、冬虫夏草等）具有明显免疫调节或免疫抑制作用，已试用于防治器官移植排斥反应。

五、免疫耐受的诱导

在移植领域中，诱导持久稳定且无需药物的免疫耐受是迫切需要解决的问题。由于免疫耐受具有特异性，与免疫药物引起的对免疫系统的普遍抑制作用相比，具有明显的优势，可以大幅度减少免

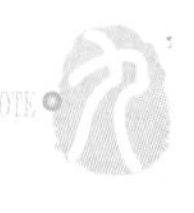

疫抑制剂的用量，降低机会性感染、药物中毒的发生率。

（一）诱导中枢耐受的方法

1. 针对胸腺诱导免疫耐受 胸腺内注射供者抗原或进行同种胸腺移植诱导耐受。

2. 建立同种异基因嵌合状态诱导免疫耐受 同种异基因嵌合状态指同种移植受者体内检出供者细胞或遗传物质的现象：①大剂量全身放射线照射建立同种异基因造血干细胞嵌合体；②持续应用免疫抑制剂，并多次给宿主输注供者骨髓细胞，建立混合嵌合体。

（二）诱导外周耐受的方法

诱导外周免疫耐受的方法主要有两种策略，一是抑制效应性免疫细胞（如T细胞）的活化和功能，如利用抗CD3、CD4或CD8的抗体清除效应性T细胞或通过阻断共刺激通路诱导同种反应性T细胞失能等；二是通过诱导或转输抑制性免疫细胞（如耐受性DC、Treg）诱导免疫耐受。下面介绍有应用前景的四种方法。

1. 阻断共刺激通路诱导同种反应性T细胞失能 用CTLA-4/Ig融合蛋白结合APC上的CD80/CD86，竞争性阻断CD28共刺激通路介导的T细胞活化；②应用抗CD40L单抗，阻断CD40L-CD40共刺激通路介导的T细胞和B细胞的活化。动物实验和临床试验均已显示，上述策略可有效延长移植物存活时间。

2. 转输耐受性DC 某些耐受性DC亚群低表达共刺激分子和MHCⅡ类分子，可分泌具有免疫抑制作用的细胞因子和效应分子。体外诱生此类DC并过继输入给受者，有助于诱导移植耐受。

3. 转输Treg 同种抗原特异性Treg可抑制T细胞介导的同种移植排斥反应，诱导移植物长期耐受。因为Treg具有抑制同种反应性CTL的细胞毒作用并可直接或间接下调DC表达共刺激分子和黏附分子，抑制同种反应性T细胞激活、增殖，并诱导其失能或凋亡。转输Treg治疗GVHD已经进入临床试验，并取得一些有价值的结果。

4. 转输髓源性抑制细胞和骨髓来源的间充质干细胞 髓源性抑制细胞（MDSC）可在体外扩增并通过多种途径抑制免疫功能，过继转输MDSC后能显著抑制同种异基因皮肤移植排斥反应。间充质干细胞（mesenchymal stem cells，MSCs）是一种存在于人体多种组织和器官间质中的成体干细胞，可抑制效应性T细胞、B细胞、NK细胞和DC的分化、增殖或功能，也可诱导Treg产生。其在移植排斥反应的预防和治疗领域具有良好的前景。

本章小结

同种异体器官移植后常发生不同程度的排斥反应，其本质是免疫系统对同种异型抗原（主要是MHC分子）产生的适应性免疫应答，包括细胞免疫和体液免疫。值得注意的是T细胞对同种异型抗原的识别与对普通抗原的识别不同，T细胞可通过直接识别、间接识别模式识别同种异型抗原。直接识别是指受者T细胞直接识别供者APC表面同种异型MHC分子并在移植初期引发快速排斥反应。间接识别是指受者T细胞识别经自身APC加工提呈的供者MHC抗原肽，常引起较迟发生的排斥反应。同种异体移植排斥反应包括宿主抗移植物反应（HVGR）和移植物抗宿主反应（GVHR）。根据器官移植排斥反应发生的时间、强度、病理学特点及机制，可分为超急性（体液免疫）、急性（细胞免疫和体液免疫）和慢性排斥反应（主要是细胞免疫）。

思考题

1. 同种异基因移植排斥反应的机制。
2. 同种异型抗原直接识别与间接识别有何区别？
3. 同种异基因移植排斥的防治原则。

（张利宁）

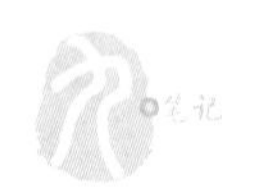

第二十四章 免疫学检测技术

随着现代免疫学以及细胞生物学、分子生物学等相关学科的进展,免疫学检测技术亦不断发展和完善,新的方法不断出现,已成为当今生命科学主要的研究手段之一,为病原体检测和免疫功能判定提供了重要的方法和手段,本章着重介绍免疫学检测技术的最基本原理及主要应用。

第一节 体外抗原抗体结合反应的特点及影响因素

一、抗原抗体反应特点

1. 高度特异性 抗原与抗体的结合具有高度特异性,这种特异性是由抗原表位与抗体分子中的超变区互补结合所决定的。利用这一特点,在体外可以对许多未知的生物学物质进行特异性鉴定。如利用抗伤寒杆菌的抗体检测伤寒杆菌;用已知的乙型肝炎病毒来检测患者血清中相应的抗乙型肝炎病毒抗体。

2. 表面化学基团之间的可逆结合 抗原抗体结合除了空间构象互补外,主要以氢键、静电引力、范德华力和疏水键等分子表面的化学基团之间的非共价方式结合。这种非共价键不如共价键结合稳定,易受温度、酸碱度和离子强度的影响而解离,解离后抗原和抗体仍具有原有的特性。解离度主要取决于两方面:一是抗体与抗原结合的亲和力(affinity)。亲和力指抗体分子单一抗原结合部位与一个相应抗原表位之间互补结合的强度。抗体亲和力越高,解离度越低;抗体的亲和力越低,解离度越高。二是抗原抗体反应要求适当的环境因素,如温度、酸碱度和离子强度。

3. 适宜的抗原抗体浓度和比例 抗原抗体在体外结合后能否出现肉眼可见的反应取决于两者适当的浓度和比例。如果抗原与抗体的浓度和比例适当则抗原抗体复合物体积大、数量多,出现肉眼可见的反应。若抗原或抗体过剩,抗原抗体复合物体积小、数量少,不能出现肉眼可见的反应。故在具体实验过程中要适当稀释抗原或抗体,以调整两者浓度和比例,使其出现最大复合物,避免假阴性的发生。

4. 抗原抗体反应的两个阶段 抗原抗体反应可分为两个阶段:第一阶段是抗原抗体特异性结合阶段,抗原分子与抗体分子之间是互补的非共价结合,该反应迅速,可在数秒至几分钟内完成,一般不出现肉眼可见的反应。第二阶段为可见反应阶段,是小的抗原抗体复合物之间通过正、负电荷吸引形成较大复合物的过程。此阶段所需时间从数分钟、数小时至数日不等,且易受电解质、温度和酸碱度等条件的影响。

二、抗原抗体反应的影响因素

1. 电解质 抗原、抗体通常为蛋白质分子,等电点分别为 pI3 ~5 和 pI5 ~6 不等,在中性或弱碱性条件下,表面带有较多的负电荷,适当浓度的电解质会使他们失去一部分的负电荷而相互结合,出现肉眼可见的凝集块或沉淀物。实验中常用 0.85% 的 NaCl 或其他离子溶液作稀释液,以提供适当浓度的电解质。

2. 温度 适当提高反应的温度可增加抗原与抗体分子的碰撞机会,加速抗原抗体复合物的形成。在一定范围内,温度越高,形成可见反应的速度越快。但温度过高(56℃以上),可使抗原或抗体变性失活,影响实验结果。通常 37℃是抗原抗体反应的最适温度。

3. 酸碱度 抗原抗体反应的最适 pH 在 6～8 之间，pH 过高或过低，均可直接影响抗原、抗体的理化性质。此外，当抗原抗体反应液的 pH 接近抗原或抗体的等电点时，抗原抗体所带正、负电荷相等，由于自身吸引而出现凝集，导致非特异性反应，即假阳性反应。

第二节 检测抗原和抗体的体外试验

抗原和相应抗体在体外相遇可发生特异性结合，因此可以用已知的抗原（或抗体）来检测未知的抗体（或抗原）。由于抗原物理性状或参加反应的其他成分的差异，可出现不同类型的反应。如凝集反应、沉淀反应、中和反应及免疫标记技术等。

一、凝集反应

凝集反应（agglutination reactions）是颗粒性抗原（细菌、细胞或表面包被抗原的颗粒）与相应的抗体在电解质存在的条件下结合，出现肉眼可见的凝集团块的现象。凝集反应分为直接凝集反应和间接凝集反应两种。

1. 直接凝集反应（direct agglutination reactions） 颗粒性抗原本身直接与相应的抗体反应出现的凝集现象，如红细胞凝集或细菌凝集。直接凝集反应可分为玻片法和试管法。玻片法为定性试验，方法简捷、快速，常用于菌种鉴定或人 ABO 血型的鉴定等。试管法是半定量试验，常用于检测抗体的滴度或效价，临床诊断伤寒或副伤寒所用的肥达反应（Widal test）和诊断布氏菌病所用的瑞特试验（Wright test）均属此类。

2. 间接凝集反应（indirect agglutination reactions） 将可溶性抗原或抗体先吸附在某些颗粒载体上，形成致敏颗粒，然后再与相应抗体或抗原进行反应出现凝集的现象，称为间接凝集反应。将已知抗原吸附在载体上的称正向间接凝集试验（通常“正向”两字被省略）；反之将已知抗体吸附在载体上者称反向间接凝集试验。颗粒载体有红细胞、聚苯乙烯乳胶颗粒和活性炭颗粒等，相应的凝集反应分别称为间接血球凝集、间接乳胶凝集和间接炭粒凝集反应，如将溶血毒素“O”抗原吸附于乳胶颗粒上的抗“O”试验；人 IgG 作为抗原吸附在乳胶颗粒上检测类风湿因子的试验等。

二、沉淀反应

沉淀反应（precipitation reactions）是可溶性抗原与相应抗体结合后，在适当电解质存在条件下，出现肉眼可见的沉淀物。沉淀反应可在液体中进行，也可以在半固体琼脂凝胶中进行。在液体中进行的沉淀反应有环状沉淀反应和絮状沉淀反应，因其灵敏性差目前已被免疫比浊法取代；凝胶内沉淀反应分为单向琼脂扩散和双向琼脂扩散试验等。沉淀反应因敏感性问题，在实际中主要用于抗体效价的初步判断和血清球蛋白测定等。

1. 免疫比浊法（immunonephelometry） 一定量的抗体溶液中加入不同含量的可溶性抗原后会形成不同含量的免疫复合物，使反应体系呈现不同的浊度，根据浊度即可检测可溶性抗原的含量。免疫比浊法快速简便，目前在临床已得到广泛使用，分为散射比浊法、透射比浊法、免疫乳胶比浊法和自动生化分析仪检测法等。自动生化分析仪可同时对样本中的多种抗原物质如各类免疫球蛋白、补体、α2 巨球蛋白和转铁蛋白等进行精确定量。

2. 单向琼脂扩散（single agar diffusion） 本法为定量试验。将已知一定浓度的抗体均匀混合于已经溶化的 42～50℃ 的琼脂中，制成凝胶板。冷却后隔适当的距离打孔，孔中加入被测可溶性抗原，任其向四周扩散。抗原与琼脂中的抗体相遇，一定时间后，在比例适宜处形成肉眼可见的白色沉淀环。由于沉淀环的直径与抗原浓度正相关，可从标准曲线中查出样品中抗原的含量。此法可用于血清中免疫球蛋白（IgG、IgA、IgM）、C3、AFP 或其他可溶性抗原的定量测定。

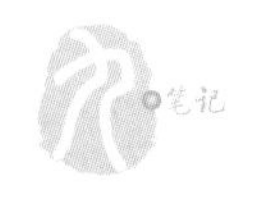

3. **双向琼脂扩散（double agar diffusion）**　将琼脂溶化制成琼脂平板，按需要打孔并分别加入抗原和抗体，任两者同时在琼脂中向四周扩散。抗原和抗体在孔之间相遇，比例适合处形成白色沉淀线。根据沉淀线的有无和形状，可鉴定两种抗原是完全相同、部分相同或完全不同。本方法可用于：①检测可溶性抗原或抗体；②对复杂的抗原或抗体成分进行纯度鉴定；③稀释免疫血清进行血清效价的半定量测定等。

三、免疫标记技术

免疫标记技术（immunolabeling techniques）是将抗原抗体反应与标记技术相结合，将已知的抗体或抗原标记上示踪物质，通过检测标记物，间接测定抗原抗体复合物的一类试验方法。常用的标记物有酶、荧光素、放射性核素、化学发光物质及胶体金等。免疫标记技术极大地提高了检测抗原抗体反应的灵敏度，不但能对抗原或抗体进行定性和精确定量测定，而且结合光镜或电镜技术，能观察抗原、抗体或抗原抗体复合物在组织细胞内的分布和定位。

1. **免疫酶测定法（enzyme immunoassay，EIA）**　是一种用酶标记一抗或二抗检测特异性抗原或抗体的方法。本法将抗原抗体反应的高度特异性与酶对底物的高效催化作用结合起来，通过酶标仪测定酶分解底物产生的有色物质（酶也可作用于荧光底物，使之产生荧光）的光密度值（OD），计算抗原或抗体的含量。用于标记的酶有辣根过氧化物酶（horseradish peroxidase，HRP）、碱性磷酸酶（alkaline phosphatase，ALP）等。常用的方法有酶联免疫吸附试验（enzyme linked immunosorbent assay，ELISA）和酶免疫组化技术。由于ELISA检测技术方法简单，特异性强，因此是酶免疫技术中应用最广泛的技术。酶免疫检测技术可用于激素、药物等半抗原的检测，也可用于大分子蛋白质、病毒和细胞性抗原成分的检测。

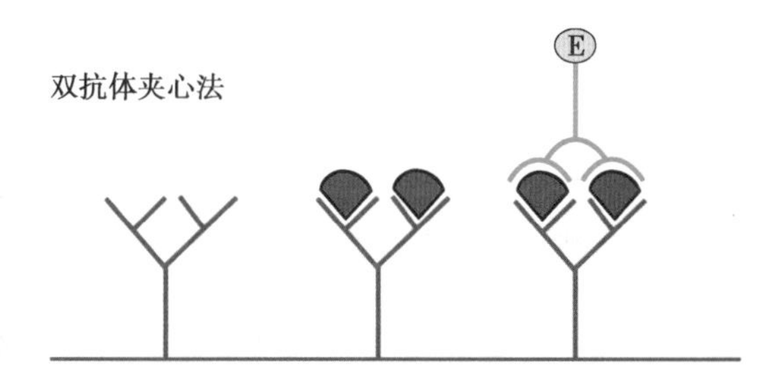

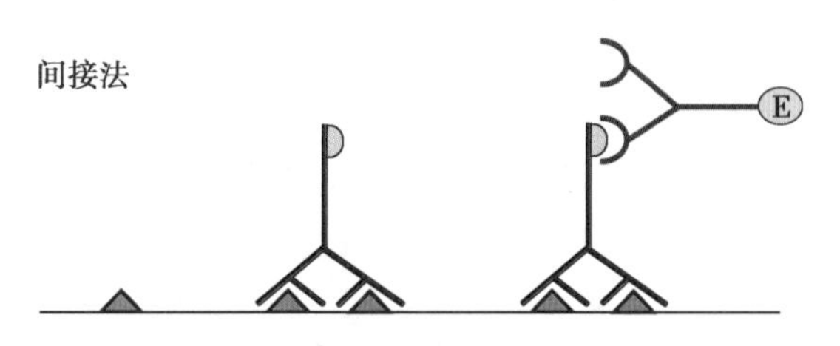

图24-1　**酶联免疫吸附试验**
双抗体夹心法：用已知抗体包被到固相载体上，加入待检标本，洗涤除去未结合成分，然后加入酶标记的特异性抗体，再加底物后显色。间接法：用已知抗原包被到固相载体上，加入含待检抗体的标本，然后加酶标记的二抗，再加底物后显色

（1）双抗体夹心法（sandwich ELISA）：适用于检测血清、脑脊液、胸水和腹水等各种液相中的可溶性抗原。先将已知抗体包被在固相上，洗去未吸附的抗体；加入待检标本，充分作用后，标本中相应的抗原与固相上已知抗体结合，洗去未结合的抗原成分；加入已知的酶标抗体，再洗去未结合的酶标抗体；加底物后，酶分解底物产生呈色反应。包被抗体和酶标抗体一般是针对抗原分子中不同抗原决定簇的抗体（图24-1）。（动画24-1“ELISA的原理和实践”）

（2）间接EILSA：先将已知的抗原包被于塑料板或微球上，然后加待检标本，如果标本中有相应的特异性抗体（一抗），即与固相上的抗原结合，形成抗原抗体复合物，然后加酶标记的抗抗体（二抗），洗涤后加底物显色（图24-1）。

（3）BAS-ELISA：生物素-亲和素系统（biotin-avidin system，BAS）是一种广泛应用的放大系统。生物素（biotin，B）又称辅酶R或维生素H。亲和素（avidin，A）是一种碱性糖蛋白，又称卵白素或抗生物素。亲和素有4个相同的亚单位，均可结合生物素。生物素与亲和素之间有极高的亲和力，利用亲和素为桥梁，联结生物素化的抗体及生物素化过氧化物酶，可获得极高的敏感性。

（4）免疫组化技术（immunohistochemistry technique）：是应用标记的特异性抗体在组织（或细胞）原位通过抗原抗体反应和呈色反应，对相应抗原进行定位、定性和定量检测的技术。该技术具有免疫

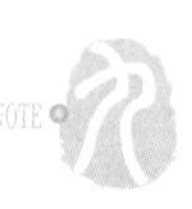

反应的特异性和组织化学的可见性，可在细胞、亚细胞水平检测各种抗原物质。常用的技术有免疫电镜技术、酶免疫组化和免疫金组化等。

2. 免疫荧光技术（immunofluorescence technique）　又称荧光抗体技术，是用荧光素标记一抗或二抗，检测特异性抗原或抗体的方法。常用的荧光素有异硫氰酸荧光素（fluorescein isothiocyanate，FITC）和藻红蛋白（phycoerythrin，PE）等，这些物质在激发光作用下可直接发出荧光，前者发黄绿色荧光，后者发红色荧光。免疫荧光技术可用于鉴定免疫细胞的CD分子及自身免疫病的抗核抗体等。

（1）直接荧光法：将荧光素标记的已知抗体直接进行细胞或组织染色测定未知抗原，用荧光显微镜、激光扫描共聚焦显微镜或流式细胞仪进行观察及测定。直接荧光法检测不同的抗原，需要不同的特异性荧光抗体（图24-2）。

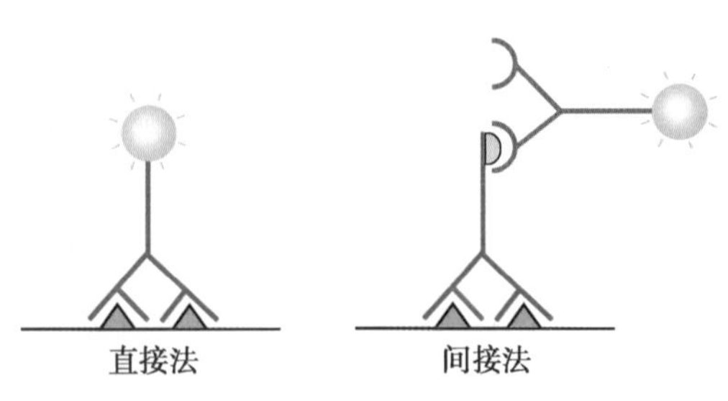

图24-2　免疫荧光法
直接法：用荧光素标记的已知抗体检测细胞涂片或组织切片中的相应抗原。间接法：用一抗与标本中的抗原结合，洗涤后再用荧光素标记的二抗染色

（2）间接荧光法：用一抗与样本中的抗原结合，再用荧光素标记的二抗染色。此方法既可检测抗原又可检测抗体。若查抗原，一抗是已知的；若查抗体，抗原是已知的。该法的灵敏度比直接法高，一种荧光抗体可用于多种不同抗原的检测（图24-2）。

3. 放射免疫测定法（radioimmunoassay，RIA）　是用放射性核素标记抗原或抗体进行的免疫测定。将同位素的敏感性与抗原抗体结合的特异性结合起来，具有重复性好、准确性高等优点，广泛应用于激素、药物等微量物质的检测，敏感性可达到pg/ml水平。常用的放射性核素有^{131}I和^{125}I等。

4. 发光免疫分析（luminescence immunoassay，LIA）　是将发光分析和免疫反应相结合而建立的一种新的免疫分析技术。该方法不仅具有发光分析的高灵敏度和抗原抗体反应的高度特异性，而且还具有分离简便、可实现自动化分析的特点。根据发光反应、标记物和标记方法不同，发光免疫分析可分为化学发光免疫分析、生物发光免疫分析和化学发光酶免疫分析。化学发光技术可用于微量抗原抗体的定量检测，也可以用于吞噬细胞功能测定。

（1）化学发光免疫测定（chemiluminescence immunoassay，CLIA）：用化学发光剂（如鲁米诺或吖啶盐类化合物等）标记抗体或抗原，待免疫反应完成后对发光标记物进行定量或定性检测。

（2）生物发光免疫测定（bioluminescence immunoassay，BLIA）：利用生物发光物质（如萤火虫或发光水母）或参与生物发光反应的辅助因子（如ATP或NAD等）对活细胞进行多种生物学功能的检测，例如通过荧光素酶报道基因检测细胞凋亡或检测细胞增殖。

（3）化学发光酶免疫测定（chemiluminescence enzyme immunoassay，CLEIA）：用酶标记抗原或抗体，待免疫反应结束后加入底物（即发光剂）进行检测。常用的酶有辣根过氧化物酶（HRP）和碱性磷酸酶（ALP）。

（4）电化学发光免疫测定（electrochemiluminescence immunoassay，ECLIA）：该法是在发光反应中加入了电化学反应，整个反应分电化学和化学发光两个过程。以电化学发光剂（如三联吡啶钌）标记抗原或抗体，用三丙胺（TPA）做电子供体，在电场中电化学引发特异性化学发光反应，通过检测发光强度可对抗体或抗原进行定量。该方法可用于所有的免疫测定，也可用于DNA/RNA探针检测。

5. 免疫胶体金技术（immunological colloidal gold signature，ICS）　用胶体金颗粒标记抗体或抗原检测未知抗原或抗体的方法称免疫胶体金技术。氯金酸（$HAuCl_4$）在还原剂的作用下，可聚合成特定大小的金颗粒，形成带负电的疏水胶溶液。该溶液因静电作用呈稳定的胶体状态，故称胶体

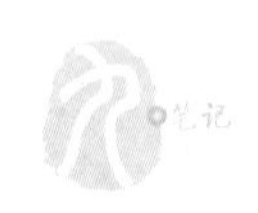

金。在碱性条件下，胶体金颗粒表面负电荷与蛋白质的正电荷基团靠静电引力结合。胶体金电子密度高，颗粒聚集后呈红色，可用于标记多种大分子，如白蛋白、免疫球蛋白、糖蛋白、激素、脂蛋白、植物血凝素和亲和素等。

（1）胶体金在免疫组化中的应用：胶体金用于免疫电镜的最大优点是可以用不同大小的颗粒或结合酶标对样本进行双重或多重标记。直径3～15nm的胶体金均可用于电镜样本标记，多用于单一抗原颗粒的检测，而直径15nm的胶体金多用于检测抗原量较多的感染细胞。胶体金和荧光素、酶等标记物一样，用标记抗体对组织切片染色后在光镜下进行检查。

（2）胶体金在免疫层析快速诊断技术中的应用：免疫层析法（immunochromatography）是近年兴起的一种快速诊断技术，其原理是将特异的抗体先固定于硝酸纤维素膜的某一区带，将硝酸纤维素膜一端浸入样品（尿液或血清），由于毛细管作用样品将沿着该膜向前移动，当移动至固定有抗体的区域时，样品中相应的抗原即与该抗体发生特异性结合，若用免疫胶体金或免疫酶染色可使该区域显示颜色，以指示结果。

6. 免疫印迹技术（immunoblotting） 又称Western blotting，是将十二烷基磺酸钠-聚丙烯酰胺凝胶电泳（SDS-PAGE）分离得到的按分子量大小排列的蛋白转移到固相载体膜上，再用标记的特异性抗体或单克隆抗体对蛋白质进行定性及半定量分析的技术。免疫印迹法的基本步骤：先将可溶性抗原或溶解状态的细胞裂解液进行SDS-PAGE，即电泳分离蛋白抗原。然后将SDS-PAGE分离的蛋白条带转移至固相的硝酸纤维素膜（NC）或聚偏二氟乙烯膜（PVDF）上。最后用酶标记的一抗或二抗对转印到膜上的蛋白条带进行特异性反应，加入显色底物以显示结果（图24-3）。其鉴定蛋白质的敏感性为1～5ng。该技术已被广泛地用于医学研究领域。

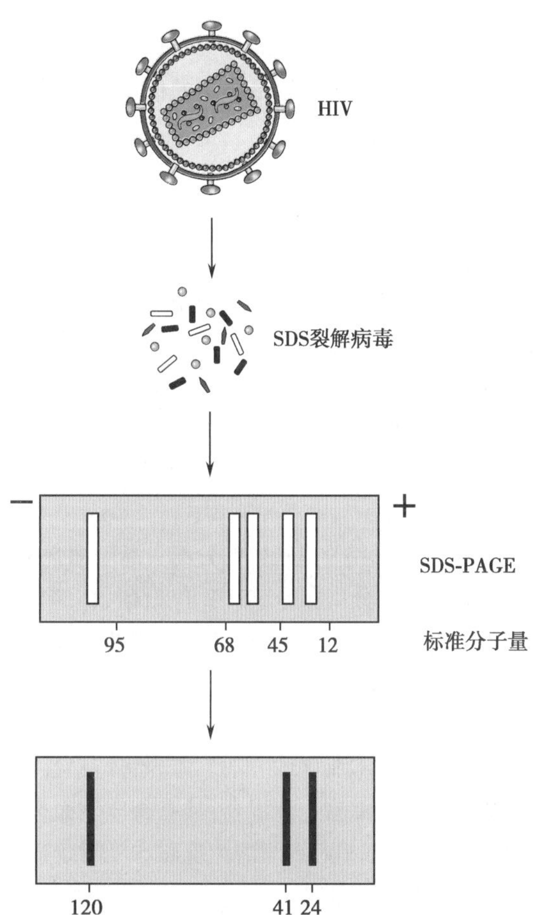

图24-3 免疫印迹法检测HIV抗体

用SDS裂解病毒，制备病毒蛋白样品，用聚丙烯酰胺凝胶电泳将分子量大小不同的蛋白质分开；将电泳分离的病毒蛋白质转印到硝酸纤维素膜上（电转印法），将纤维素膜浸于待检血清中，洗涤去除未结合的抗体，再加酶标记的二抗，最后加底物显色。图中结果表明，待检血清有针对HIV 120kDa、41kDa和24kDa蛋白的相应抗体

四、蛋白质芯片技术

蛋白质芯片又称蛋白质微阵列（protein microarray），可实现快速、准确、高通量的检测。基本原理是将各种蛋白质抗原有序地固定于介质载体上为待检芯片，用标记特定荧光物质的抗体样本与芯片作用，与芯片上蛋白质抗原匹配的抗体将与之结合。再将未结合的抗体洗去，最后用荧光扫描仪或激光共聚扫描技术测定芯片上各点的荧光强度。芯片上的荧光将指示蛋白质抗原对应的抗体及其相互结合的程度。抗体芯片是指将抗体固定到芯片表面以检测相应的抗原。抗原芯片、抗体芯片在微生物感染检测和肿瘤抗原初筛中具有广泛的应用价值。

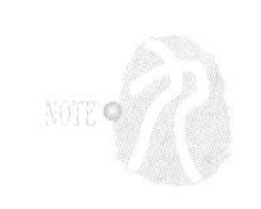

第三节 免疫细胞功能的检测

通过体外或体内实验对参与免疫应答的不同细胞进行分离、鉴定及功能测定可以检测机体的免疫功能。免疫功能检测最常用的标本是外周血，也可以是胸腺、脾、淋巴结及各种组织。

一、免疫细胞的分离

体外测定免疫细胞的功能，首先要从不同材料中分离所需细胞。根据细胞的表面标志、理化性质及功能设计和选择不同的分离方法。

1. 外周血单个核细胞的分离 外周血单个核细胞（peripheral blood mononuclear cells，PBMC）包括淋巴细胞和单核细胞。PBMC 是免疫学实验最常用的细胞，也是分离纯化 T、B 细胞的第一步。常用的分离方法是淋巴细胞分离液[葡聚糖-泛影葡胺（ficoll-urografin）]密度梯度离心法，其原理是根据外周血各种血细胞比重不同，使不同密度的细胞呈梯度分布。红细胞密度最大，沉至管底；多形核白细胞的密度为 1.092，铺于红细胞上，呈乳白色；PBMC 的密度约为 1.075，分布于淋巴细胞分离液上面；最上层是血浆。

2. 淋巴细胞及其亚群的分离 淋巴细胞及其亚群的分离有多种方法，如玻璃黏附法、尼龙毛分离法和 E 花环形成分离法等。由于单克隆抗体的应用和免疫学技术的发展，可通过以下方法进行分离：

（1）免疫吸附分离法：将已知抗淋巴细胞表面标志的抗体包被聚苯乙烯培养板，加入淋巴细胞悬液，表达相应细胞表面标志的淋巴细胞贴附在培养板上，可与细胞悬液中其他细胞分开。

（2）免疫磁珠分离法（immune magnetic bead，IMB）：近年来免疫磁珠法应用较广泛，是一种特异性分离淋巴细胞亚群的方法。首先将特异性抗体（如抗 CD3、抗 CD4 或抗 CD8 等）吸附在磁珠上，将磁珠与待分离细胞悬液混合，具有相应表面标志的细胞与磁珠上的特异性抗体结合。将此反应管置于磁场中，带有相应细胞的免疫磁珠吸附于靠近磁铁的管壁上，洗去未结合磁珠的细胞，即可获得高纯度的所需细胞亚群。

（3）荧光激活细胞分选仪（fluorescence activated cell sorting，FACS）分析和分选淋巴细胞及其亚群：FACS 又称流式细胞术（flow cytometry，FCM），是一种集光学、流体力学、电力学和计算机技术于一体，可对细胞进行多参数定量测定和综合分析的方法。基本流程为：将待测细胞悬液与荧光素标记抗体反应后，在压力作用下，细胞排成单列经流动室下方喷嘴喷出形成液滴射流，每一液滴包裹一个细胞。当液滴射流与高速聚焦激光束相交，液滴中的细胞受激发光照射，产生散射光并发出各种荧光信号，后者被接收器检测。同时，分选部件将所欲分选细胞赋以电荷，带电液滴在分选器的作用下偏向带相反电荷的偏导板，落入适当容器中，达到分选（sorting）的目的。流式细胞仪可鉴定荧光抗体单色、双色或多色标记的细胞。同时还能进行细胞周期、细胞凋亡等分析，广泛应用于基础和临床免疫学研究（图 24-4）。（动画 24-2“流式细胞术的原理”）

（4）抗原肽-MHC 分子四聚体技术：抗原特异性 CTL 在抗感染免疫、移植免疫和肿瘤免疫中发挥重要作用，定量分析抗原特异性 CTL 可为阐明免疫应答的状态提供重要信息。可溶性抗原肽-MHC 四聚体复合物法是一种定量检测抗原特异性 CTL 的方法。该法将特异性抗原肽段、可溶性 MHC Ⅰ类分子重链及 β_2 微球蛋白在体外正确折叠，在荧光素存在下，构建四聚体（tetramer），结合流式细胞仪定量检测外周血及组织中抗原特异性 CTL 的比率。单体可溶性抗原肽-MHC 复合物与 T 细胞受体（TCR）亲和力很低、解离快，但四聚体抗原肽-MHC 复合物可与一个特异性 T 细胞上的多个 TCR 结合，解离速度大大减慢，从而提高检测的阳性率。借助生物素-亲和素级联放大原理构建由 1 个荧光素标记的亲和素与 4 个生物素-MHC Ⅰ类分子-抗原肽（即生物素化的复合物）形成复合体，即四聚体，它能同时结合一个 T 细胞的 4 个 TCR，亲合力大大提高，用流式细胞仪即可确定待测样品中抗原特异性 CTL 的细胞频率（图 24-5）。

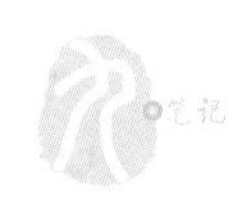

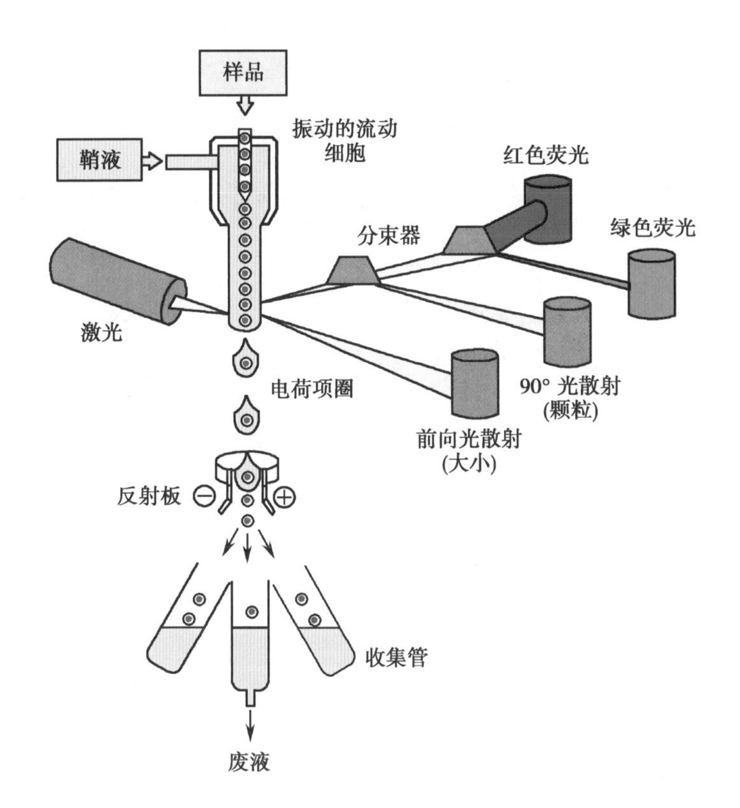

图 24-4　流式细胞仪工作原理示意图

细胞悬液经特异性荧光抗体染色后，在气体压力作用下，进入充满鞘液的流动室。经鞘液包裹后，细胞呈单行经流动室下端喷嘴喷出，形成细胞液柱。液柱与聚焦的激光束垂直相交，细胞受激光激发，产生散射光，据此可确定细胞的大小、颗粒度以及用于检测表面标记的不同荧光。细胞流的振动使其成带电荷的液滴，在反射板作用和计算机控制下，液滴偏转，可按设定的参数收集不同的细胞群

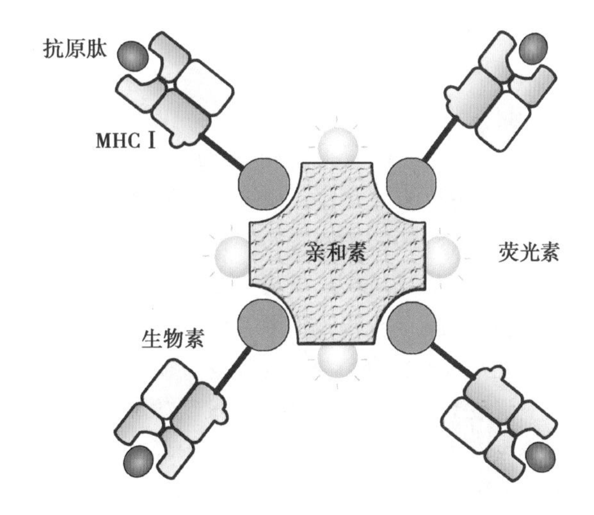

图 24-5　由亲和素连接的抗原肽-MHC Ⅰ类分子-生物素四聚体

抗原肽与 MHC Ⅰ类分子-生物素结合，再与荧光素标记的亲和素结合，形成抗原特异性四聚体，用于检测特异性 CTL

二、免疫细胞功能的测定

检测 T、B 细胞的数量及功能可用于科学研究和某些疾病的辅助诊断、疗效观察。

（一）T 细胞功能测定

1. 细胞增殖试验　T 细胞受到特异性抗原或有丝分裂原（PHA、ConA）刺激后发生增殖，可通过以下三种方法检测细胞增殖的水平：

（1）形态计数法：T 细胞在体外培养时，受到有丝分裂原或特异性抗原刺激后，可出现体积增大、细胞形态不规则、胞质增多、胞核松散及核仁增多等形态学的变化，对这些细胞计数，可了解 T 细胞受抗原刺激后的增殖能力。

（2）^{3}H-TdR 或^{125}I-UdR 掺入法：T 细胞在增殖过程中，DNA 和 RNA 合成明显增加，如加入氚标记的胸腺嘧啶核苷（^{3}H-Thymidine riboside，^{3}H-TdR）或^{125}I 标记的尿嘧啶核苷（^{125}I-Uridine riboside，^{125}I-UdR），会被掺入 DNA 分子中。细胞增殖水平越高，掺入的放射性核素越多。培养结束后收集细胞，用液体闪烁仪或 γ 计数仪测定样本中放射性活性，可反映细胞的增殖水平。

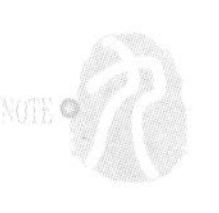

（3）MTT 比色法：MTT 是一种噻唑盐，化学名为 3-(4,5 二甲基-2-噻唑)-2,5 二苯基溴化四唑，为一种淡黄色可溶性物质。T 细胞增殖时，线粒体中的琥珀酸脱氢酶将 MTT 还原为紫褐色的甲臜颗粒，该颗粒被随后加入的二甲基亚砜所溶解，使细胞培养上清呈紫褐色用酶标仪测定 OD 值，即反映活细胞的相对数量。MTT 法灵敏度低于放射性同位素掺入法，但操作简便，无放射性污染。

2. 迟发型超敏反应（DTH）的检测 此方法为体内检测细胞免疫功能的简便易行的皮试方法。其原理是外来抗原刺激机体产生免疫应答后，再用相同的抗原作皮试可导致迟发型超敏反应，T 细胞活化并释放多种细胞因子，产生以单个核细胞浸润为主的炎症，局部发生充血、渗出，于 24～48 小时发生，72 小时达高峰。阳性反应表现为局部红肿和硬结，反应强烈的可发生水肿、甚至坏死。细胞免疫正常者出现阳性反应，细胞免疫低下者则呈弱阳性或阴性反应。目前常用于检测某些病原微生物感染、免疫缺陷病和肿瘤患者的免疫功能测定等。皮试常用的生物性抗原有结核菌素、念珠菌素、麻风菌素、链激酶-链道酶和腮腺炎病毒等。

（二）B 细胞功能测定

1. 可通过单向琼脂扩散法、ELISA、速率比浊法等测定标本中 IgG、IgA 和 IgM 等各类 Ig 的含量或特异性。

2. 抗体形成细胞测定 常用溶血空斑试验。以绵羊红细胞（sheep red blood cell，SRBC）为抗原免疫动物，4 天后取其脾脏制备脾细胞悬液，内含分泌抗 SRBC 的 B 细胞。将脾细胞和 SRBC 在适量琼脂糖液中混匀，倾注于平皿中培养，抗体形成细胞（antibody-forming cell，AFC）所产生的抗体与周围的 SRBC 结合，当凝胶表面加入新鲜补体，使结合抗体的 SRBC 激活补体而被溶解，在 AFC 周围形成 SRBC 被溶解的透明区，即溶血空斑。一个空斑代表一个抗体形成细胞（浆细胞），通过计算溶血空斑数目可知分泌特异性抗体的 B 细胞的数目。也可用 ELISPOT 法检测特异性抗体形成细胞（参考本章细胞因子的检测）。

（三）细胞毒试验

细胞毒实验技术是检测 CTL、NK 等细胞杀伤靶细胞活性的一种细胞学技术。主要用于肿瘤免疫、移植排斥反应和病毒感染等方面的研究。

1. ^{51}Cr 释放法 用 $Na_2{}^{51}CrO_4$ 标记靶细胞，当效应细胞杀伤靶细胞后，^{51}Cr 可从被杀伤的靶细胞释放到培养基中，用 γ 计数仪测定 ^{51}Cr 放射活性，应用公式可计算效应细胞的细胞毒活性。

2. 乳酸脱氢酶释放法 乳酸脱氢酶（lactate dehydrogenase，LDH）存在于细胞内，正常情况下不能透过细胞膜。细胞受到损伤时细胞膜通透性改变，LDH 可从细胞内释放至培养液中。释放出来的 LDH 可催化底物如硝基氯化四氮唑蓝（nitrotetrazolium blue chloride，NBT）形成有色的甲基化合物，通过读取上清液 OD 值，可计算出效应细胞的细胞毒活性。

3. 细胞染色法 在补体依赖性细胞毒试验中，细胞表面抗原与相应抗体（IgG、IgM）结合后，在补体存在的情况下，通过激活补体损伤细胞膜，导致细胞溶解。用台盼蓝进行细胞染色，活细胞因为拒染不着色，而损伤细胞因膜通透性增加，染料进入细胞而使细胞染成蓝色，通过显微镜计数蓝色死亡细胞数所占总细胞的比率，判断细胞死亡率。

4. 凋亡细胞检测法 凋亡是一种重要的生理和病理过程，目前已有多种方法检测细胞凋亡。

（1）形态学检测法：凋亡细胞形态学特征表现为体积变小，细胞变圆，与周围细胞脱离、失去微绒毛，胞质浓缩，内质网扩张，核仁消失，核染色质浓缩呈半月形或斑块状，出现核着边现象，最后细胞膜内陷将细胞自行分割为多个外有胞膜包绕的凋亡小体。

（2）琼脂糖凝胶电泳法：凋亡细胞的 DNA 被核酸内切酶在核小体之间切割，产生核小体（180～200bp）及其倍数的寡核苷酸片段，在琼脂糖凝胶电泳时呈现梯状 DNA 区带图谱（DNA ladder band，180～200bp 的倍数）。

（3）FACS：正常细胞 DNA 为二倍体，细胞发生凋亡时由于 DNA 断裂成非二倍体或亚二倍体，故在 FACS 的二倍体峰前出现一个亚二倍体峰。根据峰值大小可判断细胞凋亡的百分率。

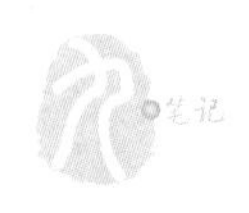

（4）TUNEL 法：在细胞培养液中加入末端脱氧核苷酸转移酶（terminal deoxyribonucleotidyl transferase,TdT)和生物素标记的核苷酸(dUTP),TdT 可将含标记生物素的 dUTP 连接至断裂的 DNA3′末端,利用亲和素-生物素-酶放大系统,在 DNA 断裂处着色,显示凋亡细胞。

（四）吞噬功能测定

1. 硝基蓝四氮唑试验　NBT 是一种水溶性淡黄色染料。细胞在杀菌过程中产生反应性氧中间物(ROI),其中超氧阴离子(O_2^-)能使被吞噬进细胞的 NBT 还原成不溶性蓝黑色甲臜颗粒,沉积于胞浆中,光镜下计数 NBT 阳性细胞,可反映中性粒细胞的杀伤功能。

2. 巨噬细胞吞噬试验　将待测巨噬细胞与某种可被吞噬又易于计数的颗粒性物质(如鸡红细胞或荧光标记的颗粒)混合温育后,颗粒物质被巨噬细胞吞噬,根据吞噬百分率即可反映巨噬细胞的吞噬能力。

（五）细胞因子的检测

细胞因子的检测主要有生物活性检测法、免疫学检测法和分子生物学技术检测法。

1. 生物活性检测法　根据不同的细胞因子具有的不同的生物学活性,可采取相应的测定方法。①细胞增殖或增殖抑制法:某些细胞必须依赖某种细胞因子才能生长。如 CTLL 细胞株的生长依赖

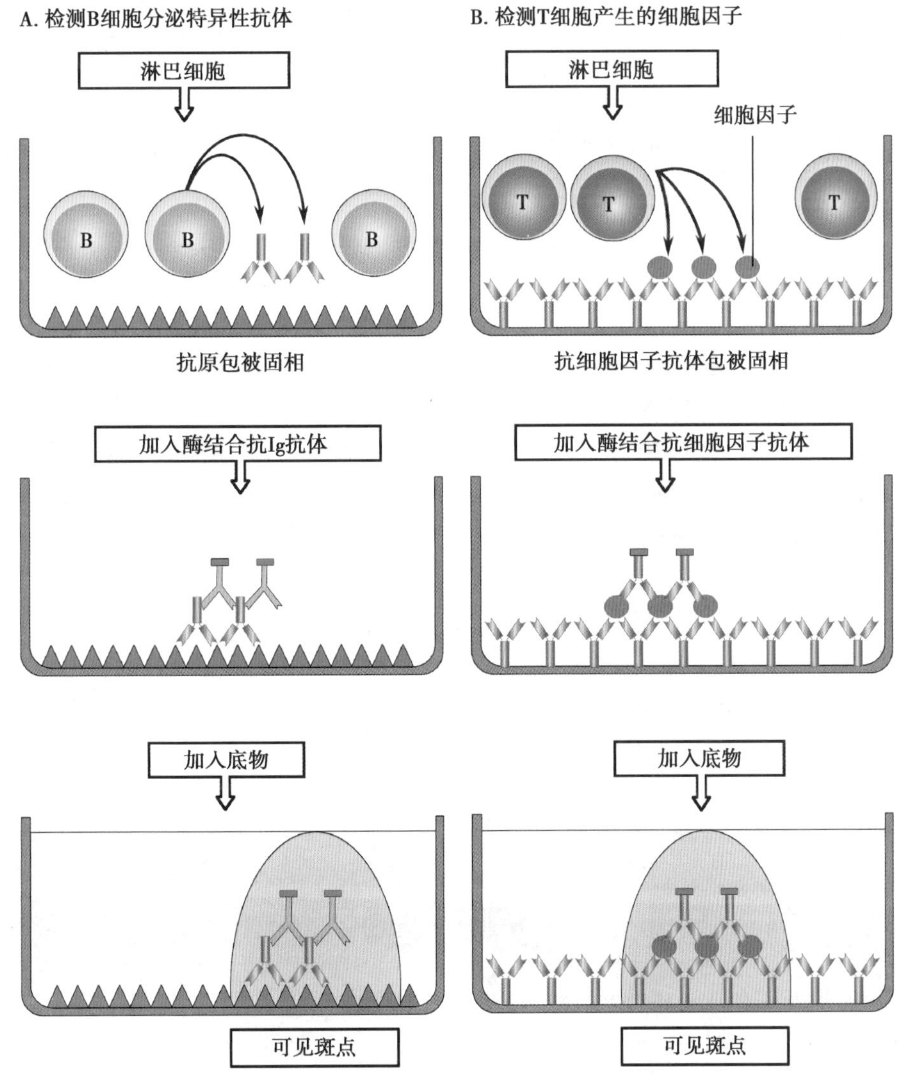

图 24-6　ELISPOT 示意图

A. 用已知抗原包被固相,加入 B 细胞,温育后洗去细胞,如 B 细胞产生特异性抗体,则与已包被的抗原结合,再加入酶标记二抗,加底物见显色斑点;B. 用已知抗细胞因子抗体包被固相,加入 T 细胞,温育后洗去细胞,如待检效应细胞产生相应细胞因子,则与包被的抗体结合,再加入酶标记抗该细胞因子抗体,加底物见显色斑点

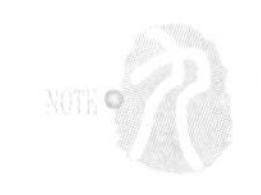

IL-2；而另外一些细胞因子能抑制细胞株的增殖，如 IL-1 对黑色素瘤细胞 A352 具有抑制作用。细胞增殖或细胞抑制程度与所加细胞因子的含量正相关，通过^{3}H-TdR 掺入法或 MTT 法测定细胞增殖或生长抑制水平，并与标准品进行对比，可知样本中所测细胞因子的含量。②细胞病变抑制法：常用于检测干扰素的抗病毒活性。体外培养细胞中，加入含干扰素的检测标本后，再加入病毒液感染细胞，干扰素可抑制病毒感染细胞，可通过染料染色方法测得存活细胞的相对数量，进而计算出待检标本中干扰素的活性。

2. 免疫学检测法　①几乎所有的细胞因子都可以用 ELISA（双抗体夹心法）进行检测。在试验中包被抗体和酶标抗体一般是抗同一细胞因子分子上两种不同表位的单克隆抗体；②胞内细胞因子检测法：是采用流式细胞术检测细胞内的细胞因子。其基本原理是将细胞用特定抗原或多克隆激活剂（如离子霉素）激活的同时用分泌抑制剂（如莫能霉素）抑制细胞因子释放，使其累积在细胞内，然后对细胞进行固定和破膜，用荧光素标记的抗细胞因子抗体染色，再通过流式细胞术检测不同细胞亚群中的细胞因子，了解不同细胞亚群的状态；③酶联免疫斑点试验（enzyme linked immunospot，ELISPOT）：该法可用于检测 B 细胞特异性抗体及 T 细胞产生的细胞因子。其基本原理是用已知细胞因子的抗体包被固相载体，加入待检的效应细胞，孵育一定时间后洗去细胞，如待检效应细胞产生相应细胞因子，则与已包被的抗体结合，再加入酶标记抗该细胞因子抗体，最后加底物显色（图 24-6，动画 24-3“ELISPOT 示意图”）该法用于单一效应细胞分泌的某一种细胞因子的测定。一般选择硝酸纤维素膜（NC）或聚偏二氟乙烯（PVDF）膜覆盖微量反应板作为固相，在分泌相应细胞因子的细胞所在局部呈现有色斑点，一个斑点表示一个分泌相应细胞因子的细胞，通过计数可推算出某种细胞因子产生细胞的频率。随着自动成像分析系统和商品化试剂的出现，该法的应用更加广泛，如测定产生细胞因子的抗原特异性 CTL、Th1、Th2 和 Th17 等亚群。

3. 分子生物学技术检测法　免疫 PCR（immuno PCR，Im-PCR）法是对微量细胞因子进行检测的方法。该技术将实时聚合酶链反应（real-time PCR）体外核酸的指数扩增技术和抗原抗体反应的高度特异性结合在一起，微量抗原抗体反应被一个无关的 DNA 片段间接扩增、放大，从而将低丰度的待检基因扩增到常规方法可以检测的水平。首先在固相载体上包被捕获抗体，然后加入待检标本，再加入 DNA 标记的抗该细胞因子的抗体，洗涤后经 PCR 扩增，如果标本中没有待检细胞因子，则无 DNA 产物，反之，可对微量细胞因子进行定性和定量。PCR 扩增产物检测常用非特异性荧光染料或荧光标记的序列特异性 DNA 探针。

本章小结

体外进行抗原/抗体检测的基本原理是抗原抗体的结合具有高度特异性，据此可用已知的抗原/抗体检测未知的抗体/抗原。体外抗原抗体反应的方法很多，其中，免疫标记技术因为具有可定性、定量和敏感性更高等优点而被广泛应用。对免疫细胞可进行体外分离和鉴定，如检测不同的细胞群、亚群，对细胞进行计数检测和功能评价等，其检测结果可为临床疾病诊断和治疗提供有价值的信息。

思考题

1. 简述体外抗原抗体反应的特点及影响的因素。
2. 检测未知抗体可应用哪些免疫学方法？
3. 用标记抗体或抗原进行的抗原抗体反应的常用方法有哪些？
4. 简述细胞毒试验的基本原理。
5. 检测细胞凋亡的基本方法有哪些？

（李殿俊）

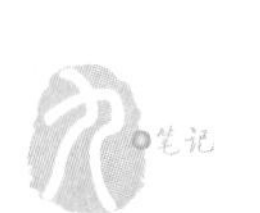

第二十五章　免疫学防治

免疫学理论和技术在预防医学和临床医学中已得到广泛应用，取得了卓著成效。新型疫苗、免疫治疗新方法的研究方兴未艾，有着广阔的应用前景。

第一节　免 疫 预 防

用免疫的方法预防传染病有着悠久的历史。接种牛痘苗在全球消灭了天花，是用免疫预防的方法消灭传染病的最好例证。随着卫生状况的改善和计划免疫的实施，传染病的预防取得了巨大成就。同时，免疫预防已扩大到传染病以外的其他领域，疫苗的内涵及应用也进一步拓展。

适应性免疫的获得方式有自然免疫和人工免疫两种。自然免疫主要指机体感染病原体后建立的适应性免疫，也包括胎儿或新生儿经胎盘或乳汁从母体获得抗体。人工免疫则是人为地使机体获得适应性免疫，包括两种：人工主动免疫（artificial active immunization）是用疫苗接种机体，使之主动产生适应性免疫应答，从而预防或治疗疾病的措施；人工被动免疫（artificial passive immunization）是给人体注射含特异性抗体如抗毒素（antitoxin）等制剂，使之被动获得适应性免疫应答，以治疗或紧急预防疾病的措施。（动画 25-1“主动免疫和被动免疫的基本作用原理”）

一、疫苗制备的基本要求

免疫预防（immunoprophylaxis）是人工主动免疫的主要目的，其主要措施是接种疫苗。疫苗（vaccine）是接种后能使机体对相应疾病产生免疫力的生物制剂类的统称。疫苗制备的基本要求是：

1. 安全　疫苗常规用于健康人群，特别是儿童的免疫接种，直接关系到人类的健康和生命安全，因此其设计和制备均应保证安全性。灭活疫苗菌种为致病性强的微生物，应灭活彻底，并避免无关蛋白和内毒素的污染；活疫苗的菌种要求遗传性状稳定，无回复突变，无致癌性；各种疫苗应减少接种后的副作用，优选口服接种或尽量减少注射次数。

2. 有效　疫苗应具有很强的免疫原性，接种后能引起保护性免疫，使群体的抗感染能力增强。在疫苗设计中须考虑两个问题：一是保护性免疫是以体液免疫为主还是细胞免疫为主，或二者兼备；二是能引起显著的免疫记忆，使保护性免疫长期维持。例如，口服脊髓灰质炎疫苗不仅能诱导中和抗体的产生，而且有很好的免疫记忆性，初次免疫后半年以上仍有高水平的适应性免疫应答。用细菌的多糖成分免疫婴幼儿，18 月龄以下者几乎都不产生抗体；但将细菌多糖连接于白喉类毒素后再免疫，效果十分显著。这是由于白喉类毒素提供了 T 细胞识别的表位，将细菌多糖引起的非 T 细胞依赖性抗体应答转变为 T 细胞依赖性抗体应答。模拟自然感染途径接种，除引起体液免疫和细胞免疫外，还可引起黏膜免疫，抵抗经黏膜入侵的病原体。细胞因子等新型佐剂与疫苗共同使用，可以调节免疫应答的类型，增强免疫效果。

3. 实用　疫苗的可接受性十分重要，否则难以达到接种人群的高覆盖率。在保证免疫效果的前提下尽量简化接种程序，如口服疫苗、多价疫苗和联合疫苗。同时要求疫苗易于保存运输，价格低廉。

二、疫苗的种类及其发展

第一代传统疫苗包括灭活疫苗、减毒活疫苗和类毒素；第二代疫苗包括由微生物的天然成分及其产物制成的亚单位疫苗和将能激发免疫应答的成分基因重组而产生的重组蛋白疫苗；第三代疫苗的代表为基因疫苗。随着免疫学、生物化学、生物技术和分子微生物学的发展，疫苗的研制进入新的阶段。

（一）疫苗的种类

1. 灭活疫苗（inactivated vaccine） 又称死疫苗，是选用免疫原性强的病原体，经人工大量培养后，用理化方法灭活制成。死疫苗主要诱导特异抗体的产生，为维持血清抗体水平，常需多次接种，有时会引起较重的注射局部和（或）全身反应。由于灭活的病原体不能进入宿主细胞内增殖，不能通过内源性抗原提呈诱导 CTL 的产生，免疫效果有一定局限性。

2. 减毒活疫苗（live-attenuated vaccine） 是用减毒或无毒力的活病原微生物制成。传统的制备方法是将病原体在培养基或动物细胞中反复传代，使其失去或明显降低毒力，但保留免疫原性。例如，牛型结核杆菌在人工培养基上多次传代后制成卡介苗。活疫苗接种类似隐性感染或轻症感染，病原体在体内有一定的生长繁殖能力，免疫效果良好、持久，除诱导机体产生体液免疫外，还产生细胞免疫，经自然感染途径接种还形成黏膜局部免疫。其不足之处是疫苗在体内存在着回复突变的危险，但在实践中十分罕见。免疫缺陷者和孕妇一般不宜接种活疫苗。

3. 类毒素（toxoid） 是用细菌的外毒素经 0.3% ~0.4% 甲醛处理制成。因其已失去外毒素的毒性，但保留免疫原性，接种后能诱导机体产生抗毒素。

4. 亚单位疫苗（subunit vaccine） 是去除病原体中与激发保护性免疫无关的成分，保留有效免疫原成分制作的疫苗。有效免疫成分可以通过理化方法裂解病原体获得，也可以利用 DNA 重组技术制备。通过 DNA 重组技术制备的亚单位疫苗又称为重组抗原疫苗（recombinant antigen vaccine）。重组抗原疫苗不含活的病原体或病毒核酸，安全有效，成本低廉，目前获准使用的有重组乙型肝炎病毒表面抗原疫苗、重组口蹄疫疫苗和重组莱姆病疫苗等。

5. 结合疫苗（conjugate vaccine） 细菌荚膜多糖属于 TI 抗原，不需 T 细胞辅助即可直接刺激 B 细胞产生 IgM 类抗体，对婴幼儿的免疫效果很差。结合疫苗是将细菌荚膜多糖连接于其他抗原或类毒素，为细菌荚膜多糖提供了蛋白质载体，使其成为 TD 抗原。结合疫苗能引起 T、B 细胞的联合识别，B 细胞可产生 IgG 类抗体，明显提高了免疫效果。目前已获准使用的结合疫苗有 b 型流感杆菌疫苗、脑膜炎球菌疫苗和肺炎球菌疫苗等。

6. DNA 疫苗（DNA vaccine） 是用编码病原体有效免疫原的基因与细菌质粒构建成重组体，经注射等途径进入机体，重组质粒可转染宿主细胞，使其表达能诱导有效保护性免疫应答的抗原，从而诱导机体产生适应性免疫。除感染性疾病外，肿瘤的 DNA 疫苗也在研制中。DNA 疫苗只能用于表达蛋白质抗原，不能表达多糖抗原和脂类抗原。DNA 疫苗在体内可持续表达，可诱导体液免疫和细胞免疫，维持时间长，是疫苗研制的发展方向之一。

7. 重组载体疫苗（recombinant vector vaccine） 是将编码病原体有效免疫原的基因插入载体（减毒的病毒或细菌）基因组中，接种后，随疫苗株在体内的增殖，大量表达所需的抗原。如果将多种病原体的有关基因插入载体，则成为可表达多种保护性抗原的多价疫苗。目前使用最广的载体是痘苗病毒，用其表达的外源基因很多，已用于甲型和乙型肝炎、麻疹、单纯疱疹、肿瘤等疫苗的研究。

（二）新型疫苗的发展

因需求，人们设计了多种新型疫苗。合成肽疫苗（synthetic peptide vaccine）是根据有效免疫原的氨基酸序列，设计和合成的免疫原性多肽，以期用最小的免疫原性肽激发有效的适应性免疫应答。食用疫苗（edible vaccine）是用转基因方法，将编码有效免疫原的基因导入可食用植物细胞的基因组中，免疫原即可在植物的可食用部分稳定的表达和积累，人类和动物通过摄食达到免疫接种的目的。黏膜疫苗（mucosal vaccine）是可通过黏膜途径接种的疫苗，这类疫苗不仅诱导黏膜局部免疫，同时诱导全身免疫。透皮疫苗（transdermal vaccine）是将抗原和佐剂接种于完整皮肤表面，通过表皮的朗格汉斯细胞识别、加工抗原并将其提呈给 T 细胞，从而引发强烈的体液免疫和细胞免疫。治疗性疫苗

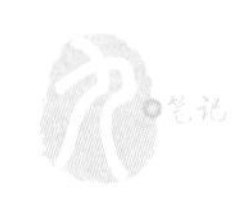

(therapeutic vaccine)是具有治疗作用的新型疫苗，主要应用于慢性感染、肿瘤、自身免疫病、移植排斥等患者，兼具治疗和预防功能。初次免疫-加强免疫策略(prime-boost strategies)是序贯接种两种不同类型但来自同一抗原的疫苗，可刺激机体产生强烈的细胞免疫，常用的方案是DNA疫苗联合重组载体疫苗或DNA疫苗(或重组载体疫苗)联合蛋白类疫苗。

(三) 佐剂

作为非特异性免疫增强剂，佐剂可显著增强疫苗接种后的免疫效应或改变免疫应答的类型。新型疫苗的发展，不仅依赖于新型疫苗种类和设计策略，还依赖于佐剂的发展和创新。传统的减毒活疫苗和灭活疫苗由于具有很好的免疫原性而无需佐剂辅助，而亚单位疫苗、DNA疫苗、合成肽疫苗等新型疫苗免疫原性有限，需要辅以佐剂才能发挥长期有效的保护作用。佐剂可以增强并延长疫苗诱导的免疫应答，减少疫苗中抗原用量和接种次数，提高疫苗在新生儿、老年人以及其他免疫功能低下人群中的免疫效能。

三、疫苗的应用

疫苗的发展和应用已从预防传染病扩展到许多非传染病领域，它已经不再是单纯的预防制剂，通过调整机体的免疫功能，疫苗已成为有前途的治疗性制剂。

1. 抗感染和计划免疫 计划免疫(planed immunization)是根据某些特定传染病的疫情监测和人群免疫状况分析，有计划地用疫苗进行免疫接种，预防相应传染病，最终达到控制乃至消灭相应传染病的目的而采取的重要措施。

我国儿童计划免疫的常用疫苗有：卡介苗、脊髓灰质炎疫苗、百白破疫苗、麻疹活疫苗和乙型肝炎疫苗。2007年国家扩大了计划免疫免费提供的疫苗种类，在原有的“五苗七病”基础上增加到预防15种传染病(表25-1)。新增了甲型肝炎疫苗、乙脑疫苗、A群流脑多糖疫苗、麻风疫苗、麻腮风疫苗、A+C群流脑多糖疫苗、钩体病疫苗、流行性出血热疫苗和炭疽疫苗等。我国的计划免疫工作取得了显著成绩，传染病的发病率大幅度下降。

表25-1 **国家免疫规划疫苗接种程序表**

疫苗名称	第一次	第二次	第三次	加强	预防传染病
卡介苗	出生				结核病
乙肝疫苗	出生	1月龄	6月龄		乙型病毒性肝炎
脊髓灰质炎疫苗	2月龄	3月龄	4月龄	4周岁	脊髓灰质炎
百白破疫苗	3月龄	4月龄	5月龄	18~24月龄	百日咳、白喉、破伤风
白破疫苗	6周岁				白喉、破伤风
麻风疫苗	8月龄				麻疹、风疹
麻腮风疫苗	18~24月龄				麻疹、流行性腮腺炎、风疹
乙脑疫苗	8月龄	2周岁			流行性乙型脑炎
A群流脑疫苗	6~18月龄(1、2次间隔3个月)				流行性脑脊髓膜炎
A+C群流脑疫苗	3周岁	6周岁			流行性脑脊髓膜炎
甲肝疫苗	18月龄				甲型肝炎
以上为儿童免疫规划疫苗，以下为重点人群接种疫苗					
出血热双价纯化疫苗					出血热
炭疽减毒活疫苗					炭疽
钩体灭活疫苗					钩体病

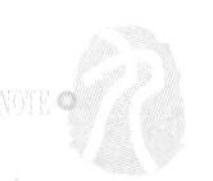

除了国家免疫规划疫苗，还有儿童或成人自愿自费接种的抗感染疫苗，如：B 型流感嗜血杆菌疫苗、23 价肺炎球菌多糖疫苗、轮状病毒疫苗、流行性感冒疫苗、肠道病毒 71 型疫苗、戊型肝炎疫苗等用来预防肺炎、轮状病毒感染、流行性感冒、手足口病、戊型病毒性肝炎等疾病。

不少传染病仍缺乏有效疫苗，如疟疾、结核病、艾滋病、埃博拉出血热、严重急性呼吸综合征（severe acute respiratory syndrome，SARS）和禽流感等。针对它们的新型疫苗研发仍是重要的预防手段，任重而道远。

2. 抗肿瘤 一些病原微生物的感染与肿瘤的发生密切相关，这些微生物的疫苗可被视作是肿瘤疫苗。例如，EB 病毒疫苗可预防鼻咽癌，人乳头瘤病毒疫苗可预防宫颈癌，目前针对预防宫颈癌的 2 价人乳头瘤病毒疫苗已经被自费用于市场。治疗性疫苗是根据肿瘤免疫学理论，以增强机体的抗肿瘤免疫应答或直接杀伤肿瘤细胞达到治疗目的的疫苗，包括肿瘤抗原疫苗和肿瘤抗原荷载的树突状细胞疫苗等。

第二节 免疫治疗

免疫治疗（immunotherapy）是指利用免疫学原理，针对疾病的发生机制，人为地干预或调整机体的免疫功能，达到治疗疾病目的所采取的措施。传统的免疫治疗分类方法按免疫增强或抑制疗法，主动或被动免疫治疗，特异或非特异免疫治疗分类，各类之间互相交叉。随着近年来生物技术的发展，已能制备多种重组细胞因子或免疫细胞用于临床治疗，这些进展更新了免疫治疗的概念。免疫治疗的基本策略是从分子、细胞和整体水平干预或调整机体的免疫功能。研究方向主要包括：①干预分子的研发：治疗性疫苗、基因工程抗体、细胞因子、受体/配体及其拮抗剂、信号传导分子及其拮抗剂等。②对免疫细胞的干预和过继细胞转输：前者包括调控免疫细胞的分化和增殖、调控细胞的迁移、调控细胞的活化和凋亡等；后者包括输入改造过的树突状细胞、干细胞、各种淋巴细胞、巨噬细胞等。③增强或抑制整体免疫功能：如应用免疫增强剂或免疫抑制剂，诱导免疫应答或耐受等。

一、分子治疗

分子治疗指给机体输入分子制剂，以调节机体的免疫应答，例如使用抗体、细胞因子以及微生物制剂等。

（一）分子疫苗

治疗性疫苗包括肿瘤抗原疫苗和微生物抗原疫苗。人工合成的肿瘤相关抗原多肽能激活特异性 T 细胞，诱导特异性 CTL 的抗瘤效应；乙型肝炎多肽疫苗同样可诱导抗病毒感染的免疫效应。

（二）抗体

1. 多克隆抗体 用传统方法将抗原免疫动物制备的血清制剂，包括以下两类。

（1）抗感染的免疫血清：抗毒素血清主要用于治疗和紧急预防细菌外毒素所致疾病；人免疫球蛋白制剂主要用于治疗丙种球蛋白缺乏症和预防麻疹、传染性肝炎等。

（2）抗淋巴细胞丙种球蛋白：用人 T 细胞免疫动物制备免疫血清，再从免疫血清中分离纯化免疫球蛋白，将其注入人体，在补体的参与下使 T 细胞溶解破坏。该制剂主要用于器官移植受者，阻止移植排斥反应的发生，延长移植物存活时间，也用于治疗某些自身免疫病。

2. 单克隆抗体（单抗） 1986 年美国 FDA 批准了第一个治疗用的抗 CD3 鼠单抗进入市场，但鼠源性的抗体不仅不能很好地激活人体的效应系统，而且会促使人体产生人抗鼠抗体，影响治疗。随着分子生物学技术的发展，实现了对抗体的人源化改造，使得治疗性单抗的制备及应用进入了新的阶段。目前美国 FDA 已批准了多个治疗性抗体，用于治疗肿瘤、自身免疫病、感染性疾病、心血管疾病和抗移植排斥等（表 25-2）。

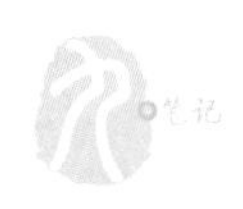

表 25-2　美国 FDA 已批准生产和临床使用的单克隆抗体(2017 年 11 月)

治疗性抗体名称(括号内为商品名)	适应证
肿瘤	
抗 CD20(Rituxan,Zevalin,Bexxar,Arzerra)	非霍奇金淋巴瘤
抗 HER2/CD340(Herceptin)	转移性乳腺癌
抗 CD33(Mylotarg)	急性髓样细胞白血病
抗 CD52(Campath)	B 细胞白血病、T 细胞白血病和 T 细胞淋巴瘤
抗 EGFR(Erbitux,Vectibix)	转移性结肠直肠癌和头颈部肿瘤
抗 RANKL(Prolia/Xgeva)	预防已经转移并损害骨质的肿瘤患者的骨骼相关事件
抗 PD-1(Keytruda/Opdivo)	黑色素瘤、非小细胞肺癌、头颈鳞状细胞等
抗 PD-L1(Tecentriq)	膀胱癌、非小细胞肺癌
抗 CTLA-4(Yervoy)	晚期黑色素瘤
急性移植排斥反应	
抗 CD3(Orthoclone OKT3)	肾移植后急性排斥反应
抗 CD25(Zanapax,Simulect)	肾移植后急性排斥反应
自身免疫病和过敏性疾病	
抗 TNF-α(Remicade,Humira,Simponi)	Crohn 病,类风湿关节炎、银屑病性关节炎、溃疡性结肠炎、强直性脊柱炎
抗 IgE(Xolair)	持续性哮喘
抗 CD11a(Raptiva)	斑状牛皮癣
抗 α4 整合素(Tysabri)	多发性硬化症
抗 VEGF(Lucentis)	年龄相关性黄斑病变
抗 CD45RO⁺(Amevive)	银屑病及其他自身免疫紊乱疾病
抗 TNF(Cimzia)	类风湿关节炎
抗 IL-1β(Ilaris)	自身炎症性疾病
抗 IL-12/IL-23(Stelara)	中度至严重的斑块性银屑病的成年患者
人源型抗 C5(Soliris)	阵发性睡眠性血红蛋白尿症
其他	
抗 gpⅡb/Ⅲa(ReoPro)	预防冠状动脉血管成形术中发生血栓
抗呼吸道合胞病毒(Synagis)	预防儿童在高危期呼吸道合胞病毒感染
抗 IgGⅠ(OncoScint)	检测结直肠腺癌和卵巢上皮细胞癌,诊断乳房癌、肺小细胞癌、胰腺癌、胃癌和食管癌
抗 PSMA(ProstaScint)	评估疑有复发的前列腺患者、用于患者的分期
抗 CEA(CEA-Scan)	检测原发性、结直肠癌转移,乳腺癌淋巴转移
抗肌凝蛋白单株(Myoscint)	心肌梗死引起的胸痛定位、心肌梗死和心肌炎的造影
抗 SCLC 抗体片段-NR-LU-10-Fab(Verluma)	诊断常规方法检查经常无效的小细胞肺癌
抗 CD15(NeutroSpec)	用于阑尾炎疑似患者的鉴别诊断

(1) 抗细胞表面分子的单抗:这类抗体能识别表达该分子的免疫细胞,在补体的参与下使细胞溶解。例如,抗 CD20 单抗可选择性破坏 B 细胞,已用于治疗 B 细胞淋巴瘤。近年来,应用针对免疫细胞检测点(immune checkpoint)分子 PD-1、CTLA-4 的单抗,阻断它们对免疫应答的抑制效应,已成为有效的抗肿瘤免疫治疗手段,在晚期黑色素瘤、非小细胞肺癌、头颈鳞状细胞癌等实体瘤治疗方面取得了显著的疗效。

(2) 抗细胞因子的单抗:TNF-α 是重要的炎症介质。抗 TNF-α 单抗可特异阻断 TNF-α 与其受体的结合,减轻炎症反应,已成功用于治疗类风湿关节炎等慢性炎症性疾病。

(3) 抗体靶向治疗:以肿瘤特异性单抗为载体,将放射性核素、化疗剂以及毒素等细胞毒性物质靶向携带至肿瘤病灶局部,可特异地杀伤肿瘤细胞,而对正常细胞的损伤较轻。

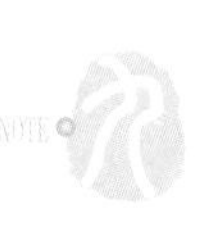

（三）细胞因子

1. 细胞因子治疗 重组细胞因子已用于肿瘤、感染、造血障碍等疾病的治疗。例如，IFN-α 对毛细胞白血病的疗效显著；G-CSF 和 GM-CSF 用于治疗各种粒细胞低下等。

2. 细胞因子及其受体的拮抗疗法 通过抑制细胞因子的产生、阻止细胞因子与相应受体结合或阻断结合后的信号转导，拮抗细胞因子发挥生物学效应。例如重组Ⅰ型可溶型 TNF 受体（rsTNFRⅠ）可减轻类风湿关节炎的炎症损伤，也可缓解感染性休克。

二、细胞治疗

细胞治疗指给机体输入细胞制剂，以激活或增强机体的特异性免疫应答，例如使用细胞疫苗、干细胞移植、过继免疫细胞治疗等。

（一）细胞疫苗

1. 肿瘤细胞疫苗 灭活瘤苗是用自体或同种肿瘤细胞经射线、抗代谢药物等理化方法处理，抑制其生长能力，保留其免疫原性。异构瘤苗则将肿瘤细胞用过碘乙酸盐或神经氨酸酶处理，以增强瘤细胞的免疫原性。

2. 基因修饰的瘤苗 将肿瘤细胞用基因修饰方法改变其遗传性状，降低致瘤性，增强免疫原性。例如，将编码 HLA 分子、共刺激分子（如 CD80/CD86）、细胞因子（如 IL-2、IFN-γ、GM-CSF）的基因转染肿瘤细胞，注入体内的瘤苗将表达这些免疫分子，从而增强抗瘤效应。

3. 树突状细胞疫苗 使用肿瘤提取物抗原或肿瘤抗原多肽等体外刺激树突状细胞，或用携带肿瘤相关抗原基因的病毒载体转染树突状细胞，再回输给患者，可有效激活特异性抗肿瘤的免疫应答，目前临床已经批准使用的是荷载有前列腺抗原 PSA 的自体树突状细胞疫苗。大部分基于树突状细胞疫苗的治疗处于临床前试验阶段。

（二）过继免疫细胞治疗

自体淋巴细胞经体外激活、增殖后回输患者，直接杀伤肿瘤或激发机体抗肿瘤免疫效应，称为过继免疫细胞治疗，是基于适应性免疫应答理论的被动免疫疗法，近年来发展迅猛，以 TIL、CAR-T、TCR-T 以及 BiTE 为代表，已在临床试验中显现出可喜效应，其中针对白血病抗原 CD19 分子的 CAR-T 治疗已经被批准应用于临床。图 25-1 列举了在过继免疫细胞治疗中的四种类型。

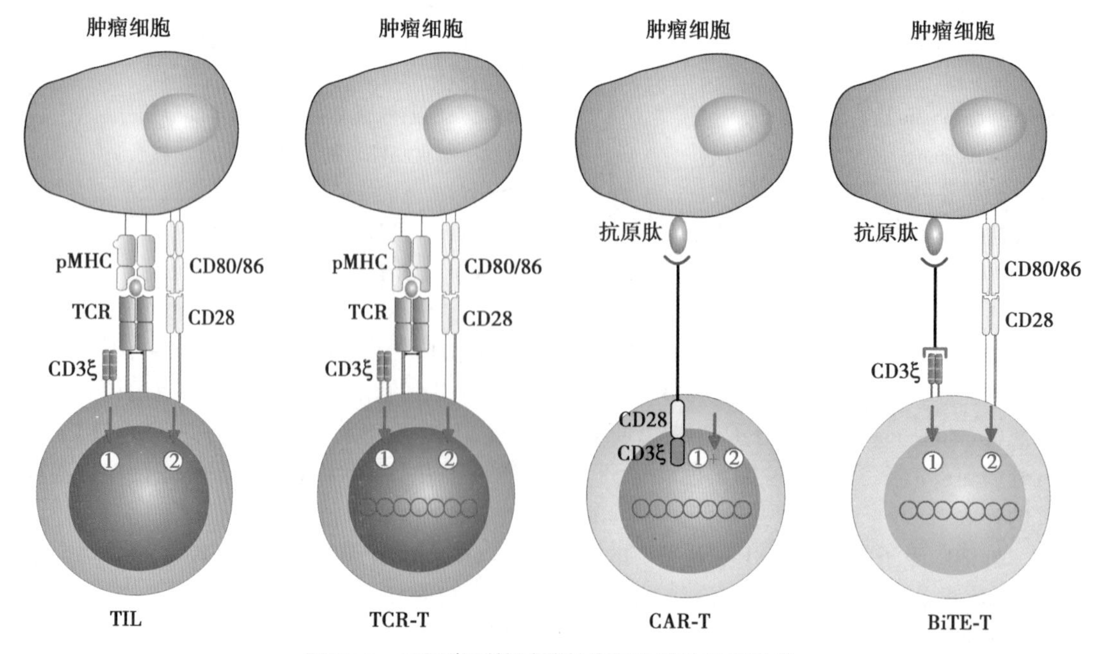

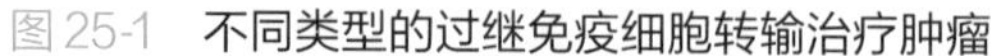
图 25-1 不同类型的过继免疫细胞转输治疗肿瘤

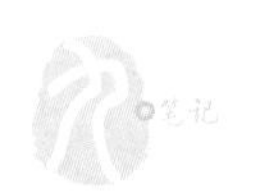

1. 肿瘤浸润淋巴细胞（tumor-infiltrating lymphocyte，TIL）治疗　指分离患者肿瘤组织中的淋巴细胞，经体外不同细胞因子刺激，以培养扩增大量抗肿瘤活性T细胞，再回输患者治疗肿瘤。TIL的治疗必须满足以下因素：①须有足够量的肿瘤组织，常用实体瘤为治疗对象；②能获得一定数量的TIL，并且以效应细胞为主；③能体外高效扩增。

2. TCR-T（T cell receptor-engineered T）　是指通过基因工程技术，用已识别特定肿瘤抗原的TCR修饰T细胞，可使T细胞拥有预设抗原特异性，赋予T细胞识别并杀伤肿瘤细胞的能力。但是，由于功能性TCR-T过继转输体内后可能会通过各种胸腺耐受机制被清除或失能，现有的一个策略是鉴定出功能性T细胞克隆，进而克隆其异二聚体TCR，将其表达于异种来源T细胞表面，使之既可识别自身TCR又可识别外源转入TCR。

3. 嵌合抗原受体修饰的T细胞(chimeric antigen receptor T cell，CAR-T)　是直接将可以识别肿瘤抗原的抗体片段基因与T细胞活化所需信号分子胞内段（包括CD3ζ链、CD28和4-1BB等共刺激分子）基因结合，构建成嵌合抗原受体（CAR），通过基因转导的方式导入T细胞，赋予了CAR-T识别肿瘤抗原并迅速活化杀伤肿瘤细胞的能力，同时又规避了MHC限制性。目前，CAR-T主要应用于非实体瘤的治疗。

4. 双特异性T细胞衔接子（bispecific T cell engagers，BiTE）　是把针对肿瘤抗原的单链抗体（single-chain antibody fragment，ScFv）与针对T细胞表面分子（一般选择CD3）的ScFv串联起来，表达成具有双特异性的抗体组分，拉近了T细胞与肿瘤细胞之间的距离，有效激活了T细胞，使其对肿瘤细胞产生直接杀伤。

（三）干细胞移植

干细胞是具有多种分化潜能，自我更新能力很强的细胞，在适当条件下可被诱导分化为多种细胞组织。因此，干细胞的研究在基础领域和临床应用中具有重要的理论和实践意义。干细胞移植已经成为肿瘤、造血系统疾病、自身免疫病等的重要治疗手段。移植所用的干细胞来自于HLA型别相同的供者，可采集骨髓、外周血或脐血，分离$CD34^+$干/祖细胞。也可进行自体干细胞移植。

三、生物应答调节剂与免疫抑制剂

（一）生物应答调节剂

生物应答调节剂（biological response modifier，BRM）指具有促进免疫功能的制剂，通常对免疫功能正常者无影响，而对免疫功能异常，特别是免疫功能低下者有促进作用。自1975年提出BRM的概念以来，BRM的研究发展迅速，在免疫治疗中占有重要地位，已广泛用于肿瘤、感染、自身免疫病、免疫缺陷病等的治疗。制剂包括治疗性疫苗、单克隆抗体、细胞因子、微生物及其产物、人工合成分子等（表25-3）。

表25-3　**主要生物应答调节剂**

种　类	举　例	主要作用
细菌产物	卡介苗、短小棒状杆菌、胞壁酰二肽、二霉菌酸酯海藻糖	活化巨噬细胞、NK细胞
合成性分子	吡喃共聚物、马来酐二乙烯醚（MEV）、嘧啶、聚肌胞苷酸	诱导产生IFN
细胞因子	IFN-α、IFN-β、IFN-γ、IL-2	活化巨噬细胞、NK细胞
激素	胸腺素、胸腺生成素	增强胸腺功能

某些化学合成药物以及中药制剂也具有免疫促进作用。例如，左旋咪唑原为驱虫剂，后来发现其能激活吞噬细胞的吞噬功能，促进T细胞产生IL-2等细胞因子，增强NK细胞的活性。西咪替丁和中药提取物如黄芪多糖、人参多糖等可促进淋巴细胞转化，增强细胞的免疫功能。

1. 微生物制剂　包括卡介苗（BCG）、短小棒状杆菌、丙酸杆菌、链球菌低毒菌株、金葡菌肠毒素超抗原、伤寒杆菌脂多糖等，具有佐剂作用或免疫促进作用。例如BCG能活化巨噬细胞，增强其吞噬

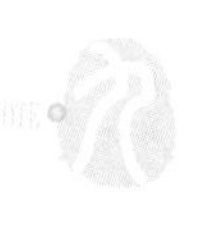

杀菌能力，促进IL-1、IL-2、IL-4、TNF等细胞因子的分泌，增强NK细胞杀伤活性；革兰氏阳性菌细胞壁成分脂磷壁酸，食用菌香菇以及灵芝多糖则可促进淋巴细胞的分裂增殖，促进细胞因子的产生，已作为传染病、肿瘤的辅助治疗药物。

2. **胸腺肽**　是从小牛或猪胸腺提取的可溶性多肽混合物，包括胸腺素、胸腺生成素等，对胸腺内T细胞的发育有辅助作用。因其无种属特异性及无明显副作用，常用于治疗细胞免疫功能低下的患者，如病毒感染、肿瘤等。临床上主要应用的是胸腺五肽和胸腺素α1。

（二）免疫抑制剂

免疫抑制剂能抑制机体的免疫功能，常用于防止移植排斥反应的发生和自身免疫病的治疗。

1. 化学合成药物

（1）糖皮质激素：具有明显的抗炎和免疫抑制作用，对单核/巨噬细胞、T细胞、B细胞都有较强的抑制作用。常用于治疗炎症、超敏反应性疾病和移植排斥反应。

（2）环磷酰胺：属烷化剂抗肿瘤药物，其主要作用是抑制DNA复制和蛋白质合成，阻止细胞分裂。T、B细胞活化后进入增殖、分化阶段对烷化剂敏感，环磷酰胺可抑制体液免疫和细胞免疫，主要用于治疗自身免疫病、移植排斥反应和肿瘤。

（3）硫唑嘌呤：属嘌呤类抗代谢药物，主要通过抑制DNA、蛋白质的合成，阻止细胞分裂，对细胞免疫、体液免疫均有抑制作用，常用于防治移植排斥反应。

2. 微生物制剂

（1）环孢素（cyclosporin A，CsA）：商品名新山地明，是真菌代谢产物的提取物，目前已能化学合成。主要通过阻断T细胞内*IL-2*基因的转录，抑制IL-2依赖的T细胞活化，是防治移植排斥反应的首选药物。

（2）他克莫司（FK-506）：FK-506属大环内酯抗生素，为真菌产物。其作用机制与CsA相近，但作用比CsA强10～100倍，而且对肾脏的毒性较小，用于抗移植排斥反应有良效。

（3）吗替麦考酚酯（mycophenolate mofetil，MMF）：一种强效、新型免疫抑制剂，商品名骁悉。它是麦考酚酸（mycophenolic acid，MPA）的2-乙基酯类衍生物，体内脱酯后形成的MPA能抑制鸟苷的合成，选择性阻断T和B淋巴细胞的增殖，用于移植排斥反应和自身免疫病。

（4）西罗莫司（rapamycin）：属抗生素类免疫抑制剂，可能通过阻断IL-2诱导的T细胞增殖而选择性抑制T细胞，用于抗移植排斥反应。

本章小结

用人工免疫的方法使机体获得适应性免疫应答，常用的制剂是疫苗。作为非特异性免疫增强剂，佐剂可有效诱导和增强疫苗接种后的免疫应答。计划免疫能充分发挥疫苗的效果，有效控制传染病的流行。免疫治疗是通过调整机体的免疫功能，达到治疗目的所采取的措施，它包括免疫分子和免疫细胞治疗，以及使用生物应答调节剂和免疫抑制剂。

思考题

1. 试述疫苗的种类和发展方向。
2. 简述计划免疫的概念及意义。
3. 免疫分子治疗和免疫细胞治疗各有哪些措施？
4. 简述过继转输免疫细胞TIL、CAR-T、TCR-T和BITE-T的异同。
5. 何谓生物应答调节剂，主要包括哪些制剂？

（储以微）

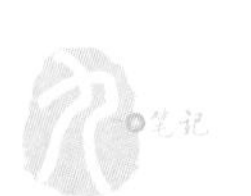

推荐阅读

[1] Abbas AK, Lichtman AH, Pillai S. Cellular and Molecular Immunology. 9th ed. Philadelphia: Saunders, 2018.

[2] Murphy KM, Weaver C. Janeway's Immunobiology. 9th ed. New York: Garland Science, 2017.

[3] Delves PJ, Martin SJ, Burton D, et al. Roitt's Essential Immunology. 12th ed. Malden, MA: Blackwell Publishers, 2017.

[4] 曹雪涛,何维. 医学免疫学. 3 版. 北京:人民卫生出版社,2015.

[5] 曹雪涛. 医学免疫学. 6 版. 北京:人民卫生出版社,2013.

[6] 龚非力. 医学免疫学. 4 版. 北京:科学出版社,2014.

[7] 周光炎. 免疫学原理. 4 版. 上海:上海科学技术出版社,2018.

[8] 曹雪涛. 免疫学前沿进展. 4 版. 北京:人民卫生出版社,2017.

[9] 司传平. 免疫学多媒体教学图像素材库. 北京:高等教育出版社,2002.

[10] 孙汶生,王福庆. 医学免疫学. 北京:高等教育出版社,2006.

[11] 杨贵贞. 医学免疫学. 5 版. 北京:高等教育出版社,2003.

中英文名词对照索引

D

F

G

M

N

P

Q

R

S

T